《中国中草药志》编写委员会

主　任

　　刘昌孝　　天津中医药大学，教授，中国工程院院士
　　肖培根　　中国医学科学院药用植物研究所，研究员，中国工程院院士

副主任

　　任　海　　中国科学院华南植物园，研究员

委　员（以姓名汉语拼音为序）

　　段金廒　　国家中医药管理局，教授
　　高文远　　天津大学，教授
　　果德安　　中国科学院上海药物研究所，研究员
　　李成文　　河南中医药大学，教授
　　李楚源　　广州医药集团有限公司，教授级高级工程师
　　李天祥　　天津中医药大学，教授
　　林什全　　广东森霖造绿有限公司，高级工程师
　　刘昌孝　　天津中医药大学，教授，中国工程院院士
　　刘全儒　　北京师范大学，教授
　　刘永利　　河北省药品医疗器械检验研究院，主任药师
　　马　琳　　天津中医药大学，教授
　　马双成　　中国食品药品检定研究院，研究员
　　彭　成　　成都中医药大学，教授
　　任　海　　中国科学院华南植物园，研究员
　　王发国　　中国科学院华南植物园，研究员
　　魏建和　　中国医学科学院药用植物研究所，研究员
　　夏伦祝　　安徽中医药大学，教授
　　肖培根　　中国医学科学院药用植物研究所，研究员，中国工程院院士
　　叶华谷　　中国科学院华南植物园，研究员
　　叶文才　　暨南大学，教授
　　曾飞燕　　中国科学院华南植物园，高级工程师
　　张铁军　　天津药物研究院，研究员

国家出版基金项目

中国中草药志

5

叶华谷 李楚源 叶文才 曾飞燕 主编

化学工业出版社

·北京·

内容简介

本书以图文结合的形式，收录我国野生及栽培的药物共454种，主要从药物资源的利用角度，介绍了每种药物的科名、中文名、中药拉丁名、别名、动植物拉丁名、基原、形态特征、生长环境、地理分布、采集加工、药材性状、性味归经、功能主治、用法用量等，有些种类还有附方和附注。为了安全起见，在一些有毒植物的性味功能后面标明"有大毒""有小毒""有毒"等字样，提醒读者慎用。

本书可供药物研究、教育、资源开发利用及科普等领域人员参考使用。

图书在版编目（CIP）数据

中国中草药志. 5/ 叶华谷等主编. —北京：化学工业出版社，2022.6
ISBN 978-7-122-41031-3

Ⅰ.①中⋯ Ⅱ.①叶⋯ Ⅲ.①中药志 Ⅳ.① R281.4

中国版本图书馆CIP数据核字（2022）第046992号

责任编辑：李　丽　刘　军
文字编辑：赵爱萍
责任校对：田睿涵
装帧设计：关　飞

出版发行：化学工业出版社
（北京市东城区青年湖南街13号　邮政编码100011）
印　　装：中煤（北京）印务有限公司
787mm×1092mm　1/16　印张 40 1/2　字数1008千字
2022年9月北京第1版第1次印刷

购书咨询：010-64518888　　　　售后服务：010-64518899
网　　址：http://www.cip.com.cn

凡购买本书，如有缺损质量问题，本社销售中心负责调换。

定　　价：328.00元　　　　　　　　　　　版权所有　违者必究

本书编写人员名单

主编

叶华谷　李楚源　叶文才　曾飞燕

副主编

刘芳芳　刘源源　林什全　王发国　叶育石　李健容

编写人员（以姓名汉语拼音为序）

白国华　蔡京津　蔡明慧　陈海山　陈洪源　陈玉笋
段士民　范春林　范小静　付　琳　付绍智　谷海燕
管开云　黄晓芳　黄　娅　黄志海　贾　晗　康　宁
李策宏　李成文　李楚源　李海涛　李健容　李如良
李仕裕　李书渊　李小杰　李泽贤　廖文波　廖宇杰
林什全　刘芳芳　刘　梅　刘晓峰　刘源源　卢　野
鲁　松　马　羚　聂丽云　秦新生　全　健　申明亮
孙尚传　唐秀娟　王德勤　王发国　王果平　王　俊
王喜勇　魏雪莹　夏　静　肖　波　徐　蕾　杨　毅
叶华谷　叶文才　叶育石　叶　赟　易思荣　尹林克
余碧莲　余小玲　曾飞燕　张凤秋　张慧晔　张秋颖
张树鹏　张晓琦　朱吉彬　朱　强　邹　滨

序

中医药学以整体观念为指导，追求人与自然和谐共生，倡导养生保健、个体化诊疗，中医药在防治常见病、多发病、慢性病及重大疾病中的疗效和作用日益得到国际社会的认可和接受。例如，青蒿素的发现及后续药物的研制成功，挽救了全球数百万人的生命，屠呦呦研究员也因为发现青蒿素，获得了诺贝尔生理学或医学奖，表明中医药为人类健康作出卓越贡献。

很高兴参与到中国科学院华南植物园、广州医药集团有限公司、暨南大学等专家团队中，与化学工业出版社、德国施普林格·自然集团合作出版发行《中国中草药志（1～5）》中英文版。该著作力求以全球视野来系统介绍近2200种中国中草药的形态特征、药理药性、功能主治、用法用量、生境分布等，同时结合当代科研成果，希望能为中草药资源保护和科学利用提供参考。希望通过该著作的出版能让世界更好地认识和了解中医药，更好地共同为全世界人民的健康努力。

中医学、西医学两种医学体系不同，但目的是共同的，就是维护健康、解除病痛。我对利用现代科学研究手段（分子生物学等）分析中草药的有效成分及作用机制非常感兴趣，希望越来越多的科研机构和企业努力促进中医药传统思维与现代科技融合发展，用更为科学的手段展现中医药的疗效。

为此，愿向读者推荐该系列著作，乐之为序。

中国工程院院士，天津中医药大学教授

2022年1月

前言

中医药学包含着中华民族几千年的健康养生理念及其实践经验,是中华文明的一个瑰宝,凝聚着中国人民和中华民族的博大智慧。中华民族使用中草药防病治病历史悠久,中药资源是中药产业和中医药事业发展的重要物质基础,也是我们国家的战略性资源,数千年来为中华民族健康繁衍生息作出重要贡献。中医药的传承与发展有赖于丰富的中药资源的支撑。

随着健康观念和医学模式的转变,中医药在防治常见病、多发病、慢性病及重大疾病中的疗效和作用日益得到国际社会的认可和接受,中医药已传播到180余个国家和地区。屠呦呦研究员因发现青蒿素获得2015年诺贝尔生理学或医学奖,充分表明中医中药为人类健康作出卓越贡献。历史上,中医药为抗击疫病作出过重要贡献;如今,中医药又为新冠肺炎疫情防控作出突出贡献。在此次抗击疫情中,中医中药参与的广度和深度都是空前的,取得的效果也是显著的。近年来,我国在中草药资源筛选与挖掘、鉴定、栽培繁育、抗病毒的药理、炮制和临床应用、新药研发等方面获得了很好的进展,取得了丰硕的成果。

为了更好地传承和发展中医药文化,主要作者们历尽艰辛,跋山涉水,足迹遍布大江南北,在原植物生境拍摄了大量的高清原色图片,生动地反映了植物不同生长期的原貌,并为近千种常用中药材拍摄了高清晰度的药材图片,科学地呈现了药材的显著鉴别特征,并查阅大量文献,系统介绍近2200种中国中草药的别名、基原、形态特征、生境、分布、采集加工、药材性状、性味归经、功能主治、用法用量、注意、附方和附注等,厘清近似种及易混淆种的区别要点。

本套书全面收集了中国中草药资源,包括藻类、菌类、蕨类、种子植物、树脂类、动物类到矿物类,以图文并茂的形式展现中国主要的中草药资源,通俗易懂、科普性强。本套书力求以全球视野来描述中草药的生境分布和历史沿革,同时结合当代科研成果,可为中草药资源保护和科学利用提供参考。英文版已与国际著名科技图书出版集团——德国施普林格·自然集团(Springer Nature)签订了合作出版协议,并入选2019年度"丝路书香工程",具有重要的学术价值和国际影响力。

本套书以深入浅出、形象生动的方式阐述我国常用中草药资源,有助于弘扬中医药文化,促进形成符合"治未病"理念的健康工作方式和生活方式,坚定树立中医药是中华优秀传统文化瑰宝这一文化自信。同时,书中科普的特色中草药植物资源,可教育带动各地民众、企业在当地种植中草药,为实施乡村振兴战略、脱贫攻坚、乡村绿色发展规划作出贡献,并可产生良好的社会效益和经济效益。

编者

2022年1月

凡例

1. 本套书共五卷，共收录近 2200 味常见中草药。按生物进化顺序，从低等到高等的顺序排列，分别为藻类、菌类、苔藓、蕨类、裸子植物、被子植物、树脂类、动物、矿物共 9 大类。同一类的则按生物进化顺序排列，被子植物按哈钦松系统排列，属、种按字母顺序排列。

2. 本套书以中草药的正名或习用名为辞目，按顺序列有：正名（中文名和拉丁学名及拉丁中药名）、别名、基原、形态特征、生境、分布、采集加工、药材性状、性味归经（有些不太常用中药未列归经）、功能主治、用法用量、注意、附注、附方 14 个条目，资料不全的条目从略，通用药材有药材性状描述，有些中草药没有药材性状描述。

3. 本套书中的物种拉丁名主要以《中国植物志》（中文版）和《中华人民共和国药典》为标准，各物种学名没有紧跟分类学上新名称的变化而变化。

4. 本套书物种拉丁名的属名、种名用斜体；药材拉丁名用大写正体；别名放在中括号中，属名、种名用斜体排版，以示区别。

5. 本套书中绝大多数中草药为单一来源，但也有部分药材为多来源，对多来源的种类在图片中标注明种类名称，单一来源的则不标注。

6. 药材性状条目下，对于多来源的药材品种按来源分别叙述，但也有少量区别不明显的未分别叙述。

7. 凡有毒性的中草药，均在性味归经条目内注明。非毒性的药材则不再标注。

8. 用法先列内服法，后列外用法，除另有规定外，用法系指水煎服。剂量以克为单位，如无特别说明，书中用量均为成人 1 日量，应用时需要灵活掌握，但对有毒性的药物用量则须慎重。

9. 本套书附有中文名索引和拉丁名索引。

10. 本套书附方仅供读者参考，需要时须咨询中医师，在中医辨证论治后使用。

目录

4 被子植物门 / 001

4.149 马鞭草科 / 002	4.150.27 香茶菜 / 048	4.150.60 水珍珠菜 / 095
4.149.33 灰毛牡荆 / 002	4.150.28 内折香茶菜 / 049	4.150.61 广藿香 / 096
4.149.34 黄荆 / 004	4.150.29 线纹香茶菜 / 050	4.150.62 夏枯草 / 098
4.149.35 白花荆条 / 006	4.150.30 纤花香茶菜 / 052	4.150.63 南丹参 / 100
4.149.36 牡荆叶 / 007	4.150.31 显脉香茶菜 / 053	4.150.64 贵州鼠尾草 / 102
4.149.37 蔓荆子 / 008	4.150.32 溪黄草 / 055	4.150.65 石见穿 / 104
4.150 唇形科 / 011	4.150.33 长叶香茶菜 / 057	4.150.66 丹参 / 106
4.150.1 藿香 / 011	4.150.34 夏至草 / 058	4.150.67 荔枝草 / 108
4.150.2 九味一枝蒿 / 013	4.150.35 独一味 / 059	4.150.68 荆芥 / 110
4.150.3 四枝春 / 014	4.150.36 野芝麻 / 061	4.150.69 四棱筋骨草 / 112
4.150.4 筋骨草 / 015	4.150.37 益母草 / 062	4.150.70 黄芩 / 113
4.150.5 白苞筋骨草 / 017	4.150.38 蜂窝草 / 064	4.150.71 半枝莲 / 115
4.150.6 紫背金盘 / 018	4.150.39 泽兰 / 065	4.150.72 偏花黄芩 / 117
4.150.7 水棘针 / 019	4.150.40 蜜蜂花 / 067	4.150.73 毛水苏 / 118
4.150.8 广防风 / 020	4.150.41 薄荷 / 068	4.150.74 地蚕 / 119
4.150.9 毛药花 / 022	4.150.42 留兰香 / 070	4.150.75 甘露子 / 121
4.150.10 肾茶 / 023	4.150.43 凉粉草 / 071	4.150.76 庐山香科科 / 123
4.150.11 断血流 / 025	4.150.44 冠唇花 / 073	4.150.77 铁轴草 / 124
4.150.12 光风轮菜 / 027	4.150.45 小花荠苎 / 074	4.150.78 血见愁 / 126
4.150.13 瘦风轮菜 / 028	4.150.46 香薷 / 075	4.150.79 地椒 / 128
4.150.14 肉叶鞘蕊花 / 030	4.150.47 小鱼仙草 / 077	4.151 水鳖科 / 129
4.150.15 白花枝子花 / 031	4.150.48 石荠苎 / 079	4.151.1 海菜花 / 129
4.150.16 香青兰 / 033	4.150.49 蓝花荆芥 / 081	4.152 泽泻科 / 130
4.150.17 甘青青兰 / 035	4.150.50 心叶荆芥 / 082	4.152.1 泽泻 / 130
4.150.18 齿叶水蜡烛 / 036	4.150.51 九层塔 / 083	4.152.2 东方泽泻 / 132
4.150.19 紫花香薷 / 037	4.150.52 丁香罗勒 / 085	4.152.3 冠果草 / 133
4.150.20 香薷 / 038	4.150.53 土茵陈 / 086	4.152.4 矮慈姑 / 134
4.150.21 海州香薷 / 040	4.150.54 脓疮草 / 088	4.152.5 野慈姑 / 135
4.150.22 绵参 / 041	4.150.55 假糙苏 / 089	4.153 眼子菜科 / 136
4.150.23 连钱草 / 042	4.150.56 紫苏叶 / 090	4.153.1 菹草 / 136
4.150.24 中华锥花 / 044	4.150.57 白苏 / 092	4.153.2 眼子菜 / 137
4.150.25 全唇花 / 045	4.150.58 串铃草 / 093	4.153.3 浮叶眼子菜 / 138
4.150.26 山香 / 046	4.150.59 糙苏 / 094	4.154 鸭跖草科 / 139

4.154.1 穿鞘花 / 139	4.157.16 密苞山姜 / 185	4.160.10 蜘蛛抱蛋 / 241
4.154.2 饭包草 / 140	4.157.17 艳山姜 / 186	4.160.11 九龙盘 / 242
4.154.3 鸭跖草 / 141	4.157.18 华南豆蔻 / 188	4.160.12 绵枣儿 / 243
4.154.4 节节草 / 143	4.157.19 海南假砂仁 / 189	4.160.13 橙花开口箭 / 245
4.154.5 大苞鸭跖草 / 145	4.157.20 豆蔻 / 191	4.160.14 大百合 / 246
4.154.6 蓝耳草 / 146	4.157.21 砂仁 / 194	4.160.15 三角草 / 247
4.154.7 聚花草 / 147	4.157.22 九翅豆蔻 / 197	4.160.16 铃兰 / 248
4.154.8 大苞水竹叶 / 148	4.157.23 疣果豆蔻 / 198	4.160.17 山菅兰 / 249
4.154.9 莛花水竹叶 / 149	4.157.24 拟草果 / 200	4.160.18 竹根七 / 251
4.154.10 牛轭草 / 150	4.157.25 草果 / 202	4.160.19 金佛山竹根七 / 252
4.154.11 水竹叶 / 151	4.157.26 姜商陆 / 204	4.160.20 长叶竹根七 / 253
4.154.12 杜若 / 152	4.157.27 光叶闭鞘姜 / 206	4.160.21 金佛山万寿竹 / 254
4.154.13 川杜若 / 153	4.157.28 郁金 / 207	4.160.22 万寿竹 / 255
4.154.14 紫鸭跖草 / 154	4.157.29 莪术 / 212	4.160.23 宝铎草 / 257
4.154.15 竹叶子 / 155	4.157.30 舞花姜 / 215	4.160.24 川贝母 / 259
4.154.16 紫万年青 / 156	4.157.31 姜花 / 216	4.160.25 湖北贝母 / 262
4.154.17 水竹草 / 157	4.157.32 山柰 / 217	4.160.26 平贝母 / 263
4.155 谷精草科 / 158	4.157.33 海南三七 / 218	4.160.27 黄花菜 / 265
4.155.1 谷精草 / 158	4.157.34 土田七 / 219	4.160.28 萱草 / 266
4.155.2 白药谷精草 / 160	4.157.35 川东姜 / 220	4.160.29 金佛山异黄精 / 267
4.155.3 华南谷精草 / 161	4.157.36 匙苞姜 / 221	4.160.30 东北玉簪 / 268
4.156 芭蕉科 / 163	4.157.37 蘘荷 / 222	4.160.31 野百合 / 269
4.156.1 芭蕉 / 163	4.157.38 龙眼姜 / 223	4.160.32 百合 / 271
4.157 姜科 / 164	4.157.39 干姜 / 224	4.160.33 条叶百合 / 274
4.157.1 云南草蔻 / 164	4.158 美人蕉科 / 226	4.160.34 川百合 / 275
4.157.2 绿苞山姜 / 166	4.158.1 大花美人蕉 / 226	4.160.35 宝兴百合 / 276
4.157.3 节鞭山姜 / 167	4.158.2 美人蕉 / 227	4.160.36 麝香百合 / 277
4.157.4 红豆蔻 / 168	4.159 竹芋科 / 228	4.160.37 南川百合 / 278
4.157.5 草豆蔻 / 170	4.159.1 柊叶 / 228	4.160.38 禾叶山麦冬 / 279
4.157.6 光叶山姜 / 172	4.160 百合科 / 229	4.160.39 长梗山麦冬 / 280
4.157.7 山姜 / 173	4.160.1 疏花粉条儿菜 / 229	4.160.40 山麦冬 / 281
4.157.8 长柄山姜 / 174	4.160.2 穗花粉条儿菜 / 230	4.160.41 长茎沿阶草 / 283
4.157.9 假益智 / 175	4.160.3 粉条儿菜 / 231	4.160.42 间型沿阶草 / 284
4.157.10 南川山姜 / 176	4.160.4 芦荟 / 233	4.160.43 麦冬 / 285
4.157.11 华山姜 / 177	4.160.5 知母 / 234	4.160.44 西南沿阶草 / 287
4.157.12 高良姜 / 178	4.160.6 天冬 / 236	4.160.45 宽叶沿阶草 / 288
4.157.13 益智 / 180	4.160.7 羊齿天门冬 / 238	4.160.46 大盖球子草 / 289
4.157.14 花叶山姜 / 182	4.160.8 短梗天门冬 / 239	4.160.47 卷叶黄精 / 290
4.157.15 四川山姜 / 183	4.160.9 文竹 / 240	4.160.48 黄精 / 291

4.160.49　长梗黄精 / 295	4.164.2　金钱蒲 / 340	4.168.9　文殊兰 / 395
4.160.50　玉竹 / 296	4.164.3　石菖蒲 / 341	4.169　鸢尾科 / 397
4.160.51　康定玉竹 / 298	4.164.4　广东万年青 / 343	4.169.1　西红花 / 397
4.160.52　点花黄精 / 299	4.164.5　假海芋 / 344	4.169.2　射干 / 399
4.160.53　吉祥草 / 300	4.164.6　广东狼毒 / 346	4.169.3　西南鸢尾 / 401
4.160.54　万年青 / 301	4.164.7　天南星 / 348	4.169.4　川射干 / 402
4.160.55　管花鹿药 / 302	4.164.8　棒头南星 / 351	4.169.5　细叶鸢尾 / 403
4.160.56　丽江鹿药 / 303	4.164.9　缘毛南星 / 352	4.170　百部科 / 404
4.160.57　扭柄花 / 304	4.164.10　长行天南星 / 353	4.170.1　细花百部 / 404
4.160.58　老鸦瓣 / 305	4.164.11　野芋 / 354	4.170.2　百部 / 405
4.160.59　伊犁郁金香 / 306	4.164.12　芋 / 355	4.171　薯蓣科 / 408
4.160.60　筒花开口箭 / 307	4.164.13　曲苞芋 / 356	4.171.1　参薯 / 408
4.160.61　剑叶开口箭 / 308	4.164.14　千年健 / 357	4.171.2　黄独 / 409
4.160.62　牯岭藜芦 / 309	4.164.15　箭慈姑 / 359	4.171.3　薯莨 / 411
4.161　延龄草科 / 310	4.164.16　滴水珠 / 361	4.171.4　绵萆薢 / 413
4.161.1　凌云重楼 / 310	4.164.17　虎掌 / 363	4.171.5　日本薯蓣 / 414
4.161.2　金线重楼 / 311	4.164.18　半夏 / 365	4.171.6　穿山龙 / 416
4.161.3　球药隔重楼 / 312	4.164.19　大薸 / 367	4.171.7　山药 / 418
4.161.4　具柄重楼 / 314	4.164.20　石柑子 / 369	4.171.8　马肠薯蓣 / 420
4.161.5　花叶重楼 / 315	4.164.21　狮子尾 / 370	4.172　龙舌兰科 / 421
4.161.6　重楼 / 316	4.164.22　毛过山龙 / 371	4.172.1　血竭 / 421
4.161.7　长药隔重楼 / 319	4.164.23　犁头尖 / 372	4.173　棕榈科 / 422
4.161.8　黑籽重楼 / 320	4.164.24　白附子 / 374	4.173.1　槟榔 / 422
4.162　雨久花科 / 321	4.165　浮萍科 / 376	4.173.2　蒲葵子 / 424
4.162.1　凤眼蓝 / 321	4.165.1　浮萍 / 376	4.173.3　棕榈 / 426
4.162.2　箭叶雨久花 / 323	4.165.2　紫萍 / 378	4.174　露兜树科 / 427
4.162.3　雨久花 / 324	4.166　黑三棱科 / 379	4.174.1　露兜根 / 427
4.162.4　鸭舌草 / 325	4.166.1　三棱 / 379	4.175　仙茅科 / 429
4.163　菝葜科 / 326	4.167　香蒲科 / 381	4.175.1　仙茅 / 429
4.163.1　弯梗菝葜 / 326	4.167.1　蒲黄 / 381	4.176　兰科 / 431
4.163.2　菝葜 / 327	4.167.2　小香蒲 / 383	4.176.1　金线风 / 431
4.163.3　筐条菝葜 / 329	4.168　石蒜科 / 384	4.176.2　白及 / 433
4.163.4　长托菝葜 / 331	4.168.1　镰叶韭 / 384	4.176.3　广东石豆兰 / 435
4.163.5　土茯苓 / 332	4.168.2　薤白 / 385	4.176.4　黄草石斛 / 436
4.163.6　小叶菝葜 / 334	4.168.3　葱 / 387	4.176.5　矮石斛 / 439
4.163.7　白背牛尾菜 / 335	4.168.4　太白韭 / 388	4.176.6　鼓槌石斛 / 440
4.163.8　穿鞘菝葜 / 336	4.168.5　大蒜 / 389	4.176.7　金黄泽石斛 / 442
4.163.9　牛尾菜 / 337	4.168.6　高山韭 / 391	4.176.8　细叶石斛 / 444
4.164　天南星科 / 338	4.168.7　韭菜子 / 392	4.176.9　环钗石斛 / 445
4.164.1　菖蒲 / 338	4.168.8　苘葱 / 394	4.176.10　金钗石斛 / 448

4.176.11　铁皮石斛 / 449	4.179.1　竹卷心 / 465	4.180.10　芦根 / 486
4.176.12　有爪石斛 / 451	4.179.2　天竺黄 / 467	4.180.11　水芦 / 488
4.176.13　天麻 / 453	4.179.3　竹茹 / 469	4.180.12　金丝草 / 490
4.177　灯心草科 / 455	4.180　禾本科 / 472	4.180.13　斑茅 / 492
4.177.1　灯心草 / 455	4.180.1　薏苡 / 472	4.180.14　甘蔗 / 494
4.178　莎草科 / 457	4.180.2　薏苡仁 / 474	4.180.15　甜根子草 / 495
4.178.1　异型莎草 / 457	4.180.3　青香茅 / 476	4.180.16　谷芽 / 496
4.178.2　碎米莎草 / 458	4.180.4　香茅 / 477	4.180.17　鼠尾粟 / 498
4.178.3　茳芏 / 459	4.180.5　狗牙根 / 478	4.180.18　菅 / 499
4.178.4　香附 / 460	4.180.6　白茅根 / 479	4.180.19　玉米 / 501
4.178.5　荸荠 / 462	4.180.7　淡竹叶 / 481	4.180.20　苇根 / 503
4.178.6　短叶水蜈蚣 / 463	4.180.8　稻芽 / 483	
4.179　竹亚科 / 465	4.180.9　糯稻根 / 485	

5　树脂类　/ 505

5.1　金缕梅科 / 506	5.2.1　没药 / 507	5.3.1　藤黄 / 509
5.1.1　苏合香 / 506	5.2.2　乳香 / 508	
5.2　橄榄科 / 507	5.3　藤黄科 / 509	

6　动物类　/ 511

6.1　人科 / 512	6.7　水蛭科 / 521	6.12　抹香鲸科 / 531
6.1.1　人中白 / 512	6.7.1　水蛭 / 521	6.12.1　龙涎香 / 531
6.1.2　紫河车 / 513	6.8　鼬科 / 522	6.13　宝贝科 / 532
6.1.3　血余炭 / 514	6.8.1　水獭肝 / 522	6.13.1　紫贝齿 / 532
6.2　蝽科 / 515	6.9　牛科 / 523	6.13.2　白贝齿 / 533
6.2.1　九香虫 / 515	6.9.1　牛草结 / 523	6.14　鸠鸽科 / 534
6.3　蟾蜍科 / 516	6.9.2　牛黄 / 524	6.14.1　白鸽屎 / 534
6.3.1　干蟾 / 516	6.9.3　水牛角 / 525	6.15　钜蚓科 / 535
6.3.2　蟾酥 / 517	6.9.4　羚羊角 / 526	6.15.1　地龙 / 535
6.4　丽蝇科 / 518	6.10　游蛇科 / 527	6.16　蜜蜂科 / 536
6.4.1　五谷虫 / 518	6.10.1　广西白花蛇 / 527	6.16.1　竹蜂 / 536
6.5　鼯鼠科 / 519	6.10.2　蛇蜕 / 528	6.17　钳蝎科 / 537
6.5.1　五灵脂 / 519	6.10.3　乌梢蛇 / 529	6.17.1　全蝎 / 537
6.6　蚶科 / 520	6.11　鲍科 / 530	6.18　蝉科 / 538
6.6.1　瓦楞子 / 520	6.11.1　石决明 / 530	6.18.1　红娘子 / 538

6.19　牡蛎科 / 539	6.31.1　海马 / 552	6.43.1　鹅管石 / 566
6.19.1　牡蛎 / 539	6.31.2　海龙 / 553	6.44　猴科 / 567
6.20　龟科 / 540	6.32　海底柏科 / 554	6.44.1　猴枣 / 567
6.20.1　龟甲 / 540	6.32.1　海底柏 / 554	6.44.2　猴骨 / 568
6.21　雉科 / 541	6.33　角海星科 / 555	6.45　蜚蠊科 / 569
6.21.1　鸡内金 / 541	6.33.1　海星 / 555	6.45.1　游虫珠 / 569
6.22　刺猬科 / 542	6.34　海蛾鱼科 / 556	6.46　蜈蚣科 / 570
6.22.1　刺猬皮 / 542	6.34.1　海麻雀 / 556	6.46.1　蜈蚣 / 570
6.23　姬蠊科 / 543	6.35　乌贼科 / 557	6.47　胡蜂科 / 571
6.23.1　金边土鳖 / 543	6.35.1　海螵蛸 / 557	6.47.1　蜂房 / 571
6.24　蚁蛉科 / 544	6.36　蝶螺科 / 558	6.48　鲎科 / 572
6.24.1　金沙牛 / 544	6.36.1　海螺厣 / 558	6.48.1　鲎壳 / 572
6.25　眼镜蛇科 / 545	6.37　螳螂科 / 559	6.49　蝉科 / 573
6.25.1　金钱白花蛇 / 545	6.37.1　桑螵蛸 / 559	6.49.1　蝉蜕 / 573
6.26　石首鱼科 / 546	6.38　鹿科 / 560	6.50　熊科 / 574
6.26.1　鱼脑石 / 546	6.38.1　鹿茸 / 560	6.50.1　熊胆 / 574
6.27　犬科 / 547	6.38.2　麝香 / 561	6.51　蝰科 / 575
6.27.1　狗鞭 / 547	6.39　山兔科 / 562	6.51.1　蕲蛇 / 575
6.28　珍珠贝科 / 548	6.39.1　望月砂 / 562	6.52　蚕蛾科 / 576
6.28.1　珍珠 / 548	6.40　芫菁科 / 563	6.52.1　僵蚕 / 576
6.29　虻科 / 549	6.40.1　斑蝥 / 563	6.53　雨燕科 / 577
6.29.1　虻虫 / 549	6.41　帘蛤科 / 564	6.53.1　燕窝 / 577
6.30　壁虎科 / 550	6.41.1　蛤壳 / 564	6.54　鳖科 / 578
6.30.1　蛤蚧 / 550	6.42　蛙科 / 565	6.54.1　鳖甲 / 578
6.30.2　盐蛇干 / 551	6.42.1　哈蟆油 / 565	6.55　蝠鲼科 / 579
6.31　海龙科 / 552	6.43　树珊瑚科 / 566	6.55.1　鲼鱼鳃 / 579

7 矿物和化石类 / 581

7.1　无名异 / 582	7.10　白石英 / 591	7.19　玛瑙 / 600
7.2　云母石 / 583	7.11　白矾 / 592	7.20　赤石脂 / 601
7.3　水银 / 584	7.12　白降丹 / 593	7.21　花蕊石 / 602
7.4　升丹 / 585	7.13　玄明粉 / 594	7.22　辰砂 / 603
7.5　石膏 / 586	7.14　玄精石 / 595	7.23　青矾 / 604
7.6　石燕 / 587	7.15　芒硝 / 596	7.24　金礞石 / 605
7.7　石蟹 / 588	7.16　朱砂 / 597	7.25　炉甘石 / 606
7.8　龙齿 / 589	7.17　自然铜 / 598	7.26　南寒水石 / 607
7.9　龙骨 / 590	7.18　阳起石 / 599	7.27　砒石 / 608

7.28 轻粉 / 609	7.33 浮石 / 614	7.38 紫石英 / 619
7.29 钟乳石 / 610	7.34 密陀僧 / 615	7.39 滑石 / 620
7.30 秋石 / 611	7.35 琥珀 / 616	7.40 磁石 / 621
7.31 禹余粮 / 612	7.36 硫黄 / 617	7.41 赭石 / 622
7.32 胆矾 / 613	7.37 雄黄 / 618	

参考文献 / 623

中文名索引 / 624

拉丁名索引 / 628

4 被子植物门

4.149 马鞭草科

4.149.33 灰毛牡荆

VITICIS CANESCENTIS FRUCTUS

【别名】灰牡荆、灰布荆

【基原】来源于马鞭草科 Verbenaceae 牡荆属 Vitex 灰毛牡荆 Vitex canescens Kurz 的果实入药。

【形态特征】乔木，高 3~15m；树皮黑褐色，小枝四棱形，密被灰黄色细柔毛。掌状复叶，叶柄长 2.5~7cm，小叶 3~5；小叶片卵形，椭圆形或椭圆状披针形，长 6~18cm，宽 2.5~9cm，顶端渐尖或骤尖，基部宽楔形或近圆形，侧生的小叶基部常不对称，全缘，表面被短柔毛，背面密生灰黄色柔毛和黄色腺点，侧脉 8~19 对，在背面明显隆起，小叶柄长 0.5~3cm。圆锥花序顶生，长 10~30cm，花序梗密生灰黄色细柔毛；苞片早落；花萼顶端有 5 小齿，外面密生柔毛和腺点，内面疏生细毛；花冠黄白色，外面密生细柔毛和腺点；雄蕊 4 枚，二强，着生于花冠管的喉部，花丝基部有毛；子房顶端有腺点。核果近球形或长圆状倒卵形，表面淡黄色或紫黑色，有光泽；宿萼外有毛。花期 4~5 月；果期 5~6 月。

【生境】生于山谷林中。

【分布】广东、江西、湖南、湖北、广西、贵州、云南、四川和西藏。印度、缅甸、泰国、老挝、越南及马来西亚也有分布。

【采集加工】秋季采收果实晒干。

【性味归经】味苦、辛，性温。归肺、胃、大肠经。

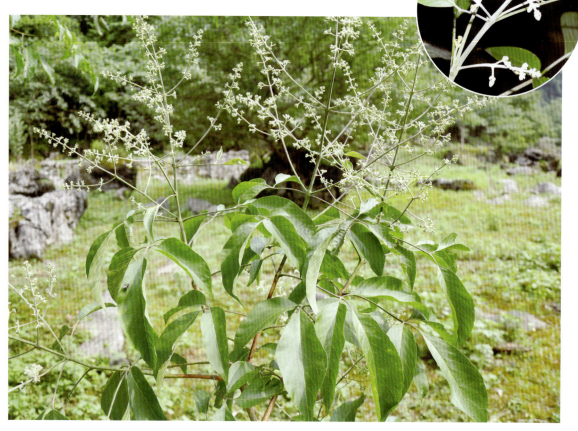

【功能主治】祛风，行气，止痛。治感冒，咳嗽，哮喘，风湿痹痛，疟疾，胃痛，疝气，痔瘘。

【用法用量】3~9g，水煎服。

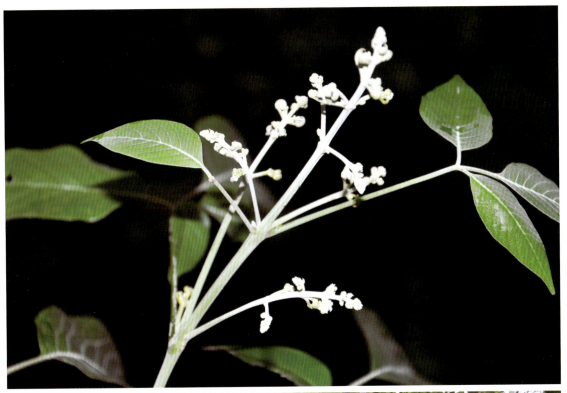

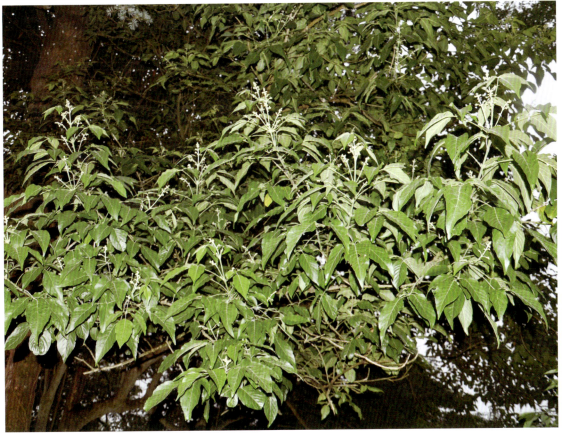

4.149.34　黄荆

VITICIS NEGUNDO FRUCTUS

【别名】五指柑、布荆

【基原】来源于马鞭草科 Verbenaceae 牡荆属 Vitex 黄荆 Vitex negundo L. 的果实及全株入药。

【形态特征】灌木或小乔木；小枝四棱形，密生灰白色茸毛。掌状复叶，小叶5枚，稀有3枚；小叶长圆状披针形至披针形，顶端渐尖，基部楔形，全缘或每边有少数粗锯齿，叶面绿色，背面密生灰白色茸毛；中间小叶长4~13cm，宽1~4cm，两侧小叶依次递小，若具5小叶时，中间3片小叶有柄，最外侧的2片小叶无柄或近于无柄。聚伞花序排成圆锥花序式，顶生，长10~27cm，

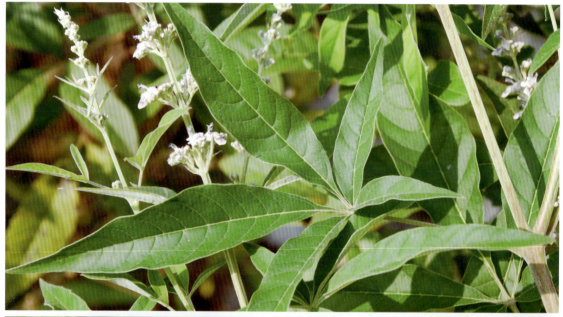

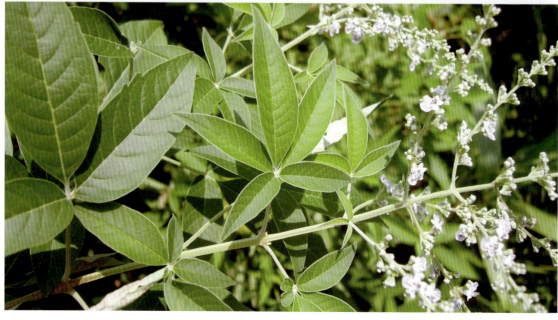

花序梗密生灰白色茸毛；花萼钟状，顶端有 5 裂齿，外有灰白色茸毛；花冠淡紫色，外有微柔毛，顶端 5 裂，二唇形；雄蕊伸出花冠管外；子房近无毛。核果近球形，直径约 2mm；宿萼接近果实的长度。花期 4~6 月；果期 7~10 月。

【生境】生于山地、丘陵、平原、山坡、林缘或灌丛中。

【分布】甘肃、陕西、山西、山东、河南及长江以南各地。

【采集加工】夏、秋采收，果实及全株晒干。

【性味归经】根、茎：味苦、微辛，性平。叶：味苦，性凉。果实：味苦、辛，性温。归肺经。

【功能主治】根、茎：清热止咳，化痰截疟。治支气管炎，疟疾，肝炎。叶：清热解表，化湿截疟。治感冒，肠炎，痢疾，疟疾，泌尿系感染。外用治湿疹、皮炎、脚癣，煎汤外洗；鲜叶：捣烂敷虫、蛇咬伤处，灭蚊。果实：止咳平喘，理气止痛。治咳嗽哮喘，胃痛，消化不良，肠炎，痢疾。

【用法用量】根、茎 15~30g，叶 9~30g，果实 3~9g，水煎服。

【附方】① 预防疟疾：黄荆叶 30g，黄皮叶 15g。水煎服。每日 1 次，连服 5 日。

② 治慢性气管炎：a. 黄荆根鲜品 120g（干品 60g），水煎 2~3h，过滤去渣，加上 20% 红糖，浓缩成 100ml，每日 2 次，每次 50ml，10 日为 1 个疗程，连服 2 个疗程。b. 黄荆子（去壳研粉）15g，紫河车、山药各 6g（研成细粉），混合均匀，加饴糖适量，制成丸剂，为 1 天量，分 3 次服。10 天为 1 个疗程，连服 2 个疗程。

③ 治痢疾、肠炎、消化不良：黄荆子 500g，酒药子（酒曲）30g，白糖 250g。黄荆子、酒药子分别炒黄，共研细粉，加白糖拌匀。每次 4~6g，小儿 1~2g，每日 4 次。

④ 治胃肠绞痛、手术后疼痛：黄荆子 180g，研细粉。每次 6g，每日 3 次。

⑤ 治脚癣：鲜黄荆叶 250g，置脸盆中，每晚临睡前加开水至浸没黄荆叶为度，浸泡至水现淡绿色时，加温水到半盆，然后将脚浸泡水中 5~6min，浸后用干布把脚趾擦干。

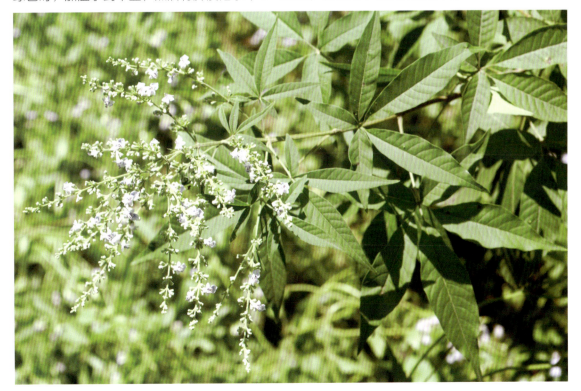

4.149.35　白花荆条

VITICIS NEGUNDO RADIX SEU RAMULUS ET FDLIUM

【别名】黄荆条、白毛黄荆、白叶黄荆

【基原】来源于马鞭草科 Verbenaceae 黄荆属 Vitex 白花荆条 Vitex negundo L. f. alba Z. S. Qin 的根、枝条、叶及果实入药。

【形态特征】落叶灌木或小乔木；小枝四棱形，密生灰白色茸毛。掌状复叶，小叶 5，少有 3；小叶片长圆状披针形至披针形，顶端渐尖，基部楔形，边缘有缺刻状锯齿，浅裂以至深裂，背面密被灰白色茸毛。中间小叶长 4~13cm，宽 1~4cm，两侧小叶依次递小，若具 5 小叶时，中间 3 片小叶有柄，最外侧的 2 片小叶无柄或近于无柄。聚伞花序排成圆锥花序式，顶生，长 10~27cm，花序梗密生灰白色茸毛；花萼钟状，顶端有 5 裂齿，外有灰白色茸毛；花冠白色，外有微柔毛，顶端 5 裂，二唇形；雄蕊伸出花冠管外；子房近无毛。核果近球形，径约 2mm；宿萼接近果实的长度。花期 6~7 月；果期 8~9 月。

【生境】生于山坡路旁，常聚生成片，构成一个大的群落。

【分布】四川、云南。

【采集加工】春、秋季采挖根，洗净，晒干。春、秋季割去枝条，切段，晒干。夏季开花前采摘叶，鲜用或阴干。秋季采摘果实，除去杂质，晒干。

【性味归经】味辛，性温。

【功能主治】根：解表，祛风湿，理气止痛，截疟，驱虫。治感冒、咳嗽、风湿、胃痛、痧气腹痛、疟疾、蛲虫病等。枝条：祛风解表，消肿解毒。治感冒、咳嗽、喉痹肿痛、风湿骨痛、牙痛、烫伤等。外用捣敷或煅烧存性研末调敷。叶：清热解表，化湿截疟。治感冒，肠炎，痢疾，疟疾，泌尿系统感染，湿疹，皮炎，脚癣，风湿，跌打肿痛，毒蛇咬伤。果实：止咳平喘，理气止痛。治咳嗽哮喘、胃痛、消化不良、肠炎、痢疾等。

【用法用量】根 10~20g，枝条 5~10g，叶 25~40g，果 10~20g，水煎服。外用鲜枝叶煎水外洗或捣烂敷患处。

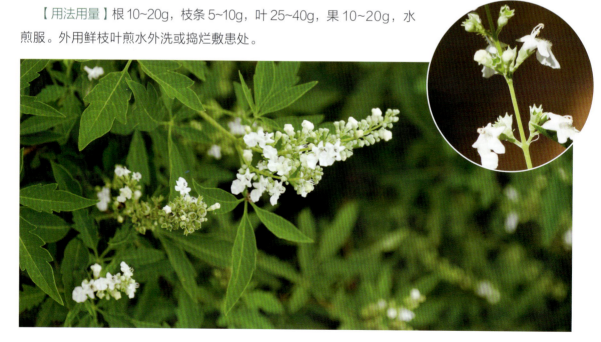

4.149.36　牡荆叶

VITICIS NEGUNDO FOLIUM

【别名】五指柑、布荆

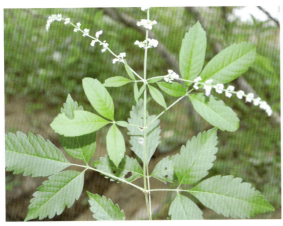
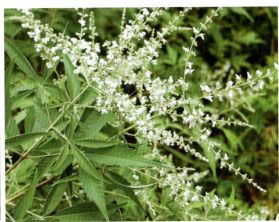

【基原】来源于马鞭草科 Verbenaceae 牡荆属 Vitex 牡荆 Vitex negundo L. var. cannabifolia (Sieb. et Zucc.) Hand.-Mazz. [V. cannabifolia Sieb. et Zucc.] 的叶入药。

【形态特征】灌木或小乔木；小枝四棱形，密生灰白色茸毛。掌状复叶，小叶5枚，稀有3枚；小叶长圆状披针形至披针形，顶端渐尖，基部楔形，叶边缘有数粗锯齿，叶面绿色，背面密生灰白色茸毛；中间小叶长4~13cm，宽1~4cm，两侧小叶依次递小，若具5小叶时，中间3片小叶有柄，最外侧的2片小叶无柄或近于无柄。聚伞花序排成圆锥花序式，顶生，长10~27cm，花序梗密生灰白色茸毛；花萼钟状，顶端有5裂齿，外有灰白色茸毛；花冠淡紫色，外有微柔毛，顶端5裂，二唇形；雄蕊伸出花冠管外；子房近无毛。核果近球形，直径约2mm；宿萼接近果实的长度。花期4~6月；果期7~10月。

【生境】生于山地、丘陵、平原、山坡、林缘或灌丛中。

【分布】甘肃、陕西、山西、山东、河南及长江以南各地。

【采集加工】全年可采收叶片晒干。

【药材性状】本品为掌状复叶，小叶5片或3片，披针形或椭圆状披针形，中间小叶长5~10cm，宽2~4cm，两侧小叶依次渐小，顶端渐尖，基部楔形，边缘有粗锯齿，叶面绿色，背面淡绿色，两面沿叶脉被短茸毛，嫩叶背面被毛较密，总叶柄长2~6cm，有一浅沟槽，密被灰白色茸毛。气芳香，味辛微苦。

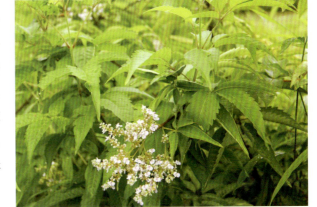

【性味归经】味苦、辛，性平。归肺经。

【功能主治】祛痰，止咳，平喘。治咳嗽痰多。

【用法用量】9~30g，水煎服，或鲜叶提取牡荆油用。

4.149.37 蔓荆子

VITICIS FRUCTUS
【别名】万京子、京子

【基原】来源于马鞭草科 Verbenaceae 牡荆属 Vitex 单叶蔓荆 *Vitex trifolia* L. var. *simplicifolia* Cham. 或三叶蔓荆 *Vitex trifolia* L. 的成熟果实入药。

【形态特征】A. 单叶蔓荆：匍匐灌木，枝延长，节上有不定根。单叶对生，稀有 2 或 3 小叶的复叶；叶或小叶片倒卵形，长 3~6cm，宽 1.5~3cm，顶端急尖或钝圆，基部阔楔形，边全缘，上面绿色，有短柔毛，下面密被灰白色短茸毛。花排成顶生密聚的圆锥花序；花萼钟状，长约 3mm，顶端 5 浅裂，外面密被灰白色微柔毛；花冠紫色，长 6~10mm，外面及喉部有毛，二唇形，下唇中裂片较大；雄蕊 4，伸出花冠之外，柱头 2 裂。核果球形，直径约 5mm，具腺点，成熟时黑色，具宿存花萼。花期 7~8 月；果期 8~10 月。

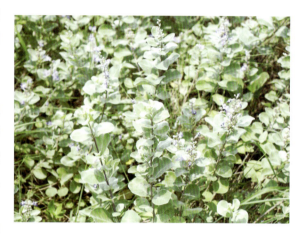

【生境】生于海边沙滩、平原草地及河滩上。

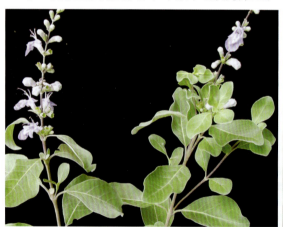

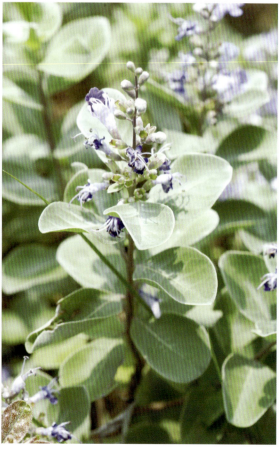

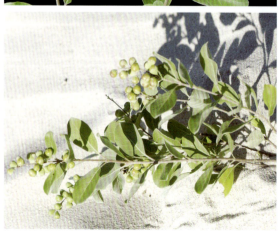

【分布】我国南部至东北部沿海各地。亚洲东南部、澳大利亚和新西兰也有分布。

【形态特征】B. 三叶蔓荆：落叶灌木，罕为小乔木，高 1.5~5m，有香味；小枝四棱形，密生细柔毛。常三出复叶，有时在侧枝上可有单叶，叶柄长 1~3cm；小叶片卵形、倒卵形或倒卵状长圆形，长 2.5~9cm，宽 1~3cm，顶端钝或短尖，基部楔形，全缘，表面绿色，无毛或被微柔毛，背面密被灰白色茸毛，侧脉约 8 对，

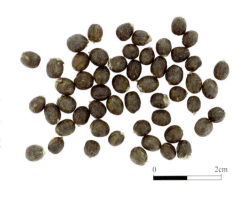

两面稍隆起，小叶无柄或有时中间小叶基部下延成短柄。圆锥花序顶生，长 3~15cm，花序梗密被灰白色茸毛；花萼钟形，顶端 5 浅裂，外面有茸毛；花冠淡紫色或蓝紫色，长 6~10mm，外面及喉部有毛，花冠管内有较密的长柔毛，顶端 5 裂，二唇形，下唇中间裂片较大；雄蕊 4，伸出花冠外；子房无毛，密生腺点；花柱无毛，柱头 2 裂。核果近圆形，径约 5mm，成熟时黑色；果萼宿存，外被灰白色茸毛。花期 6~7 月；果期 9~11 月。

【生境】生于旷野、山坡、平原草地及河滩上。

【分布】我国沿海各地和云南。印度、越南、菲律宾、澳大利亚也有分布。

【采集加工】秋季果实成熟时采收，除去杂质，晒干。

【药材性状】本品呈球形，直径 0.4~0.6cm。表面灰黑色或黑褐色，被灰白色粉霜状茸毛，有纵向浅沟 4 条。基部承托以灰白色的宿萼。萼长为果的 1/3~2/3，密生茸毛。体轻，质坚韧，不易破碎。横切面外层果皮灰黑色，果肉黄白色，间见棕色油点，内分四室，每室有种子 1 枚。气特异而芳香，味淡、微辛。以粒大、饱满，气芳香者为佳。

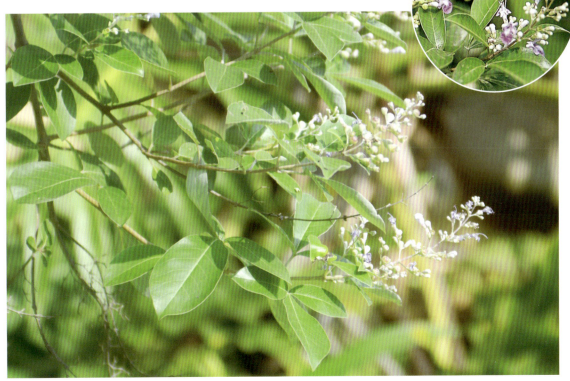

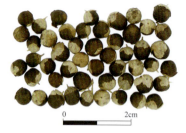

【性味归经】味辛、微苦，性微寒。归膀胱、肝、胃经。

【功能主治】疏散风热，祛风清热，止痛镇静，截疟。治感冒发热，神经性头痛，齿龈肿痛，目赤多泪，目暗不明，眩晕，目痛，小儿惊风，风湿，刀伤，痈疮肿毒，疟疾。

【用法用量】6~9g，水煎服。

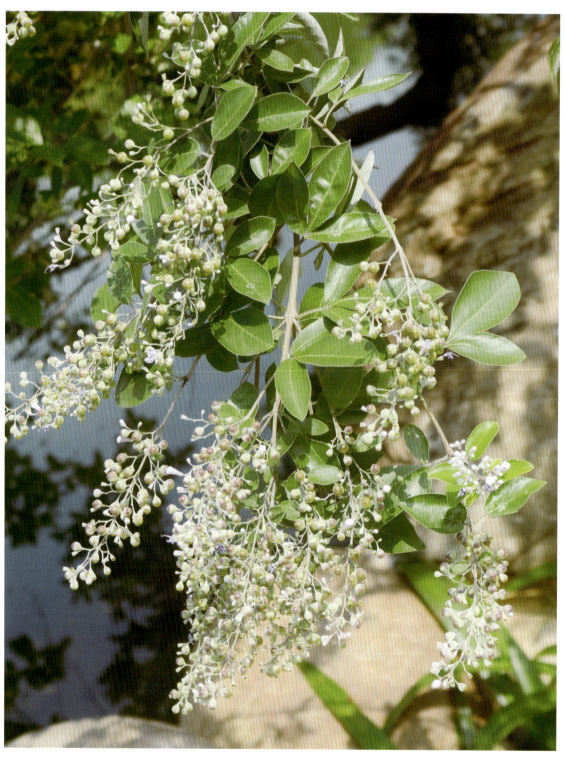

4.150　唇形科

4.150.1　藿香

AGASTACHES RUGOSAE HERBA

【别名】土藿香、排香草

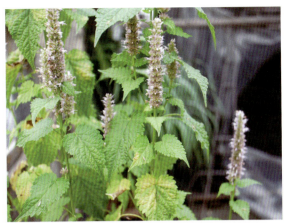
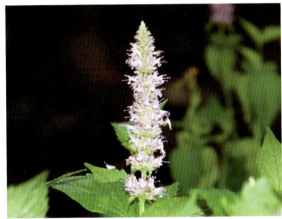
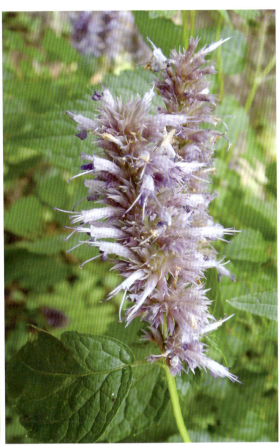

【基原】来源于唇形科 Labiatae 藿香属 Agastache 藿香 Agastache rugosa（Fisch. et Mey.）O. Kuntze 全草入药。

【形态特征】多年生草本，高 0.5~1.5m，四棱形。叶心状卵形至长圆状披针形，长 4.5~11cm，宽 3~6.5cm，向上渐小，顶端尾状长渐尖，基部心形，稀截形，边缘具粗齿，纸质，叶面橄榄绿色，近无毛，背面略淡，被微柔毛及点状腺体；叶柄长 1.5~3.5cm。轮伞花序多花，在主茎或侧枝上组成顶生密集的圆筒形穗状花序，穗状花序长 2.5~12cm，直径 1.8~2.5cm；花序基部的苞叶长不超过 5mm，宽 1~2mm，披针状线形，长渐尖，苞片形状与之相似，较小，长 2~3mm；轮伞花序具短梗，总梗长约 3mm，被腺质微柔毛；花萼管状倒圆锥形，长约 6mm，宽约 2mm，被腺质微柔毛及黄色小腺体，多少染成浅紫色或紫红色，喉部微斜，萼齿三角状披针形，后 3 齿长约 2.2mm，前 2 齿稍短；花冠淡紫蓝色，长约 8mm，外被微柔毛，冠筒基部宽约 1.2mm，微超出于萼，向上渐宽，至喉部宽约 3mm，冠檐二唇形，上唇直伸，顶端微缺，下唇 3 裂，中裂片较宽大，长约 2mm，宽约 3.5mm，平展，边缘波状，基部宽，侧裂片半圆形；雄蕊伸出花冠，花丝细，扁平，无毛；花柱与雄蕊近等长，丝状，呈顶端相等的 2 裂；花盘厚环状；子房裂片顶部具茸毛。成熟小坚果卵状长圆形，长约 1.8mm，宽约 1.1mm，腹面具棱，顶端具短硬毛，褐色。花期 6~9 月；果期 9~11 月。

【生境】栽培。

【分布】我国南北各地区均有栽培。俄罗斯、朝鲜、日本和北美洲亦有栽培。

【采集加工】夏、秋采收，将全草晒干。

【性味归经】味辛，性微温。归胃经。

【功能主治】解暑化湿，行气和胃。治中暑发热，头痛胸闷，食欲不振，恶心，呕吐，泄泻。

【用法用量】6~12g，水煎服。

【附方】① 治头痛发热、胸腹胀痛、呕吐泄泻：藿香、白术、茯苓、大腹皮各 9g，陈皮、桔梗、紫苏、甘草、半夏、厚朴、白芷各 6g。水煎服。或用成药藿香正气丸，每次服 1~2 丸。

② 治单纯性胃炎：藿香、佩兰、半夏、黄芩各 9g，陈皮 6g，制川厚朴 4.5g。水煎服。食积加麦芽 15g；呕吐剧烈加姜竹茹 9g、黄连 3g；腹痛加木香 6g。

③ 治无黄疸性肝炎（湿困型）：藿香、苍术、制香附、郁金各 9g，板蓝根、蒲公英各 15g，厚朴、陈皮各 6g。水煎服。

④ 治手、足癣：藿香 30g，黄精、大黄、皂矾各 12g。上药浸于 1kg 米醋内 7~8 天，去渣备用。用时将患部放入药水中浸泡，以全部浸入为度。每次 30min，每日 3 次。浸后忌用肥皂水及碱水洗涤。

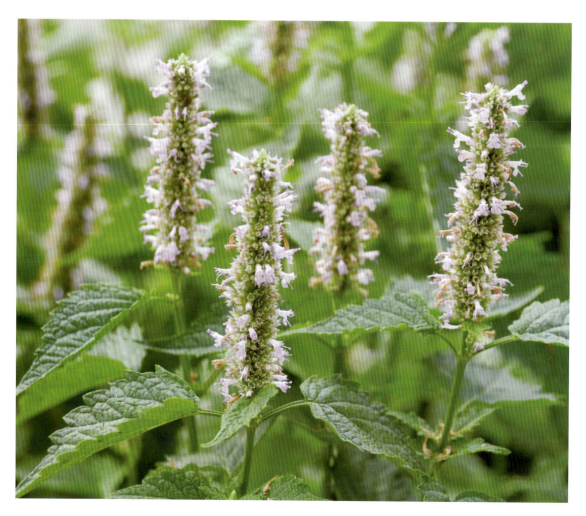

4.150.2 九味一枝蒿

AJUGAE BRACTEOSAE RADIX

【别名】地胆草、痢疾草、痢止蒿

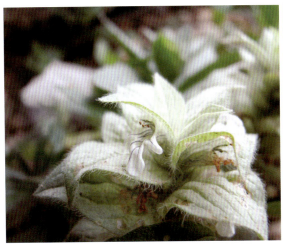
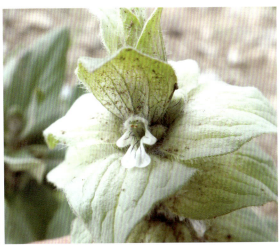

【基原】来源于唇形科 Labiatae 筋骨草属 Ajuga 九味一枝蒿 Ajuga bracteosa Wall. ex Benth. 的根入药。

【形态特征】多年生草本。基部分枝，具花的茎直立，高约 10cm，被灰白色长柔毛或绵毛状长柔毛。基生叶有柄，其余叶无柄；叶片坚纸质，基生叶匙形或倒披针形，长 2~4cm，宽 0.7~1.2cm，茎生叶倒卵形或卵圆形，长 1~1.5cm，宽 0.6~1cm。轮伞花序生于茎中部以上叶腋内，向上渐密聚成穗状；苞片及小苞片匙形，长 2~8mm，宽 1~2.5mm。花萼钟形，长 4.5~6mm，外面被长柔毛，内面无毛。花冠紫色，冠檐二唇形，上唇短，下唇宽大。雄蕊 4，二强，略超出于花冠，花丝粗壮。花柱顶端 2 浅裂。子房 4 裂，无毛。小坚果椭圆状或椭圆倒卵状三棱形。花期 4~6 月；果期 5~6 月。

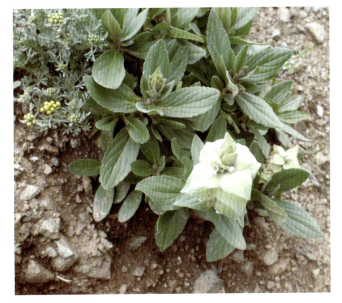

【生境】生于海拔 1500~3300m 的开阔山坡的稀疏矮草丛。

【分布】云南、四川和西藏。阿富汗、印度、尼泊尔及缅甸也有分布。

【采集加工】4~6 月盛花期采收，洗净，晒干或鲜用。

【性味归经】味苦，性寒。归肺经。

【功能主治】清热解毒，凉血止血。治感冒、支气管炎、扁桃体炎、腮腺炎、菌痢、外伤出血等。

【用法用量】9~15g，水煎服。

4.150.3 四枝春

AJUGAE CILIATIS HERBA

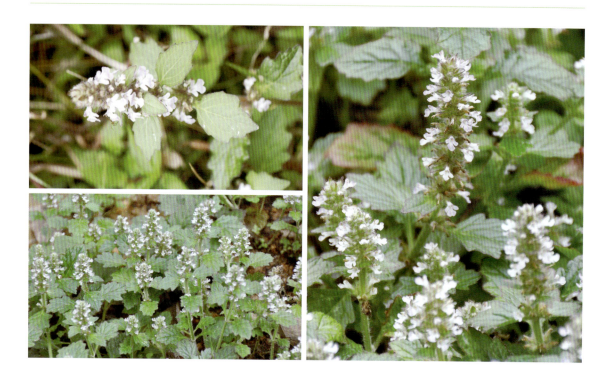

【基原】来源于唇形科 Labiatae 筋骨草属 *Ajuga* 筋骨草 *Ajuga ciliata* Bunge 全草入药。

【形态特征】多年生草本，高 25~40cm，茎四棱形，基部略木质化，紫红色或绿紫色，通常无毛。叶纸质，卵状椭圆形至狭椭圆形，长 4~7.5cm，宽 3.2~4cm，基部楔形，下延，顶端钝或急尖，边缘具粗齿，具缘毛，叶面被疏糙伏毛，背面被糙伏毛或疏柔毛，侧脉约 4 对，叶柄长约 1cm，有时呈紫红色，基部抱茎。穗状聚伞花序顶生，长 5~10cm；苞叶大，叶状，有时呈紫红色，卵形，长 1~1.5cm，顶端急尖，基部楔形；花梗短，无毛；花萼漏斗状钟形，长 7~8mm，仅在齿上外面被长柔毛和具缘毛，萼齿 5 枚；花冠紫色，具蓝色条纹，冠筒长为花萼的 1 倍或较长，外面被疏柔毛，内面被微柔毛，近基部具毛环，冠檐二唇形，上唇短，直立，顶端圆形，微缺，下唇增大，伸长，3 裂，中裂片倒心形，侧裂片线状长圆形；雄蕊 4 枚，二强，稍超出花冠，着生于冠筒喉部，花丝粗壮，挺直，无毛；花柱细弱，超出雄蕊，无毛，顶端 2 浅裂，裂片细尖；花盘环状，裂片不明显，前面呈指状膨大。小坚果长圆状或卵状三棱形，背部具网状皱纹，腹部中间隆起，果脐大，几占整个腹面。花期 4~8 月；果期 7~9 月。

【生境】生于山坡、草地、旷野、荒地或山谷、溪边。

【分布】河北、山东、河南、山西、陕西、甘肃、四川、浙江、湖南、江西、广东。

【采集加工】春、夏季花开时采收全草，除去泥沙，晒干。

【性味归经】味苦，性寒。归肺经。

【功能主治】清热解毒，消肿止痛，凉血平肝。治上呼吸道感染，肺炎，胃肠炎，肝炎，乳腺炎，急性结膜炎，高血压病。外用治跌打损伤，外伤出血，痈疖疮疡，烧、烫伤，毒蛇咬伤。

【用法用量】15~60g，水煎服。外用适量，捣烂敷患处。

4.150.4 筋骨草

AJUGAE HERBA

【别名】苦地胆、散血草

【基原】来源于唇形科 Labiatae 筋骨草属 *Ajuga* 金疮小草 *Ajuga decumbens* Thunb. 的全草入药。

【形态特征】一或二年生草本，平卧或上升，具匍匐茎，茎长 10~20cm。基生叶较多，较茎生叶长而大，叶薄纸质，匙形或倒卵状披针形，长 3~6cm，宽 1.5~2.5cm，有时长达 14cm，宽达 5cm，顶端钝至圆形，基部渐狭，下延，边缘具不整齐的波状圆齿或全缘，具缘毛，两面被疏糙伏毛或疏柔毛，以脉上为密，侧脉 4~5 对，斜上升，叶柄长 1~2.5cm。轮伞花序多花，排列成长 7~12cm 的穗状花序，位于下部的轮伞花序疏离；下部苞叶与茎叶同形，匙形，上部者呈苞片状，披针形；花梗短；花萼漏斗状，长 5~8mm，外面仅萼齿及其边缘被疏柔毛，具 10 脉，萼齿 5 枚；花冠淡蓝色或淡红紫色，稀白色，筒状，挺直，基部略膨大，长 8~10mm，外面被疏柔毛，内面仅冠筒被疏微柔毛，近基部有毛环，冠檐二唇形，上唇短，直立，圆形，顶端微缺，下唇宽大，伸长，3 裂，中裂片狭扇形或倒心形，侧裂片长圆形或近椭圆形；雄蕊 4 枚，二强，微弯，伸出，花丝细弱，被疏柔毛或几无毛；花柱超出雄蕊，微弯，顶端 2 浅裂，裂片细尖；花盘环状，裂片不明显，前面微呈指状膨大；子房 4 裂，无毛。小坚果倒卵状三棱形，背部具网状皱纹，腹部有果脐，果脐约占腹面 2/3。花期 3~7 月；果期 5~11 月。

【生境】生于山坡、草地、旷野、荒地或山谷、溪边。

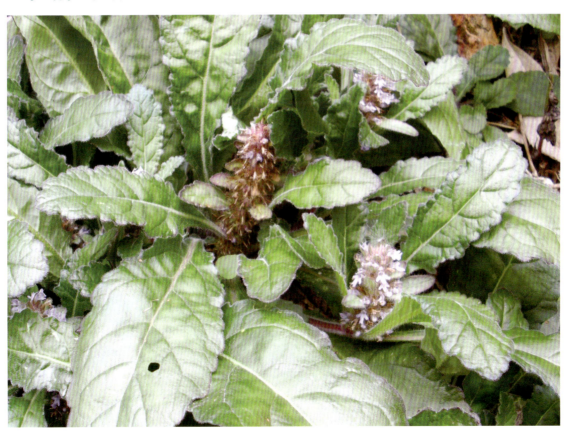

【分布】长江以南各地。日本和朝鲜也有分布。

【采集加工】春季花开时采收全草,除去泥沙,晒干。

【药材性状】本品长10~35cm。根细小,暗黄色。地上部分灰黄色或黄绿色,密被白色柔毛。细茎丛生,质软柔韧,不易折断;叶对生,多皱缩、破碎,完整者展开后呈匙形或倒卵状披针形,长3~6cm,宽1.5~2.5cm,绿褐色,边缘有波状粗齿,叶柄有狭翅。轮伞花序腋生,小花二唇形,黄棕色。气微,味苦。

【性味归经】味苦,性寒。归肺经。

【功能主治】清热解毒,消肿止痛,凉血平肝。治上呼吸道感染,扁桃体炎,咽喉炎,支气管炎,肺炎,肺脓肿,胃肠炎,肝炎,阑尾炎,乳腺炎,急性结膜炎,高血压病。外用治跌打损伤,外伤出血,痈疖疮疡,烧、烫伤,毒蛇咬伤。

【用法用量】15~60g,水煎服。外用适量,捣烂敷患处。

【附方】① 治上呼吸道感染、扁桃体炎、肺炎:筋骨草制成片剂,每片相当生药5g,每日3次,每次服5片。

② 治慢性气管炎:筋骨草片每片含生药2~2.5g,每天3次,每次5片。

③ 治急性单纯性阑尾炎:筋骨草、大血藤各30g,金银花、紫花地丁、野菊花各15g,南五味子根、延胡索各15g。水煎服。病重者每日2剂。

④ 治胆道蛔虫继发感染、阑尾脓肿:筋骨草制成30%~35%煎剂,每日2次,每次服50ml,配合针灸止痛;阑尾脓肿除内服外,另取鲜草捣烂,外敷右下腹包块上,每日更换1次。

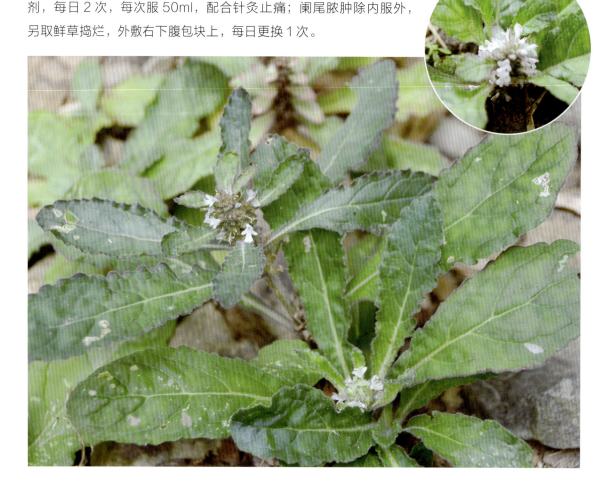

4.150.5　白苞筋骨草

AJUGAE LUPULINAE HERBA

【基原】来源于唇形科 Labiatae 筋骨草属 *Ajuga* 白苞筋骨草 *Ajuga lupulina* Maxim. 的全草入药。

【形态特征】多年生草本，具地下走茎。茎高 18~25cm，四棱形，沿棱及节上被白色具节长柔毛。叶柄具狭翅，基部抱茎；叶片披针状长圆形，长 5~11cm，宽 1.8~3cm，顶端钝圆，基部楔形，下延。穗状聚伞花序顶生；苞叶卵形或阔卵形，长 3.5~5cm，宽 1.8~2.7cm。花萼钟状，长 7~9mm，基部前方略膨大，萼齿狭三角形，边缘具缘毛。花冠白色或白黄色，具紫色斑纹，狭漏斗状，长 1.8~2.5cm，冠檐二唇形，上唇 2 裂，裂片近圆形，下唇 3 裂，中裂片狭扇形，侧裂片长圆形。雄蕊 4，二强，着生于冠筒中部，花药肾形，1 室；花柱顶端 2 浅裂；子房 4 裂，被长柔毛。小坚果倒卵状，背部具网状皱纹。花期 7~9 月；果期 8~10 月。

【生境】生于 1300~3500m 的河滩沙地、高山草地或陡坡石缝中。

【分布】河北、山西、甘肃、四川、青海和西藏。

【采集加工】夏季盛花期采收，洗净，晒干或鲜用。

【性味归经】味苦，性寒。

【功能主治】清热解毒，活血消肿。治急性热病、高血压病、梅毒、炭疽、跌打肿痛等。

【用法用量】9~15g，水煎服。

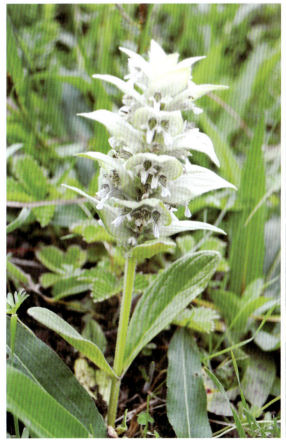
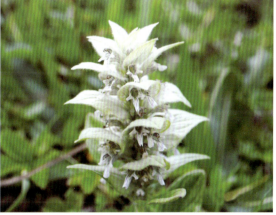
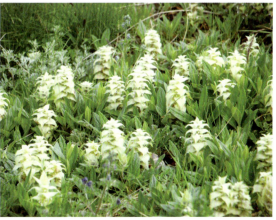

4.150.6　紫背金盘

AJUGAE NIPPONENSIS HERBA

【别名】破血丹、散血草、退血草

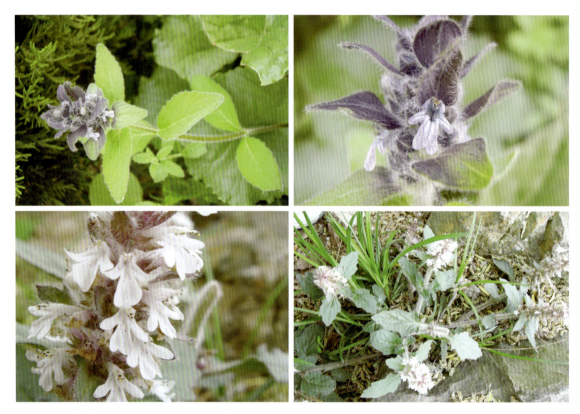

【基原】来源于唇形科 Labiatae 筋骨草属 Ajuga 紫背金盘 Ajuga nipponensis Makino 的全草入药。

【形态特征】一年生草本。茎高 10~20cm，被长柔毛或疏柔毛，四棱形，基部常带紫色。基生叶无或少；茎生叶具柄，柄长 1~1.5cm；叶片阔椭圆形或卵状椭圆形，长 2~4.5cm，宽 1.5~2.5cm，顶端钝，基部楔形，两面被疏糙伏毛，背面常带紫色。轮伞花序具多花，小苞片卵形至阔披针形，长 0.8~1.5cm，绿色。花萼钟形，长 3~5mm，萼齿 5，狭三角形或三角形。花冠淡蓝色或蓝紫色，长 8~11mm，基部略膨大，外面疏被短柔毛，冠檐二唇形，上唇短，2 裂，下唇伸长，3 裂。雄蕊 4，二强，伸出，花丝粗壮。花柱顶端 2 浅裂，裂片细尖。花盘环状。小坚果卵状三棱形。花期 12 月至翌年 3 月；果期 1~5 月。

【生境】生于海拔 100~2800m 的田边、矮草地湿润处、林内及向阳坡地。

【分布】华东、华南及西南各地及河北等地。日本和朝鲜也有分布。

【采集加工】春、夏季采收，洗净，晒干或鲜用。

【性味归经】味苦，性寒。归肺、肝、胃经。

【功能主治】清热解毒，凉血散瘀，消肿止痛。治肺热咳嗽、咯血、咽喉肿痛、乳痈、肠痈、疮疖出血、跌打肿痛、外伤出血、烧伤、烫伤、毒蛇咬伤等。

【用法用量】15~30g，水煎服。

4.150.7 水棘针

AMETHYSTEAE CAERULEAE HERBA

【基原】来源于唇形科 Labiatae 水棘针属 Amethystea 水棘针 Amethystea caerulea L. 的全草入药。

【形态特征】一年生草本，高 0.3~1m，呈金字塔形分枝。茎四棱形。叶柄长 0.7~2cm；叶片纸质或近膜质，三角形或近卵形，3 深裂，稀不裂或 5 裂，裂片披针形，边缘具粗锯齿或重锯齿，中间的裂片长 2.5~4.7cm，两侧的裂片长 2~3.5cm。花序为由松散具长梗的聚伞花序所组成的圆锥花序；苞叶与茎叶同形，变小；小苞片微小，线形，长约 1mm；花梗短，长 1~2.5mm。花萼钟形，长约 2mm，具 10 脉，萼齿 5，近整齐，三角形。花冠蓝色或紫蓝色，冠筒内藏或略长于花萼，冠檐二唇形，上唇 2 裂，长圆状卵形或卵形，下唇略大，3 裂，中裂片近圆形，侧裂片与上唇裂片近同形。雄蕊 4，前对能育，花丝细弱，伸出雄蕊约 1/2，花药 2 室，室叉开，纵裂。花盘环状，具相等浅裂片。小坚果倒卵状三棱形，背面具网状皱纹，腹面具棱，两侧平滑，合生面大，高达果长 1/2 以上。花期 8~9 月；果期 9~10 月。

【生境】生于田间、路旁、林缘、灌丛及湿草地等处。

【分布】黑龙江、辽宁、吉林、内蒙古、河北、河南、山东、安徽、湖北、山西、陕西、四川、甘肃、云南、新疆。伊朗、俄罗斯、蒙古、朝鲜、日本也有分布。

【采集加工】夏、秋季采收全草，除去杂质，切段，洗净，晒干。

【性味归经】味辛，性温。归肺经。

【功能主治】发表散寒，祛风透疹。治感冒、头痛、咽喉肿痛、麻疹不出、荨麻疹、皮肤瘙痒等。

【用法用量】3~10g，水煎服。

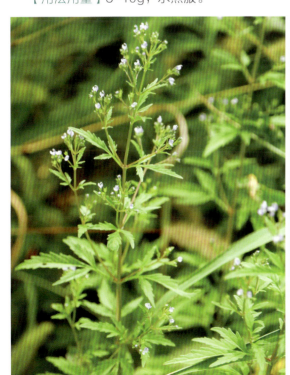
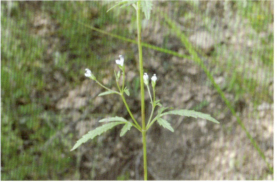
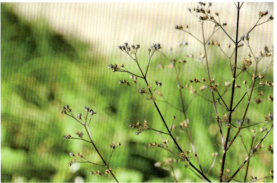

4.150.8 广防风

ANISOMELEI INDICAE HERBA

【别名】防风草、土防风、排风草、土藿香、落马衣、秽草

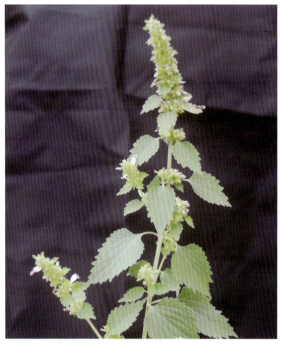
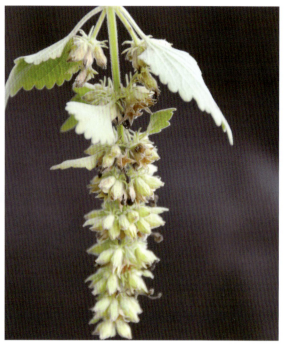

【基原】来源于唇形科 Labiatae 广防风属 Anisomeles 广防风 Anisomeles indica（L.）Kuntze [Epimeredi indica（L.）Rothm.] 的全草入药。

【形态特征】直立粗壮草本。茎高 1~2m，方柱形，密被白色贴伏短柔毛。叶对生，纸质，阔卵形或卵形，长 4~9cm，宽 2.5~6.5cm，顶端短尖或短渐尖，基部阔楔尖至近截平，边缘有不规则的牙齿，叶面被短伏毛，背面被白色短茸毛；叶柄长 1~4.5cm。

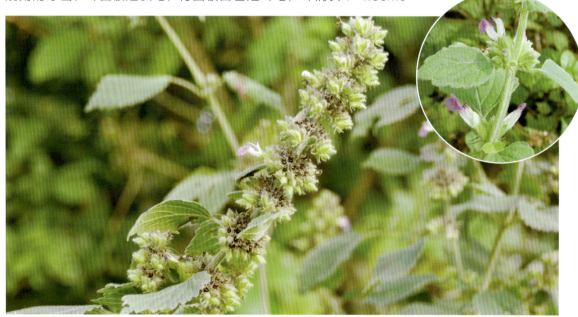

花淡紫色，于茎、枝上部排成多花轮伞花序，通常轮伞花序再复合成顶生穗状花序；苞叶叶状，向上渐小；花萼钟状，长约 6mm，外面被长硬毛，其间混生腺毛和黄色小腺点，有 10 纵脉；花冠长 1.3cm，冠管向上渐变阔大，檐部二唇形，上唇直立，长圆形，下唇较伸展，长约 9mm，3 裂，中裂倒心形，里面中部有须毛；雄蕊 4 枚，伸出，前对具 2 药室，后对具 1 药室。小坚果圆球形，直径约 1.5mm，黑色。花期 8~9 月；果期 9~10 月。

【生境】生于海拔 100~800m 左右的旷野、村边、路旁、荒地和林缘。

【分布】海南、广东、台湾、福建、江西、浙江、湖南、广西、贵州、云南和西藏。亚洲东南余部也有分布。

【采集加工】夏、秋采收，将全草晒干。

【药材性状】本品长 70~150cm，全株被白色短柔毛。茎方柱形，直径 0.5~1.5cm，灰绿色至紫棕色，每边有一条直沟，多分枝；质稍脆，折断面粗纤维状，中央有近方形的白色髓心。叶皱缩卷曲，展平后卵形，长 4~10cm，两面均灰棕色，网状叶脉明显；边缘有疏锯齿。轮伞花序多花，近枝顶腋生；花冠多脱落，残存灰绿色的花萼。气芳香，味微辛、苦。以枝叶密茂、灰绿色者为佳。

【性味归经】味苦、辛，性微温。归肺、脾经。

【功能主治】祛风解表，理气止痛。治感冒发热，风湿关节痛，胃痛，胃肠炎。外用治皮肤湿疹，神经性皮炎，虫蛇咬伤，痈疮肿毒。

【用法用量】9~15g，水煎服。外用适量鲜品捣敷或煎水洗患处。

【附方】治神经性皮炎：广防风、生半夏、生天南星各 9g，薄荷脑 1g。用 75% 乙醇浸泡上药 1 周，过滤，用滤液搽患处。每日 1 次。

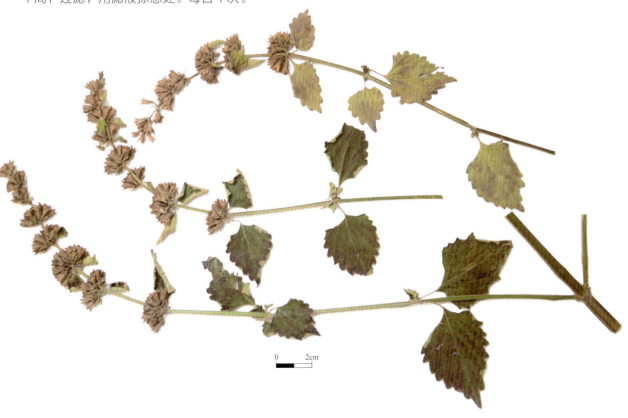

4.150.9 毛药花

BOSTRYCHANTHERAE DEFLEXAE HERBA

【别名】垂花铃子香

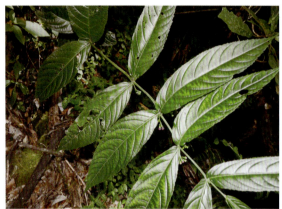
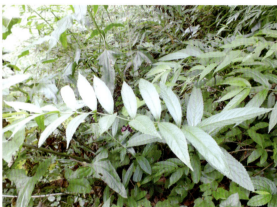
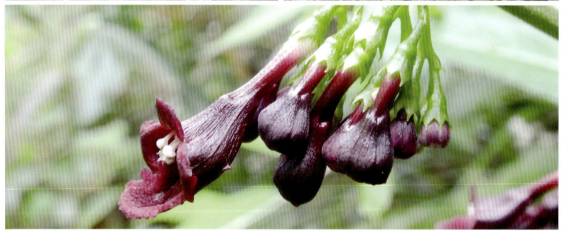

【基原】来源于唇形科 Labiatae 毛药花属 Bostrychanthera 毛药花 Bostrychanthera deflexa Benth. 的全草入药。

【形态特征】草本，高 0.5~1.5m。茎坚硬，四棱形，具深槽，密被倒向短硬毛。叶片长披针形，长 8~22cm，宽 1.5~5cm，上面被疏短硬毛，下面网脉上被小疏柔毛。聚伞花序具 7~11 花。花萼长 3.7~4.5mm，宽 2.8~3.5mm，外面基部被疏短柔毛，内面无毛。花冠淡紫红色，长 2.4~3.3cm，外面疏被长硬毛，冠筒基部宽约 3mm，中部以上扩展，喉部宽达 1cm，冠檐近二唇形，上唇短，长约 3.5mm，宽约 4.5mm，下唇长，长 0.9~1.4cm，宽 1.4~1.9cm。成熟小坚果 1 枚，核果状，近球形，直径 5~7mm。花期 7~9 月；果期 9~11 月。

【生境】生于海拔 500~1400m 的湿润林下或林缘。

【分布】福建、台湾、江西、广东、广西、贵州、重庆、四川及湖北等地。

【采集加工】夏、秋开花季节采集全草，切段晒干。

【性味归经】味微苦，性凉。

【功能主治】清热解毒，活血止痛。治泄泻，风湿骨痛，感冒。

【用法用量】10~20g，水煎服。

4.150.10 肾茶

CLERODENDRANTHI SPICATI HERBA

【别名】猫须草

【基原】来源于唇形科 Labiatae 肾茶属 *Clerodendranthus* 肾茶 *Clerodendranthus spicatus* (Thunb.) C. Y. Wu ex H. W. Li 的全草入药。

【形态特征】多年生草本。叶卵形、菱状卵形或卵状长圆形，长 2~5.5cm，宽 1.3~3.5cm，顶端急尖，基部宽楔形至截状楔形，边缘具粗牙齿或疏圆齿，纸质，叶面榄绿色，背面灰绿色，上面被毛较疏，侧脉 4~5 对；叶柄长 5~15mm，腹平背凸，被短柔毛。轮伞花序 6 花，在主茎及侧枝顶端组成具总梗长 8~12cm 的总状花序；苞片圆卵形，长约 3.5mm，宽约 3mm，顶端骤尖，全缘，具平行的纵向脉，上面无毛，下面密被短柔毛，边缘具小缘毛；花梗长达 5mm。花萼卵球形，长 5~6mm，宽约 2.5mm，二唇形，上唇圆形，长宽约 2.5mm，边缘下延至萼筒，下唇具 4 齿，齿三角形，顶端具芒尖，前 2 齿比侧 2 齿长一倍，边缘均具短睫毛，果时花萼增大，长达 1.1cm，宽至 5mm，10 脉明显，其间网脉清晰可见，上唇明显外反，下唇向前伸。花冠浅紫或白色，外面被微柔毛，在上唇上疏布锈色腺点，冠筒狭管状，长 9~19mm，近等大，直径约 1mm，冠檐大，二唇形，上唇大，外反，直径约 6mm，3 裂，中裂片较大，顶端微缺，下唇直伸，长圆形，长约 5mm，宽约 2.5mm，微凹；雄蕊 4 枚；花柱长长地伸出，顶端棒状头形，2 浅裂。花、果期 5~11 月。

【生境】生于林下潮湿处，主要是栽培。

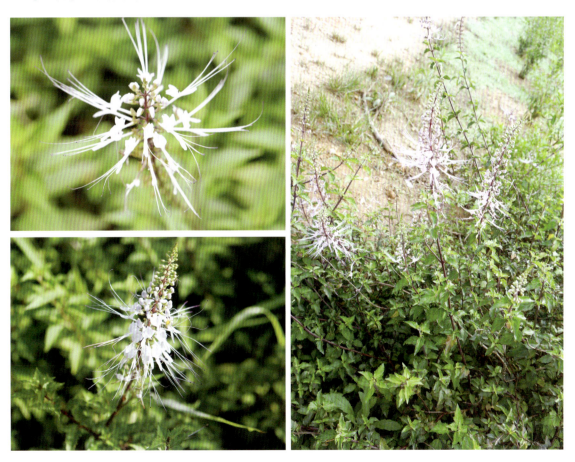

【分布】香港、广东、海南、台湾、福建、广西南部、云南南部。亚洲东南余部和澳大利亚也有分布。

【采集加工】夏季采收,将全草晒干备用。

【药材性状】全草长 30~70cm。茎枝方柱形,有节,节稍膨大;老茎表面灰棕色至灰褐色,有纵皱纹或纵沟,断面木质,周围黄白色,中央髓部白色;嫩枝对生于节上,紫褐色或紫红色,被短柔毛。叶对生,叶片皱缩,黄绿色至暗绿色,两面均被小柔毛,质脆易碎,完整叶片展开后呈卵形或卵状披针形,长 2~5.5cm,宽 1.3~3.5cm,顶端渐尖,基部楔形,中部以上有锯齿;叶柄长约 2cm。轮伞花序每轮 6 花,多已脱落。气微,茎味淡,叶味微苦。

【性味归经】味甘、微苦,性凉。归脾、小肠、膀胱经。

【功能主治】清热祛湿,排石利水。治急性肾炎,膀胱炎,尿路结石,风湿性关节炎。

【用法用量】30~60g,水煎服。

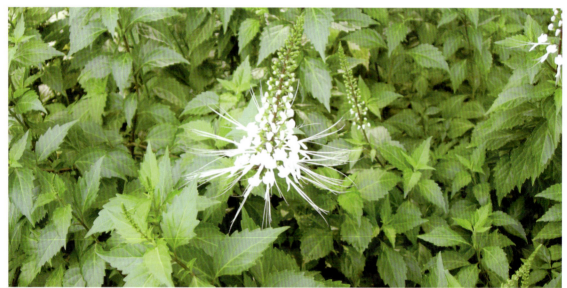

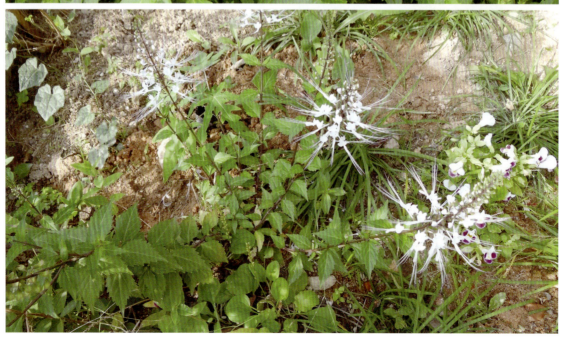

4.150.11 断血流

CLINOPODII HERBA

【别名】九层塔、熊胆草

【基原】来源于唇形科 Labiatae 风轮菜属 Clinopodium 风轮菜 Clinopodium chinense (Benth.) O. Kuntze 和灯笼草 Clinopodium polycephalum (Vaniot) C. Y. Wu et Hsuan 的全草入药。

【形态特征】A. 风轮菜：多年生草本。茎上部上升，多分枝，高达 1m，四棱形，具细条纹，密被短柔毛及腺毛。叶卵圆形，不偏斜，长 2~4cm，宽 1.3~2.6cm，顶端急尖或钝，基部圆形或阔楔形，边缘具大小均匀的圆齿状锯齿，坚纸质，上面榄绿色，密被平伏短硬毛，下面灰白色，被疏柔毛，侧脉 5~7 对；叶柄长 3~8mm，腹凹背凸，密被疏柔毛。轮伞花序多花密集，半球状，位于下部者直径达 3cm，最上部者直径 1.5cm，彼此远隔；苞叶叶状，向上渐小至苞片状，苞片针状，长 3~6mm，多数，被柔毛状缘毛及微柔毛；总梗长 1~2mm，分枝多数；花梗长约 2.5mm；花萼狭管状，常染紫红色，长约 6mm，13 脉，外面主要沿脉上被疏柔毛及腺毛，内面在齿上被疏柔毛，果时基部稍一边膨胀，上唇 3 齿，齿近外反，长三角形，顶端具硬尖，下唇 2 齿，齿稍长，直伸，顶端芒尖。花冠紫红色，长约 9mm，外面被微柔毛，内面在下唇下方喉部具二列毛茸，冠筒伸出，向上渐扩大，至喉部宽近 2mm，冠檐二唇形，上唇直伸，顶端微缺，下唇 3 裂，中裂片稍大；雄蕊 4 枚，前对稍长，均内藏或前对微露出，花药 2 室，室近水平叉开。花柱微露出，顶端不相等 2 浅裂，裂片扁平；子房无毛。花期 5~8 月；果期 8~10 月。

【生境】生于山坡、荒山、路旁草丛中。

【分布】广东、台湾、福建、江西、浙江、江苏、安徽、湖南、湖北、山东、广西等地。日本也有分布。

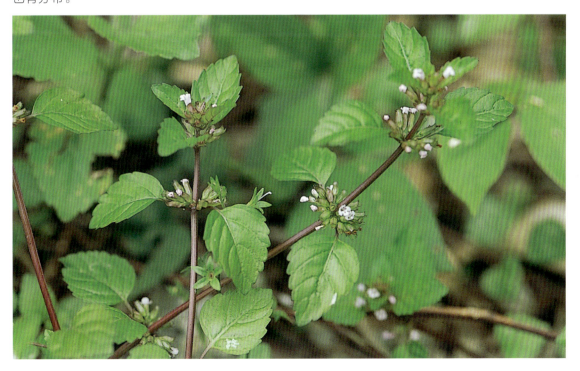

【形态特征】B. 灯笼草：直立多年生草本，高 0.3~1m，多分枝。茎四棱形，具槽，被平展糙硬毛及腺毛。叶卵形，长 2~5cm，宽 1.5~3.2cm，两面被糙硬毛。轮伞花序圆球状或穗状，花时直径达 2cm。花萼圆筒形，花时长约 6mm，宽约 1mm，萼内喉部具疏刚毛。花冠紫红色，长约 8mm，冠筒伸出于花萼，外面被微柔毛，冠檐二唇形，上唇直伸，下唇 3 裂。小坚果卵形，长约 1mm，褐色，光滑。花期 7~8 月；果期 9~10 月。

【生境】生于海拔 3400m 以下的山坡路边、林下或灌丛中。

【分布】陕西、甘肃、山西、河北、河南、山东、浙江、江苏、安徽、福建、江西、湖南、湖北、重庆、贵州、广西、四川、云南和西藏等地。

【采集加工】夏季开花前采收，除去泥沙，晒干。

【药材性状】本品茎呈方柱形，四面凹下呈槽，分枝对生，长 30~90cm，直径 1.5~4mm，上部密被灰白色茸毛，下部较稀疏或近于无毛，节间长 2~8cm，表面灰绿色或绿褐色，质脆，易断，断面不平整，中央有髓或中空。叶对生，有柄，叶片皱缩、破碎，完整者展平后呈卵形，长 2~5cm，宽 1.5~3.2cm，边缘有锯齿，叶面绿褐色，叶背灰绿色，两面被白色茸毛。气微香，味涩、微苦。

【性味归经】味苦，涩，性凉。归肝经。

【功能主治】收敛止血，疏风清热，解毒止痢。治子宫肌瘤出血，鼻衄，牙龈出血，尿血，创伤出血，感冒，中暑，急性胆囊炎，肝炎，肠炎，痢疾，腮腺炎，乳腺炎，疔疮毒，过敏性皮炎，急性结膜炎。

【用法用量】9~15g，水煎服。外用鲜品适量捣烂敷患处，或煎水洗患处，或干叶研粉敷伤处。

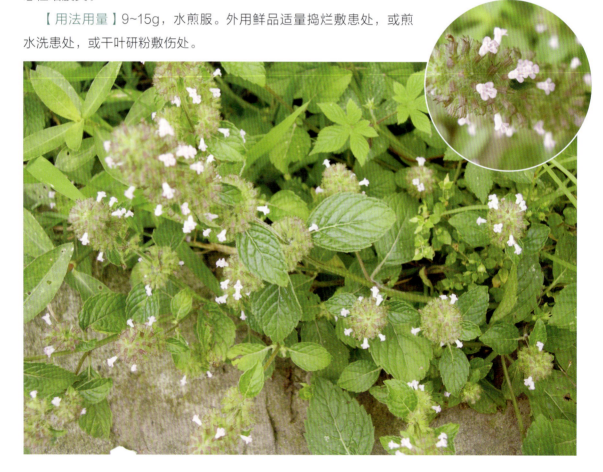

4.150.12 光风轮菜

CLINOPODII CONFINIS HERBA

【别名】邻近风轮菜

【基原】来源于唇形科 Labiatae 风轮菜属 Clinopodium 光风轮菜 Clinopodium confine (Hance) O. Kuntze 的全草入药。

【形态特征】铺散草本,基部生根。茎四棱形,无毛或疏被微柔毛。叶卵圆形,长 9~22mm,宽 5~17mm,顶端钝,基部圆形或阔楔形,边缘自近基部以上具圆齿状锯齿,每侧 5~7 齿,薄纸质,两面均无毛,侧脉 3~4 对,与中脉两面均明显,叶柄长 2~10mm,腹平背凸,疏被微柔毛。轮伞花序通常多花密集,近球形,直径达 1~1.3cm,分离;苞叶叶状;苞片极小;花梗长 1~2mm,被微柔毛;花萼管状,萼筒等宽,基部略狭,花时长约 5mm,果时略增大,外面全无毛或沿脉上有极稀少的毛,内面喉部被小疏柔毛,上唇 3 齿,三角形,下唇 2 齿,长三角形,略伸长,齿边缘均被睫毛;花冠粉红至紫红色,稍超出花萼,长约 4mm,外面被微柔毛,内面在下唇片下方略被毛或近无毛,冠筒向上渐扩大,至喉部宽 1.2mm,冠檐二唇形,上唇直伸,长 0.6mm,顶端微缺,下唇上唇等长,3 裂,中裂片较大,顶端微缺;雄蕊 4 枚,内藏,前对能育,后对退化,花药 2 室,室略叉开;花柱顶端略增粗,2 浅裂,裂片扁平;花盘平顶;子房无毛。小坚果卵球形,长 0.8mm,褐色,光滑。花期 4~6 月;果期 7~8 月。

【生境】生于旷野、路旁或草地上。

【分布】福建、江西、浙江、江苏、安徽、湖南、河南、广西、广东、贵州、四川。

【采集加工】夏季采收,将全草晒干。

【性味归经】味辛、苦,性凉。

【功能主治】清热解毒,止血。治痈疖,乳腺炎,无名肿毒,刀伤。外用治荨麻疹、过敏性皮炎。

【用法用量】15~30g,水煎服。外用鲜品捣烂敷患处,或全草煎汁外洗患处。

【附方】① 治痈疖、毛囊炎、蜂窝织炎:鲜光风轮菜、鲜鱼腥草、鲜千里光叶各等量,洗净,加冷开水和适量醋捣烂,贴敷患处,每日 2 次,亦可将上药晒干研粉,临时配用。

② 治乳腺炎:光风轮菜、椰榆皮各 30g,水煎服,同时用鲜光风轮菜全草,洗净捣烂外敷。

③ 治刀伤、无名肿毒:鲜光风轮菜捣烂,或加食盐少许,外敷。

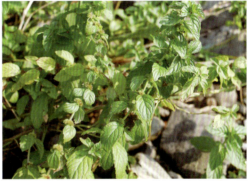
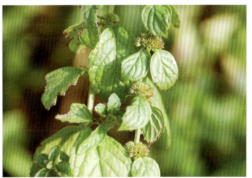
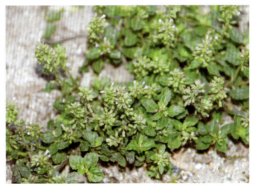

4.150.13 瘦风轮菜

CLINOPODII GRACILIS HERBA

【别名】细风轮菜、剪刀草

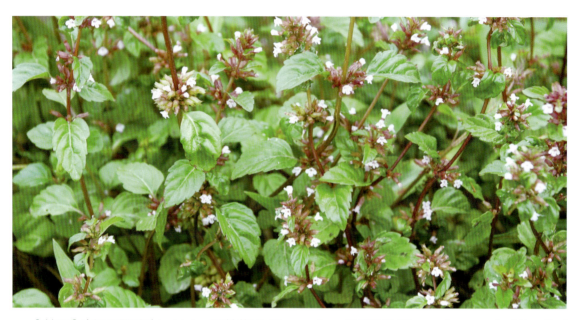

【基原】来源于唇形科 Labiatae 风轮菜属 *Clinopodium* 瘦风轮菜 *Clinopodium gracile*（Benth.）Matsum. 的全草入药。

【形态特征】纤细草本。最下部的叶圆卵形，细小，长约1cm，宽0.8~0.9cm，顶端钝，基部圆形，边缘具疏圆齿，较下部或全部叶均为卵形，较大，长1.2~3.4cm，宽1~2.4cm，顶端钝，基部圆形或楔形，边缘具疏牙齿或圆齿状锯齿，薄纸质，上面榄绿色，近无毛，下面较淡，脉上被疏短硬毛，侧脉2~3对，叶柄长0.3~1.8cm；上部叶及苞叶卵状披针形，顶端锐尖，边缘具锯齿。轮伞花序分离，或密集于茎端成

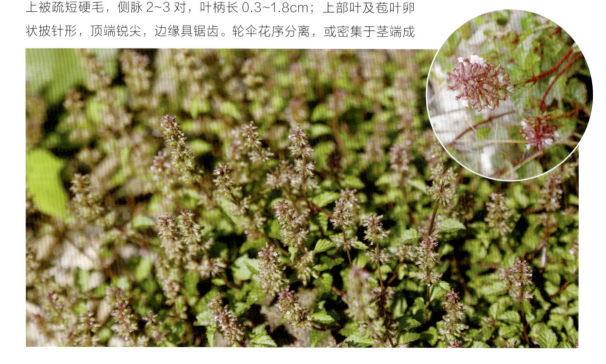

短总状花序，疏花；苞片针状，远较花梗为短；花梗长1~3mm，被微柔毛；花萼管状，基部圆形，花时长约3mm，果时下倾，基部一边膨胀，长约5mm，13脉，外面沿脉上被短硬毛，其余部分被微柔毛或几无毛，内面喉部被稀疏小疏柔毛，上唇3齿，短，三角形，果时外反，下唇2齿，略长，顶端钻状，平伸，齿均被睫毛；花冠白至紫红色，超过花萼长约1/2倍，外面被微柔毛，内面在喉部被微柔毛，冠筒向上渐扩大，冠檐二唇形，上唇直伸，顶端微缺，下唇3裂，中裂片较大；雄蕊4枚，前对能育，与上唇等齐，花药2室，室略叉开；花柱顶端略增粗，2浅裂；子房无毛。小坚果卵球形，褐色，光滑。花期6~8月；果期8~10月。

【生境】生于旷野、路旁或草地上。

【分布】香港、台湾、福建、江西、安徽、浙江、江苏、湖南、湖北、陕西、广西、广东、云南、贵州、四川。亚洲东南余部和日本也有分布。

【采集加工】夏季采收，将全草晒干。

【性味归经】味辛、苦，性微寒。

【功能主治】散瘀解毒，祛风散热，止血。治痢疾，肠炎，乳痈，血崩，感冒头痛，中暑腹痛，跌打损伤，过敏性皮炎。

【用法用量】15~30g，水煎服。

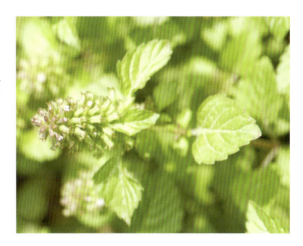

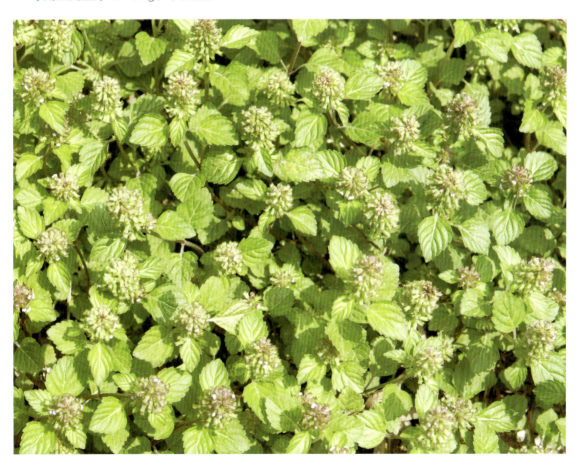

4.150.14　肉叶鞘蕊花

COLEI CARNOSIFOLII HERBA

【别名】假回菜

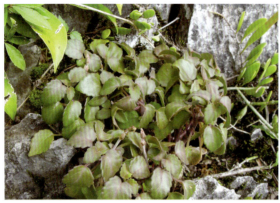
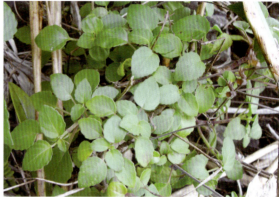

【基原】来源于唇形科 Labiatae 鞘蕊花属 Coleus 肉叶鞘蕊花 Coleus carnosifolius（Hemsl.）Dunn 的全草入药。

【形态特征】多年生肉质草本。茎较粗壮，直立，高约 30cm，多分枝。叶肉质，宽卵圆形或近圆形，直径 1.2~3.5cm，顶端钝或圆形，基部截形或近圆形，稀有急尖，边缘具疏圆齿或浅波状圆齿，两面绿带紫或紫色，略被毛，满布红褐色腺点，侧脉 3（4）对，弧形，与中脉在两面微凸起；叶柄与叶片等长或有时短于叶片，压扁状，多少具翅，略被毛。轮伞花序多花，果时直径 3~4cm，排列成长达 18cm 的总状圆锥花序，花梗伸长，长 3~6mm，与短的总梗及序轴密被微柔毛；苞片倒卵形，长 4mm，宽 3mm，顶端具小尖头，近脱落，具 5 脉，外密被腺微柔毛及红褐色腺点；花萼卵状钟形，花时长约 2.5mm，外密被具腺微柔毛及红褐色腺点，内面无毛，果时增大，伸长，呈管状钟形，明显下倾，略弯曲，长达 8mm，萼齿 5 枚，近等长，后齿特别

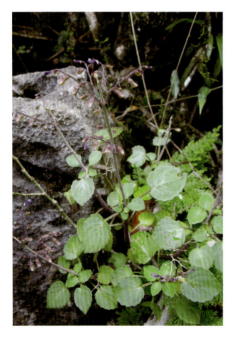

增大，三角状卵圆形，果时外反，其余 4 齿长圆状披针形，顶端渐尖；花冠浅紫或深紫色，外被微柔毛，长约 1.2cm，冠筒基部宽不及 1mm，在萼外骤然下弯，向上渐宽，至喉部宽达 2.5mm，冠檐二唇形，上唇浅 4 裂，下唇全缘，伸长；雄蕊 4 枚，内藏，花丝基部近合生。小坚果卵状圆形，光滑，黑棕色或黑色。花期 9~10 月；果期 10~11 月。

【生境】生于石灰岩地区的林中。

【分布】广西、广东、湖南。

【采集加工】夏、秋季采收，将全草晒干。

【性味归经】味苦，性凉。归肺、肾经。

【功能主治】散寒解表，祛痰止咳，解毒，消肿止痛。治咽喉肿痛，小儿疳积；外用治疮疡肿毒、蛇咬伤。

【用法用量】10~20g，水煎服。外用鲜品捣烂敷患处。

4.150.15 白花枝子花

DRACOCEPHALI HETEROPHYLLI HERBA

【别名】异叶青兰、蜜灌灌

【基原】来源于唇形科 Labiatae 青兰属 Dracocephalum 白花枝子花 Dracocephalum heterophyllum Benth. 的全草入药。

【形态特征】多年生草本，高10~30cm。根粗壮，灰褐色。茎多数，直立或倾斜，四棱形，淡紫色或绿色，密被微柔毛。叶对生，叶片三角状卵形至长卵形，长1.5~3cm，宽0.7~2cm，顶端钝或圆形，基部心形或平截，边缘具浅圆齿，两面具短柔毛；叶柄与叶片近等长。轮伞花序集生于茎顶，集成4~10cm长的粗大穗状，每轮具花4~6朵，苞片叶状，具柄，倒卵形或倒披针形，长1.0~1.2cm，边缘小齿具长芒刺；花具短梗；花萼二唇形，上唇3裂，下唇短，2裂，裂齿顶端具

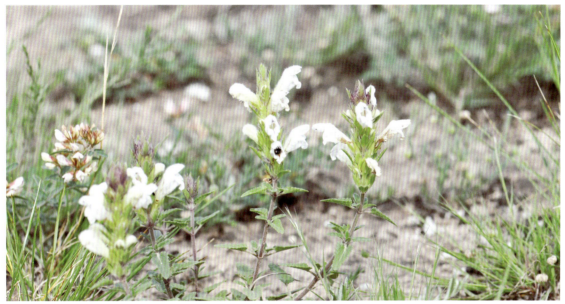

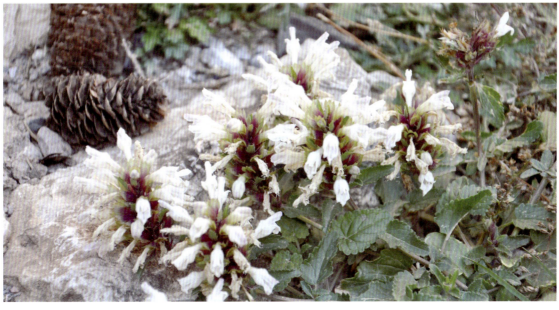

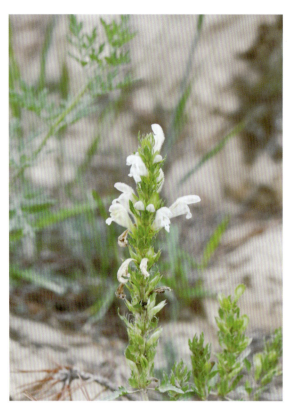

芒状刺；花冠管部与上下唇近等长，淡黄色或白色，外面被短柔毛；雄蕊 4 枚，与花冠近等长；花柱伸出花冠之外。小坚果 4 颗，黑色，三棱形，上端截形，下部略尖。花期 7~8 月；果期 8~9 月。

【生境】生于石质山坡、丘陵坡地。

【分布】山西、内蒙古、甘肃、青海、西藏、新疆及四川西北部。

【采集加工】夏季采收全草，除去杂质及泥沙，晒干。

【性味归经】味苦、辛，性寒。

【功能主治】止咳，清肝，散结。治肺热咳嗽，肝火头痛，瘿瘤，瘰疬，口疮。

【用法用量】6~12g，水煎服。外用适量，煎汤漱口。

【附方】① 治肝火头目胀痛：异叶青兰、生白芍、钩藤（后下）、决明子各 12g，水煎服。

② 治瘰疬：异叶青兰 12g，牡蛎 15g，浙贝母、玄参各 9g，水煎服。

③ 治肺热咳嗽：异叶青兰、黄芩各 9g，水煎服。

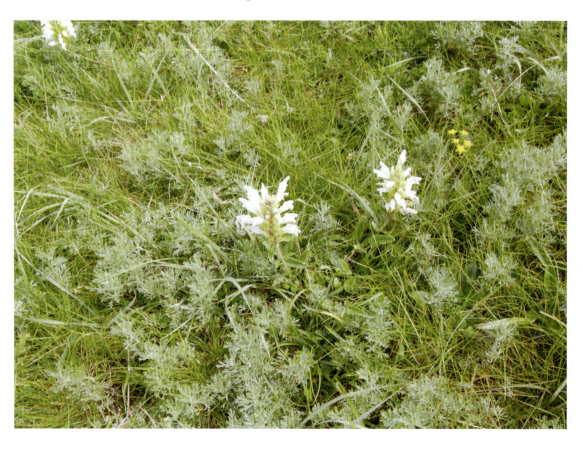

4.150.16 香青兰

DRACOCEPHALI MOLDAVICI HERBA

【别名】青兰、枝子花、山薄荷、炒面花

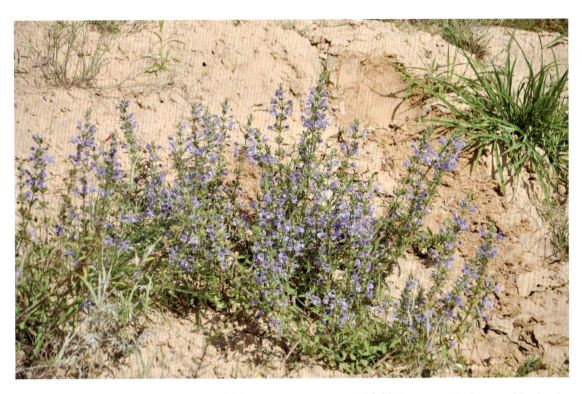

【基原】来源于唇形科 Labiatae 青兰属 Dracocephalum 香青兰 Dracocephalum moldavica L. 的地上部分入药。

【形态特征】一年生草本，高 20~45cm。簇生多数须根，直径 1~2mm，表面黑色。茎直立，基部多分枝，四棱形，被倒向柔毛。叶对生，基生叶具长柄，茎生叶柄长 3~8mm，叶片羽状全裂，裂片线形，2~3 对，长 1~3cm，宽 1~3mm，顶端裂片较长，两面被白色柔毛，全缘，边缘内卷。轮伞花序生于枝上部，聚成间断的穗状；苞片似叶，长 5~15mm，有 3~5 个刺状裂片；花萼管状，顶端 5 齿裂，具 15 条脉，外边密被白色柔毛及金黄色腺点，常带紫色；花冠唇形，长 2.0~2.5cm，外面被短毛，上唇稍弯，顶端 2 裂，下唇 3 裂，中裂片最大；雄蕊 4 枚，上方 2 个较长，花丝有毛；雌蕊 1 枚，花柱细长，柱头 2 裂，伸出花冠外。小坚果长圆形，光滑。花期 7~8 月；果期 8~9 月。

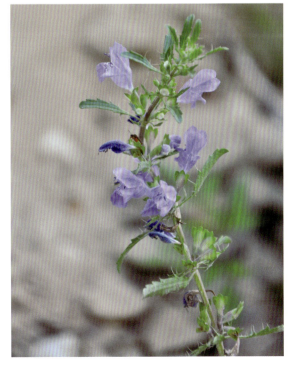

【生境】生于山坡、路旁、沟旁、固定沙丘及草原等处。

【分布】黑龙江、吉林、辽宁、内蒙古、河北、山西、河南、陕西、甘肃及青海。俄罗斯、东欧余部、中欧，南延至克什米尔地区均有分布。

【采集加工】夏、秋两季开花前后割取地上部分，除去杂质，晾干或切段后晾干。

【性味归经】味辛、苦，性凉。归肺、肝经。

【功能主治】清肺解表，凉肝止血。治感冒，头痛，喉痛，黄疸，吐血，衄血，痢疾，神经衰弱。

【用法用量】9~15g，水煎服。

【附方】① 治肝热：红花、石膏、牛黄各10g，蓝盆花、瞿麦、香青兰、五灵脂各5g。制成散剂。每次1.5~3g，每日1~3次，温开水送服。

② 治胃出血：松石（制）、石膏、红花、香青兰、蓝盆花、瞿麦、五灵脂各等量。制成散剂。每次1.5~3g，每日1~2次，温开水送服。

③ 治外感头痛、发热、嗓子痛：鲜香青兰30g（干品15g），水煎服，每日2次。

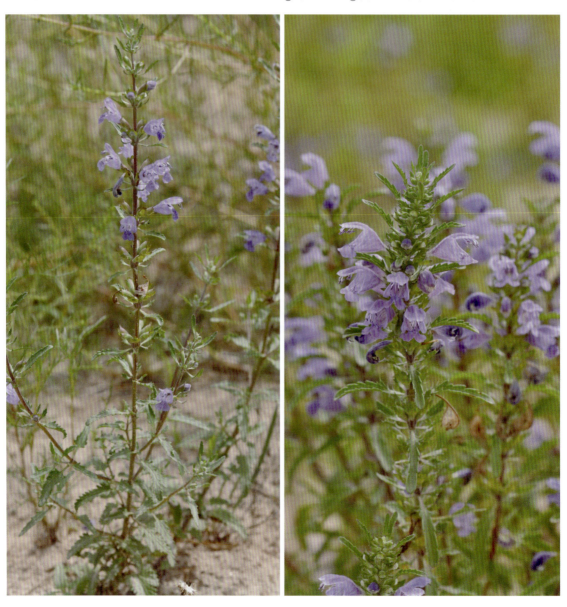

4.150.17 甘青青兰

DRACOCEPHALI TANGUTICI HERBA CUM RADICE

【别名】唐古特青兰

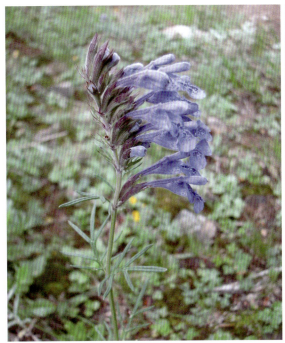
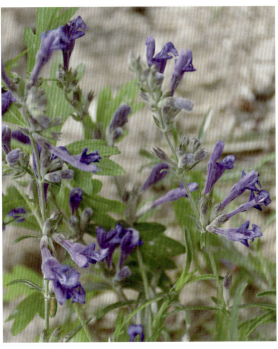

【基原】来源于唇形科 Labiatae 青兰属 Dracocephalum 甘青青兰 Dracocephalum tanguticum Maxim. 的全草入药。

【形态特征】多年生草本，高 20~45cm。簇生多数须根，直径 1~2mm，表面黑色。茎直立，基部多分枝，四棱形，被倒向柔毛。叶对生，基生叶具长柄，茎生叶柄长 3~8mm，叶片羽状全裂，裂片线形，2~3 对，长 1~3cm，宽 1~3mm，顶端裂片较长，两面被白色柔毛，全缘，边缘内卷。轮伞花序生于枝上部，聚成间断的穗状；苞片似叶，长 5~15mm，有 3~5 个刺状裂片；花萼管状，顶端 5 齿裂，具 15 条脉，外边密被白色柔毛及金黄色腺点，常带紫色；花冠唇形，长 2.0~2.5cm，外面被短毛，上唇稍弯，顶端 2 裂，下唇 3 裂，中裂片最大；雄蕊 4 枚，上方 2 枚较长，花丝有毛；雌蕊 1 枚，花柱细长，柱头 2 裂，伸出花冠外。小坚果长圆形，光滑。花期 7~8 月，果期 8~9 月。

【生境】生于山坡路旁、河谷两岸、林缘草地。

【分布】甘肃、青海、四川及西藏等地区。

【采集加工】7~8 月采挖带根全草，除去残叶，洗净泥土，阴干或切段晾干。

【性味归经】味甘、苦，性寒。

【功能主治】和胃疏肝，清热利水，止咳化痰。治肝胃气痛，肝胆湿热，腹水，水肿，咳嗽痰多，胃炎，胃溃疡，肝炎，肝大。

【用法用量】3~15g，水煎服或入丸、散服。

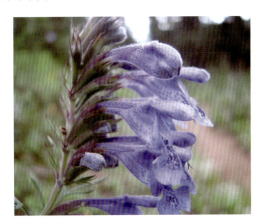

4.150.18 齿叶水蜡烛

DYSOPHYLLAE SAMPSONII HERBA

【别名】森氏水珍珠菜、蒋氏水蜡烛

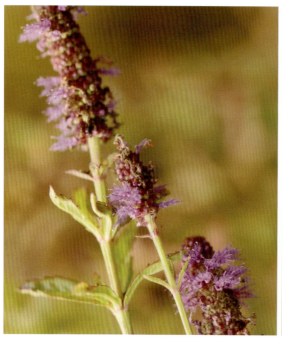
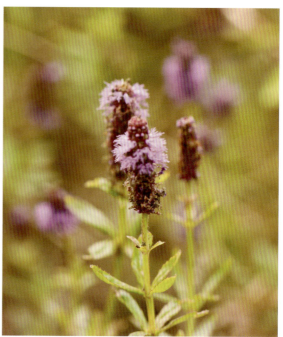

【基原】来源于唇形科 Labiatae 水蜡烛属 Dysophylla 齿叶水蜡烛 Dysophylla sampsonii Hance 的全草入药。

【形态特征】一年生草本。茎直立或基部匍匐生根,高 15~50cm,基部常较粗,节间较短,钝四棱形,无毛,常带红色。叶倒卵状长圆形至倒披针形,长 0.9~6.2cm,宽 4~8mm,顶端钝或急尖,基部渐狭,边缘自 1/3 处以上具明显小锯齿,基部近全缘,坚纸质,上面榄绿色,下面较淡,密被黑色小腺点,两面均无毛;无叶柄。穗状花序长 1.2~7cm,宽约 8mm;总梗被腺柔毛;苞片卵状披针形,几不超过花萼,带红色。花萼宽钟形,长宽约 1.4mm,外面被短柔毛,下部具黄色腺体,常带紫红色,萼齿 5,卵形,长超过萼长 1/3。花冠紫红色,长约 2mm,冠檐 4 裂,裂片近相等。雄蕊 4,长长地伸出,花丝上的毛茸呈浅紫红色。花柱顶端 2 浅裂。花盘平顶。小坚果卵形,长约 0.7mm,宽约 0.5mm,深褐色,光亮。花期 9~10 月;果期 10~11 月。

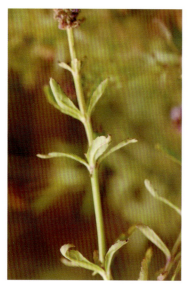

【生境】生于海拔 100~1100m 的沼泽和水边湿地上。

【分布】广东、广西、贵州、湖南、江西。

【采集加工】夏、秋采收,将全草晒干。

【性味归经】味苦,性凉。

【功能主治】解毒,凉血止血。治刀伤出血,跌打损伤出血。

【用法用量】10~30g,水煎服。外用鲜品捣烂敷患处。

4.150.19 紫花香薷

ELSHOLTZIAE ARGYI HERBA

【别名】牙刷花、臭草

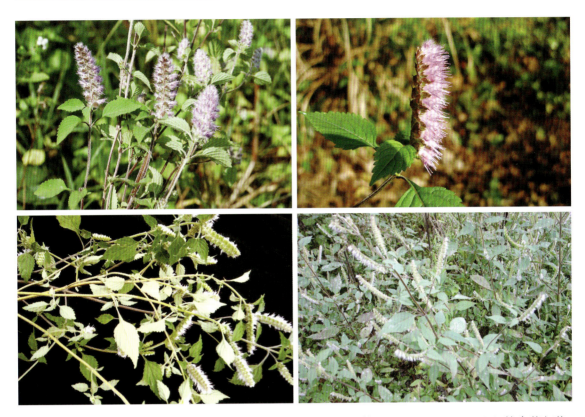

【基原】来源于唇形科 Labiatae 香薷属 *Elsholtzia* 紫花香薷 *Elsholtzia argyi* Lévl. 的全草入药。

【形态特征】草本，高 0.5~1m。茎四棱形，具槽，紫色，槽内被疏生或密集的白色短柔毛。叶卵形至阔卵形，长 2~6cm，宽 1~3cm，顶端短渐尖，基部圆形至宽楔形，上面绿色，被疏柔毛，下面淡绿色，沿叶脉被白色短柔毛。穗状花序长 2~7cm，偏向一侧，由具 8 花的轮伞花序组成；苞片圆形，长宽约 5mm，外面被白色柔毛，常带紫色。花萼管状，长约 2.5mm，外面被白色柔毛。花冠玫瑰红紫色，长约 6mm，外面被白色柔毛，冠筒向上渐宽，喉部宽约 2mm，冠檐二唇形，上唇直立，顶端微缺，边缘被长柔毛，下唇稍开展。雄蕊 4，前对伸出，花药黑紫色。小坚果长圆形，长约 1mm，深棕色，外面具细微疣状凸起。花、果期 9~11 月。

【生境】生于海拔 200~1200m 的山坡灌丛中。

【分布】浙江、江苏、安徽、福建、江西、广东、广西、湖南、湖北、重庆、四川、贵州。日本也有分布。

【采集加工】夏、秋季采收，除去杂质，阴干。

【性味归经】味辛，性微温。

【功能主治】发汗解表，和中利湿。治夏季感冒、急性胃肠炎、腹痛、吐泻、水肿、口臭、中暑头痛、中暑腹胀等。

【用法用量】10~15g，水煎服。

4.150.20 香薷

ELSHOLTZIAE CILIATAE HERBA

【别名】荆芥、小荆芥、拉拉香、小叶苏子

【基原】来源于唇形科 Labiatae 香薷属 *Elsholtzia* 香薷 *Elsholtzia ciliata*（Thunb.）Hyland. 的全草入药。

【形态特征】直立草本，高 0.3~0.5m。叶卵形或椭圆状披针形，长 3~9cm，宽 1~4cm，顶端渐尖，基部楔状下延成狭翅，边缘具锯齿，叶面绿色，疏被小硬毛，背面淡绿色，侧脉约 6~7 对；叶柄长 0.5~3.5cm，背平腹凸，边缘具狭翅，疏被小硬毛。穗状花序长 2~7cm，宽达 1.3cm，偏向一侧，由多花的轮伞花序组成；苞片宽卵圆形或扁圆形，长宽约 4mm，顶端具芒状突尖，尖头长达 2mm，多半褪色，外面

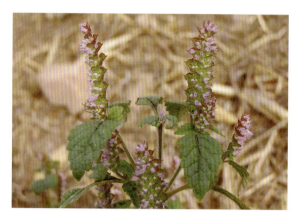

近无毛，疏布松脂状腺点，内面无毛，边缘具缘毛；花梗纤细，长 1.2mm，近无毛，序轴密被白色短柔毛；花萼钟形，长约 1.5mm，外面被疏柔毛，疏生腺点，内面无毛，萼齿 5，三角形，前 2 齿较长，顶端具针状尖头，边缘具缘毛；花冠淡紫色，约为花萼长之 3 倍，外面被柔毛，上部

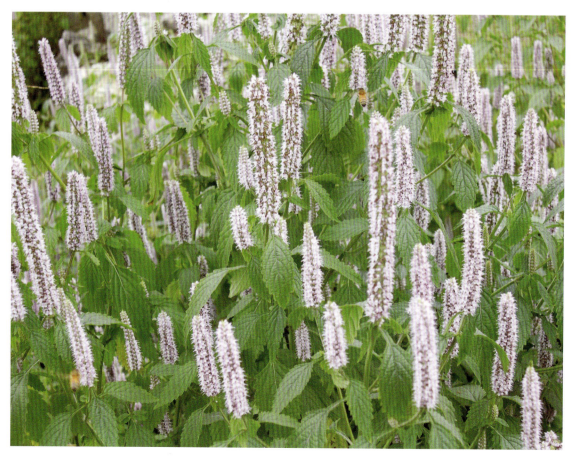

夹生有稀疏腺点，喉部被疏柔毛，冠筒自基部向上渐宽，至喉部宽约1.2mm，冠檐二唇形，上唇直立，顶端微缺，下唇开展，3裂，中裂片半圆形，侧裂片弧形，较中裂片短；雄蕊4枚，前对较长，外伸，花丝无毛，花药紫黑色；花柱内藏，顶端2浅裂。小坚果长圆形，长约1mm，棕黄色，光滑。花期7~10月；果期10月至翌年1月。

【生境】生于山坡、旷野或溪边及河岸上。

【分布】除新疆及青海外，全国各地普遍分布。俄罗斯西伯利亚、朝鲜、日本、印度至中南半岛余部也有分布。

【采集加工】夏、秋季采收，将全草晒干。

【性味归经】味辛，性微温。

【功能主治】发汗解暑，利湿。治夏季感冒，发热无汗，中暑，急性胃肠炎，胸闷，口臭，小便不利。

【用法用量】3~9g，水煎服。

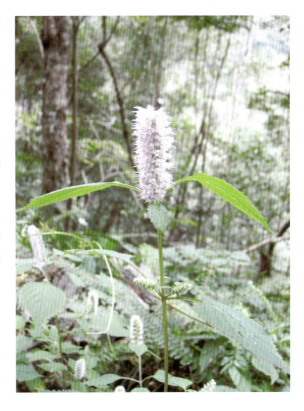

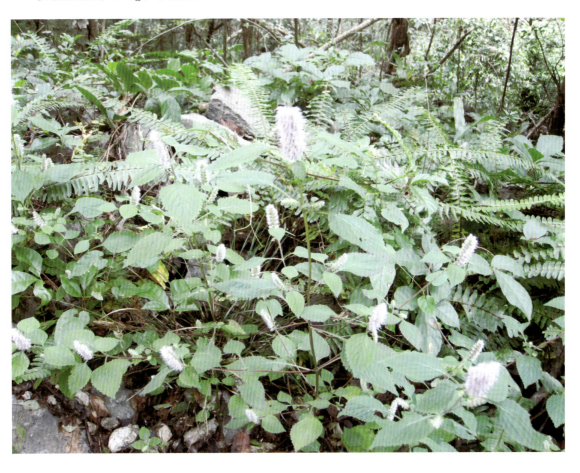

4.150.21 海州香薷

ELSHOLTZIAE SPLENDENTIS HERBA

【基原】来源于唇形科 Labiatae 香薷属 *Elsholtzia* 海州香薷 *Elsholtzia splendens* Nakai ex F. Maekawa 全草入药。

【形态特征】直立草本，高 30~50cm。茎直立，污黄紫色，被近 2 列疏柔毛，基部以上多分枝，分枝劲直开展。叶卵状三角形、卵状长圆形至长圆状披针形或披针形，长 3~6cm，宽 0.8~2.5cm，顶端渐尖，基部阔或狭楔形，下延至叶柄，边缘疏生锯齿；叶柄在茎中部叶上较长，向上变短，长 0.5~1.5cm，腹凹背凸，腹面被短柔毛。穗状花序顶生，偏向一侧，长 3.5~4.5cm，由多数轮伞花序所组成；苞片近圆形或宽卵圆形，长约 5mm，宽 6~7mm，顶端具尾状骤尖，尖头长 1~1.5mm，除边缘被小缘毛外余部无毛，极疏生腺点，染紫色；花梗长不及 1mm，近无毛，序轴被短柔毛；花萼钟形，长 2~2.5mm，外面被白色短硬毛，具腺点，萼齿 5，三角形，近相等，顶端刺芒尖头，边缘具缘毛；花冠玫瑰红紫色，长 6~7mm，微内弯，近漏斗形，外面密被柔毛，内面有毛环，冠筒基部宽约 0.5mm，向上渐宽，至喉部宽不及 2mm，冠檐二唇形，上唇直立，顶端微缺，下唇开展，3 裂，中裂片圆形，全缘，侧裂片截形或近圆形；雄蕊 4 枚，前对较长，均伸出，花丝无毛；花柱超出雄蕊，顶端近相等 2 浅裂，裂片钻形。小坚果长圆形，长 1.5mm，黑棕色，具小疣。花、果期 9~11 月。

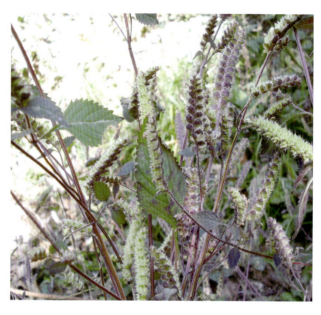

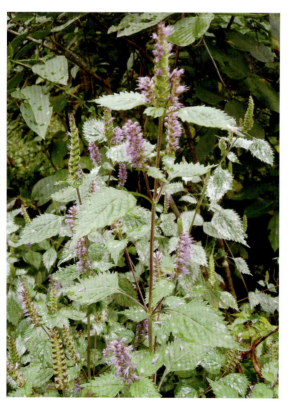

【生境】生于山地路旁或灌丛。

【分布】广东、湖南、江西、浙江、江苏、河南、河北、山东。朝鲜也有分布。

【采集加工】夏、秋采收，将全草晒干。

【性味归经】味辛，性温。

【功能主治】发汗解表，和中利湿。治暑湿感冒，恶寒发热无汗，腹痛，吐泻，水肿，脚气。

【用法用量】3~9g，水煎服。

4.150.22 绵参

ERIOPHYTI WALLICHII HERBA

【别名】光杆琼、毛草

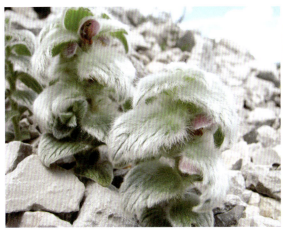
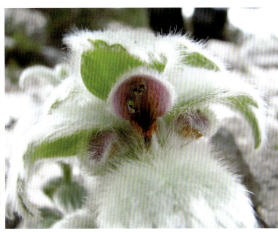

【基原】来源于唇形科 Labiatae 绵参属 Eriophyton 绵参 Eriophyton wallichii Benth. 的全草入药。

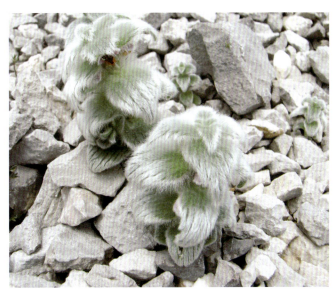

【形态特征】多年生草本。根肥厚，圆柱形。茎直立，高 10~20cm，钝四棱形，上部被绵毛。茎下部叶细小，苞片状，无毛；茎上部叶大，交互对生，菱形或圆形，长宽 3~4cm，顶端叶渐小，顶端急尖，基部宽楔形，两面均密被绵毛。轮伞花序具 6 花；小苞片刺状，长达 1.2cm，密被绵毛。花萼宽钟形，隐藏于叶丛中，外面密被绵毛，内面在萼齿顶端及边缘上被绵毛。花冠长 2.2~2.8cm，淡紫至粉红色，冠筒长约为花冠长之半，冠檐二唇形，上唇宽大，外面密被绵毛，下唇小，3 裂。小坚果长约 3mm，黄褐色。花期 7~9 月；果期 9~10 月。

【生境】生于海拔 2700~4700m 的高山强度风化坍积形成的乱石堆中。

【分布】云南、四川、青海和西藏。尼泊尔和印度也有分布。

【采集加工】7~8 月采收，洗净，晾干。

【性味归经】味苦，性寒。归肺、大肠经。

【功能主治】滋补益气，催乳，提中气。治贫血、病后体虚、乳少、流行性感冒、肺炎、肺结核、痢疾、水草中毒、食物中毒等。

【用法用量】9~15g，水煎服。

4.150.23 连钱草

GLECHOMAE HERBA

【别名】金钱草、透骨消、金钱薄荷

【基原】来源于唇形科 Labiatae 活血丹属 Glechoma 活血丹 Glechoma longituba (Nakai) Kupr. [G. brevituba Kupr.] 全草入药。

【形态特征】多年生匍匐草本。茎纤细，方柱状，长10~30cm，下部常匍地，节上生根，上部斜升或近直立，仅嫩部被稀疏长柔毛。叶对生，有长柄，叶片草质，圆心形或近肾形，上部叶长1.8~2.6cm，宽2~3cm，顶端钝，边缘有圆齿，两面被柔毛或硬毛，背面常紫色。花蓝色或紫色，具短梗，通常单生叶腋，很少2或3朵簇生；萼管状，长9~11mm，具15条纵脉，被长柔毛，萼裂片长约与萼管相等或较短，具芒状尖头；花冠有长筒和短筒二型，长筒花长1.7~2.2cm，短筒花长1~1.4cm，外面多少被毛，冠管下部圆筒状，上部明显扩大呈钟形，檐部二唇形，上唇直立，下唇斜展，中裂特大，顶端凹；雄蕊4枚，内藏。小坚果长圆状卵形，长约1.5mm，深褐色，藏于宿萼内。花期4~5月；果期5~6月。

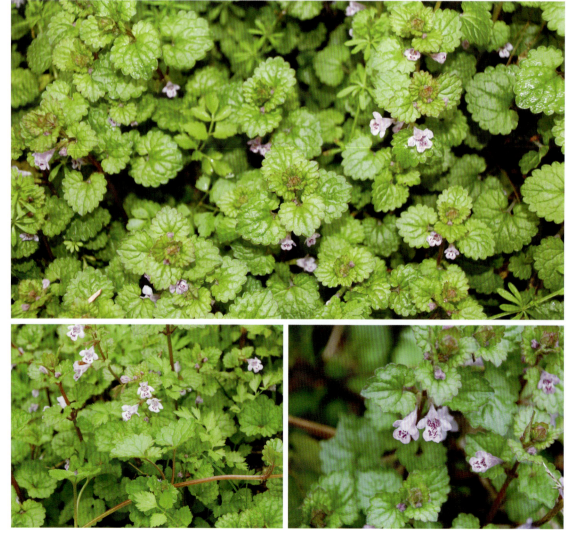

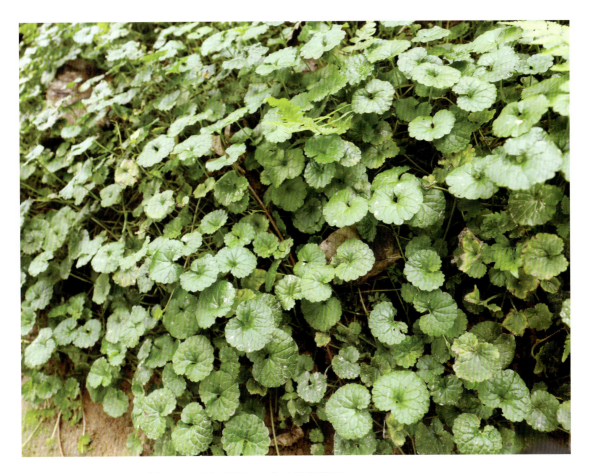

【生境】生于山地疏林下、溪边或村边、路旁等湿润处。

【分布】除西北及内蒙古外，全国各地均产。俄罗斯远东地区、朝鲜也有分布。

【采集加工】夏至秋季采收，除去杂质，晒干。

【药材性状】本品长10~20cm，疏被短柔毛。茎呈方柱形，细而扭曲；表面黄绿色或紫红色，节上有不定根；质脆，易折断，断面常中空。叶对生，叶片多皱缩，展平后呈肾形或近心形，长1~3cm，宽1.5~3cm，灰绿色或绿褐色，边缘具圆齿；叶柄纤细，长4~7cm。轮伞花序腋生，花冠二唇形，长达2cm。搓之气芳香，味微苦。以叶多、黄绿色者为佳。

【性味归经】味微苦、辛，性微寒。归肝、肾、膀胱经。

【功能主治】清热解毒，利湿通淋，利尿排石，散瘀消肿。治尿路感染，尿路结石，胃、十二指肠溃疡，黄疸性肝炎，肝胆结石，感冒，咳嗽，风湿关节痛，月经不调；雷公藤中毒；外用治跌打损伤，骨折，疮疡肿毒。

【用法用量】9~30g，水煎服。外用适量鲜品捣烂敷患处。

【附方】①治急性肾炎：连钱草、地菍、海金沙藤、马兰各30g，每日1剂，2次煎服。

② 治肾及膀胱结石：鲜连钱草30g，水煎服。连服1~2个月，逐日增量，增至180g为止。

③ 治雷公藤中毒：鲜连钱草150~240g，洗净绞汁，分3~4次服，其渣可煎汁代茶饮；并可结合输液及补充B族维生素、维生素C。腹痛可用阿托品止痛；水肿可用车前草、白茅根煎汤代茶饮。

④ 治跌打损伤：鲜连钱草60g，捣汁调白糖内服。另取鲜全草适量，捣烂敷患处。

4.150.24 中华锥花

GOMPHOSTEMMATIS CHINENSIS HERBA

【别名】棒红花

【基原】来源于唇形科 Labiatae 锥花属 Gomphostemma 中华锥花 Gomphostemma chinense Oliv. 的全株入药。

【形态特征】草本。茎直立，高达 80cm。叶椭圆形或卵状椭圆形，长 4~13cm，宽 2~7cm，顶端钝，基部钝至圆形，边缘具大小不等的粗齿或几全缘，叶面灰橄榄绿色，密被星状柔毛及极疏的贴生短硬毛，下面灰白色，密被星状茸毛；叶柄长 2~6cm，密被星状茸毛。花序由聚伞花序组成的圆锥花序或为单生的聚伞花序，对生，生于茎的基部，具 4 至多花，连总梗在内长 2.5~10cm；总梗短；苞片椭圆形至披针形，长 11~16mm，宽 5~7mm，上面无毛，下面被星状短毛，边缘在中部以上有粗锯齿或全缘，小苞片线形；花萼花时狭钟形，长 12~13mm，宽 5~6mm，外面密被灰白色星状短茸毛，萼齿披针形至狭披针形，顶端长渐尖，长 6~7mm；花冠浅黄色至白色，长约 5.2cm，外面疏被微柔毛，内面无毛，冠筒基部宽约 3mm，在上部 1/3 突然扩展，至喉部宽达 9mm，冠檐二唇形，上唇直立，长约 6mm，宽约 8mm，顶端圆形，微凹，稍向上，下唇长 10~14mm，宽 13~19mm，3 裂，中裂片倒卵状近圆形，长 7~8mm，宽 6~7mm，边缘为不规则的波状，侧裂片卵圆形，长、宽约 5mm；雄蕊与上唇近等长，花丝扁平；花柱不超出雄蕊，纤细，自 2/3 处略粗，顶端不相等 2 浅裂。花期 7~8 月；果期 10~12 月。

【生境】生于山谷密林下。

【分布】香港、广东、海南、福建、江西、广西。

【采集加工】夏、秋采收，全株晒干。

【性味归经】味苦，性平。归心、肺经。

【功能主治】散瘀消肿，止血。治口舌生疮，咽喉肿痛，外伤出血。

【用法用量】9~12g，水煎服。外用鲜品捣烂敷患处。

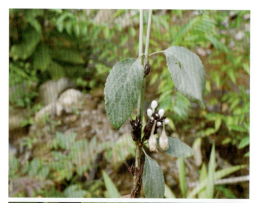
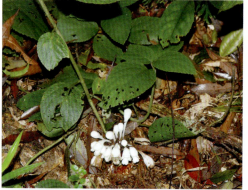
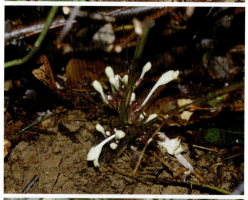
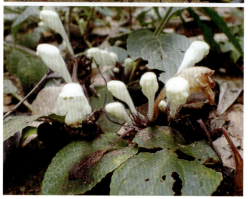

4.150.25 全唇花

HOLOCHEILAE LONGIPEDUNCULATAE HERBA

【基原】来源于唇形科 Labiatae 全唇花属 Holocheila 全唇花 Holocheila longipedunculata S. Chow 的全草入药。

【形态特征】多年生直立草本。具匍匐枝，高 20~30cm。茎单一，具不明显的四棱形，被平展的长硬毛。叶纸质，心形或正圆状心形，长 2.2~4.9cm，宽 2.5~4.7cm，顶端钝，基部平截或亚心形，边缘具圆齿，基部具细齿，两面被长硬毛；柄长 2.2~5.5cm，被具腺的长硬毛。腋生具长总梗的伞房状聚伞花序，有花 7~13 朵，总梗长 2cm。苞片倒卵状披针形或线形，通常全缘；花萼长 5mm，宽 2.5mm，外面被长硬毛，内面被疏柔毛，上唇 3 齿，齿卵状三角形，中齿最长，下唇 2 齿，较上唇短，齿三角状钻形；花冠粉红色至紫红色，管状，长达 1.2cm，外面无毛；檐部二唇形，上唇小，全缘，下唇大，不裂，匙形，内凹，顶端圆形；雄蕊着生于上唇花冠管喉部；花丝基部被短柔毛；花药极叉开，药室贯通为一；子房近球形，无毛；花盘较子房大，近全缘。小坚果仅 1 枚成熟，黑色，无毛，具细致的蜂巢状皱纹；果脐位于果基部中央，凹陷。花期 3~6 月；果期约 5 月。

【生境】生于海拔 1600~3000m 的林下、灌丛边阴处或刺竹丛中。

【分布】云南。

【采集加工】夏、秋季采收，全草晒干。

【性味归经】味苦，性凉。

【功能主治】清热解毒，消炎。治感冒发热，风湿关节痛，胃肠炎；外用治皮肤湿疹，神经性皮炎，虫蛇咬伤，痈疮肿毒。

【用法用量】15~30g，水煎服。

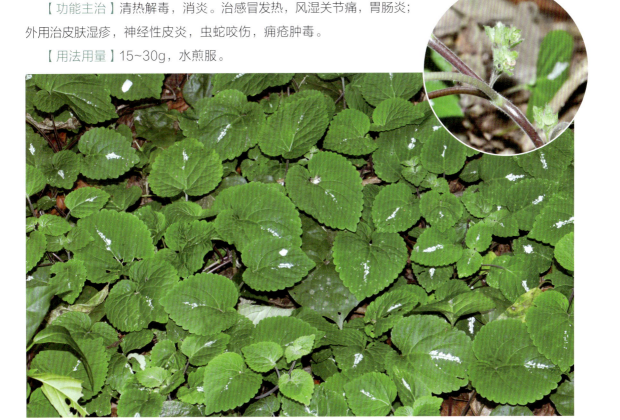

4.150.26 山香

HYPTIS SUAVEOLENTIS HERBA

【别名】假藿香、山薄荷

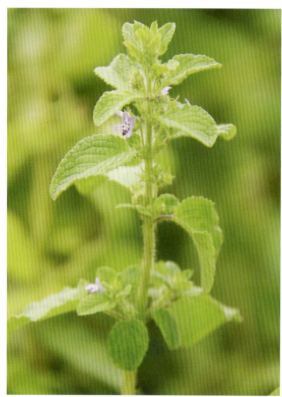
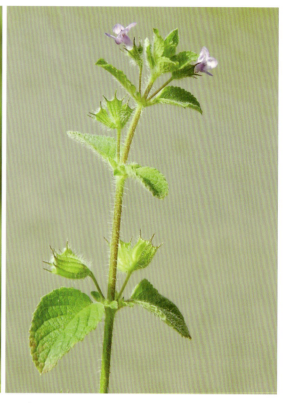

【基原】来源于唇形科 Labiatae 山香属 Hyptis 山香 Hyptis suaveolens（L.）Poit. 的全草入药。

【形态特征】一年生直立、粗壮、多分枝草本，揉之有香气。茎高 60~160cm，钝四棱形，具四槽，被平展刚毛。叶卵形至宽卵形，长 1.4~11cm，宽 1.2~9cm，生于花枝上的较小，顶端近锐尖至钝形，基部圆形或浅心形，常稍偏斜，边缘为不规则的波状，具小锯齿，薄纸质，叶面榄绿色，背面较淡，两面均被疏柔毛；叶柄柔弱，长 0.5~6cm。聚伞花序 2~5 花，有些为单花，着生于渐变小叶腋内，成总状花序或圆锥花序排列于枝上；花萼花时长约 5mm，宽约 3mm，但很快长大而长达 12mm，宽至 6.5mm，10 条脉极凸出，外被长柔毛及淡黄色腺点，内部有柔毛簇，5 萼齿，短三角形，顶端长锥尖，长 1.5~2mm，直伸；花冠蓝色，长 6~8mm，外面除冠筒下部外被微柔毛，冠筒基部宽约 1mm，至喉部略宽，宽约 2mm，冠檐二唇形，上唇顶端 2 圆裂，裂片外反，下唇 3 裂，侧裂片与上唇裂片相似，中裂片囊状，略短。雄蕊 4 枚，下倾，插生于花冠喉部，花丝扁平，被疏柔毛，花药汇合成 1 室；花柱顶端 2 浅裂；花盘阔环状，边缘微有起伏；子房裂片长圆形，无毛。花、果期一年四季。

【生境】生于丘陵草地、村边、路旁及河岸沙滩上。

【分布】香港、广东、海南、台湾、福建、广西。原产热带美洲，现广布于热带。

【采集加工】夏、秋季采收，将全草晒干。

【性味归经】味苦、辛,性平。归肺、脾、肝经。

【功能主治】疏风利湿,行气散瘀。治感冒头痛,胃肠炎,痢疾,腹胀。外用治跌打肿痛,创伤出血,痈肿疮毒,虫蛇咬伤,湿疹,皮炎。

【用法用量】9~15g,水煎服。外用适量,鲜草捣敷或煎水洗。

【附方】治感冒:山香15g,木蝴蝶1.5g,葫芦茶、积雪草、地胆头各9g,大风艾6g。加水煎煮浓缩成200ml,每服100ml,每日2次。

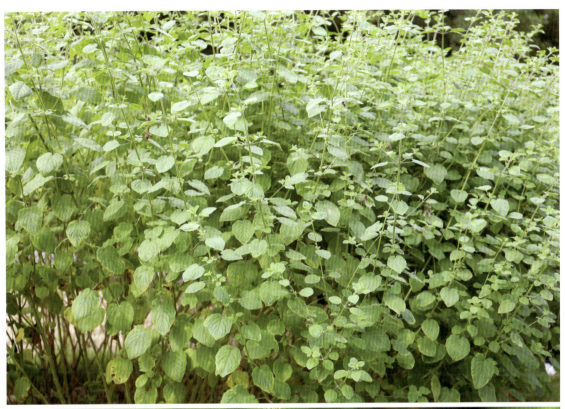

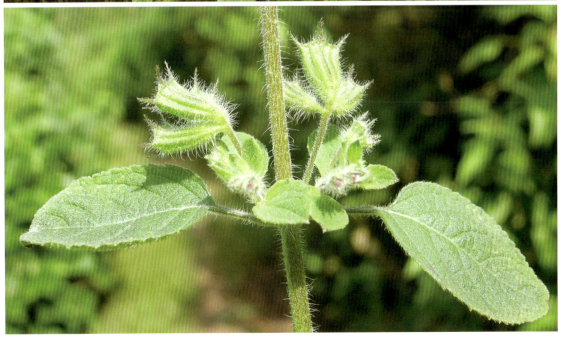

4.150.27　香茶菜

ISODI AMETHYSTOIDIS HERBA

【别名】蛇总管、铁角棱

【基原】来源于唇形科 Labiatae 香茶菜属 *Isodon* 香茶菜 *Isodon amethystoides*（Benth.）H. Hara [*Rabdosia amethystoides*（Benth.）Hara] 的全草或根入药。

【形态特征】多年生草本，茎高达1.5m，四棱形，具槽。叶卵状圆形，卵形至披针形，大小不一，生于主茎中部、下部的较大，生于侧枝及主茎上部的较小，长0.8~11cm，宽0.7~3.5cm，顶端渐尖、急尖或钝，基部骤然收缩后而成具狭翅的柄，边缘除基部全缘外具圆齿，草质，上面榄绿色，被疏或密的短刚毛，有些近无毛，下面较淡，被疏柔毛至短茸毛，有时近无毛，但均密被白色或黄色小腺点；叶柄长0.2~2.5cm。花序为由聚伞花序组成的顶生圆锥花序，疏散，聚伞花序多花，长2~9cm，直径1.5~8cm，分枝纤细而极叉开；苞叶与茎叶同型，通常卵形，较小，近无柄，向上变苞片状，苞片卵形或针状，小，但较显著；花梗长3~8mm，总梗长1~4cm。花萼钟形，长与宽约2.5mm，外面疏生极短硬毛或近无毛，满布白色或黄色腺点，萼齿5，近相等，三角状，约为萼长之1/3，果萼直立，阔钟形，长4~5mm，直径约5mm，基部圆形。花冠白、蓝白或紫色，上唇带紫蓝色，长约7mm，外疏被短柔毛，内面无毛，冠筒在基部上方明显浅囊状突起，略弯曲，至喉部宽约2mm，长为花冠长之1/2，冠檐二唇形，上唇顶端具4圆裂，下唇阔圆形。雄蕊及花柱与花冠等长，均内藏。花盘环状。成熟小坚果卵形，长约2mm，宽约1.5mm，黄栗色，被黄色及白色腺点。花期6~10月；果期9~11月。

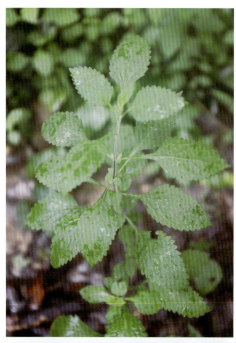

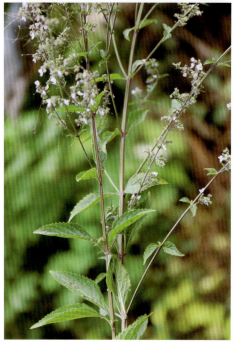

【生境】生于林下或山地、路旁、草丛中。

【分布】香港、广东、台湾、福建、江西、江苏、浙江、安徽、湖北、广西、贵州。

【采集加工】夏、秋采收，全草或根晒干。

【性味归经】味辛、苦，性凉。归肝、肾经。

【功能主治】清热解毒，散瘀消肿。治毒蛇咬伤，跌打肿痛，筋骨酸痛，疮疡。

【用法用量】15~30g，水煎服或水煎冲黄酒服。外用适量鲜品捣烂敷患处。

4.150.28　内折香茶菜

ISODI INFLEXI HERBA

【别名】山薄荷、山薄荷香茶菜

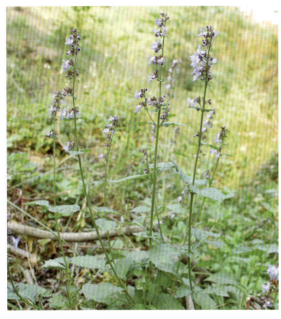
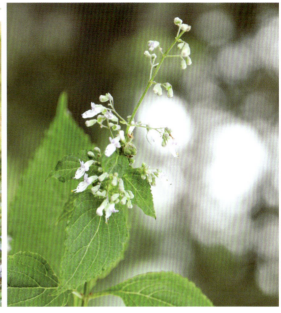

【基原】来源于唇形科 Labiatae 香茶菜属 Isodon 内折香茶菜 Isodon inflexus（Thunb.）Kudo [Rabdosia inflexa（Thunb.）Hara] 的全草入药。

【形态特征】多年生草本。茎曲折，直立，高 0.4~1m，自下部多分枝，钝四棱形，具四槽。茎叶三角状阔卵形或阔卵形，长 3~5.5cm，宽 2.5~5cm，顶端锐尖或钝，基部阔楔形，骤然渐狭下延，边缘在基部以上具粗大圆齿状锯齿，齿尖具硬尖，坚纸质，侧脉约 4 对；叶柄长 0.5~3.5cm。狭圆锥花序长 6~10cm，花序由具 3~5 花的聚伞花序组成，聚伞花序具梗，总梗长达 5mm；苞叶卵圆形；小苞片线形或线状披针形，长 1~1.5mm。花萼钟形，长约 2mm，萼齿 5，近相等或微呈 3/2 式，果时花萼稍增大。花冠淡红至青紫色，长约 8mm，冠筒长约 3.5mm，基部上方浅囊状，冠檐二唇形，上唇外反，长约 3mm，宽达 4mm，顶端具相等 4 圆裂，下唇阔卵圆形，长 4.5mm，宽 3.5mm，内凹，舟形。雄蕊 4，内藏，花丝扁平，中部以下具髯毛。花柱丝状，内藏，顶端相等 2 浅裂。花盘环状。花期 7~8 月，果期 8~9 月。

【生境】生于山谷溪旁疏林中或阳处。

【分布】黑龙江、吉林、辽宁、河北、山东、浙江、江苏、江西、湖南。朝鲜、日本也有分布。

【采集加工】夏、秋季采收全草，除去杂质，切段，洗净，阴干。

【性味归经】味苦，性凉。归肝、胆经。

【功能主治】清热解毒。治急性胆囊炎。

【用法用量】15~25g，水煎服。

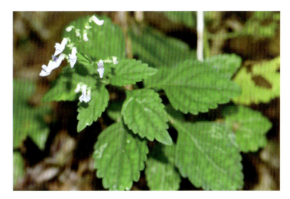

4.150.29　线纹香茶菜

ISODI LOPHANTHOIDIS HERBA

【别名】溪黄草、熊胆草

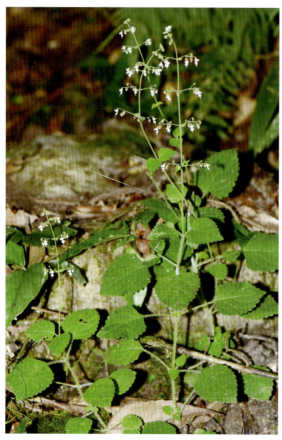 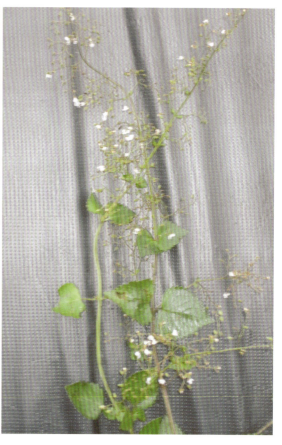

【基原】来源于唇形科 Labiatae 香茶菜属 Isodon 线纹香茶菜 Isodon lophanthoides (Buch.-Ham. ex D. Don) H. Hara [Rabdosia lophanthoides] 的全草入药。

【形态特征】多年生柔弱草本。基部匍匐生根，并具小球形块根；茎高 15~100cm，直立或上升，四棱形，具槽，被短柔毛或疏柔毛。叶草质，卵形、阔卵形或长圆状卵形，长 1.5~8.8cm，宽 0.5~5.3cm，顶端钝，基部楔形、圆形或阔楔形，稀浅心形，边缘具圆齿，下面被具节微硬毛，满布褐色腺点；叶柄通常与叶片近等长。圆锥花序顶生及侧生，由聚伞花序组成，长 7~20cm，宽 3~6cm，聚伞花序 11~13，分枝蝎尾状，具梗；苞片卵形，下部的叶状，但远较小，上部的苞片无柄，比花梗短；花萼钟形，长约 2mm，直径约 1.7mm，外面下部疏被具节长柔毛，布满红褐色腺点，萼齿卵状三角形，长为花萼之 1/3，后 3 齿较小；花冠白色或粉红色，具紫色斑点，长 6~7mm，冠檐上唇长 1.6~2mm，反折、4 深圆裂，裂片近长方形，下唇稍长于上唇，极阔的卵形，伸展，扁平；雄蕊和花柱均长伸出或在雄蕊退化的花中仅花柱长伸出。花、果期 8~12 月。

【生境】生于溪边、沼泽地或林下。

【分布】香港、广东、福建、江西、浙江、湖南、湖北、广西、云南、贵州、四川、西藏等地。不丹和印度东北部也有分布。

【采集加工】夏、秋季采收，将全草切段晒干备用。

【药材性状】全草呈青灰色，长 30~50cm。茎呈四棱形，被短毛。叶对生，多皱缩，完整叶展开后呈卵状长圆形，长 1.5~8cm，宽 0.5~5.3cm，顶端钝，基部楔形边缘有锯齿，叶脉明显，被短毛，水浸后以手指揉之，手指可被染成黄色。老株常见枝顶有聚伞花序。气微，味微甘、微苦。

【性味归经】味微甘、微苦，性凉。归肝、胆经。

【功能主治】清热利湿，凉血散瘀。治急性黄疸性肝炎，急性胆囊炎，肠炎，痢疾，跌打肿痛。

【用法用量】15~30g，水煎服。

【附方】① 治急性黄疸性肝炎：a. 溪黄草、马鞭草、丁癸草（人字草）各 15g。水煎加红糖，分 2 次服。b. 溪黄草、马蹄金、鸡骨草、车前草各 30g，水煎服。

② 治急性胆囊炎：溪黄草 30g，龙胆 9g，栀子 12g。水煎服。

③ 治风火赤眼：溪黄草 10g，煎水洗眼。

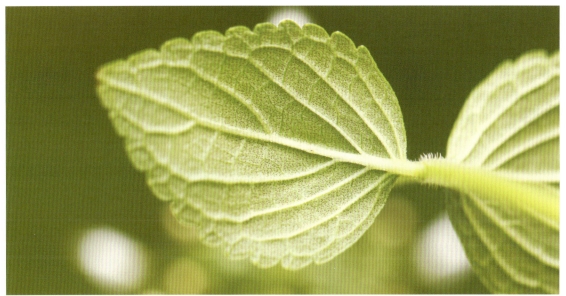

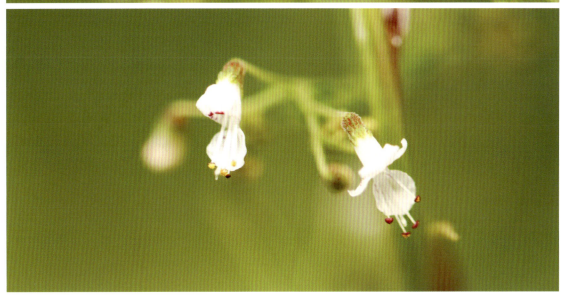

4.150.30　纤花香茶菜

ISODI LOPHANTHOIDIS HERBA

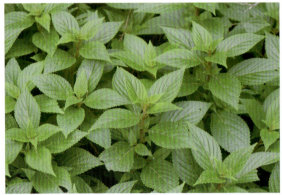 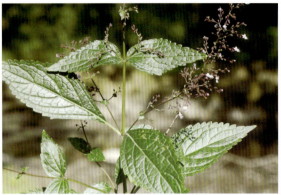

【基原】来源于唇形科 Labiatae 香茶菜属 *Isodon* 纤花香茶菜 *Isodon lophanthoides*（Buch.-Ham. ex D. Don）H. Hara var. *graciliflora*（Benth.）H. Hara [*Rabdosia lophanthoides* var. *graciliflora*] 的全草入药。

【形态特征】多年生草本。基部匍匐生根；茎直立，多分枝，高达110cm，四棱形，具槽，被短柔毛或疏柔毛。叶草质，卵状披针形、长圆状卵形或披针形，长5~8.8cm，宽1.5~4cm，顶端渐尖，基部楔形或阔楔形，边缘具锯齿，叶面稍粗糙，无毛，有橙褐色腺点，背面脉上疏被微硬毛，密布橙褐色腺点；叶柄长0.5~1.5cm。圆锥花序顶生及侧生，由聚伞花序组成，长7~20cm，宽3~6cm，分枝蝎尾状，具梗；苞片卵形，下部的叶状，但远较小，上部的苞片无柄，比花梗短；花萼钟形，长约2mm，直径约1.7mm，外面下部疏被具节长柔毛，布满红褐色腺点，萼齿卵状三角形，长为花萼之1/4，后3齿较小；花冠白色或粉红色，具紫色斑点，长5~6mm，冠檐上唇长1.6~2mm，反折、4深圆裂，裂片近长方形，下唇稍长于上唇，极阔的卵形，伸展，扁平；雄蕊和花柱均长伸出或在雄蕊退化的花中仅花柱长伸出。花、果期8~12月。

【生境】生于溪边、沼泽地或林下。

【分布】广东、广西、江西和福建。印度、尼泊尔、缅甸和越南也有分布。

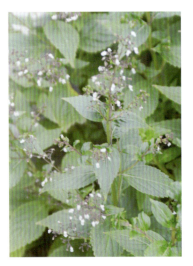

【采集加工】夏、秋季采收，将全草切段晒干备用。

【药材性状】全草呈青灰色，长30~60cm。茎呈四棱形，被短毛。叶对生，多皱缩，完整叶展开后呈卵状披针形、长圆状卵形或披针形，长5~8.8cm，宽1.5~4cm，顶端渐尖，基部楔形或阔楔形，边缘具锯齿，叶面稍粗糙，无毛，背面脉上疏被微硬毛，密布橙褐色腺点，水浸后以手指揉之，手指可被染成黄色。老株常见枝顶有聚伞花序。气微，味微甘、微苦。

【性味归经】味甘、性凉。归肝、胆经。

【功能主治】清热利湿，退黄，凉血散瘀。治急性黄疸性肝炎，急性胆囊炎，肠炎，痢疾，跌打肿痛。

【用法用量】15~30g，水煎服。

4.150.31　显脉香茶菜

ISODI NERVOSI HERBA

【别名】脉叶香茶菜、蓝花柴胡

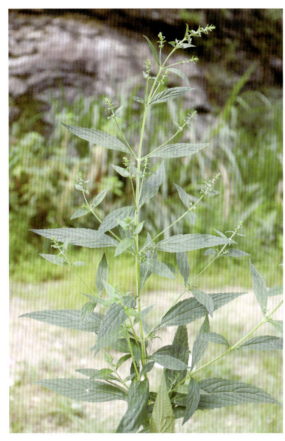
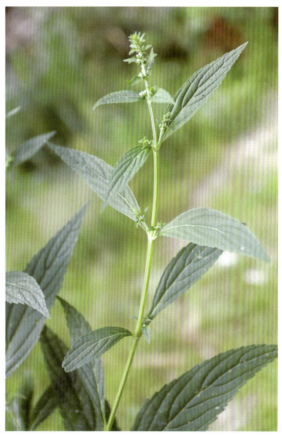

【基原】来源于唇形科 Labiatae 香茶菜属 Isodon 显脉香茶菜 Isodon nervosus（Hemsl.）Kudo [Rabdosia nervosa（Hemsl.）C. Y. Wu et H. W. Li]的全草入药。

【形态特征】多年生草本，高达 1m。叶交互对生，披针形至狭披针形，长 3.5~13cm，宽 1~2cm，顶端长渐尖，基部楔形至狭楔形，边缘有粗浅齿，侧脉 4~5 对，在两面隆起，细脉多少明显，薄纸质，上面绿色，沿脉被微柔毛，余部近无毛，下面较淡，近无毛，脉白绿色；下部叶柄长 0.2~1cm，被微柔毛，上部叶无柄。聚伞花序 5~9 花，具长 5~8mm 的总梗，于茎顶组成疏散的圆锥花序，花梗与总梗及序轴均密被微柔毛；苞片狭披针形，叶状，长 1~1.5cm，密被微柔毛，小苞片线形，长 1~2mm，密被微柔毛；花萼紫色，钟形，长约 1.5mm，外密被微柔毛，萼齿 5，近相等，披针形，锐尖，与萼筒等长，果时萼增大呈阔钟形，长 2.5mm，宽达 3mm，萼齿直伸，三角状披针形，与萼筒等长，齿间具宽圆凹；花冠蓝色，长 6~8mm，外疏被微柔毛，冠筒长 3~4mm，近基部上方成浅囊状，冠檐二唇形，上唇 4 等裂，裂片长圆形或椭圆形，下唇舟形，较上唇稍长，长约 4mm，椭圆形。雄蕊 4，二强，伸出于花冠外，花丝下部疏被微柔毛；花柱丝状，伸出于花冠外，顶端相等 2 浅裂；花盘盘状。花期 7~10 月；果期 8~11 月。

【生境】生于山坡、草地或林间旷地上。

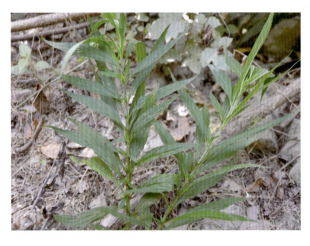

【分布】江西、浙江、江苏、安徽、湖北、河南、陕西、广西、广东、贵州、四川。

【采集加工】夏、秋采收，将全草晒干。

【性味归经】味微辛、苦，性寒。归肝、胆经。

【功能主治】清热利湿，解毒。治急性黄疸性肝炎，毒蛇咬伤。外用治烧、烫伤，毒蛇咬伤，脓疱疮，湿疹，皮肤瘙痒。

【用法用量】15~60g，水煎服。外用适量鲜品捣烂外敷或煎水洗患处。

【附方】治急性黄疸性肝炎：显脉香茶菜 30g，牛至 12g，瓜子金 6~9g，用水 1000ml，煎至 200ml 为 1 日量，分 2 次冲糖服。

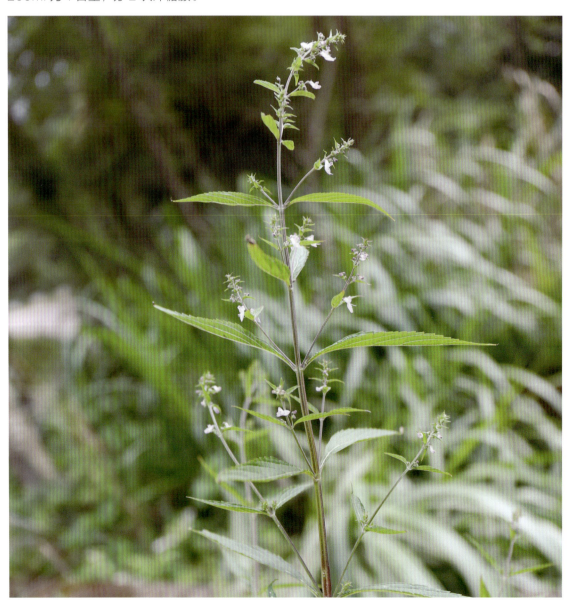

4.150.32 溪黄草
ISODI SERRA HERBA

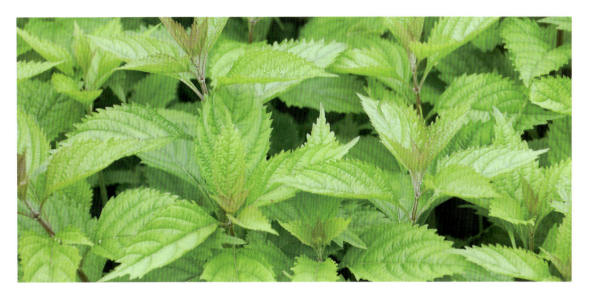

【基原】来源于唇形科 Labiatae 香茶菜属 *Isodon* 溪黄草 *Isodon serra* Kudo [*Rabdosia serra* (Maxim.) H. Hara] 的全草入药。

【形态特征】多年生草本；根状茎肥大；茎直立，高达2.5m，钝四棱形，具四浅槽，有细条纹，紫色，基部木质化，近无毛，上部密被微柔毛。叶草质，卵形或卵圆状披针形，长3.5~10cm，宽1.6~4.5cm，顶端渐尖，基部楔形，边缘具粗大内弯的钝锯齿，叶面稍粗糙，仅脉上被微毛，有黑色腺点，背面脉上被毛较密，有黑色腺点；侧脉4~5对，与中脉均在两面隆起，近边缘处网结，侧脉间平行细脉较明显；叶柄长0.5~3.5cm，上部具宽翅，密被微柔毛。圆锥花序顶生及侧生，长10~20cm，由5至多花组成的聚伞花序，总花梗长0.5~1.5cm；下部苞片叶状，具短柄，向上渐变小而呈苞片状，披针形或线状披针形，长与总花梗近相等，被微柔毛；花萼钟形，长约1.5mm，外面密被灰白色微柔毛和腺点，萼齿5枚，长三角形，近等大，长为萼之半，果时花萼增大，阔钟形，多少呈壶状，长约3mm，脉纹明显；花冠紫色，长5~6mm，外面被微柔毛，冠筒长约3mm，基部上方浅囊状，至

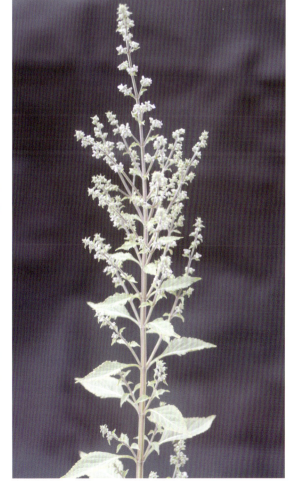

喉部宽约1.2mm，冠檐上唇外反，长约2mm，顶端相等的4圆裂，下唇阔卵形，长约3mm，内凹；雄蕊和花柱内藏。小坚果极小，卵形，长约1.3mm，顶端圆，具腺点及白色髯毛。花、果期8~10月。

【生境】生于灌丛、林缘和溪边等处。

【分布】台湾、江西、江苏、浙江、安徽、湖南、河南、甘肃、陕西、山西、辽宁、吉林、黑龙江、广西、广东、贵州、四川。俄罗斯远东地区和朝鲜也有分布。

【采集加工】夏、秋季采收，将全草切段晒干备用。

【性味归经】味苦，性寒。归肝、胆经。

【功能主治】清热利湿，凉血散瘀。治急性黄疸性肝炎，急性胆囊炎，肠炎，痢疾，跌打肿痛。

【用法用量】15~30g，水煎服。

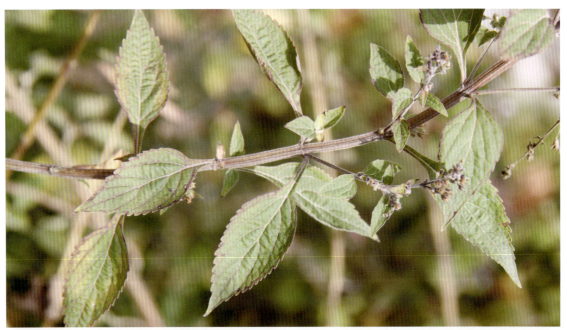

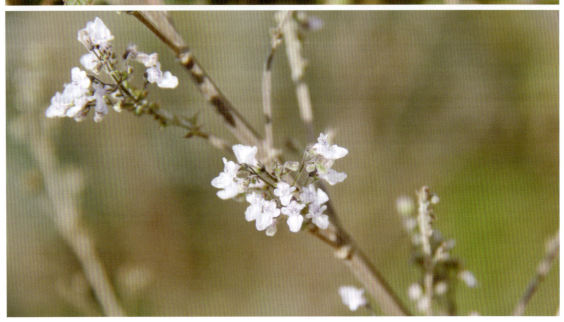

4.150.33 长叶香茶菜

ISODI WALKERI HERBA

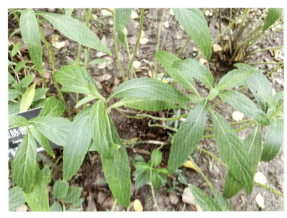
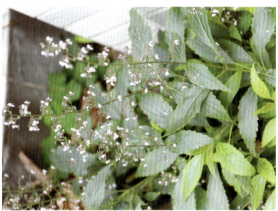

【基原】来源于唇形科 Labiatae 香茶菜属 *Isodon* 长叶香茶菜 *Isodon walkeri*（Arnott）H. Hara[*Isodon stracheyi*（Benth. ex Hook. f.）Kudo] 的全草入药。

【形态特征】多年生草本。基部匍匐生根；茎直立，多分枝或不分枝，高 40~70cm，四棱形，具槽，被短柔毛或疏柔毛。叶草质，狭披针形、披针形或狭椭圆形，长 2.5~7.5cm，宽 0.6~2.5cm，顶端渐尖，基部楔形，边缘具钝锯齿，叶面稍粗糙，仅脉上被鳞秕状短硬毛，有橙褐色腺点，背面脉上被鳞秕状短硬毛或无毛，密布橙褐色腺点；叶柄长 0.2~1.2cm。圆锥花序顶生及侧生，由聚伞花序组成，长 4~30cm，宽 3~6cm，聚伞花序 3~15 朵花，极叉开；苞片叶状，向上渐变小而呈苞片状；苞片卵形、披针形或线形，远比花梗短；花萼钟形，二唇形，长约 2mm，直径约 1.6mm，明显 10 脉，被橙红色腺点，疏被鳞秕状硬毛或无毛，萼齿卵状三角形，长为花萼之 1/4，后 3 齿较小；花冠粉红色或白色，长 6~7mm，冠筒直，长约 3mm，基部较狭，向上扩大，冠檐疏被红色腺点，上唇有紫色斑点，具 4 深圆裂，裂片卵形，外折，下唇狭卵形，伸展，扁平；雄蕊和花柱均长伸出。小坚果极小，卵形，稍扁。花、果期 10~12 月。

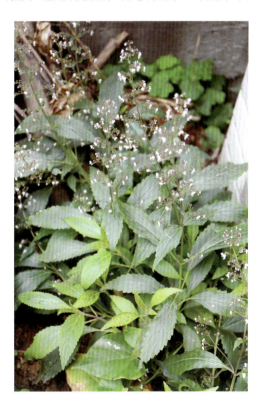

【生境】生于溪边、沼泽地或林下。

【分布】广东、海南、广西和云南。印度和缅甸也有分布。

【采集加工】夏、秋季采收，将全草切段晒干备用。

【性味归经】味甘，性凉。归肝、胆经。

【功能主治】清热利湿，退黄，凉血散瘀。治急性黄疸性肝炎，急性胆囊炎，肠炎，痢疾，跌打肿痛。

【用法用量】15~30g，水煎服。

4.150.34 夏至草

LAGOPSIS SUPINAE HERBA

【别名】小益母草、假茺蔚

【基原】来源于唇形科 Labiatae 夏至草属 Lagopsis 夏至草 Lagopsis supina（Steph.）Ikonn.-Gal. ex Knorr. 的地上部分入药。

【形态特征】多年生草本，披散于地面或上升，具圆锥形的主根。茎高 15~50cm，四棱形，具沟槽，带紫红色，密被微柔毛，常在基部分枝。叶轮廓为圆形，长宽 1.5~2cm，顶端圆形，基部心形，3 深裂，裂片有圆齿或长圆形犬齿，有时叶片为卵圆形，3 浅裂或深裂，裂片无齿或有稀疏圆齿，通常基部叶片较大，叶片两面均绿色，叶面疏生微柔毛，背面沿脉上被长柔毛，余部具腺点，边缘具纤毛，3~5 出脉掌状；叶柄长，基生叶的长 2~3cm，上部叶的较短，通常在 1cm 左右，扁平，上面微具沟槽。轮伞花序疏生，每轮有花 6~10 朵，无梗或具短梗；苞片刚毛状，与萼筒近等长，被细毛；花萼钟形，外面被细毛，喉部具短毛，具 5 脉，5 齿，齿端有尖刺，上唇 3 齿，下唇 2 齿；花冠白色，钟状，二唇，外面被短柔毛，上唇稍长，直立，下唇平展；雄蕊 4，二强，内藏；花柱顶端 2 裂，与雄蕊近等长。小坚果褐色，长圆状三棱。花期 6~7 月；果期 7~8 月。

【生境】生于低山河谷、路边及村庄附近。

【分布】东北、华北、西北及山东、河南、江苏、浙江、安徽、湖北、四川、云南、贵州等地。俄罗斯、朝鲜也有分布。

【采集加工】夏至前后采集地上全草，除去杂质，晒干或鲜用。

【性味归经】味微苦，性平。归肝经。

【功能主治】和血调经。治血虚头晕，半身不遂，月经不调。

【用法用量】6~12g，水煎服。

【附方】治血虚头晕：夏至草、熟地黄各 12g，当归、白芍各 9g，水煎服。

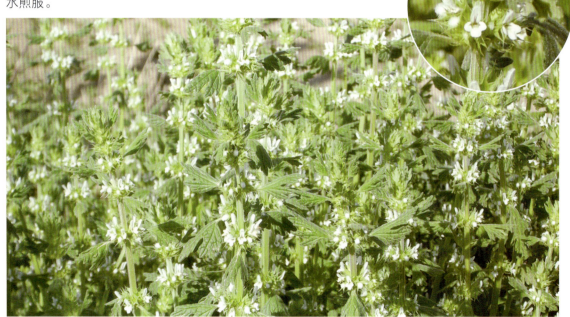

4.150.35 独一味

LAMIOPHLOMIS HERBA

【别名】打布巴、野秦艽

【基原】来源于唇形科 Labiatae 独一味属 *Lamiophlomis* 独一味 *Lamiophlomis rotata* (Benth.ex Hook. f.) Kudo 的地上部分入药。

【形态特征】草本。高 2.5~10cm。根茎伸长，粗厚，直径达 1cm。叶片常 4 枚，辐状两两相对，菱状圆形、三角形，长 6~13cm，宽 7~12cm，顶端钝、圆形或急尖，基部浅心形或宽楔形，下延至叶柄，边缘具圆齿，上面绿色，密被白色疏柔毛，具皱，下面较淡，仅沿脉上疏被短柔毛，侧脉 3~5 对，在叶片中部以下生出，其上再一侧分枝，因而呈扇形，与中肋均两面凸起；下部叶

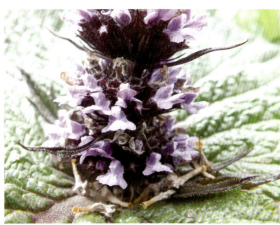
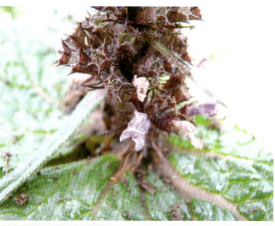
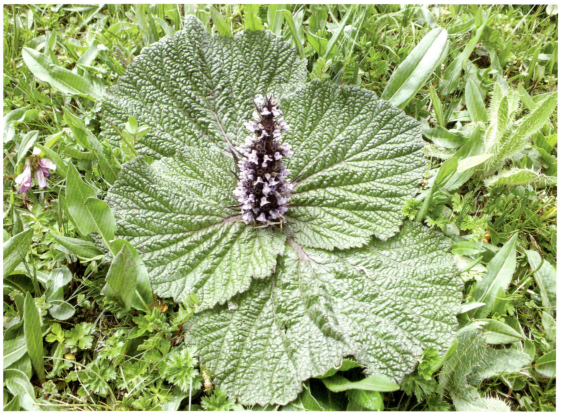

柄伸长，长可达 8cm，上部者变短，几至无柄，密被短柔毛。轮伞花序密集排列成短穗状花序，长 4~10cm，序轴密被短柔毛；苞片披针形或线形，长 1~4cm，宽 1.5~6mm，向上渐小。花萼管状，长约 10mm，宽约 2.5mm，干时带紫褐色。花冠长约 1.2cm，外被微柔毛，冠筒管状，基部宽约 1.25mm，冠檐二唇形，上唇近圆形，直径约 5mm，下唇 3 裂，裂片椭圆形，长约 4mm，宽约 3mm。花期 6~7 月；果期 8~9 月。

【生境】生于海拔 2700~4500m 的高原碎石滩中或石质高山草甸、河滩地。

【分布】西藏、青海、甘肃、四川和云南。尼泊尔、印度、不丹也有分布。

【采集加工】秋季花果期采割，洗净，晒干。

【药材性状】本品叶莲座状交互对生，卷缩，展平后呈扇形或三角状卵形，长 4~12cm，宽 5~15cm，顶端钝或圆形，基部浅心形或下延成宽楔形，边缘具圆齿；叶面绿褐色，背面灰绿色，脉扇形，小脉网状，突起；叶柄扁平而宽。果序略呈塔形或短圆锥状，长 3~6cm；缩萼棕色，管状钟形，具 5 棱线，萼齿 5 枚，顶端具长刺尖。小坚果倒卵状三棱形。气微，味微涩、苦。

【性味归经】味甘、苦，性平。归肝经。

【功能主治】活血止血，祛风止痛。治跌打损伤，外伤出血，风湿痹痛，黄水病。

【用法用量】3~6g，水煎服或浸酒或作散剂用。

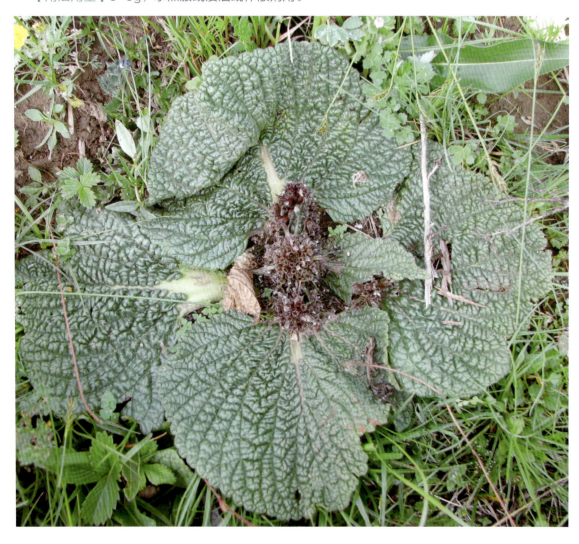

4.150.36 野芝麻

LAMII BARBATI HERBA

【别名】地蚤、野藿香、山苏子

【基原】来源于唇形科 Labiatae 野芝麻属 Lamium 野芝麻 Lamium barbatum Sieb. et Zucc. 的全草入药。

【形态特征】多年生植物。根茎有地下长匍匐枝。茎高达 1m，四棱形，具浅槽。茎下部叶卵圆形或心脏形，长 4.5~8.5cm，宽 3.5~5cm，顶端尾状渐尖，基部心形；茎上部叶卵圆状披针形，较下部叶长而狭，顶端长尾状渐尖。轮伞花序具 4~14 花；苞片狭线形或丝状，长 2~3mm，锐尖，具缘毛。花萼钟形，长约 1.5cm，宽约 4mm，外面疏被伏毛。花冠白或浅黄色，长约 2cm，冠筒基部直径 2mm。雄蕊花丝扁平，被微柔毛，花药深紫色，被柔毛。花柱丝状，顶端近相等的 2 浅裂。子房裂片长圆形。小坚果倒卵圆形，顶端截形，基部渐狭，长约 3mm，直径 1.8mm，淡褐色。花期 4~6 月；果期 7~8 月。

【生境】生于海拔 3400m 以下的路边、溪旁、田埂及荒坡上。

【分布】东北、华北、华东各地及陕西、甘肃、湖北、湖南、贵州、四川和西藏等地。俄罗斯、朝鲜和日本也有分布。

【采集加工】夏季采收全草，阴干或晒干。

【性味归经】味微甘，性平。

【功能主治】清肝利湿，活血消肿。治肺热咯血、血淋、带下病、月经不调、小儿虚热、跌打损伤、肿毒等。

【用法用量】10~15g，水煎服。

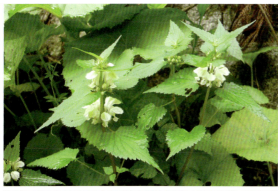

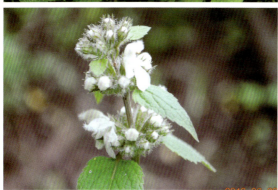

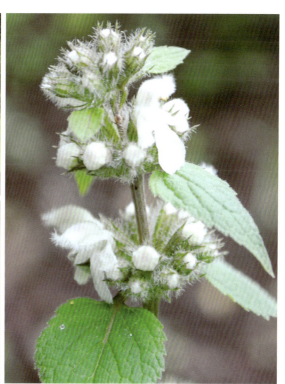

4.150.37 益母草

LEONURI HERBA

【别名】坤草、益母艾、茺蔚

【基原】来源于唇形科 Labiatae 益母草属 *Leonurus* 益母草 *Leonurus japonicus* Houttuyn [*Leonurus artemisia*（Lour.）S. Y. Hu］的地上部分入药。

【形态特征】一年生或二年生草本。高达1m。茎呈方柱形，有4钝棱和4浅槽，被倒生糙伏毛，多分枝。叶对生，生于茎下部轮廓为卵形，基部楔形，二回或三回掌状深3裂，叶柄长2~3cm，上半部常具狭翅；生茎中部的为菱形，较小，通常分裂成3个或偶有多个长圆状线形的裂片，叶柄

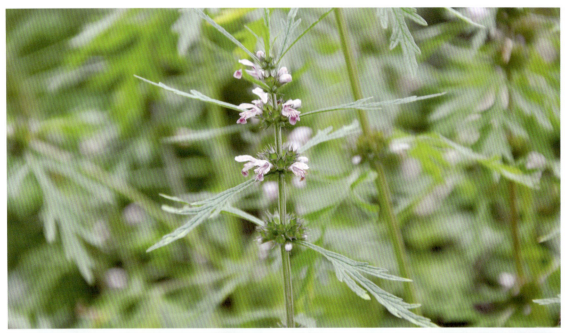

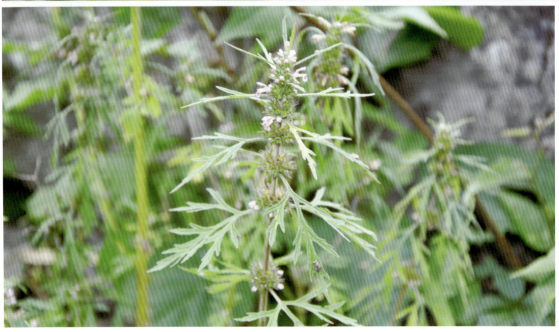

长 0.5~2cm；上部叶近无柄，线形或线状披针形，长 3~12cm，宽 2~8mm，全缘或有少数牙齿状裂片。花粉红色或淡紫红色，常 8~15 朵组成球状轮伞花序；花萼管状钟形，长 6~8mm，被微柔毛，有显著的纵脉，裂片宽三角形，有刺状尖头；花冠长 1~1.2cm，超出萼筒的部分被柔毛，冠檐上唇直立，内凹，长圆形，长约 7mm，全缘，下唇较短，3 裂，中裂倒心形，边缘膜质，基部缢缩，里面有鳞状毛；雄蕊 4，伸至上唇下，小坚果长圆状三棱形，长约 2.5mm，淡褐色。花期 6~9 月；果期 9~10 月。

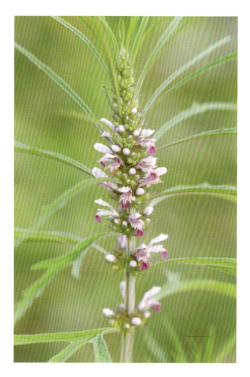

【生境】生于村边、路旁、旷野或荒地上。

【分布】我国南北各地。俄罗斯、日本、朝鲜、亚洲热带余部、非洲和美洲也有分布。

【采集加工】鲜品春季幼苗期至初夏花前期采割；干品夏季茎叶茂盛、花未开或初开时采割，晒干，或切段晒干。

【药材性状】a. 鲜益母草。幼苗期无茎，基生叶圆心形，5~9 浅裂，每裂片有 2~3 钝齿。花前期茎呈方柱形，上部多分枝，四面凹下成纵沟，长 30~60cm，直径 0.2~0.5cm；表面青绿色；质鲜嫩，断面中部有髓。叶交互对生，有柄；叶片青绿色，质鲜嫩，揉之有汁；下部茎生叶掌状 3 裂，上部叶羽状深裂或浅裂成 3 片，裂片全缘或具少数锯齿。气微，味微苦。

b. 干益母草。茎表面灰绿色或黄绿色；体轻，质韧，断面中部有髓。叶片灰绿色，多皱缩、破碎，易脱落。轮伞花序腋生，小花淡紫色，花萼筒状，花冠二唇形。切段者长约 2cm。

【性味归经】味苦、辛，性微寒。归肝、心包、膀胱经。

【功能主治】活血调经，清热解毒，利尿消肿。治月经不调，闭经，产后瘀血腹痛，肾炎水肿，小便不利，尿血。外用治疮疡肿毒。

【用法用量】9~30g，水煎服。外用适量，研粉或鲜品捣烂敷患处；水煎洗患处。

【附方】① 治月经不调、痛经、产后及刮宫后子宫恢复不良：益母草片，每次 5 片，每日 2~3 次。

② 治流产后胎盘残留（加味生化汤）：当归、益母草各 15g，川芎、桃仁、红花、炮姜、艾叶各 9g，熟地黄、牡丹皮各 18g（加味生化汤）。轻症每日 1 剂，重症每日 2 剂。

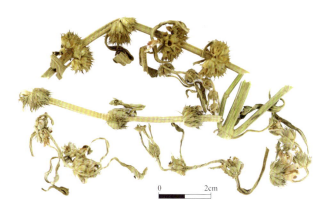

③ 治产后腹痛、子宫复旧不良：益母草 12g，生蒲黄、川芎各 6g，当归、山楂炭各 9g。水煎服。

4.150.38 蜂窝草

LEUCATIS ZEYLANICAE HERBA

【别名】绉面草

【基原】来源于唇形科 Labiatae 绣球防风属 Leucas 蜂窝草 Leucas zeylanica（L.）R. Br. 的全草入药。

【形态特征】直立草本，高约 40cm。叶片长圆状披针形，长 3.5~5cm，宽 0.5~1cm，顶端渐尖，基部楔形而狭长，基部以上有远离的疏生圆齿状锯齿，纸质，上面绿色，疏生糙伏毛，下面淡绿色，沿脉上较密生，密布淡黄色腺点，侧脉 3~4 对，上面微凹，下面稍突出；叶柄长约 0.5cm，密被刚毛。轮伞花序腋生，着生于枝条的上端，小圆球状，近于等大，直径约 1.5cm，少花，各部疏被刚毛，其下承以少数苞片；苞片线形，短于萼筒，中肋突出，疏生刚毛，边缘具刚毛，顶端微刺尖；花萼管状钟形，略弯曲，外面在下部无毛，内面疏被微刚毛，脉 10，不明显，在萼口处隐约消失，无明显刚毛，萼口偏斜，略收缩，齿 8~9，刺状，从萼口生出，长 1mm 左右；花冠白色，或白色且具紫斑，或浅棕色、红色、蓝色，长约 1.2cm，冠筒纤弱，直伸，顶端微扩大，外面近部密生柔毛，中部以下近于无毛，内面在冠筒中部有斜向毛环，冠檐二唇形，上唇直伸，

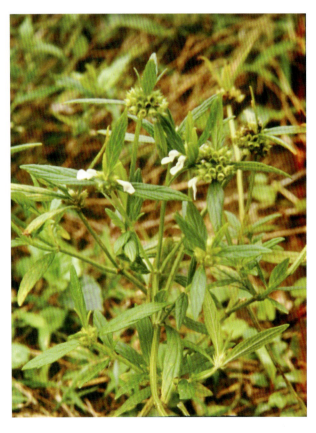

盔状，外密被白色长柔毛，内面无毛，下唇较上唇长一倍，极开张而平伸，3 裂，中裂片椭圆形，边缘波状，最大，侧裂片细小，卵圆形；雄蕊 4 枚；花柱极不相等 2 裂；花盘等大，波状；子房无毛。小坚果椭圆状近三棱形，栗褐色，有光泽。花、果期一年四季。

【生境】生于山坡、草地、溪边、田边灌丛中。

【分布】香港、广东、海南、广西。印度、斯里兰卡、缅甸、马来西亚、印度尼西亚和菲律宾也有分布。

【采集加工】夏、秋采收，将全草晒干。

【性味归经】味苦、辛，性温。

【功能主治】疏风散寒，化痰止咳。治感冒，头痛，牙痛，咽喉炎，百日咳，支气管哮喘。

【用法用量】9~15g，水煎服。

【附方】① 治急性支气管炎：蜂窝草、车前草、刺桐皮各 12g，华千金藤 9g，红糖适量。水煎 2 次，浓缩成 30ml，3 次分服。

② 治百日咳：蜂窝草 12g，野甘草（冰糖草）9g，百部、天冬各 15g，鹅不食草 6g，水煎加糖适量，分 2~3 次服。

4.150.39　泽兰

LYCOPI HERBA

【别名】地笋、草泽兰、方梗泽兰

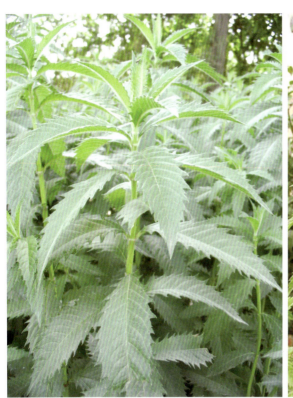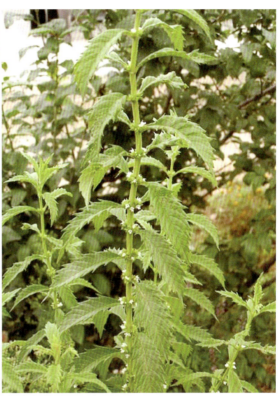

【基原】来源于唇形科 Labiatae 地笋属 Lycopus 地瓜儿苗 Lycopus lucidus Turcz. var. hirtus Regel 的干燥地上部分入药。

【形态特征】多年生草本。高达1.3m。根状茎横走，具节，节上生许多须根。茎直立，方柱形，通常不分枝，节部紫色，节上被短硬毛。叶对生，具极短柄或近无柄，长圆状披针形，多少呈镰状弯曲，长4~8cm，宽1.2~2.5cm，顶端渐尖，基部渐狭，边缘有锐尖的牙齿状锯齿和缘毛，亮绿色，叶面密被刚毛状硬毛，背面脉上被刚毛状硬毛和腺点；侧脉每边6~7条。花白色，排成无总梗、稠密多花的轮伞花序；小苞片多层，卵圆形至披针形，外层者长5mm，有3脉，内层者长2~3mm，1脉；花萼钟状，长约3mm，外面有腺点；花冠长约5mm，冠檐不明显二唇形，上唇近圆形，下唇3裂，中裂最大；发育雄蕊2枚，伸出，不育雄蕊棒状，生于上唇下方。小坚果倒卵圆状四边形，边缘增厚，腹面有棱。花期6~7月；果期8~11月。

【生境】生于山谷、沟边或沼泽地。

【分布】台湾、福建、江西、浙江、江苏、安徽、湖南、湖北、甘肃、陕西、山西、山东、河北、内蒙古、辽宁、吉林、黑龙江、广西、广东、云南、贵州、四川。日本和朝鲜也有分布。

【采集加工】夏、秋季茎叶茂盛时采割，晒干。

【药材性状】本品全长50~100cm。茎呈方柱形，每面均有浅纵沟1条，直径2~6mm，通常不分枝，黄绿色，节部紫色，且有白色短硬毛；质脆，断面黄白色，髓部中空。叶片多皱缩，展平

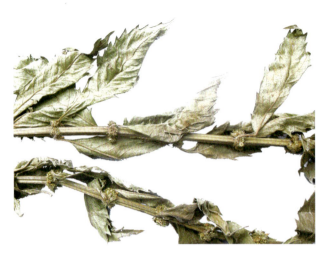

后为披针形或长圆形，长4~10cm，上面黑绿色或带紫色，下面灰绿色，密具腺点，两面均有短毛，边缘有锯齿。花簇生叶腋成轮状，花冠多脱落，苞片及花萼宿存，黄褐色。无臭，味淡。以质嫩、叶多、色绿者为佳。

【性味归经】味苦、辛，性微温。归肝、脾经。

【功能主治】活血调经，祛瘀消痈，利水消肿。治闭经，月经不调，产后瘀血腹痛，水肿，跌打损伤。

【用法用量】6~12g，水煎服。

【附方】① 治产后子宫恢复不良：泽兰12g，水煎服，砂糖为引，每日1剂。

② 治产后瘀血腹痛：泽兰、赤芍、延胡索、蒲黄各9g，丹参12g。水煎服。

③ 治经闭腹痛：泽兰、菝葜各9g，马鞭草、益母草各15g，土牛膝3g。水煎服。

④ 治产后恶露不尽，腹痛往来，兼胸闷少气：泽兰（熬）、生干地黄、当归各1g，芍药、生姜各3g，甘草2g，大枣14个。上细切。以水9L，煮取3L，分为3服。

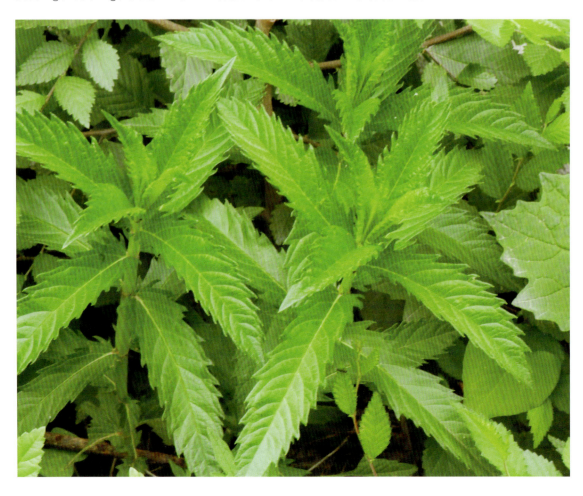

4.150.40　蜜蜂花

MELISSAE AXILLARIS HERBA

【别名】滇荆芥、土荆芥、荆芥

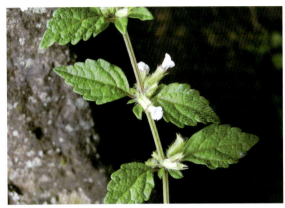
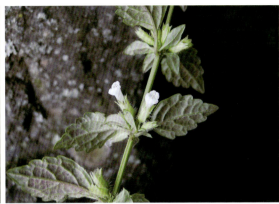

【基原】来源于唇形科 Labiatae 蜜蜂花属 *Melissa* 蜜蜂花 *Melissa axillaris*（Benth.）Bakh. f. 的全草入药。

【形态特征】多年生草本，具地下茎。地上茎四棱形，浅四槽，高 0.6~1m，被短柔毛。叶具柄，柄纤细，长 0.2~2.5cm，腹凹背凸，密被短柔毛，叶片卵圆形，长 1.2~6cm，宽 0.9~3cm，顶端急尖或短渐尖，基部圆形、钝、近心形或急尖，边缘具锯齿状圆齿，草质，叶面绿色，疏被短柔毛，背面淡绿色，靠中脉两侧带紫色，或有时全为紫色，近无毛或仅沿脉被短柔毛，侧脉 4~5 对，与中脉在上面微下陷。轮伞花序少花或多花，在茎、枝叶腋内腋生，疏离；苞片小，近线形，具缘毛；花梗长约 2mm，被短柔毛；花萼钟形，长 6~8mm，常为水平伸出，外面沿肋上被具节长柔毛，内面无毛，13 脉，二唇形，上唇 3 齿，齿短，急尖，下唇与上唇近等长，2 齿，齿披针形；花冠白色或淡红色，长约 1cm，外被短柔毛，内面无毛，冠筒稍伸出，至喉部扩大，冠檐二唇形，上唇直立，顶端微缺，下唇开展，3 裂，中裂片较大；雄蕊 4 枚，前对较长，不伸出，花药 2 室，室略叉开；花柱略超出雄蕊，顶端相等 2 浅裂，裂片外卷；花盘浅盘状，4 裂。小坚果卵圆形，腹面具棱。花、果期 6~11 月。

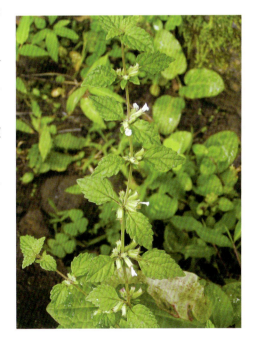

【生境】生于海拔 500~1400m 的山地路旁、山坡和疏林边缘等处。

【分布】台湾、江西、湖南、湖北、陕西、广东、广西、贵州、云南、四川、西藏。东南亚各地也有分布。

【采集加工】夏、秋季采收，将全草晒干。

【性味归经】味涩、苦，性微温。

【功能主治】清热解毒。治风湿麻木，吐血，鼻出血，皮肤瘙痒，疮疹，崩漏。

【用法用量】30~60g，水煎服。

4.150.41 薄荷

MENTHAE HAPLOCALYCIS HERBA

【别名】野薄荷

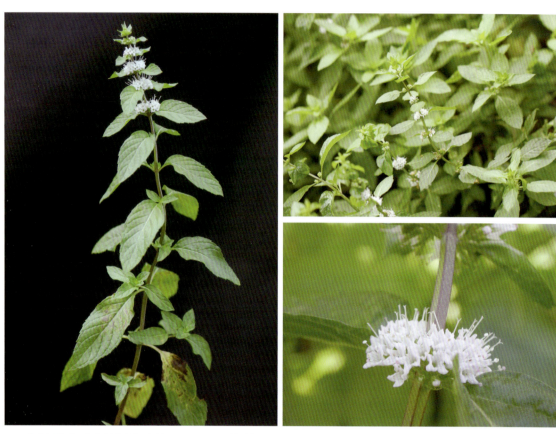

【基原】来源于唇形科 Labiatae 薄荷属 Mentha 薄荷 Mentha canadensis L. [Mentha haplocalyx Briq.] 的地上部分入药。

【形态特征】多年生草本。高 30~60cm。根状茎匍匐。茎方柱形，下部卧地生根，沿棱上被微柔毛，多分枝。叶对生，薄纸质，长圆状披针形、卵状披针形或长圆形，长 3~5cm，宽 0.8~3cm，顶端锐尖，基部楔形至近圆形，边缘疏生粗大牙齿状锯齿，通常两面脉上均密生微柔毛；中脉和侧脉均在上面微凹；叶柄长 2~10mm。花淡紫色或白色，排成稠密多花的轮伞花序，通常下部的具总梗，上部的无梗；花萼管状钟形，长约 2.5mm，10 脉，外面被柔毛和腺点，裂片三角状钻形，锐尖；花冠长约 4mm，冠檐二唇形，4 裂，上裂片较大，顶端浅 2 裂，其余 3 裂片长圆形，钝头；雄蕊 4，伸出，花药 2 裂，药室平行。小坚果卵圆形，黄褐色。花期 7~9 月；果期 10 月。

【生境】生于沟边、田边、水旁潮湿地。

【分布】我国南北各省区。亚洲南部、东南部和东部、俄罗斯远东地区以及美洲北部和中部也有分布。

【采集加工】夏、秋二季茎叶茂盛或花开至三轮时，选择晴天分次割取地上部分，晒至五成干时扎成小把，晾至足干，忌在烈日下曝晒。

【药材性状】本品长15~40cm。茎方柱形，直径0.2~0.4cm；表面紫棕色或淡绿色，上部有成对分枝，被白色茸毛，棱上的毛较密；质脆，易折断，断面白色，中空。叶对生，多卷缩或破碎，完整的叶片椭圆形，长2~5cm或过之，宽1~3cm，边缘有锯齿，下面有茸毛和腺点。气芳香，味辛凉。以茎紫红色、叶多而绿色、香气浓者为佳。

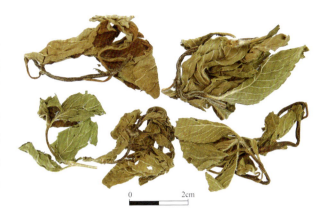

【性味归经】味辛，性凉。归肺、肝经。

【功能主治】疏散风热，清利头目。治感冒风热，头痛，目赤，咽痛，牙痛，皮肤瘙痒。

【用法用量】3~9g，水煎服。

【附方】风热感冒：薄荷、菊花、蔓荆子各9g，荆芥6g，金银花12g。水煎服。

【附注】薄荷除药用外，还是著名的香料植物，栽培广，品种多，我国江苏产的龙脑薄荷，北京产的平叶留兰香和云南省楚雄地区产的楚薄荷都负有盛名。

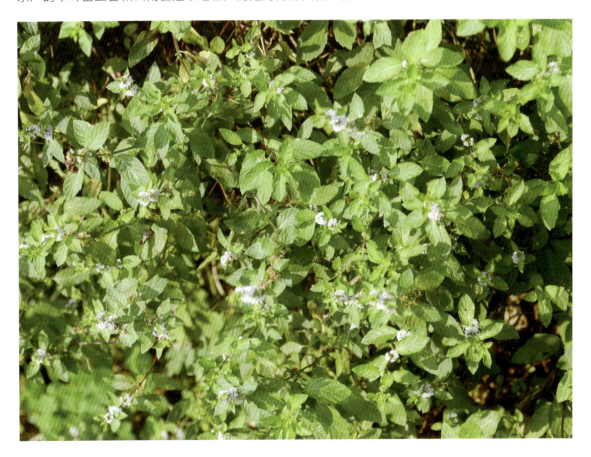

4.150.42 留兰香

MENTHAE SPICATAE HERBA

【别名】香花菜、绿薄荷

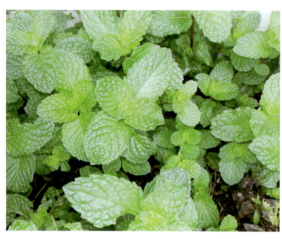
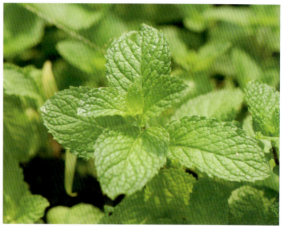

【基原】来源于唇形科 Labiatae 薄荷属 *Mentha* 留兰香 *Mentha spicata* L. [*M. viridis* L.] 的全草入药。

【形态特征】多年生草本。茎直立，高 40~130cm，无毛或近于无毛，绿色，钝四棱形，具槽及条纹，不育枝仅贴地生。叶无柄或近于无柄，卵状长圆形或长圆状披针形，长 3~7cm，宽 1~2cm，顶端锐尖，基部宽楔形至近圆形，边缘具尖锐而不规则的锯齿，草质，上面绿色，下面灰绿色，侧脉 6~7 对，与中脉在上面多少凹陷，下面明显隆起且带白色。轮伞花序生于茎及分枝顶端，呈长 4~10cm、间断但向上密集的圆柱形穗状花序；小苞片线形，长过于花萼，长 5~8mm，无毛；花梗长 2mm，无毛；花萼钟形，花时连齿长 2mm，外面无毛，具腺点，内面无毛，5 脉，不显著，萼齿 5，三角状披针形，长 1mm；花冠淡紫色，长 4mm，两面无毛，冠筒长 2mm，冠檐具 4 裂片，裂片近等大，上裂片微凹；雄蕊 4，伸出，近等长，花丝丝状，无毛，花药卵圆形，2 室；花柱伸出花冠很多，顶端相等 2 浅裂，裂片钻形；花盘平顶；子房褐色，无毛。花期 7~9 月。

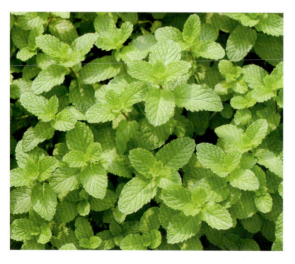

【生境】生于沟谷、田边潮湿的草丛中。

【分布】广东、海南、香港、澳门、广西、四川、贵州、云南、河北、江苏、浙江、新疆。原产南欧，加那利群岛、马德拉群岛、俄罗斯也有分布。

【采集加工】夏、秋采收，将全草晒干。

【性味归经】味辛、甘，性微温。

【功能主治】祛风散寒，止咳，消肿解毒。治感冒咳嗽，胃痛，腹胀，神经性头痛。外用治跌打肿痛，结膜炎，小儿疮疖。

【用法用量】15~30g，水煎服。外用适量，捣烂敷患处，绞汁点眼。

4.150.43 凉粉草

MESONAE CHINENSIS HERBA

【别名】仙人草、仙草、仙人冻

【基原】来源于唇形科 Labiatae 凉粉草属 Mesona 凉粉草 Mesona chinensis Benth. 的全草入药。

【形态特征】直立或匍匐草本，高达 100cm。叶狭卵圆形至阔卵圆形或近圆形，长 2~5cm，宽 0.8~2.8cm，在小枝上者较小，顶端急尖或钝，基部急尖、钝或有时圆形，边缘具锯齿，两面被细刚毛或柔毛，或仅沿下面脉上被毛；叶柄长 2~15mm，被平展柔毛。轮伞花序多数，组成间断或近连续的顶生总状花序，此花序长 2~10cm，具短梗；苞片圆形或菱状卵圆形，稀为披针形，稍超过或短于花，具短或长的尾状突尖，通常具色泽；花梗细，长 3~4mm，被短毛；花萼开花时钟形，长 2~2.5mm，密被白色疏柔毛，脉不明显，二唇形，上唇 3 裂，中裂片特大，顶端急尖或钝，侧裂片小，下唇全缘，偶有微缺，果时花萼筒状或坛状筒形，长 3~5mm，多数横脉极明显，

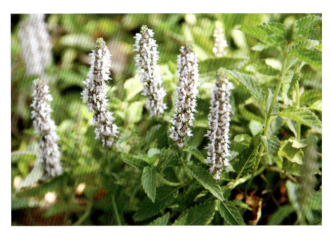

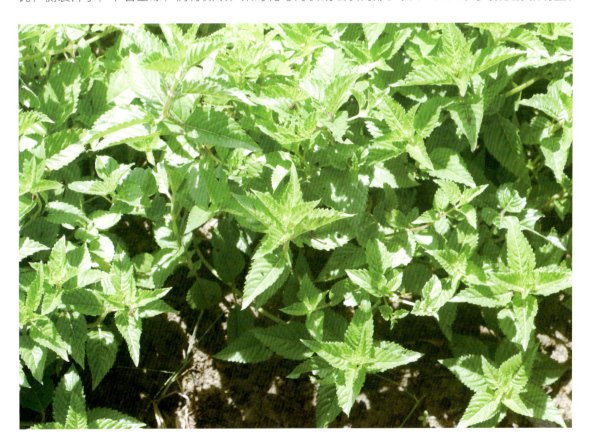

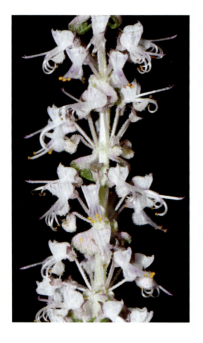

其间形成小凹穴，近无毛或仅沿脉被毛；花冠白色或淡红色，小，长约3mm，外被微柔毛，内面在上唇片下方冠筒内略被微柔毛，冠筒极短，喉部极扩大，冠檐二唇形，上唇宽大，具4齿，2侧齿较高，中央2齿不明显，有时近全缘，下唇全缘，舟状；雄蕊4；花柱远超出雄蕊之上，顶端不相等2浅裂。小坚果长圆形，黑色。花、果期7~10月。

【生境】生于沙地草丛中或疏林湿润地。不少地区也有栽培。

【药材性状】全草呈青灰色，长30~60cm。茎呈四棱形，具纵凹槽，被短毛。叶对生，多皱缩，完整叶展开后呈叶狭卵圆形至阔卵圆形或近圆形，长2~5cm，宽0.8~2.8cm，在小枝上者较小，顶端急尖或钝，基部急尖、钝或有时圆形，边缘具锯齿，两面被细刚毛或柔毛，或仅沿下面脉上被毛；叶柄长2~15mm，被平展柔毛。轮伞花序多数，组成间断或近连续的顶生总状花序。气微，味甘、淡。

【分布】香港、广东、海南、台湾、江西、浙江、广西等省区。

【采集加工】夏、秋采收，将全草晒干。

【性味归经】味甘、淡，性凉。

【功能主治】清热利湿，凉血解暑。治急性风湿性关节炎，高血压病，中暑，感冒，黄疸，急性肾炎，糖尿病。

【用法用量】30~60g，水煎服。

4.150.44 冠唇花

MICROTOENAE INSUAVIS HERBA

【别名】广藿香

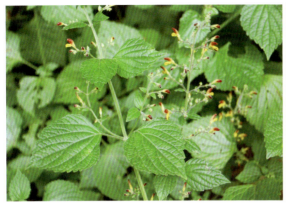
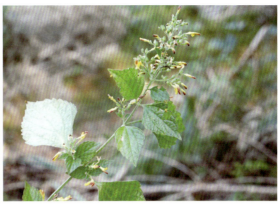

【基原】来源于唇形科 Labiatae 冠唇花属 Microtoena 冠唇花 Microtoena insuavis (Hance) Prain ex Briq. Dunn 的全草入药。

【形态特征】直立草本，高 1~2m，茎四棱形，被贴生的短柔毛。叶卵圆形或阔卵圆形，长 6~10cm，宽 4.5~7.5cm，顶端急尖，基部截状阔楔形，下延至叶柄而成狭翅，薄纸质，上面榄绿色，下面略淡，两面均被微短柔毛，脉上较密，边缘具锯齿状圆齿，齿尖具不明显的小突尖，叶柄扁平，长 3~8.5cm，被贴生的短柔毛。聚伞花序二歧，分枝蝎尾状，在主茎及侧枝上组成开展的顶生圆锥花序。花萼花时钟形，小，长 2.5mm，直径 1.5mm，外面被微柔毛，内面无毛，齿 5，三角状披针形，约占花萼长之半，近等大，后面 1 齿略长，果时花萼增大；花冠红色，具紫色的盔，长约 14mm，冠筒基部直径约 1mm，向上渐宽，至喉部宽约 3mm，冠檐二唇形，上唇长约 7mm，盔状，顶端微缺，基部截形，下唇较长，顶端 3 裂，中裂片较长，舌状，侧裂片较小，三角状；雄蕊 4，近等长，包于盔内，花丝丝状，顶端极不相等 2 浅裂；花盘厚环状；子房无毛。小坚果卵圆状，小，长约 1.2mm，直径约 1mm，腹部具棱，暗褐色，在放大镜下微具皱纹。花期 10~12 月；果期 12 月至翌年 1 月。

【生境】生于山谷林下。

【分布】广东、海南、云南南部及贵州西南部。越南和印度尼西亚也有分布。

【采集加工】夏、秋采收，将全草晒干。

【性味归经】味辛，性温。

【功能主治】温中理气。治风寒感冒，咳嗽气急，消化不良，气胀腹痛，肠炎，痢疾。

【用法用量】3~9g，水煎服。

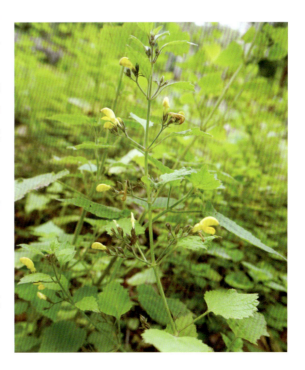

4.150.45　小花荠苎

MOSLAE CAVALERIEI HERBA

【别名】野香薷、细叶七星剑、小叶荠苎

【基原】来源于唇形科 Labiatae 石荠苎属 Mosla 小花荠苎 Mosla cavaleriei Lévl. [Orthodon cavaleriei（Lévl.）Kudo] 全草入药。

【形态特征】一年生草本，茎高 25~100cm，具分枝，具花的侧枝短，四棱形，具槽，被稀疏的具节长柔毛及混生的微柔毛。叶卵形或卵状披针形，长 2~5cm，宽 1~2.5cm，顶端急尖，基部圆形至阔楔形，边缘具细锯齿，近基部全缘，纸质，叶面榄绿色，被具节疏柔毛，背面较淡，除被具节疏柔毛外满布凹陷小腺点；叶柄纤细，长 1~2cm，腹凹背凸，被具节疏柔毛。总状花序小，顶生于主茎及侧枝上，长 2.5~4.5cm，果时长达 8cm；苞片极小，卵状披针形，与花梗近等长或略超出花梗，被疏柔毛；花梗细而短，长约 1mm，与序轴被具节小疏柔毛；花萼长和宽约 1.2mm，外面被疏柔毛，略二唇形，上唇 3 齿极小，三角形，下唇 2 齿稍长于上唇，披针形，果时花萼增大；花冠紫色或粉红色，长约 2.5mm，外被短柔毛，冠檐极短，上唇 2 圆裂，下唇较之略长，3 裂，中裂片较长；雄蕊 4 枚，后对雌蕊能育，不超过上唇，前对雄蕊退化至极小；花柱顶端 2 裂，微伸出花冠。小坚果灰褐色，球形，直径 1.5mm，具疏网纹，无毛。花期 9~11 月；果期 10~12 月。

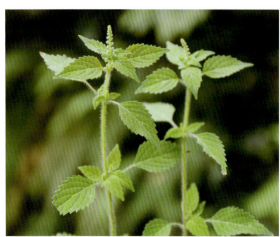

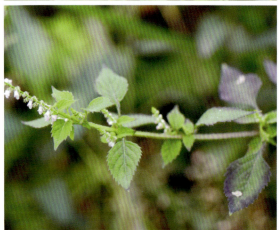

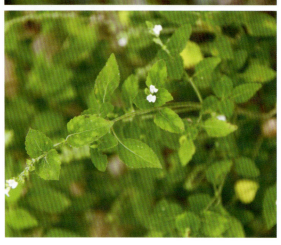

【生境】生于山坡草地上。

【分布】广东、广西、贵州、云南、四川、湖北、江西和浙江。越南北部也有分布。

【采集加工】夏、秋采收，将全草晒干。

【性味归经】味辛，性微温。

【功能主治】发汗解暑，健脾利湿，止痒。治感冒，中暑，急性肠胃炎，消化不良，水肿。外用治湿疹，疮疖肿毒，跌打肿毒，毒蛇咬伤。

【用法用量】3~6g，水煎服。外用适量鲜品捣烂敷患处。

4.150.46 香薷

MOSLAE HERBA

【别名】小叶香薷、七星剑、土香薷

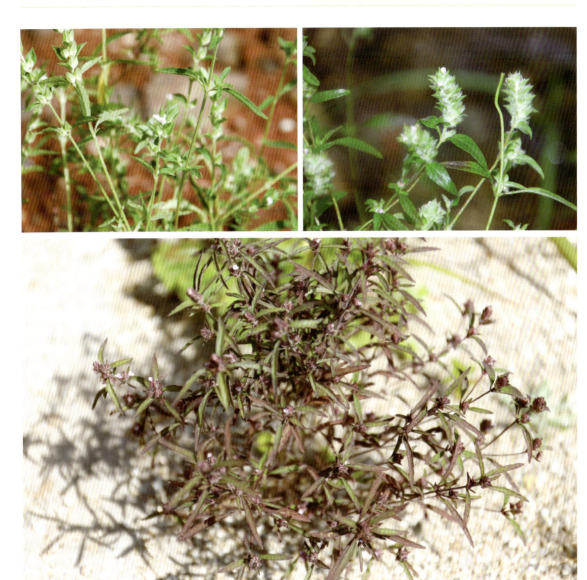

【基原】来源于唇形科 Labiatae 石荠苧属 Mosla 石香薷 Mosla chinensis Maxim. [Orthodon chinensis (Maxim.) Kudo] 的全草入药。

【形态特征】直立草本，茎高 9~40cm，纤细，自基部多分枝，或植株矮小不分枝，被白色疏柔毛。叶线状长圆形至线状披针形，长 1.3~3cm，宽 2~5mm，顶端渐尖或急尖，基部渐狭或楔形，边缘具疏而不明显的浅锯齿，叶面榄绿色，背面较淡，两面均被疏短柔毛及棕色凹陷腺点；叶柄长 3~5mm，被疏短柔毛。总状花序头状，长 1~3cm；苞片覆瓦状排列，偶见稀疏排列，倒卵形，长 4~7mm，宽 3~5mm，顶端短尾尖，全缘，两面被疏柔毛，下面具凹陷腺点，边缘具睫毛，5 脉，自基部掌状生出；花梗短，被疏短柔毛；花萼钟形，长约 3mm，宽约 1.6mm，外面被白色绵毛及腺体,内面在喉部以上被白色绵毛,下部无毛,萼齿5枚,钻形,长约为花萼长之2/3,果时花萼增大;花冠紫红、淡红至白色,长约5mm,略伸出于苞片,外面被微柔毛,内面在下唇之下方冠筒上略被微柔毛,其余无毛。雄蕊及雌蕊内藏;花盘前方呈指状膨大。小坚果球形,直径约1.2mm,灰褐色,具深雕纹,无毛。花期6~9月;果期7~11月。

【生境】生于干旱山坡草地上。

【分布】台湾、福建、广东、江西、浙江、江苏、安徽、湖南、湖北、山东、广西、贵州和四川。越南也有分布。

【采集加工】夏季茎叶茂盛、花盛时择晴天采割,除去杂质,阴干。

【药材性状】本品长30~50cm,基部紫红色,上部黄绿色或淡黄色,全体密被白色茸毛。茎方柱形,基部类圆形,直径1~2mm,节明显,节间长4~7cm;质脆,易折断。叶对生,多皱缩或脱落,叶片展开后呈长卵形或披针形,长1.3~3cm,宽2~5mm,顶端渐尖或急尖,基部渐狭或楔形,边缘具疏而不明显的浅锯齿,叶面榄绿色,背面较淡;叶柄长3~5mm,被疏短柔毛。穗状花序。小坚果4粒,直径0.7~1.1mm,近圆球形,具网纹。气清香而浓,味微辛而凉。

【性味归经】味辛,性微温。归肺、胃经。

【功能主治】发汗解表,祛暑化湿,利尿消肿。治暑湿感冒,发热无汗,头痛,胀痛吐泻,水肿。

【用法用量】3~9g,水煎服。

【附方】治暑湿感冒:香薷、厚朴、白扁豆各9g,甘草6g。水煎服。

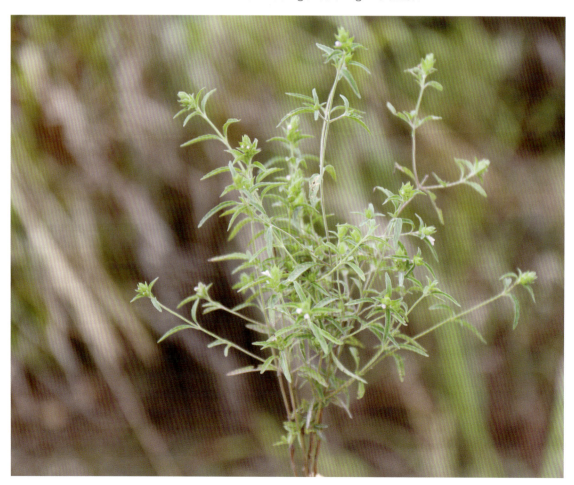

4.150.47　小鱼仙草

MOSLAE DIANTHERAE HERBA

【别名】痱子草、热痱草、假鱼香

【基原】来源于唇形科 Labiatae 石荠苎属 *Mosla* 小鱼仙草 *Mosla dianthera*（Buch.-Ham.）Maxim. 全草入药。

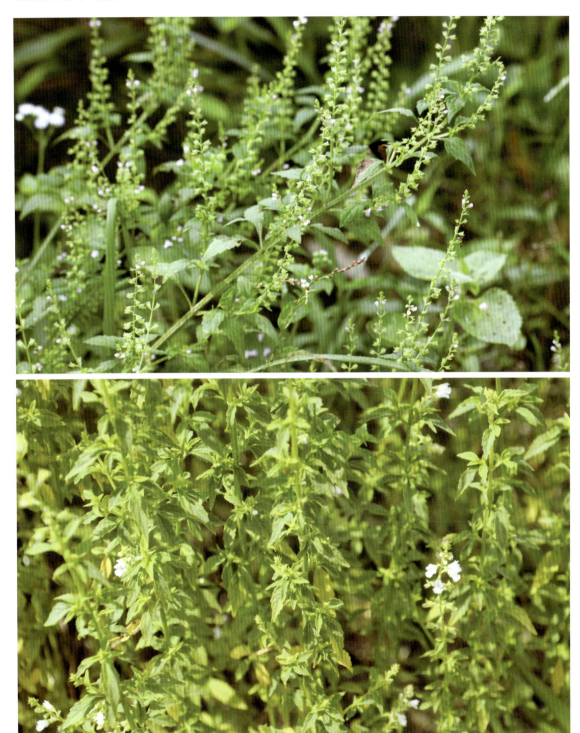

【形态特征】一年生草本，高达 1m，四棱形，具浅槽，近无毛，多分枝。叶卵状披针形或菱状披针形，有时卵形，长 1.2~3.5cm，宽 0.5~1.8cm，顶端渐尖或急尖，基部渐狭，边缘具锐尖的疏齿，近基部全缘，纸质，叶面榄绿色，无毛或近无毛，背面灰白色，无毛，散布凹陷腺点；叶柄长 3~18mm，腹凹背凸，腹面被微柔毛。总状花序生于主茎及分枝的顶部，通常多数，长 3~15cm；苞片针状或线状披针形，顶端渐尖，基部阔楔形，具肋，近无毛，与花梗等长或略长；花梗长 1mm，果时伸长至 4mm，被极细的微柔毛，序轴近无毛；花萼钟形，长约 2mm，宽 2~2.6mm，外面脉上被短硬毛，二唇形，上唇 3 齿，卵状三角形，中齿较短，下唇 2 齿，披针形，与上唇近等长，果时花萼增大，长约 3.5mm，上唇反向上，下唇直伸；花冠淡紫色，长 4~5mm，外面被微柔毛，内面具不明显的毛环或无毛环，冠檐二唇形，上唇微缺，下唇 3 裂，中裂片较大；雄蕊 4 枚，后对能育，药 2 室，叉开，前对退化，药室极不明显；花柱顶端 2 浅裂。小坚果灰褐色，近球形，直径 1~1.6mm，具疏网纹。花、果期 5~11 月。

【生境】生于丘陵山坡、村边、路旁、旷地水边湿润处。

【分布】香港、广东、台湾、福建、江西、浙江、江苏、湖南、湖北、陕西、广西、云南、贵州、四川。印度、巴基斯坦、尼泊尔、不丹、缅甸、越南、马来西亚、日本南部也有分布。

【采集加工】夏、秋采收，将全草晒干。

【性味归经】味辛，性温。

【功能主治】祛风发表，利湿止痒。治感冒头痛，扁桃体炎，中暑，溃疡病，痢疾。外用治湿疹，痱子，皮肤瘙痒，疮疖，蜈蚣咬伤。

【用法用量】9~15g，水煎服。外用适量，煎水洗患处，或用鲜品适量，捣烂敷患处。取半阴干的全草烧烟可以熏蚊。

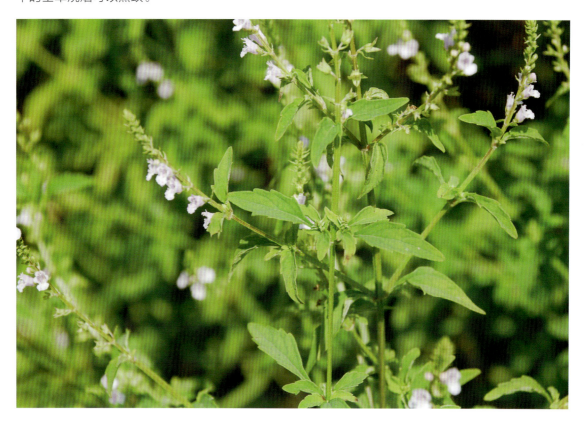

4.150.48 石荠苎

MOSLAE SCABRAE HERBA

【别名】粗糙荠苎、沙虫药

【基原】来源于唇形科 Labiatae 石荠苎属 *Mosla* 石荠苎 *Mosla scabra* (Thunb.) C. Y. Wu et H. W. Li 全草入药。

【形态特征】一年生草本，高 20~100cm，多分枝，分枝纤细，茎、枝均四棱形，具细条纹，密被短柔毛。叶卵形或卵状披针形，长 1.5~3.5cm，宽 0.9~1.7cm，顶端急尖或钝，基部圆形或宽楔形，边缘近基部全缘，自基部以上为锯齿状，纸质，叶面榄绿色，被灰色微柔毛，背面灰白，密布凹陷腺点，近无毛或被极疏短柔毛；叶柄长 3~16mm，被短柔毛。总状花序生于主茎及侧枝上，长 2.5~15cm；苞片卵形，长 2.7~3.5mm，顶端尾状渐尖；花

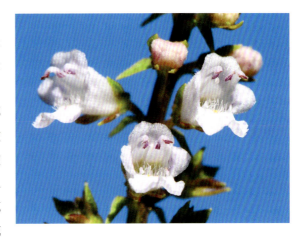

梗花时长约 1mm，果时长至 3mm，与序轴密被灰白色小疏柔毛；花萼钟形，长约 2.5mm，宽约 2mm，外面被疏柔毛，二唇形，上唇 3 齿呈卵状披针形，顶端渐尖，中齿略小，下唇 2 齿，线形，顶端锐尖，果时花萼长至 4mm，宽至 3mm，脉纹显著；花冠粉红色，长 4~5mm，外面被微柔毛，内面基部具毛环，冠筒向上渐扩大，冠檐二唇形，上唇直立，扁平，顶端微凹，下唇 3 裂，中

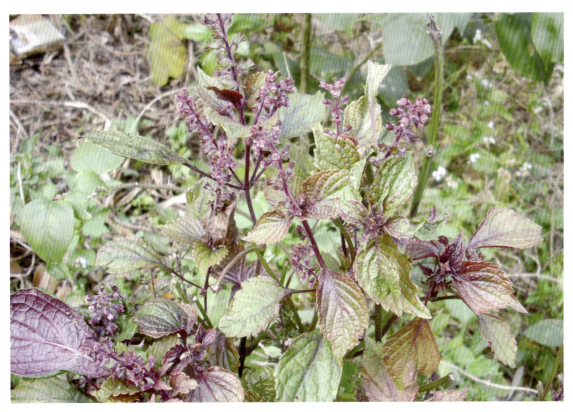

裂片较大，边缘具齿；雄蕊4枚，后对能育，药2室，叉开，前对退化，药室不明显；花柱顶端相等2浅裂；花盘前方呈指状膨大。小坚果黄褐色，球形，直径约1mm，具深雕纹。花期5~11月；果期9~11月。

【生境】生于丘陵山坡、村边、路旁或旷地上。

【分布】香港、广东、台湾、福建、江西、江苏、安徽、浙江、湖南、湖北、河南、陕西、甘肃、辽宁、广西、四川。越南和日本也有分布。

【采集加工】夏、秋采收，将全草晒干。

【性味归经】味辛，性微温。

【功能主治】疏风清暑，行气理血，利湿止痒。治感冒头痛，咽喉肿痛，中暑，急性胃肠炎，痢疾，小便不利，肾炎水肿，带下病；炒炭用治便血，子宫出血。外用治跌打损伤，外伤出血，痱子，皮炎，湿疹，脚癣，多发性疖肿，毒蛇咬伤。

【用法用量】3~9g，水煎服。外用适量鲜品捣烂敷，或煎水洗患处。

【附方】治软组织挫伤：石荠苎适量，洗净与红糖共捣烂，取汁内服，药渣敷患处。

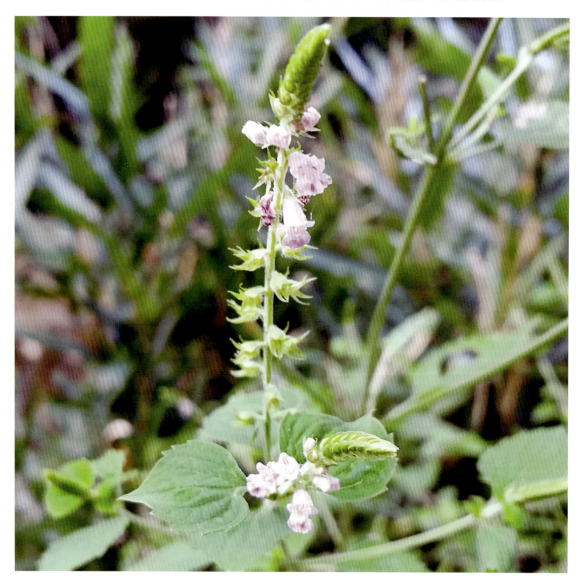

4.150.49 蓝花荆芥

HERBA NEPETAE COERULESCENTIS

【基原】来源于唇形科 Labiatae 荆芥属 Nepeta 蓝花荆芥 Nepeta coerulescens Maxim. 的干燥地上部分入药。

【形态特征】多年生草本，茎高 25~42cm，被短柔毛。叶披针状长圆形，长 2~5cm，宽 0.9~2.1cm，生于侧枝上较小，两面密被短柔毛，下面满布黄色腺点。轮伞花序生茎端 4~5 节上，密集成穗状花序；花萼长 6~7mm，外面被短硬毛及黄色腺点，上唇 3 浅裂，齿三角状宽披针形，下唇 2 深裂，齿线状披针形。花冠蓝色，长 10~12mm，外被微柔毛，冠筒长约 6mm，宽约 1.5mm，冠檐二唇形，上唇长约 3mm，2 圆裂，下唇长约 6.5mm，3 裂。小坚果卵形，长约 1.6mm，宽约 1.1mm。花期 7~8 月；果期 8~10 月。

【生境】生于海拔 3300~4400m 的山坡草地或林缘石缝中。

【分布】甘肃、青海、四川和西藏。

【采集加工】夏、秋季花开到顶、穗绿时采割，除去杂质，晒干。

【性味归经】味辛，性温。

【功能主治】散瘀消肿，止血止痛，解表散风，透疹。治感冒、头痛、麻疹、风疹、便血、崩漏、产后血晕等。

【用法用量】9~15g，水煎服。

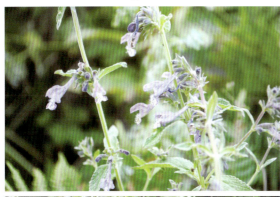
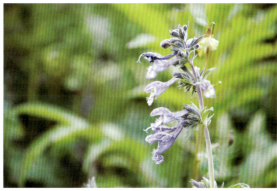
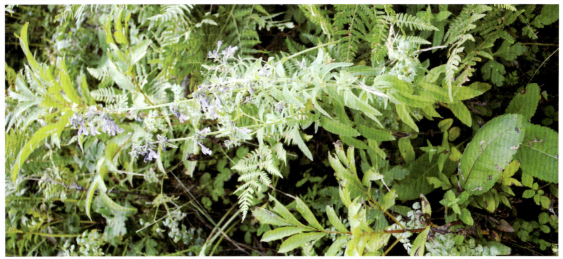

4.150.50　心叶荆芥

NEPETAE FORDII HERBA

【别名】假荆芥、山藿香、土荆芥

【基原】来源于唇形科 Labiatae 荆芥属 Nepeta 心叶荆芥 Nepeta fordii Hemsl. 的干燥地上部分入药。

【形态特征】多年生草本，茎高 30~60cm，钝四棱形，有深槽，被微短柔毛。叶三角状卵形，长 1.5~6.4cm，宽 1~5.2cm，两面被短硬毛。小聚伞花序组成复聚伞花序。花萼瓶状，被微刚毛，花时长约 4mm，直径 0.5~1mm，萼齿披针形，5 枚近相等。花冠紫色，约为萼长二倍，外被短柔毛，冠筒基部直径约 0.8mm，冠檐二唇形，上唇长约 1.2mm，2 浅裂，下唇较长。花柱伸出上唇外，花盘极小，子房无毛。小坚果卵状三棱形，长约 0.8mm，直径约 0.6mm，深紫褐色。花、果期 4~10 月。

【生境】生于山地灌丛中或阴湿山坡草地。

【分布】广东、湖南、湖北、四川和陕西等地。

【采集加工】7~9 月割取地上部分，阴干或鲜用。

【性味归经】味淡，性凉。归肺、肝、脾经。

【功能主治】发表散寒，散瘀消肿，止血止痛。治跌打损伤、吐血、衄血、外伤出血、毒蛇咬伤、疔疮疖肿等。

【用法用量】9~15g，水煎服。

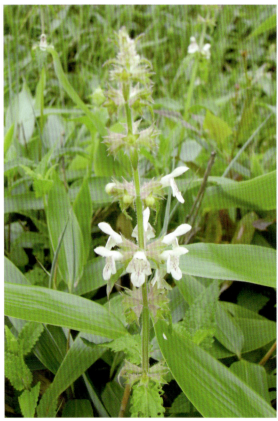
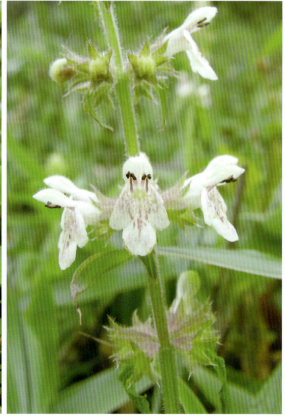

4.150.51 九层塔

OCIMI BASILICI HERBA

【别名】光明子、香草、罗勒

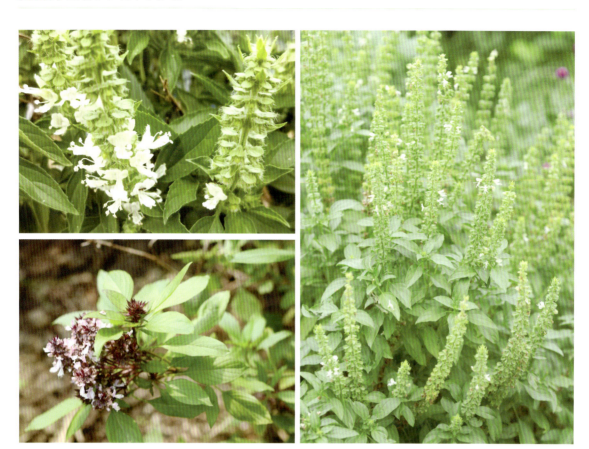

【基原】来源于唇形科 Labiatae 罗勒属 Ocimum 罗勒 Ocimum basilicum L. 的全草入药。

【形态特征】一年生草本，高 20~80cm。叶卵圆形至卵圆状长圆形，长 2.5~5cm，宽 1~2.5cm，顶端微钝或短尖，基部渐狭，边缘具不规则牙齿或近于全缘，两面近无毛，背面具腺点；侧脉 3~4 对，上面平坦；叶柄长约 1.5cm，近于扁平，上部多少具狭翅，被微柔毛。总状花序顶生，各部均被微柔毛，通常长 10~20cm，由多数具 6 花、交互对生的轮伞花序组成；花梗长约 3mm，结果时伸长至 5mm，顶端明显下弯；花萼钟形，长 4mm，宽 3.5mm，外面被短柔毛，萼檐上唇中齿近扁圆形，长 2mm，宽 3mm，内凹，具短尖头，边缘下延至萼筒，侧齿宽卵圆形，长 1.5mm，下唇 2 齿披针形，长 2mm，具刺状尖头，具缘毛，结果时花萼明显增大，长达 8mm，宽达 6mm，脉纹明显，下倾；花冠淡紫色，长约 6mm，外面在唇片上被微柔毛，冠筒长约 3mm，喉部多少扩大，冠檐上唇宽大，长达 3mm，宽达 4.5mm，4 裂，裂片近圆形，常具波状皱曲，下唇长圆形，长 3mm，下倾，近扁平；雄蕊后对花丝基部具齿状附属物，其上有微柔毛。小坚果卵球形，长 2.5mm，黑褐色，有凹陷的腺点。花期 7~9 月；果期 9~12 月。

【生境】生于村边、路旁或空旷地。

【分布】香港、台湾、广东、广西、福建、江西、安徽、江苏、浙江、湖南、湖北、河北、吉林、新疆。非洲至亚洲温带余部也有分布。

【采集加工】夏、秋季采收，全草晒干备用。

【药材性状】本品全长 40~80cm。茎方柱形，直径 0.3~0.5cm，老茎达 1cm，紫色或黄紫色，有倒生柔毛；折断面纤维状，有白色的髓。叶片多已脱落。花数朵簇生于茎枝上部节上，宿萼黄棕色，间断排列成 5~9 层（故称九层塔）。气芳香，有清凉感。以茎细、果穗长、气芳香者为佳。

【性味归经】味辛，性温。归肺、脾、胃、大肠经。

【功能主治】发汗解表，祛风利湿，散瘀止痛。治风寒感冒，头痛，胃腹胀满，消化不良，胃痛，肠炎腹泻，跌打肿痛，风湿关节痛；外用治蛇咬伤，湿疹，皮炎。

【用法用量】9~15g，水煎服。外用适量鲜品捣烂敷或煎水洗患处。

【附方】治骨折：罗勒 2 份，朱砂根、杜仲藤（夹竹桃科）各 1.5 份，小蜡树 4 份，蔓胡颓子 1 份。共研为细末。取药末适量，加酒调成糊状，放入锅内蒸 10~15min 后，取药置于纱布上，骨折复位后敷患处，然后用小夹板固定，每日或隔日换药 1 次，直至有少量骨痂出现为止，一般换药 5~7 次即可。换药前先洗净患处，以免发生皮炎。

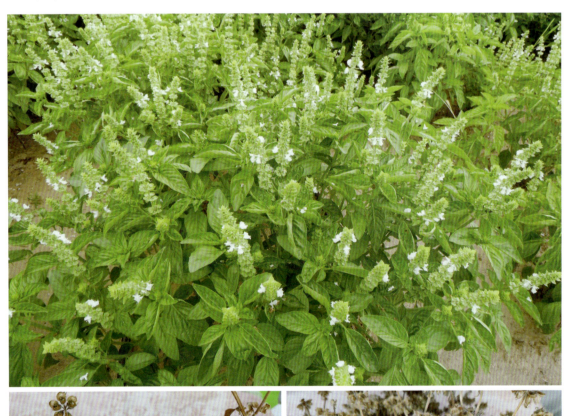

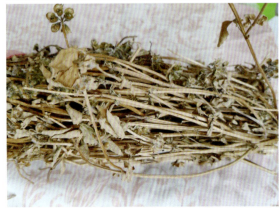

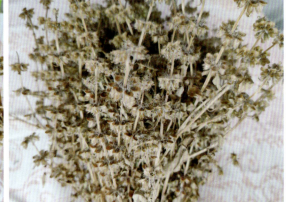

4.150.52　丁香罗勒

OCIMI GRATISSIMI HERBA

【别名】臭草

【基原】来源于唇形科 Labiatae 罗勒属 Ocimum 丁香罗勒 Ocimum gratissimum L. var. suave（Willd.）Hook. f. 的全草入药。

【形态特征】亚灌木，极芳香，高达 1.5m，枝均四棱形，被长柔毛。叶卵圆状长圆形或长圆形，长 5~12cm，宽 1.5~6cm，向上渐变小，顶端长渐尖，基部楔形至长渐狭，边缘疏生圆齿，两面密被柔毛状茸毛及金黄色腺点，脉上毛茸密集，侧脉 5~7 对；叶柄长 1~3.5cm，密被柔毛状茸毛。总状花序长 10~15cm，顶生及腋生，直伸，具长 1.5~2.5cm 的总梗，在茎、枝顶端常呈三叉状，中央者最长，两侧较短，均由具 6 花的轮伞花序所组成，花序各部被柔毛；花梗明显，长约 1.5cm，被柔毛；花萼钟形，多少下倾，花时最长达 4mm，外面被柔毛及腺点，内面在喉部被柔毛，萼筒长约 2mm，萼齿 5，呈二唇形，上唇 3 齿，中齿卵圆形，长约 2mm，宽 1.5mm，顶端锐尖，边缘下延，多少反卷，侧齿微小，稍宽于下唇 2 齿，具刺尖，下唇 2 齿；花冠白黄至白色，长约 4.5mm，稍超出花萼，外面在唇片上被微柔毛及腺点，内面无毛，冠筒向上渐宽大，冠檐二唇形，上唇宽大，4 裂，裂片近相等，下唇稍长于上唇，长圆形，长约 1.5mm，全缘，扁平；雄蕊 4，分离；花柱超出雄蕊。小坚果近球状，直径约 1mm，褐色。花期 10 月；果期 11 月。

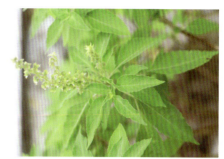

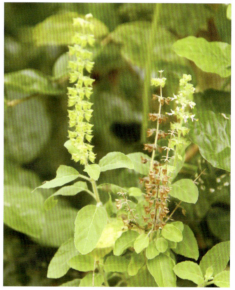

【生境】逸生或栽培，生于村边、路旁或空旷地上。

【分布】台湾、福建、江苏、浙江、广东、海南、广西、云南均有栽培。热带非洲和西印度群岛热带地区有栽培。

【采集加工】夏、秋采收，将全草晒干。

【性味归经】味辛，性温。

【功能主治】发汗解表，祛风利湿。治风寒感冒，头痛，胃腹胀满，消化不良，胃痛，肠炎腹泻，跌打肿痛，风湿关节痛。外用治湿疹、皮炎等。

【用法用量】9~15g，水煎服。外用适量鲜品捣烂敷或煎水洗患处。

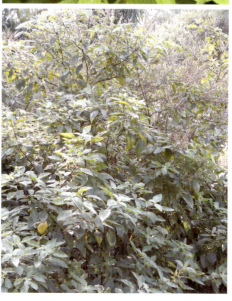

4.150.53 土茵陈

ORIGANI VULGARIS HERBA

【别名】白花茵陈、五香草

【基原】来源于唇形科 Labiatae 牛至属 *Origanum* 牛至 *Origanum vulgare* L. 的地上部分入药。

【形态特征】多年生草本或亚灌木,高 25~70cm。茎多条,自根状茎发出,直立或基部卧地,方柱状,多少带紫色,被弯曲短柔毛,各节均有一对分枝。叶对生,近纸质,卵圆形或长圆状卵形,长 1~4cm,宽 0.4~1.5cm,顶端钝,基部宽楔形至近圆形或微心形,全缘或有疏离小锯齿,上面常染紫晕,两面均被毛和腺点;叶脉上面不明显,侧脉每边 3~4 条,背面凸起。花紫红色、淡红色或白色,杂性,排成顶生、稠密多花的伞房状圆锥花序;苞片长圆状倒卵形至倒披针形,长约 5mm,具平行脉,常染紫色;花萼钟状,长约 3mm,里面喉部有一环白色柔毛,有纵脉 13 条,裂片三角形;两性花的花冠较大,长约 7mm,雌性花较小,长约 5mm,冠檐明显二唇

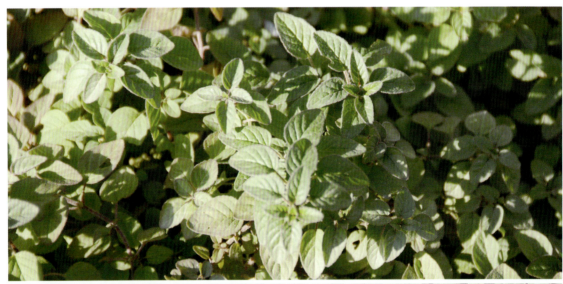

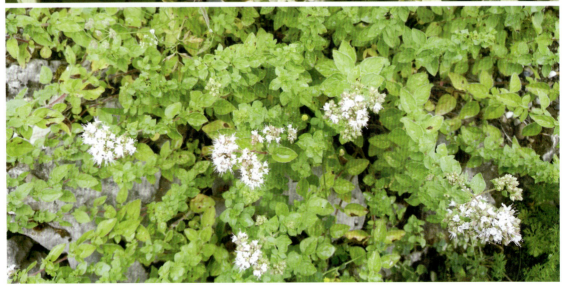

形；发育雄蕊 4，二强，花药 2 室，药室叉开。小坚果卵形，长约 0.6mm，微具棱，褐色。花期 7~9 月；果期 10~12 月。

【生境】生于较干旱的山坡、草地或山谷、路旁。

【分布】台湾、广东、福建、江西、江苏、浙江、安徽、湖南、湖北、河南、甘肃、陕西、贵州、云南、四川、西藏、新疆。欧洲、亚洲余部和非洲北部也有分布。

【采集加工】夏、秋开花时采收，割取地上部分，晒干。

【药材性状】本品全长 20~70cm。茎下部近圆柱形，上部方柱形，稍有分枝，下部紫棕色或黄棕色，上部灰绿色，密被贴伏的柔毛；质脆，易折断，断面黄绿色，中空。叶对生，稍皱缩，展平后卵形至卵圆形，长 1~4cm，黄绿色或灰绿色，两面被棕黑色腺点。花序顶生，花萼钟状；5 裂；花冠多已脱落。小坚果扁卵形，红棕色。气微香，味微苦。以叶多、香气浓者为佳。

【性味归经】味辛，性温。归肺、脾经。

【功能主治】发汗解表，消暑化湿。治中暑，感冒，急性胃肠炎，腹痛吐泻，水肿。

【用法用量】3~9g，水煎服。

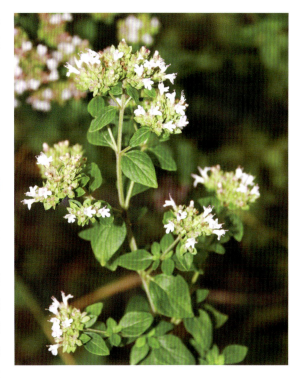

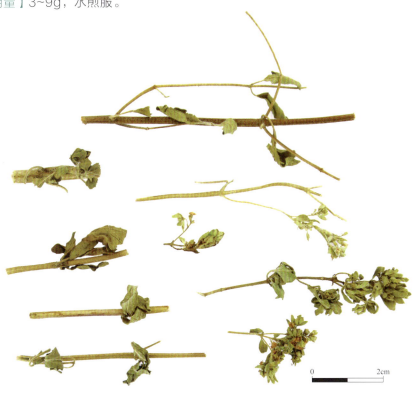

4.150.54 脓疮草

PANZERIAE ALASCHANICAE HERBA

【别名】白龙穿彩、白花益母草、白龙苍

【基原】来源于唇形科 Labiatae 脓疮草属 *Panzeria* 脓疮草 *Panzeria alaschanica* Kupr. 的地上全草入药。

【形态特征】多年生草本，高 20~40cm。茎四棱形，从基部多分枝，密被白色短茸毛。单叶，对生，叶片轮廓近圆形或宽卵形，茎生叶掌状 3~5 深裂，裂片狭楔形，宽 2~4mm，小裂片卵形至披针形，叶面密被短毛，背面密被紧密的白色毡毛。轮伞花序，具多花，组成密集的长穗状花序；花萼管状钟形，长 12~15cm，外面密被白色毡毛，萼齿 5 枚，稍不相等，前 2 齿稍长，宽三角形，顶端具短刺尖；花冠淡黄色或白色，外密被丝状长柔毛，唇形，上唇盔状，长圆形，下唇 3 裂有红条纹。中裂片较大，倒心形，侧裂片卵形；雄蕊 4 枚，二强，前对稍长，花药黄色，花丝被微柔毛；子房 4 深裂，花柱略短于雄蕊，顶端相等 2 浅裂。小坚果卵状三棱形，具疣点。花期 5~7 月；果期 7~8 月。

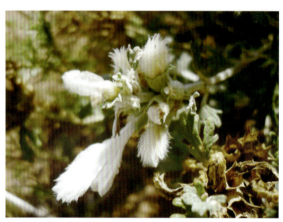

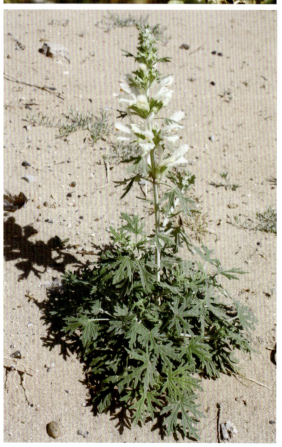

【生境】生于荒漠草原的沙地、沙砾质平原、丘陵坡地。

【分布】陕西、内蒙古、宁夏、甘肃等地。

【采集加工】夏季花未开或初开时割取全草，晒干或鲜用。

【性味归经】味辛、微苦，性平。

【功能主治】调经活血，清热解毒，利水。治产后瘀血腹痛，月经不调，崩漏，水肿，跌打损伤，痈肿疮毒，乳痈，丹毒，疖肿。

【用法用量】9~15g，水煎服，或水煎浓缩成膏服用。

【附方】① 治乳痈：鲜脓疮草适量，捣烂外敷，或煎汤洗患处。

② 治痈肿疮疖、跌打损伤：鲜草捣如泥状，外敷患处。

③ 治月经过多：白龙苍 15g，刺藜（或用鸡冠草）10g，水煎，红糖冲服。

④ 治产后虚弱：白龙苍 15g，鸡蛋 2 个，水煎冲鸡蛋服，1 日 2 剂。

4.150.55 假糙苏

PARAPHLOMIS JAVANICAE HERBA

【基原】来源于唇形科 Labiatae 假糙苏属 *Paraphlomis* 假糙苏 *Paraphlomis javanica* (Blume) Prain 的全草入药。

【形态特征】草本，从纤细须根上升。茎单生，高达 50cm，钝四棱形，具槽，被倒向平伏毛。叶椭圆形或长圆状卵形，长 7~15cm，宽 3~8.5cm，顶端锐尖或渐尖，基部圆形或近楔形，边缘有具小突尖的圆齿状锯齿，上面绿色，下面淡绿色，沿脉上密生平伏毛。轮伞花序多花，圆球形，连花冠直径约 3cm；小苞片钻形，长约 6mm。花萼管状，果时变红色；萼齿 5，钻形或三角状钻形，长 3~4mm。花冠黄色或淡黄色，长 1.2~1.7cm，冠檐二唇形，上唇长圆形，下唇 3 裂，中裂片较大。雄蕊 4，前对较长，花丝丝状，微被柔毛，花药椭圆形。子房紫黑色，顶端截平，中央稍凹陷。小坚果倒卵珠状三棱形，黑色，无毛。花期 6~8 月；果期 8~12 月。

【生境】生于海拔 300~1500m 的山地林下或林缘。

【分布】重庆、云南、广西、广东、海南、台湾。印度、巴基斯坦、缅甸、泰国、老挝、越南、马来西亚、印度尼西亚及菲律宾等也有分布。

【采集加工】夏季采集全草，切段晒干。

【性味归经】味微苦，性凉。

【功能主治】清肝，发表，滋阴润燥，补血调经。治感冒发热，劳伤，月经不调，水肿，骨鲠喉。

【用法用量】10~15g，水煎服。

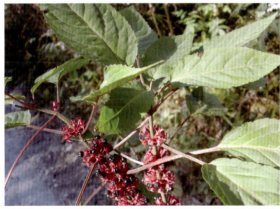
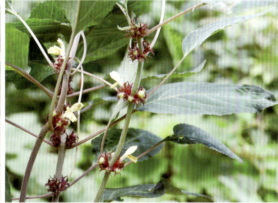
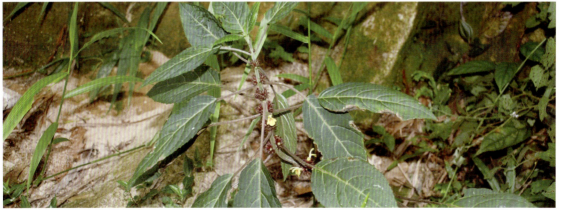

4.150.56　紫苏叶

PERILLAE FOLIUM

【别名】回回苏、红苏

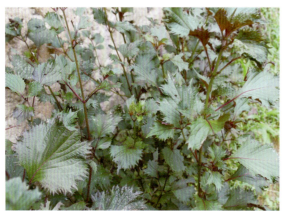
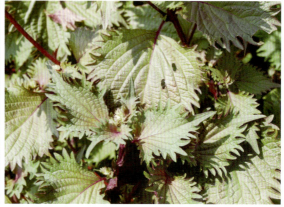

【基原】来源于唇形科 Labiatae 紫苏属 *Perilla* 紫苏 *Perilla frutescens*（L.）Britt. 的叶入药。

【形态特征】一年生直立草本。高常 1m。茎绿色或紫色，方柱形，有 4 钝棱，被长柔毛。叶对生，草质，阔卵形或近圆形，长 7~13cm，宽 4.5~10cm，顶端渐尖或骤尖，基部阔楔形至圆形，边缘有撕裂状粗锯齿，两面紫色，或仅下面紫色，上面紫绿色。花排成腋生、密花，偏侧的总状花序；苞片阔卵形或近圆形，长约 4mm，生有红褐色腺点，无毛；花萼钟形，直伸，长约 3mm，10 脉，被长柔毛和腺点，萼檐二唇形，上唇 3 裂，中裂较小，下唇 2 裂，长于上唇；花冠长 3~4mm，冠管短，喉部近钟状，冠檐近二唇形，上唇微缺，下唇 3 裂，中裂特大；雄蕊 4。小坚果球形，直径 1.5mm，灰褐色，有网纹。花期 8~11 月；果期 8~12 月。

【生境】多为栽培，也有逸为野生；生于村边、路旁和荒地上。

【分布】全国各地均有栽培。亚洲东南部均有分布。

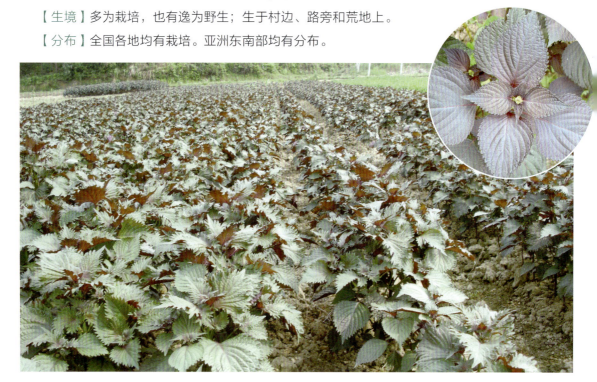

【采集加工】夏、秋季枝叶茂盛时采摘，除去杂质，晒干。

【药材性状】叶片多皱缩卷曲，常破碎，完整的叶子展平后呈卵圆形，长 4~11cm，宽 2.5~9cm。顶端长尖或急尖，基部圆形或宽楔形，边缘有撕裂状锯齿，叶柄长 2~7cm，两面紫色或上表面绿色，下表面紫色，疏被灰白色毛，下表面可见多数凹陷的腺鳞。质脆，易碎。气微香，味微辛。以叶片大、色紫、不带枝梗、香气浓郁者为佳。

【性味归经】味辛，性温。归脾、肺经。

【功能主治】解表散寒，行气和胃。治风寒感冒，咳嗽呕恶，妊娠呕吐，鼻塞头痛，鱼蟹中毒。

【用法用量】5~10g，水煎服。

【附方】① 治风寒感冒：紫苏叶、荆芥、防风、陈皮各 500g，干姜、香葱各 250g，共研细粉，以红糖 1500g，水适量，和匀，压成块状，每小块 9g，焙干。每日 2 次，每用 1 小块，开水冲服。

② 治感冒：紫苏叶、薄荷、甘草各 6g，麻黄 4.5g，葛根 9g，生姜 2 片，水煎服。

③ 治食蟹中毒：紫苏叶 60g，生姜 3 大片，煎汤频饮。

【附注】除紫苏叶外，紫苏的茎、成熟果实均入药。

A. 紫苏梗（PERILLAE CAULIS）：为紫苏的干燥茎。商品呈方柱形，四棱钝圆，长短不一，直径 5~15mm。表面紫棕色或暗紫色，四面均有纵沟和细纵纹，节部稍膨大，有对生的枝痕和叶痕，体轻，质硬。以茎粗壮、紫棕色者为佳。

紫苏梗的性味：味辛，性温。归肺、脾经。具理气宽中，止痛，安胎之功。治胸膈痞闷，胃脘疼痛，嗳气呕吐，胎动不安。用量：5~10g。

胸腹胀闷、恶心呕吐：紫苏梗、陈皮、香附、莱菔子、半夏各 9g，生姜 6g。水煎服。

B. 紫苏子（PERILLAE FRUCTUS）：为紫苏的干燥成熟果实。商品为小球形或卵形颗粒，直径 1~3mm，表面灰棕色或灰褐色，有微隆起的暗紫色网纹和圆形小凸点。果皮薄，硬而脆，易压碎。种子黄白色，种皮膜质，子叶 2，油性，用手搓之有紫苏香气。以粒大饱满，色黑者为佳。

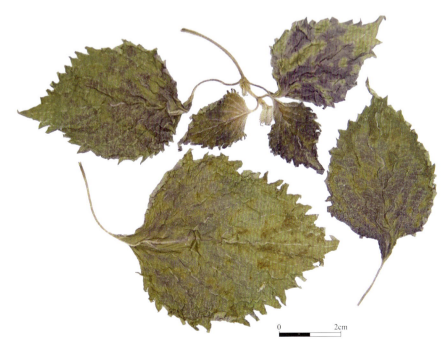

紫苏子的性味：味辛，性温。归肺经。具降气化痰，止咳平喘，润肠通便之功。治痰壅气逆，咳嗽气喘，肠燥便秘。用量：5~15g。

治咳嗽痰喘：紫苏子、芥子、莱菔子各 9g，水煎服。

4.150.57 白苏

PERILLAE FRUTESCENTIS HERBA

【别名】野生紫苏

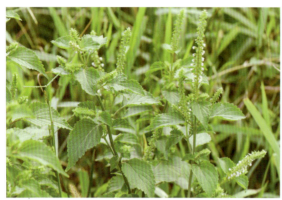
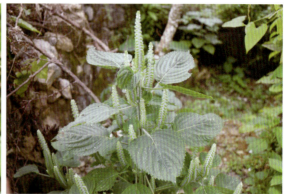

【基原】来源于唇形科 Labiatae 紫苏属 Perilla 白苏 Perilla frutescens (L.) Britt. var. purpurascens (Hayata) H. W. Li 的全草入药。

【形态特征】一年生草本,高 0.3~2m,绿色或紫色,钝四棱形,被短疏柔毛。叶阔卵形或圆形,长 4.5~7.5cm,宽 2.8~5cm,顶端短尖或突尖,基部阔楔形,边缘在基部以上有狭而深的锯齿,两面被疏柔毛,绿色或浅紫色,侧脉 7~8 对;叶柄长 3~5cm。轮伞花序 2 花,组成长 1.5~15cm、密被长柔毛、偏向一侧的顶生及腋生总状花序;苞片宽卵圆形或近圆形,长宽约 4mm,顶端具短尖,外被红褐色腺点,无毛,边缘膜质;花梗长 1.5mm,密被柔毛;花萼钟形,长 4~5.5mm,10 脉,长约 3mm,直伸,下部被长柔毛,夹有黄色腺点,内面喉部有疏柔毛环,平伸或下垂,基部一边肿胀,萼檐二唇形,上唇宽大,3 齿,中齿较小,下唇比上唇稍长,2 齿,齿披针形;花冠白色至紫红色,长 3~4mm,外面略被微柔毛,内面在下唇片基部略被微柔毛,冠筒短,长 2~2.5mm,喉部斜钟形,冠檐近二唇形,上唇微缺,下唇 3 裂,中裂片较大,侧裂片与上唇相近似;雄蕊 4 枚,几不伸出,前对稍长,离生,插生喉部,花丝扁平,花药 2 室,室平行,其后略叉开或极叉开;花柱顶端相等 2 浅裂。小坚果较小,土黄色,直径 1~1.5mm。花期 8~11 月;果期 8~12 月。

【生境】生于溪边湿润处及村边荒地上。

【分布】香港、广东、台湾、福建、江西、江苏、浙江、湖北、河北、山西、广西、贵州、云南、四川。日本也有分布。

【采集加工】夏、秋采收,将全草晒干。

【性味归经】味辛,性温。归脾、肺经。

【功能主治】清湿热,散风邪,消痈肿,理气化痰。治风寒感冒,咳嗽,头痛,胸闷腹胀,皮肤瘙痒,创伤出血。

【用法用量】10~15g,水煎服。

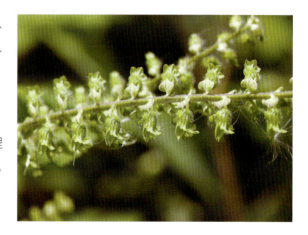

4.150.58　串铃草

PHLOMIS MONGOLICAE HERBA

【别名】毛尖茶

【基原】来源于唇形科 Labiatae 糙苏属 *Phlomis* 串铃草 *Phlomis mongolica* Turcz. 的全草及块根入药。

【形态特征】多年生草本；根木质，粗厚，须根常作圆形、长圆形或纺锤的块根状增粗。茎高 40~70cm，不分枝或具少数分枝。基生叶卵状三角形至三角状披针形，长 4~13.5cm，宽 2.7~7cm，顶端钝，基部心形，边缘为圆齿状，茎生叶同形，通常较小，苞叶三角形或卵状披针形，下部的远超出花序，向上渐变小而较花序为短。轮伞花序多花密集，多数，彼此分离；苞片线状钻形，长约 12mm，与萼等长，坚硬，上弯，顶端刺状。花萼管状，长约 1.4cm，宽 6mm，齿圆形，长约 1.2mm，顶端微凹，顶端具长 2.5~3mm 的刺尖，齿间具 2 小齿。花冠紫色，长约 2.2cm，冠檐二唇形，上唇长约 1cm，下唇长约 1cm，宽约 1cm，3 圆裂，中裂片圆倒卵形，顶端微凹，长约 6mm，宽约 7mm，侧裂片卵形，较小，边缘均为不整齐的细齿状。雄蕊内藏。花柱顶端不等的 2 裂。小坚果顶端被毛。花期 7~8 月；果期 8~9 月。

【生境】生于山坡草地上。

【分布】内蒙古、河北、山西、陕西、甘肃。

【采集加工】夏、秋季在花未开或刚开时采收全草，除去杂质，切段，洗净，晒干。

【性味归经】味甘、苦，性温。

【功能主治】祛风除湿，活血止痛。治感冒，跌打损伤，体虚发热，无名肿毒，烫伤。外用捣烂敷患处。

【用法用量】3~10g，水煎服。

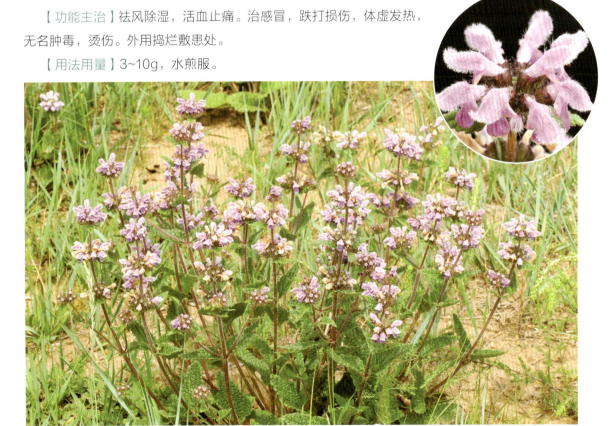

4.150.59　糙苏

PHLOMIS UMBROSAE HERBA
【别名】续断、常山、白苕、山芝麻

【基原】来源于唇形科 Labiatae 糙苏属 *Phlomis* 糙苏 *Phlomis umbrosa* Turcz. 的全草入药。

【形态特征】多年生草本；高 50~150cm，多分枝，四棱形，常带紫红色。叶近圆形、圆卵形至卵状长圆形，长 5.2~12cm，宽 2.5~12cm，顶端急尖，稀渐尖，基部浅心形或圆形，边缘锯齿状牙齿，上面橄榄绿色，被疏柔毛及星状疏柔毛，下面较淡，但毛被有时较密，叶柄长 1~12cm，腹凹背凸，密被短硬毛；苞叶通常为卵形，长 1~3.5cm，宽 0.6~2cm，边缘为粗锯齿状牙齿，毛被，叶柄长 2~3mm。轮伞花序通常 4~8 花，多数，生于主茎及分枝上；花萼管状，长约 10mm，宽约 3.5mm，外面被星状微柔毛，有时脉上疏被具节刚毛，齿顶端具长约 1.5mm 的小刺尖，齿间形成两个不十分明显的小齿，边缘被丛毛；花冠通常粉红色，下唇较深色，常具红色斑点，长约 1.7cm，冠筒长约 1cm，外面除背部上方被短柔毛外余部无毛，内面近基部 1/3 具斜向间断的小疏柔毛毛环，冠檐二唇形，上唇长约 7mm，外面被绢状柔毛，边缘具不整齐的小齿，自内面被髯毛，下唇长约 5mm，宽约 6mm，外面除边缘无毛外密被绢状柔毛，内面无毛，3 圆裂，裂片卵形或近圆形，中裂片较大；雄蕊内藏。小坚果无毛。花期 6~9 月；果期 9 月。

【生境】生于疏林中或林区草地上。

【分布】广东、湖南、贵州、四川、湖北、河北、山西、山东、甘肃、陕西、内蒙古、辽宁。

【采集加工】夏、秋采收，将全草晒干。

【性味归经】味涩，性平。

【功能主治】祛痰止咳，清热解毒。治咳嗽痰多，疮痈肿毒。

【用法用量】3~10g，水煎服。外用鲜品捣烂敷患处。

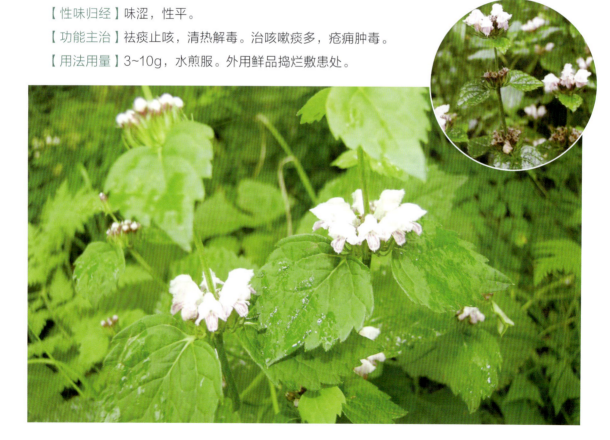

4.150.60 水珍珠菜

POGOSTEMI HERBA

【别名】毛射草、蛇尾草

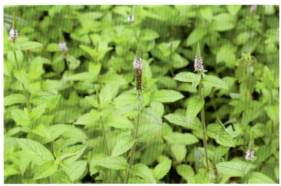
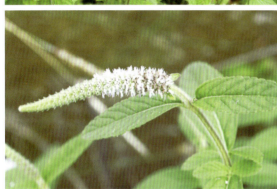
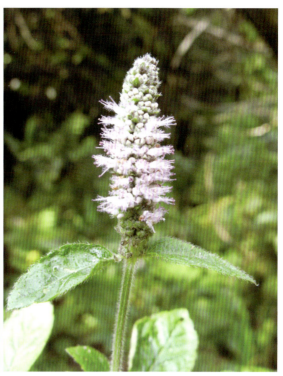

【基原】来源于唇形科 Labiatae 刺蕊草属 Pogostemon 水珍珠菜 Pogostemon auricularius (L.) Hassk. 的全草入药。

【形态特征】一年生草本。茎高 0.4~2m，基部平卧，节上生根，上部上升，多分枝，具槽，密被黄色平展长硬毛。叶长圆形或卵状长圆形，长 2.5~7cm，宽 1.5~2.5cm，顶端钝或急尖，基部圆形或浅心形，稀楔形，边缘具整齐的锯齿，草质，上面榄绿色，下面较淡，两面被黄色糙硬毛，下面满布凹陷腺点，侧脉 5~6 对，与中脉在上面平坦下面明显；叶柄短，稀长至 1.2cm，密被黄色糙硬毛，上部叶近无柄。穗状花序长 6~18cm，花期顶端尾状渐尖，直径约 1cm，连续，有时基部间断；苞片卵状披针形，常与花冠等长，边缘具糙硬毛；花萼钟形，小，长宽约 1mm，仅萼齿边缘具疏柔毛，其余部分无毛，但具黄色小腺点，萼齿 5 枚，短三角形，长约为萼筒 1/4；花冠淡紫至白色，长约为花萼长之 2.5 倍，无毛；雄蕊 4 枚，长长地伸出，伸出部分具髯毛。花柱不超出雄蕊，顶端相等 2 浅裂；花盘环状。小坚果近球形，直径约 0.5mm，褐色，无毛。花、果期 4~11 月。

【生境】生于溪旁、沟边潮湿地上。

【分布】台湾、福建、江西、广西、广东、云南等地。

【采集加工】夏、秋采收，将全草晒干。

【性味归经】味淡，性平。

【功能主治】祛风清热，化湿。治老人及小儿盗汗，感冒发热，烂皮疮，湿疹。

【用法用量】15~20g，水煎服。

4.150.61 广藿香

POGOSTEMONIS HERBA

【别名】石牌藿香

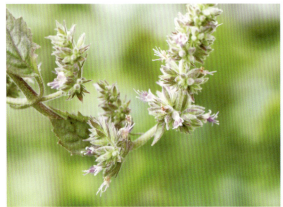
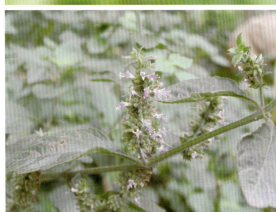
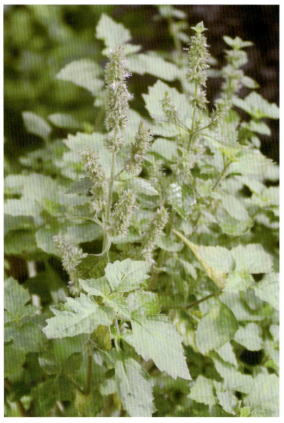

【基原】来源于唇形科 Labiatae 刺蕊草属 *Pogostemon* 广藿香 *Pogostemon cablin* (Blanco) Benth. 的地上部分入药。

【形态特征】多年生芳香草本或亚灌木，直立，高 0.3~1m；茎四棱形，多分枝，被茸毛。叶草质，圆形或阔卵圆形，长 2~10.5cm，宽 1~8.5cm，顶端钝或短尖，基部楔状渐狭，边缘有不规则的齿缺。上面被茸毛，老时毛渐稀疏，下面被茸毛；侧脉约 5 对，与中脉均上面稍凹陷或近平坦，下面凸起；叶柄长 1~6cm，被茸毛。轮伞花序有花 10 至更多朵，排成长 4~6.5cm 的穗状花序，穗状花序顶生或在枝顶成对腋生。总梗长 0.5~2cm，密被茸毛；苞片及小苞片线状披针形，比花萼稍短或近等长，密被茸毛；花萼筒状，长 7~9mm，外面被长茸毛，里面被短茸毛，萼齿钻状披针形，长约为萼筒 1/3，花冠紫红色，长约 1cm，裂片外面被长毛；雄蕊伸出；花柱顶端近相等 2 浅裂；花盘环状。花期 4 月。

【生境】栽培于水田、坡地上。

【分布】我国南方各地广泛栽培。原产菲律宾。

【采集加工】枝叶茂盛时采割，日晒夜闷，反复至干。

【药材性状】茎略呈方柱形，多分枝，枝条稍曲折，长 30~60cm，直径 0.2~0.7cm；表面被柔毛；质脆，易折断，断面中部有髓；老茎类圆柱形，直径 1~1.2cm，被灰褐色栓皮。叶对生，皱缩成团，展平后叶片呈卵形或椭圆形，长 4~9cm，宽 3~7cm；两面均被灰白色茸毛；先端短尖或钝圆，基部楔形或钝圆，边缘具大小不规则的钝齿；叶柄细，长 2~5cm，被柔毛。气香特异，味微苦。

【性味归经】味辛，性微温。归脾、胃、肺经。

【功能主治】发表解暑，芳香化浊，和中止呕。治中暑发热，头痛胸闷，食欲不振，恶心，呕吐，泄泻；外用治手、足癣。

【用法用量】6~12g，水煎服。外用适量煎洗患处。

【附方】① 治头痛发热、胸腹胀痛、呕吐泄泻：（藿香正气丸）藿香、白术、茯苓、大腹皮各 9g，陈皮、桔梗、紫苏、甘草、半夏、厚朴、白芷各 6g。水煎服。或用成药藿香正气丸，每次服 1~2 丸。

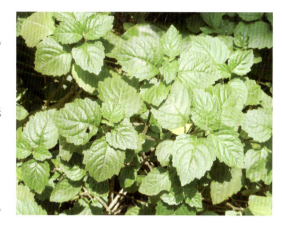

② 治单纯性胃炎：藿香、佩兰、半夏、黄芩各 9g，陈皮 6g，制川厚朴 4.5g，水煎服。食积加麦芽 15g；呕吐剧烈加姜竹茹 9g、黄连 3g；胀痛加木香 6g。

③ 治无黄疸性肝炎（湿困型）：藿香、苍术、制香附、郁金各 9g，板蓝根、蒲公英各 15g，厚朴、陈皮各 6g，水煎服。

④ 治手、足癣：藿香 30g，黄精、大黄、皂矾各 12g。上药浸于 1kg 米醋内 7~8 天，去渣备用。用时将患部放入药水中浸泡，以全部浸入为度。每次 30min，每日 3 次。浸后忌用肥皂水及碱水洗涤。

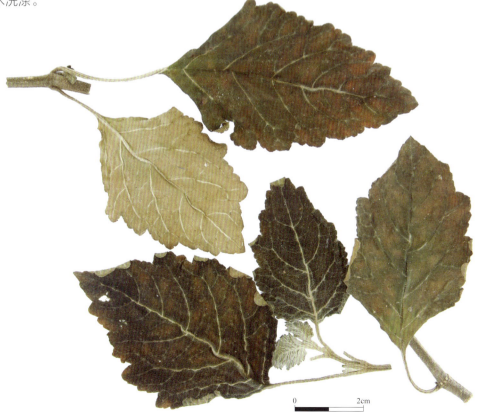

4.150.62　夏枯草

PRUNELLAE SPICA

【别名】棒槌草、麦穗夏枯草、铁线夏枯草、麦夏枯、铁线夏枯

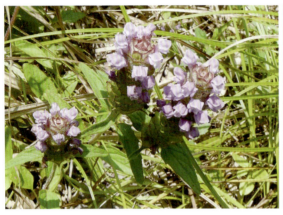
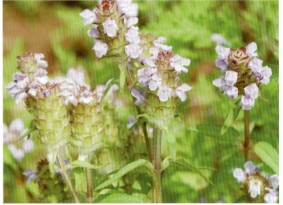

【基原】来源于唇形科 Labiatae 夏枯草属 *Prunella* 夏枯草 *Prunella vulgaris* L. [*Brunella vulgaris* L.] 的果穗入药。

【形态特征】多年生草本。高 20~30cm。根状茎匍匐，节上生根；茎上升，方柱状，具浅沟，紫红色，无毛或疏被糙毛，自基部多分枝。茎叶对生，草质，卵状长圆形至卵圆形，长 1.5~6cm，宽 0.6~2.5cm，顶端钝，基部圆、阔楔尖至楔尖，常下延至叶柄成狭翅状，边近全缘或有波状齿缺，两面无毛或叶面散生短硬毛；叶柄长 0.7~2.5cm。花蓝紫色或红紫色，排成顶生、密花、长 2~4m 的穗状花序；苞片显著，淡紫色，膜质，宽心形，长约 7mm，宽达 11mm，顶端具骤尖头，有缘毛，脉纹放射状；萼钟状，长约 10mm，疏生刚毛，檐部二唇形，上唇阔大，扁圆形，浅 3 裂，下唇有 2 个渐尖的裂片；花冠长约 13mm，外面无毛，冠檐二唇形，上唇近圆形，直径约 5.5mm，多少呈盔状，下唇短，3 裂，中裂

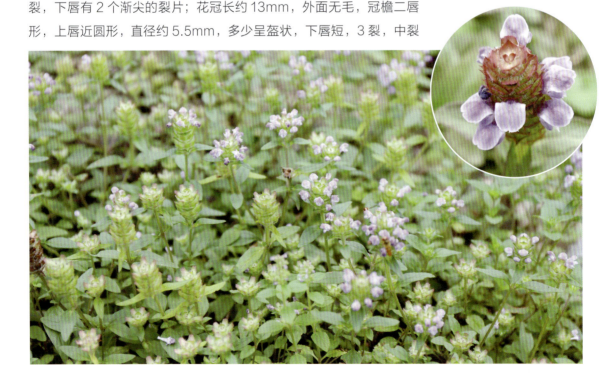

倒心形，边缘流苏状；雄蕊4，伸至上唇之下，前雄蕊花丝顶端2裂，一裂具能育药室，另一裂钻形。小坚果卵球形，长1.8mm，褐色。花期4~6月；果期7~10月。

【生境】生于山坡、路旁、荒地或田埂上。

【分布】台湾、广东、福建、江西、浙江、湖南、湖北、河南、甘肃、陕西、广西、贵州、云南、四川、新疆。欧洲、北非、印度、巴基斯坦、澳大利亚和北美洲也有分布。

【采集加工】夏季果穗呈棕红色时采收，除去杂质，晒干。

【药材性状】本品呈圆柱形，略扁，长1.5~8cm，直径0.8~1.5cm；淡棕色至棕红色。全穗由数轮至10数轮宿萼与苞片组成，每轮有对生苞片2片，呈扇形，先端尖尾状，脉纹明显，外表面有白毛。每一苞片内有花3朵，花冠多已脱落，宿萼二唇形，内有小坚果4枚，卵圆形，棕色，尖端有白色突起。体轻。气微，味淡。

【性味归经】味苦、辛，性寒。归肝、胆经。

【功能主治】清肝明目，清热散结。治淋巴结结核，甲状腺肿，高血压病，头痛，耳鸣，目赤肿痛，肺结核，急性乳腺炎，腮腺炎，痈疖肿毒。

【用法用量】9~15g，水煎服。

【附方】① 治甲状腺肿：夏枯草、海藻各15g，昆布50g，共研细粉，炼蜜为丸，每服9g，每日2次。

② 治高血压病：夏枯草、草决明、生石膏各30g，槐角、钩藤、桑叶、茺蔚子、黄芩各15g。水煎3次，过滤，取滤液加蜂蜜30g，浓缩成膏120g，分3次服，每日1剂。10天为一个疗程。

③ 治肺结核：夏枯草30g，煎液浓缩成膏，晒干，再加青蒿粉3g、鳖甲粉1.5g，拌匀为1日量（亦可制成丸剂服用），分3次服。

④ 治创伤出血：夏枯草90g，酢浆草60g，雪见草30g，研细粉。以药粉撒伤口，用消毒敷料加压（1~2min），包扎。

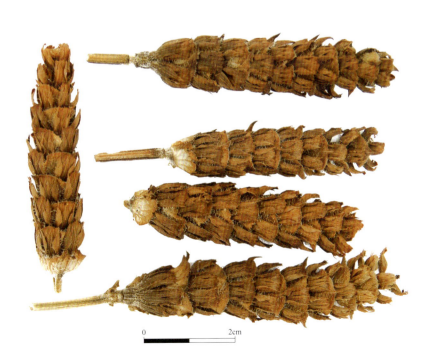

4.150.63　南丹参

SALVIAE BOWLEYANAE RADIX

【别名】丹参、七里蕉

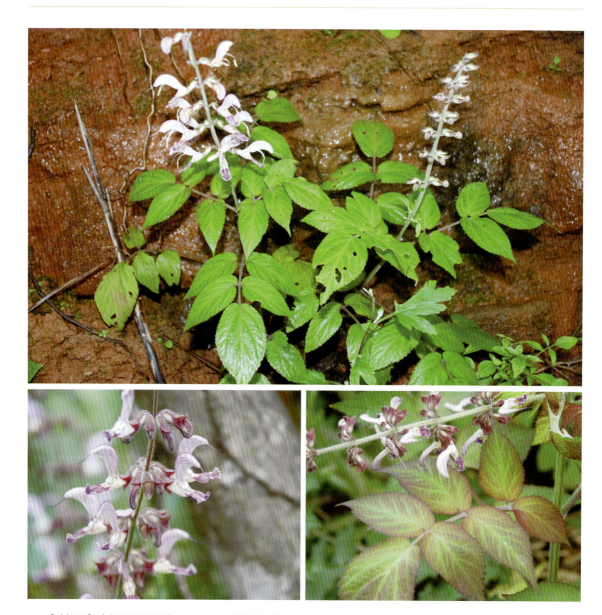

【基原】来源于唇形科 Labiatae 鼠尾草属 *Salvia* 南丹参 *Salvia bowleyana* Dunn 的根入药。

【形态特征】多年生草本。高 40~100cm。根朱红色或紫红色，稍肉质。茎被长柔毛。叶为奇数羽状复叶，对生；小叶 5 或 7 片，顶生小叶卵形或卵状披针形，长 3~7.5cm，顶端渐尖，基部圆形至微心形，边缘有圆齿，背面被柔毛，侧生小叶较小；叶柄长 4~6cm，被长柔毛。花紫而杂有黄色斑纹，被腺毛，组成顶生总状花序或圆锥花序；萼筒状，长 7~8mm，檐部二唇形；花冠长约 2cm，花冠筒内具毛环，冠檐上唇大，盔状，下唇中裂片倒心形；雄蕊呈线形，有长达 19mm 的药隔，药隔上臂较长，有 1 药室，下臂较短，无药室。小坚果顶端有毛。花期 3~7 月。

【生境】生于山地、石缝、林下或水边。

【分布】广东、福建、江西、浙江、湖南和广西。

【采集加工】秋、冬季采挖,除去地上部分和须根,洗净,晒干。为使产品柔软,常在晒至六、七成干时堆闷,然后晒干。又本品质脆,挖时防止折断。

【药材性状】根头部粗短,顶端常有残存茎基,下部分出数条长短不一、近圆柱状的枝根,长8~25cm,直径0.5~1.4cm。外面紫红色至棕红色,常有残存须根,有纵皱纹,略粗糙,老根外皮常片状剥落。质硬而脆,易折断,断面疏松,有时有裂隙,皮部棕红色,木部灰黄色或有时紫褐色,散布许多白色小点。气微,味微苦涩,嚼时唾液呈紫红色。以粗壮、质重、纤维少者为佳。

【性味归经】味甘,性微寒。归心、肝经。

【功能主治】活血通经,排脓生肌,疏肝止痛。治月经不调,闭经痛经,骨节疼痛,胸肋胀痛,心烦失眠,痈肿丹毒,神经衰弱,风湿痹痛,慢性肝炎,胃及十二指肠溃疡。

【用法用量】9~15g,水煎服。

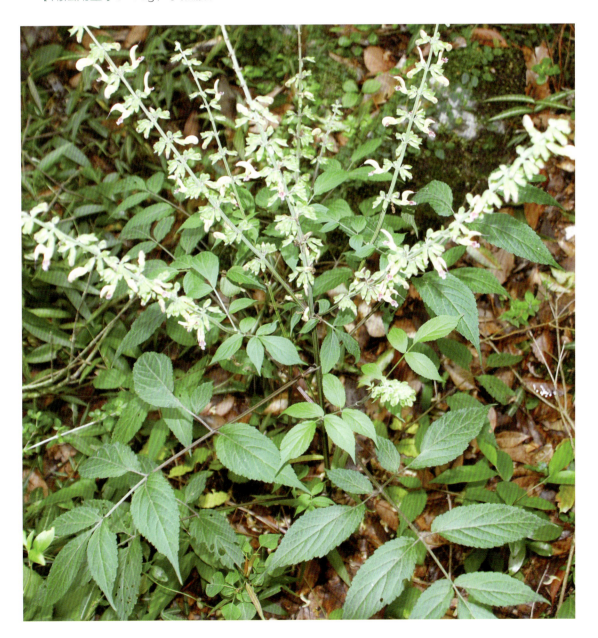

4.150.64　贵州鼠尾草

SALVIAE CAVALERIEI HERBA

【别名】血盆草、反背红、叶下红

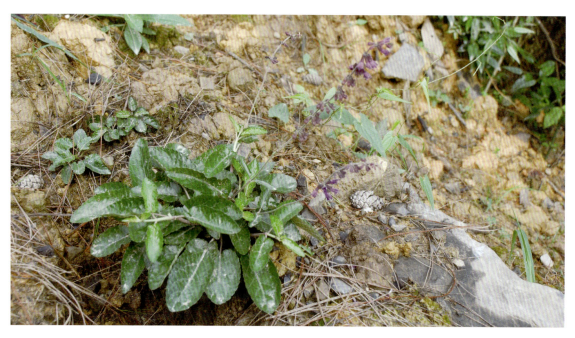

【基原】来源于唇形科 Labiatae 鼠尾草属 *Salvia* 贵州鼠尾草 *Salvia cavaleriei* Lévl. 的全株入药。

【形态特征】一年生草本。茎单一或基部多分枝，高 12~32cm，细瘦，四棱形，青紫色，下部无毛，上部略被微柔毛。叶形状不一，下部的叶为羽状复叶，较大，顶生小叶长卵圆形或披针形，长 2.5~7.5cm，宽 1~3.2cm，顶端钝或钝圆，基部楔形或圆形而偏斜，边缘有稀疏的钝锯齿，草质，叶面绿色，被微柔毛或无毛，背面紫红色，无毛，侧生小叶 1~3 对，常较小，全缘或有钝锯齿，上部的叶为单叶，或裂为 3 裂片，或于叶的基部裂出 1 对小的裂片；叶柄长 1~7cm，无毛。轮伞花序 2~6 花，疏离，组成顶生总状花序，或总状花序基部分枝而成总状圆锥花序；苞片披针形，长约 2mm，顶端锐尖，基部楔形，无柄，全缘，带紫色，近无毛；花梗长约 2mm，与花序轴略被微柔毛；花萼筒状，长 4.5mm，外面无毛，内面上部被微硬伏毛；二唇形，唇裂至花萼长

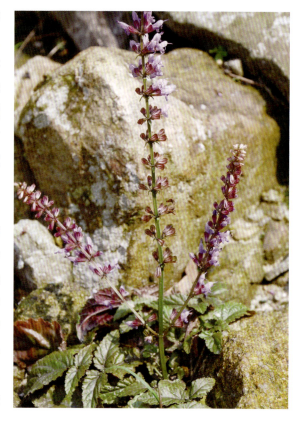

1/4，上唇半圆状三角形，全缘，顶端锐尖，下唇比上唇长，半裂成 2 齿，齿三角形，锐尖；花冠蓝紫或紫色，长约 8mm，外被微柔毛，内面在冠筒中部有疏柔毛毛环，冠筒长 5.5mm，略伸出，自基部向上渐宽大，基部宽 1mm，至喉部宽约 2mm，冠檐二唇形，上唇长圆形，长约 3.5mm，宽约 2mm，顶端微缺，下唇与上唇近等长，宽达 4mm，3 裂，中裂片倒心形，顶端微缺，侧裂片卵圆状三角形；能育雄蕊 2 枚，伸出花冠上唇之外，花丝长 2mm。小坚果长椭圆形，长 0.8mm，黑色，无毛。花期 7~9 月。

【生境】生于多石山坡、林下或水沟边。

【分布】广东、广西、四川和贵州。

【采集加工】夏、秋采收，将全草晒干。

【性味归经】味微苦，性凉。归肺、肝经。

【功能主治】凉血解毒，散瘀止血。治肺结核咯血，痢疾。外用治跌打损伤，疖肿。

【用法用量】15~30g，水煎服。外用适量，捣烂敷患处。

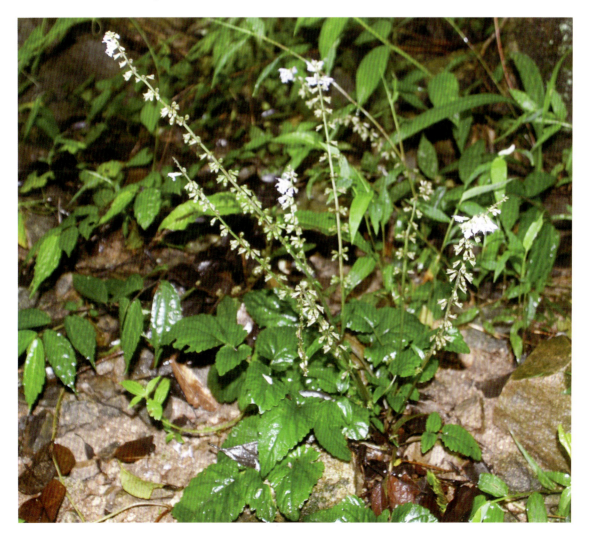

4.150.65 石见穿

SALVIAE CHINENSIS HERBA

【别名】石打穿、月下红、紫参

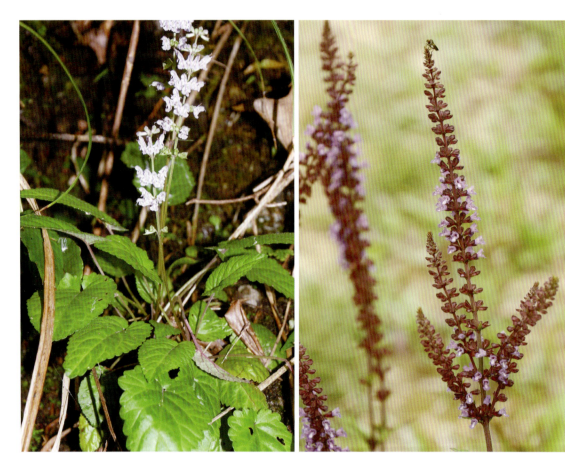

【基原】来源于唇形科 Labiatae 鼠尾草属 Salvia 华鼠尾草 Salvia chinensis Benth. 的干燥地上部分入药。

【形态特征】一年生直立或基部外倾草本。高 20~65cm。根略肥厚，紫褐色；茎方柱状，分枝或不分枝，被柔毛。叶对生，单叶或下部叶为三出复叶，叶柄长达 7cm，单叶叶片和复叶的小叶片均卵圆形或卵圆状椭圆形，顶端钝或短尖，基部心形或圆，边缘有钝齿，单叶长 1.3~7cm，复叶顶生小叶长 2.5~7.5cm，侧生小叶较小，两面脉上被短柔毛。花蓝紫色，组成顶生、长 5~24cm 的总状花序或复总状花序，花序轴被柔毛，通常每节有花 6 朵；萼钟状，长 4.5~6mm，紫色，喉部有一环硬毛，檐部二唇形，上唇近半圆形，3 脉，两侧的脉上有狭翅，下唇有 2 个渐尖的齿；花冠长约 1cm，被短柔毛；发育雄蕊 2 枚，伸出，药隔长 4.5mm，上臂较长，弧状，有 1 药室，下臂短，无药室。小坚果近卵圆形，长约 1.5mm，褐色。花期 8~10 月。

【生境】生于山谷、疏林下、林缘或草丛中。

【分布】广东、香港、台湾、福建、江西、浙江、江苏、安徽、湖南、湖北、山东、广西、四川。

【采集加工】夏、秋季采收，割取地上部分，除去杂质，晒干。

【药材性状】本品全长 20~60cm。茎呈方柱形，多少有分枝，直径 1~4mm，灰绿色至暗紫色，被白色柔毛；质脆，易折断，断面黄白色。叶对生，有柄，为单叶或基生叶为三出复叶，叶片多皱缩或破碎，完整者展平后卵形至披针形，长1.5~7cm，边缘有钝圆齿，两面被白色柔毛。花冠二唇形，蓝紫色。气微，味微苦、涩。以叶多、色绿、带花者为佳。

【性味归经】味辛、苦，性微寒。归肝、脾经。

【功能主治】活血化瘀，清热利湿，散结消肿。治月经不调，痛经，经闭，崩漏，便血，湿热黄疸，热毒血痢，淋痛，带下，风湿骨痛，瘰疬，疮肿，乳痈，带状疱疹，跌打损伤。

【用法用量】9~15g，水煎服。外用鲜品捣烂敷患处。

【附方】① 治菌痢：石见穿、陈皮各15g，甘草3~6g，水煎服。

② 治带状疱疹：石见穿鲜叶捣烂取汁，加烧酒外搽。

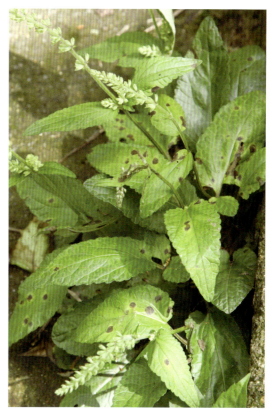

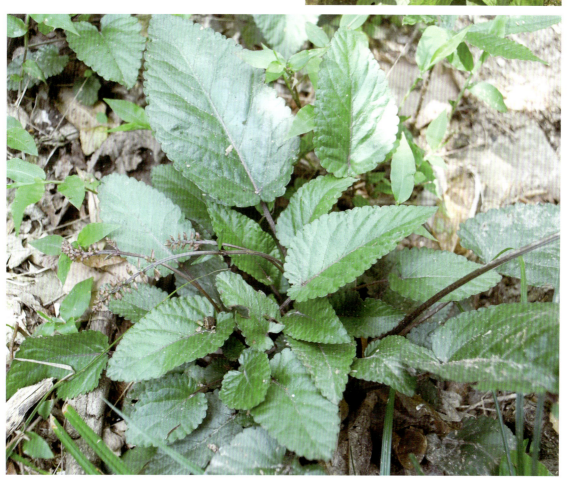

4.150.66 丹参

SALVIAE MILTIORRHIZAE RADIX

【别名】赤参、奔马草、血参根

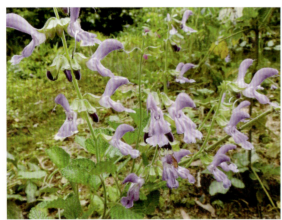
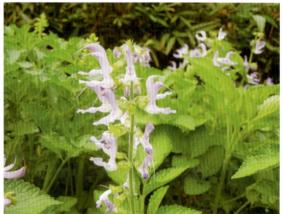

【基原】来源于唇形科 Labiatae 鼠尾草属 Salvia 丹参 Salvia miltiorrhiza Bunge 的根和根状茎入药。

【形态特征】多年生直立草本；根肥厚，肉质，外面朱红色，内面白色，长 5~15cm，直径 4~14mm，疏生支根。叶常为奇数羽状复叶，叶柄长 1.3~7.5cm，密被向下长柔毛，小叶 3~5（7），长 1.5~8cm，宽 1~4cm，卵圆形、椭圆状卵圆形或宽披针形，顶端锐尖或渐尖，基部圆形或偏斜，边缘具圆齿，草质，两面被疏柔毛，下面较密，小叶柄长 2~14mm。轮伞花序 6 花或多花，下部者密集，组成长 4.5~17cm 具长梗的顶生或腋生总状花序；苞片披针形；花梗长

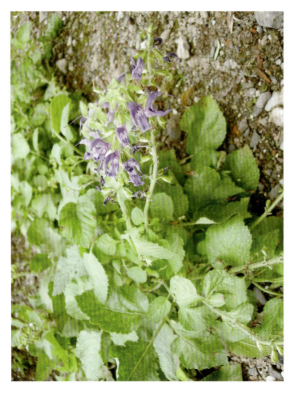

3~4mm，花序轴密被长柔毛或具腺长柔毛；花萼钟形，带紫色，长约 1.1cm，花后稍增大，外面被疏长柔毛及具腺长柔毛，具缘毛，具 11 脉，二唇形；花冠紫蓝色，长 2~2.7cm，外被具腺短柔毛，尤以上唇为密，内面离冠筒基部 2~3mm 有斜生不完全小疏柔毛毛环，冠筒外伸，比冠檐短，基部宽 2mm，向上渐宽，至喉部宽达 8mm，冠檐二唇形，上唇长 12~15mm，镰刀状，向上竖立，顶端微缺，下唇短于上唇，3 裂；能育雄蕊 2；花柱远外伸，长达 40mm，顶端不相等 2 裂，后裂片极短，前裂片线形。花盘前方稍膨大。小坚果黑色，椭圆形，长约 3.2cm，直径 1.5mm。花期 4~8 月，花后见果。

【生境】生于山坡、林下草丛或溪谷旁，海拔 120~1300m。

【分布】河北、山西、陕西、山东、河南、江苏、浙江、安徽、江西、湖南、贵州、四川。其他地区也有栽培。

【采集加工】春、秋季采挖，除去泥沙，晒干备用。

【药材性状】本品根茎短粗，顶端有时残留茎基。根数条，长圆柱形，略弯曲，有的分枝并具须状细根，长10~20cm，直径3~10mm。表面棕红色或暗棕红色，粗糙，具纵皱纹。老根外皮疏松，多显紫棕色，常呈鳞片状剥落。质硬而脆，断面疏松，有裂隙或略平整而致密，皮部棕红色，木部灰黄色或紫褐色，导管束黄白色，呈放射状排列。气微，味微苦涩。

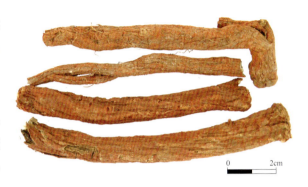

【性味归经】味苦，性微寒。归心、肝经。

【功能主治】祛瘀生新，活血调经，清心除烦。治月经不调，经闭腹痛，腹部肿块，癥瘕积聚，产后瘀血腹痛，神经衰弱失眠，心烦，心悸，心绞痛，肝脾肿大，关节疼痛。

【用法用量】9~15g，单用汤剂可用至50g，水煎服。不宜与藜芦同用。

【附方】① 治月经不调：丹参15g，当归9g，水煎服。

② 治痛经：丹参15g，郁金6g，水煎，每日1剂，分2次服。

③ 治冠状动脉粥样硬化性心脏病、心绞痛：丹参18g，赤芍、川芎、红花各9g，降香6g，水煎，分2次服。阴虚阳亢者可加玄参12g，苦丁茶9g。气阴两虚者加党参9g，玉竹15g。

④ 治早期肝硬化：丹参12g，桃仁、生地黄、制大黄各9g，土鳖虫6~9g，党参、黄芪各9g，鳖甲12~24g，水煎服。妇女月经期暂停用药。

⑤ 治神经衰弱失眠：丹参800g，五味子600g，用白酒适量浸泡2周，每日服3次，每次5ml。

⑥ 治宫外孕（包块型）：丹参9~15g，赤芍、乳香、没药、桃仁各6~9g，三棱、莪术各3~6g，水煎服。

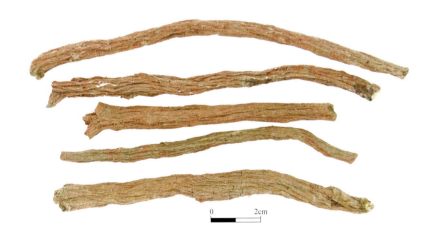

4.150.67 荔枝草

SALVIAE PLEBEIAE HERBA

【别名】雪见草、雪里青、癞子草

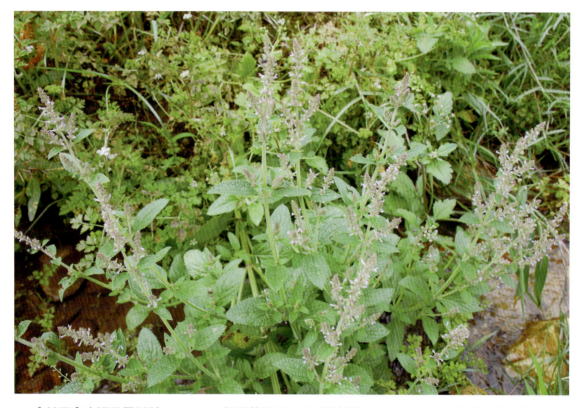

【基原】来源于唇形科 Labiatae 鼠尾草属 Salvia 荔枝草 Salvia plebeia R. Br. 的全株入药。

【形态特征】一年生或二年生草本。茎直立，高 15~90cm，粗壮，多分枝，被向下的灰白色疏柔毛。叶椭圆状卵圆形或椭圆状披针形，长 2~6cm，宽 0.8~2.5cm，顶端钝或急尖，基部圆形或楔形，边缘具圆齿、牙齿或尖锯齿，草质，叶面被稀疏的微硬毛，背面被短疏柔毛，余部散布黄褐色腺点；叶柄长 4~15mm，腹凹背凸，密被疏柔毛。轮伞花序 6 花，多数，在茎、枝顶端密集组成总状或总状圆锥花序，花序长 10~25cm，结果时延长；顶端渐尖，基部渐狭，全缘，两面被疏柔毛，下面较密，边缘具缘毛；花梗长约 1mm，与花序轴密被疏柔毛；花萼钟形，长约 2.7mm，外面被疏柔毛，散布黄褐色腺点，内面喉部有微柔毛，二唇形，唇裂约至花萼长 1/3，上唇全缘，顶端具 3 个小尖头，下唇深裂成 2 齿，齿三角形，锐尖；花冠淡红、淡紫、紫、蓝紫至蓝色，稀白色，长 4.5mm，冠筒外面无毛，内面中部有毛

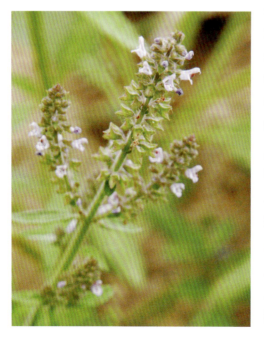

环，冠檐二唇形，上唇长圆形，长约1.8mm，宽1mm，顶端微凹；下唇长约1.7mm，宽3mm，外面被微柔毛，3裂，中裂片最大；能育雄蕊2枚。小坚果倒卵圆形，直径0.4mm，成熟时干燥，光滑。花期4~5月；果期6~7月。

【生境】生于海拔400~750m的山坡、路旁、沟边、田野潮湿的土壤上。

【分布】我国除新疆、青海、甘肃和西藏外，各省区均有分布。亚洲东部余部和东南亚、澳大利亚也有分布。

【采集加工】夏、秋采收，将全草晒干。

【性味归经】味苦、辛，性凉。归肺、胃经。

【功能主治】清热解毒，利尿消肿，凉血止血。治扁桃体炎，肺结核咯血，支气管炎，腹水肿胀，肾炎水肿，崩漏，便血，血小板减少性紫癜。外用治痈肿，痔疮，乳腺炎，阴道炎。

【用法用量】15~30g，水煎服。外用适量鲜品捣烂外敷，或煎水洗。

【附方】① 治肺结核咯血：荔枝草30g，猪瘦肉60g，水炖半小时，吃肉喝汤。

② 治血小板减少性紫癜：荔枝草15~30g，水煎服。

③ 治急性乳腺炎：鲜荔枝草适量，洗净捣烂，塞入患侧鼻孔，每次20~30min，每天2次。

④ 治慢性气管炎：a. 荔枝草、映山红、射干、车前草、小蓟各9g。水煎分3次服，每日1剂。10天为一个疗程。b. 荔枝草（鲜）600g，加水0.75kg，煎成0.5kg，沉淀后取其液，加糖适量，每服50ml，每日2次。10天为一个疗程。

⑤ 治阴道炎、宫颈糜烂：荔枝草500g，洗净切碎，加水3500g，煮沸10min，过滤，冲洗阴道；或将药液浓缩至500ml，冲洗阴道，然后用干棉球浸吸浓缩液纳入阴道内宫颈处（棉球须系1线，以便牵出）。每日冲洗和换棉球1次。7天为一个疗程。间隔2~3天再进行下一个疗程。

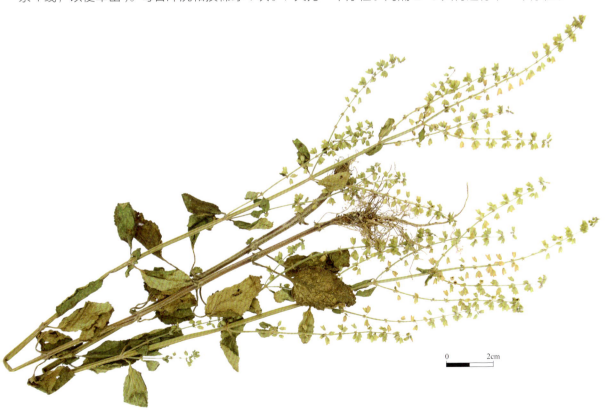

4.150.68　荆芥

SCHIZONEPETAE HERBA

【别名】小茴香、假苏、四棱杆蒿

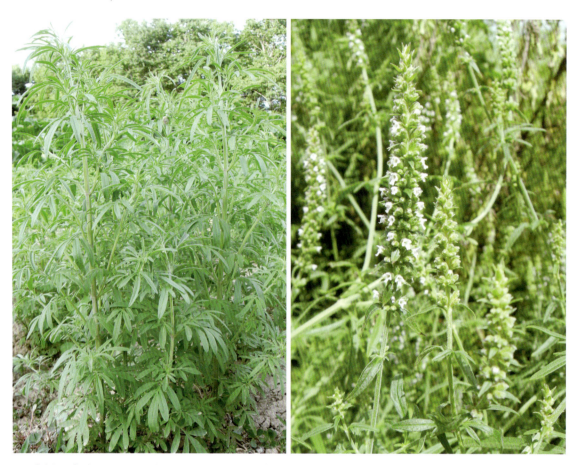

【基原】来源于唇形科 Labiatae 裂叶荆芥属 *Schizonepeta* 裂叶荆芥 *Schizonepeta tenuifolia* (Benth.) Briq. 的地上部分入药。

【形态特征】一年生草本。茎高 0.3~1m，四棱形，多分枝，茎下部的节及小枝基部通常微红色。叶通常为指状三裂，大小不等，长 1~3.5cm，宽 1.5~2.5cm，顶端锐尖，基部楔状渐狭并下延至叶柄，裂片披针形，宽 1.5~4mm，中间的较大，两侧的较小，全缘，草质；叶柄长 2~10mm。花序为多数轮伞花序组成的顶生穗状花序，长 2~13cm，通常生于主茎上的较长大而多花，生于侧枝上的较小而疏花，但均为间断的；苞片叶状，下部的较大，与叶同形，上部的渐变小，乃至与花等长，小苞片线形，极小。花萼管状钟形，长约 3mm，径 1.2mm，具 15 脉，齿 5，三角状披针形或披针形，顶端渐尖，长约 0.7mm。花冠青紫色，长约 4.5mm，冠筒向上扩展，冠檐二唇形，上唇顶端 2 浅裂，下唇 3 裂，中裂片最大。雄蕊 4，花药蓝色。花柱顶端近相等 2 裂。小坚果长圆状三棱形，长约 1.5mm。花期 7~8 月；果期 8~9 月。

【生境】生于山坡、路边、山谷、林缘及草甸等处。

【分布】黑龙江、吉林、辽宁、内蒙古、河北、河南、山西、陕西、甘肃、青海、四川。朝鲜也有分布。

【采集加工】夏、秋季花开到顶、穗绿时采收，除去杂质，晒干。

【药材性状】本品茎呈方柱形，上部有分枝，长50~80cm，直径2~4mm，表面淡黄绿色或淡紫红色，被短柔毛，体轻，质脆，断面类白色。叶对生，多已脱落，叶片3~5羽状分裂，裂片细长。穗状轮伞花序顶生，长2~9cm，直径约7mm。花冠多脱落，宿萼钟状，顶端5齿裂，淡棕色或黄绿色，被短柔毛。小坚果棕黑色。气芳香，味微涩而辛凉。

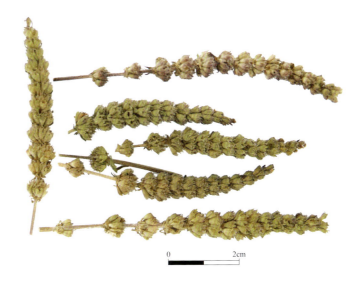

【性味归经】味辛，性微温。归肺、肝经。

【功能主治】疏风解表，透疹，止痉，止血。治感冒、头痛、咽痛、风火牙痛、小儿发热抽搐、麻疹不透、荨麻疹、皮肤瘙痒、破伤风、痈疮初起、吐血、衄血、便血、崩漏、产后出血过多、疥癣、淋巴结结核等。

【用法用量】5~15g，水煎服，或入丸、散服。外用适量煎水熏洗患处。

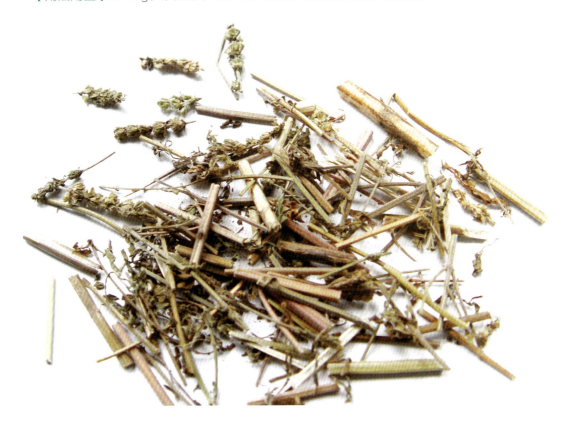

4.150.69　四棱筋骨草

SCHNABELIAE OLIGOPHYLLAE HERBA

【别名】箭羽草、箭羽舒筋草

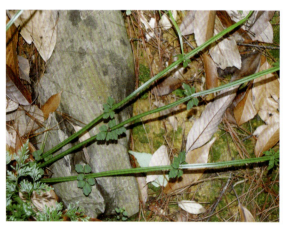
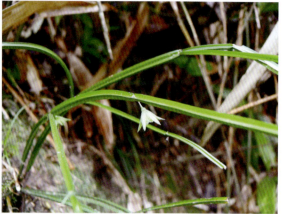

【基原】来源于唇形科 Labiatae 四棱草属 Schnabelia 四棱筋骨草 *Schnabelia oligophylla* Hand.-Mazz. 全草入药。

【形态特征】草本，高60~100cm。叶对生，纸质，卵形或三角状卵形，稀掌状三裂，长1~3cm，宽8~17mm，顶端锐尖或短渐尖，基部近圆形或楔形，有时呈浅心形，边缘具锯齿，叶面绿色，背面较浅，两面被疏糙伏毛，上部的变小而狭；叶柄长3~9mm，纤细，被糙伏毛。总梗着生于茎上部叶腋，仅1花，连同花梗长7~18mm，被疏短柔毛，花梗长5~7mm；开花授粉的花：花萼钟状，长6~9mm，外面被微柔毛，内面无毛，具10脉，网脉明显，萼筒极短，萼齿5枚，线状披针形；花冠大，长14~18mm，淡紫蓝色或紫红色，外面被短柔毛，花冠筒细长，长约12mm，直径约2mm，直立，内面被短柔毛，冠檐二唇形，内面无毛，上唇直立，2裂，裂片宽椭圆形，长约4mm，宽约3mm，下唇前伸，3裂，裂片倒三角形或倒卵状三角形，顶端多少平截，中裂片长约8mm，宽约5.5mm，侧裂片长约5mm，宽约3mm；雄蕊4枚，插生于花冠筒中部稍上处，前对较长，着生略高，花丝纤细，无毛，花药肾形，成熟时为淡紫蓝色；子房被短柔毛。花期4~5月；果期5~6月。

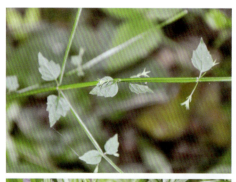

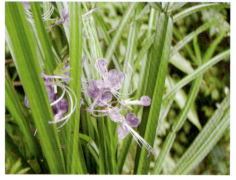

【生境】生于中海拔地区的疏林、溪边和草丛中。

【分布】广东、江西、福建、湖南、广西和四川等地。

【采集加工】夏、秋采收，将全草晒干。

【性味归经】味苦、酸，性温。

【功能主治】祛风除湿，舒筋活络。治风湿筋骨痛，腰痛，四肢麻木，跌打肿痛。

【用法用量】15~30g，水煎服。

4.150.70 黄芩

SCUTELLARIAE RADIX

【别名】黄金茶、山茶根、烂心草

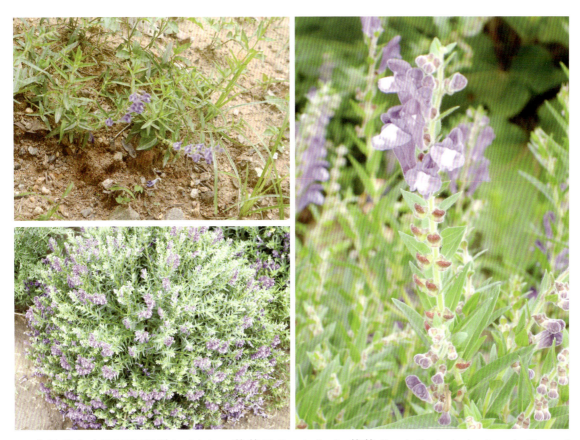

【基原】来源于唇形科 Labiatae 黄芩属 Scutellaria 黄芩 Scutellaria baicalensis Georgi 的根入药。

【形态特征】多年生草本；根茎肥厚，肉质，径达 2cm，伸长而分枝。茎基部伏地，上升，高（15）30~120cm，基部径 2.5~3mm，钝四棱形，具细条纹，近无毛或被上曲至开展的微柔毛，绿色或带紫色，自基部多分枝。叶坚纸质，披针形至线状披针形，长 1.5~4.5cm，宽（0.3）0.5~1.2cm，顶端钝，基部圆形，全缘，叶面暗绿色，无毛或疏被贴生至开展的微柔毛，背面色较淡，无毛或沿中脉疏被微柔毛，密被下陷的腺点，侧脉 4 对，中脉上面凹陷，下面凸出；叶柄短，长 2mm，腹凹背凸，被微柔毛。花序在茎及枝上顶生，总状，长 7~15cm，常再于茎顶聚成圆锥花序；花梗长 3mm，与序轴均被微柔毛；苞片下部者似叶，上部者远较小，卵圆状披针形至披针形，长 4~11mm，近于无毛。花萼开花时长 4mm，盾片高 1.5mm，外面密被微柔毛，萼缘被疏柔毛，内面无毛，果时花萼长 5mm，有高 4mm 的盾片；花冠紫色、紫红色至蓝紫色，花冠筒近基部明显膝曲；雄蕊 4 枚，二强。小坚果卵球形，黑褐色，具瘤。花期 7~8 月；果期 8~9 月。

【生境】栽培。

【分布】黑龙江、辽宁、内蒙古、河北、河南、甘肃、陕西、山西、山东、四川等地。俄罗斯、蒙古、朝鲜、日本也有分布。

【采集加工】春、秋二季采挖根部，除去须根及泥沙，晒后撞去粗皮，晒干。

【药材性状】本品呈圆锥形，根头部粗大，向下渐细，扭曲不直，长 8~25cm，直径 1~3cm。表面棕黄色或深黄色，散生疣状细根痕，上部较粗糙，有扭曲的纵皱纹或不规则的网纹，下部有顺纹和细皱纹。质硬而脆，易折断，断面黄色，中心红棕色；老根中间枯朽呈暗棕色或棕黑色，有时成空洞，故称枯芩。气微，味苦。以条长、质坚实、色黄者为佳。

【性味归经】味苦，性寒。归肺、脾、胆、大肠、小肠经。

【功能主治】清热燥湿，泻火解毒，止血，安胎。治湿温病发热，肺热咳嗽，肺炎，咯血，黄疸，湿热泻痢，目赤肿痛，胎动不安，高血压病，痈肿疮毒。

【用法用量】5~10g，水煎服。

【附方】① 治急、慢性肝炎：黄芩素注射液，每日 1 次，每次 2ml，肌内注射，1 个月为一个疗程。用药期间不用其他药物。

② 治布氏杆菌病：黄芩 30g，黄柏、威灵仙、丹参各 15g。水煎浓缩至 300ml，每次服 100ml，每日服 3 次，每 15 天为一个疗程。

③ 预防猩红热：黄芩 9g，水煎服，每日 2~3 次，连服 3 天。

④ 治急性肠炎、急性细菌性痢疾：黄芩 12g，芍药 9g，甘草 6g，大枣 5 枚，水煎服。

⑤ 治孕妇有热、胎动不安：黄芩、当归、芍药、白术各 9g，川芎 6g，水煎服。

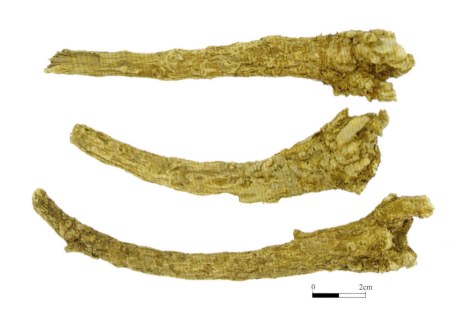

4.150.71　半枝莲

SCUTELLARIAE BARBATAE HERBA

【别名】并头草、狭叶韩信草、四方马兰

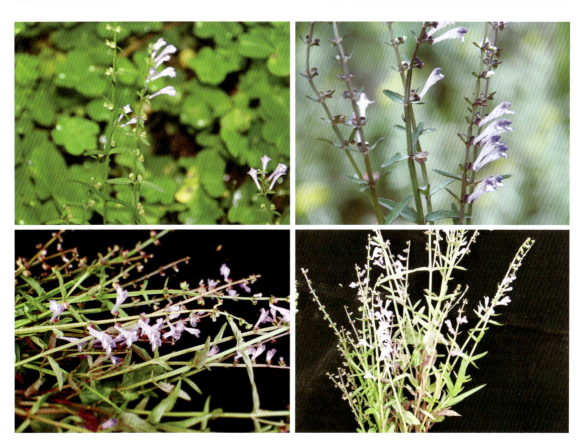

【基原】来源于唇形科 Labiatae 黄芩属 Scutellaria 半枝莲 Scutellaria barbata D. Don 全草入药。

【形态特征】直立草本，高 12~35（55）cm，茎四棱形。叶三角状卵圆形或卵圆状披针形，有时卵圆形，长 1.3~3.2cm，宽 0.5~1.4cm，顶端急尖，基部宽楔形或近截形，边缘生有疏而钝的浅牙齿，叶面橄榄绿色，背面淡绿有时带紫色，两面沿脉上疏被紧贴的小毛或几无毛，侧脉 2~3 对，柄长 1~3mm。花单生于茎或分枝上部叶腋内，具花的茎部长 4~11cm；花梗长 1~2mm，被微柔毛，中部有一对长约 0.5mm 具纤毛的针状小苞片；花萼开花时长约 2mm，外面沿脉被微柔毛，边缘具短缘毛，果时花萼长 4.5mm，盾片高 2mm；花冠紫蓝色，长 9~13mm，外被短柔毛，内在喉部疏被疏柔毛；冠筒基部囊大，宽 1.5mm，向上渐宽，至喉部宽达 3.5mm；冠檐 2 唇形，上唇盔状，半圆形，长 1.5mm，顶端圆，下唇中裂片梯形，全缘，长 2.5mm，宽 4mm，两侧裂片三角状卵圆形，宽 1.5mm，顶端急尖；雄蕊 4 枚，前对较长，微露出，具能育半药，退化半药不明显，后对较短，内藏，具全药，药室裂口具髯毛；花柱细长；花盘盘状；子房 4 裂，裂片等大。小坚果褐色，扁球形，直径约 1mm，具小疣状突起。花、果期 4~7 月。

【生境】生于水田边、溪边或湿润草地上。

【分布】广东、香港、台湾、福建、江西、浙江、江苏、湖南、湖北、河南、山东、河北、陕西、广西、贵州、云南、四川。印度北部、尼泊尔、缅甸、老挝、泰国、越南、日本及朝鲜也有分布。

【采集加工】夏、秋二季茎叶茂盛时采挖，洗净，晒干。

【药材性状】本品长15~35cm，无毛或花轴上疏被毛。根纤细。茎丛生，较细，方柱形，表面暗紫色或棕绿色。叶对生，有短柄；叶片多皱缩，展开后呈三角状卵形或披针形，长1.5~3cm，宽0.5~1cm；顶端急尖，基部宽楔形，边缘生有疏而钝的浅齿，叶面暗绿色，背面灰绿色。花单生于茎枝上部叶腋，花萼裂片钝或较圆；花冠二唇形，棕黄色或浅蓝紫色，长约12mm，被毛。果实扁球形，浅棕色。气微，味微苦。

【性味归经】味辛、苦，性寒。归肺、肝、肾经。

【功能主治】清热解毒，化瘀利尿。治肿瘤，阑尾炎，肝炎，肝硬化腹水，肺脓疡。外用治乳腺炎，痈疖肿毒，毒蛇咬伤，跌打损伤。

【用法用量】15~30g，大量可用至60g，水煎服。外用适量鲜品捣烂敷患处。

【附方】① 治肺癌：半枝莲、白英各30g，水煎服。

② 治直肠癌、胃癌、食管癌、宫颈癌：复方半枝莲抗癌注射液。每次2~4ml，肌内或穴位注射。每日2次。对直肠癌、胃癌、食管癌、宫颈癌效果较好。

③ 治恶性葡萄胎：半枝莲60g，龙葵30g，紫草15g。水煎，分2次服，每日1剂。

④ 治乳房纤维瘤、多发性神经纤维瘤：半枝莲、六棱菊、野菊花各30g。水煎服。

⑤ 治肿瘤：半枝莲2份，山豆根、露蜂房、山慈菇各1份。共研细粉，制成绿豆大丸剂。每服15丸，每日2~3次，饭后服。

⑥ 治急性乳腺炎（早期）：鲜半枝莲适量，洗净捣烂敷患处。

⑦ 治毒蛇咬伤：半枝莲、乌蔹莓各等量，捣烂绞汁，涂于伤口周围或敷伤口，同时采取必要的治疗措施。

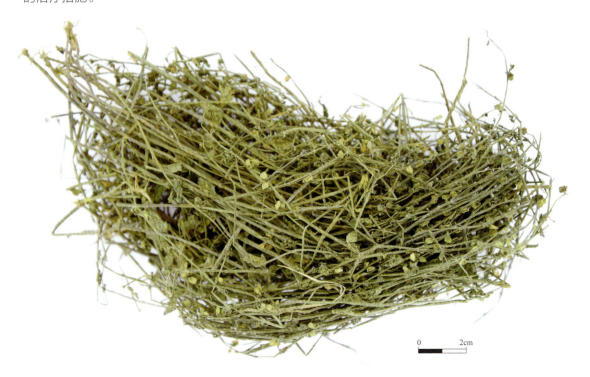

4.150.72　偏花黄芩

SCUTELLARIAE TAYLORIANAE RADIX

【别名】土黄芩

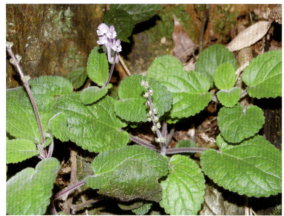
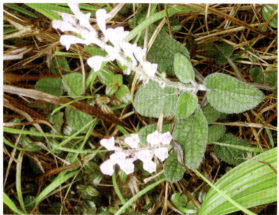

【基原】来源于唇形科 Labiatae 黄芩属 Scutellaria 偏花黄芩 Scutellaria tayloriana Dunn 的根入药。

【形态特征】多年生草本，连花序高 8~30cm。叶通常仅有 3~4 对，初时如莲座状排列，以后由于节间伸长呈交互对生，中部叶最大，坚纸质，椭圆形或宽卵状椭圆形，长 4.5~5.5cm，宽 3.8~4.5cm，下部叶及近花序叶变小，顶端圆形或钝，基部心形或圆形，边缘具浅波状圆齿，上面绿色，下面较淡，具橙色腺点，两面均被白色具节糙伏毛，尤以下面沿脉上为甚，侧脉约 4 对，上面不明显，下面突出，在叶缘内方网结；叶柄长 1~5cm，中部者最长，扁平，密被白色具节长柔毛。花对生，于茎顶上排列成背腹向的总状花序；总状花序长 7~15cm；花莛状，序轴被具节长柔毛，序梗长 1~4.5cm；花梗长约 2mm，有具节长柔毛；苞片小，卵圆形，向花序顶端渐窄，长约 4mm，宽约 2mm，全缘，无柄，被长柔毛及腺点；花萼长约 2.5mm，密被短柔毛；花冠淡紫至紫蓝色，长 1.8~2.5cm，基部成曲膝状，向上渐宽，喉部宽达 6mm，外面疏被微柔毛，内面仅下唇及冠筒中部后方被微柔毛，余部无毛，冠檐 2 唇形，上唇盔状，顶端微凹，下唇中裂片半圆形，两侧裂片卵圆形；雄蕊 4 枚，二强；花丝细长，扁平，中部以下被纤毛；花盘肥厚，倾斜，前方隆起斜上；子房柄较长或不甚明显；花柱细长，无毛；子房光滑。花期 3~5 月。

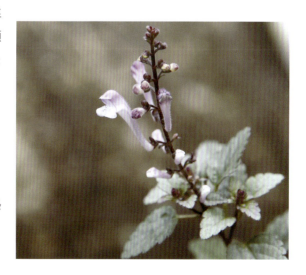

【生境】生于林下、灌丛中或旷野。

【分布】湖南、广西、贵州、广东。

【采集加工】秋季采挖根，洗净晒干。

【性味归经】味苦，性寒。

【功能主治】清肺止咳，燥湿止痢。治肺热咳嗽，咯血，湿热泄泻，痢疾。

【用法用量】9~15g，水煎服。

4.150.73 毛水苏

STACHYCIS BAICALENSIS HERBA

【别名】水苏草

【基原】来源于唇形科 Labiatae 水苏属 Stachys 毛水苏 Stachys baicalensis Fisch. ex Benth. 的全草或根入药。

【形态特征】多年生草本，高 40~80cm，有在节上生须根的根茎。茎直立，单一，四棱形，具槽，在棱及节上密被倒向至平展的刚毛。茎叶长圆状线形，长 4~11cm，宽 0.7~1.5cm，顶端稍锐尖，基部圆形，边缘有小的圆齿状锯齿，叶柄短，长 1~2mm；苞叶披针形。轮伞花序通常具 6 花，多数组成穗状花序，在其基部者远离，在上部者密集；小苞片线形，刺尖；花梗极短，长 1mm。花萼钟形，连齿长 9mm，10 脉，明显，齿 5，披针状三角形。花冠淡紫至紫色，长达 1.5cm，冠筒直伸，近等大，长 9mm，冠檐二唇形，上唇直伸，卵圆形，长 7mm，下唇轮廓为卵圆形，长 8mm，3 裂，中裂片近圆形。雄蕊 4，均延伸至上唇片之下，前对较长，花丝扁平，花药卵圆形，2 室，室极叉开。花柱丝状，略超出雄蕊，顶端相等 2 浅裂。花盘平顶，边缘波状。子房黑褐色。小坚果棕褐色，卵珠状。花期 7~8 月；果期 8~9 月。

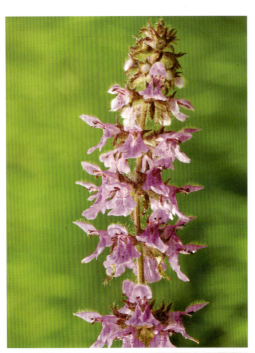

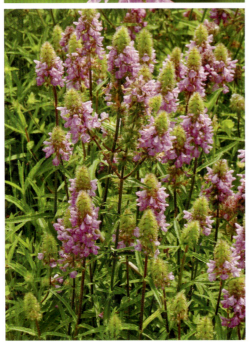

【生境】生于湿草地、路旁、河岸、林缘及林下等处。

【分布】黑龙江、吉林、内蒙古、山东、山西、陕西等。俄罗斯西伯利亚也有分布。

【采集加工】夏、秋季采收全草，除去杂质，切段，洗净，鲜用或晒干。春、秋季采挖根，除去泥土，洗净，鲜用或晒干。

【性味归经】全草：味辛，性平。根：味辛，性微温。

【功能主治】全草：疏风理气，解表化瘀，止血消炎。根：消炎，平肝，补阴。全草：治感冒，痧症，肺痿，肺痈，头晕目眩，口臭，咽痛，痢疾，胃酸过多，产后中风，吐血，衄血，血崩，血淋，跌打损伤，疔疮肿毒。根：治跌打伤、扑伤、吐血、失音、咳嗽等。

【用法用量】10~20g，水煎服。

4.150.74 地蚕

STACHYCIS GEOBOMBYCIS RHIZOMA

【别名】土冬虫草、白虫草、甘露子、草石蚕

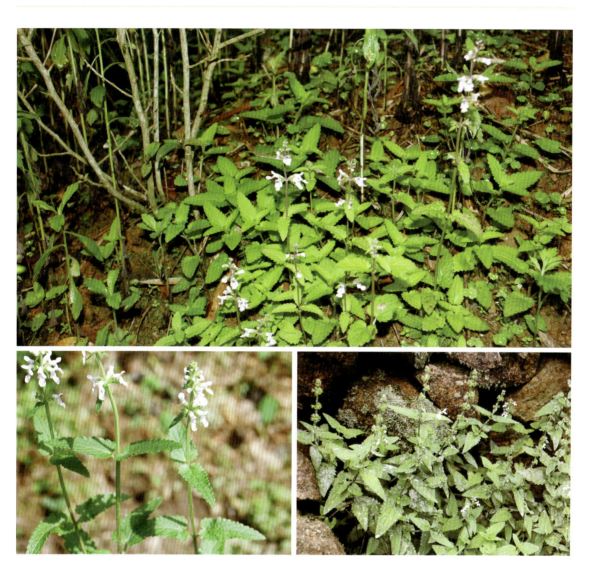

【基原】来源于唇形科 Labiatae 水苏属 Stachys 地蚕 Stachys geobombycis C. Y. Wu 的根状茎入药。

【形态特征】多年生草本。高 40~50cm；根茎横走，肉质，肥大；茎直立，四棱形，具 4 槽，在棱和节上疏被倒生柔毛状刚毛。叶长圆状卵圆形，长 4.5~8cm，宽 2.5~3cm，顶端钝，基部浅心形或圆形，边缘有整齐的粗大圆齿状锯齿，两面被疏柔毛状刚毛，背面中脉上毛较密；侧脉约 4 对，叶面不明显；叶柄长 1~4.5cm，密被疏柔毛状刚毛；苞叶向上渐变小，下部的披针状卵圆形，基部圆，具短柄或近于无柄，最上部的微小，菱状披针形，通常比萼短，无柄。轮伞花序有花 6 朵，组成间断、长 5~8cm 的穗状花序，小苞片少数，线状钻形，长不及 0.5mm，早落；花梗长约 1mm，被微柔毛；花萼倒圆锥形，长 5.5mm，外面密被柔毛，明显 10 脉，萼齿 5，正三角形，长 1.5mm，顶端胼胝质；花冠淡紫至紫蓝色，亦有淡红色，长约 1.1cm，冠筒圆柱形，内面

近基部 1/3 处有水平的毛环，冠檐 5 唇伸，长圆状卵圆形，长 4mm，宽 2.5mm，外面被微柔毛，下唇水平开展。轮廓卵圆形，长 5mm，宽 4mm，中裂片长卵圆形，宽 1.5mm，侧裂片卵圆形，宽约 1.5mm；雄蕊花丝中部以下被微柔毛，药室叉开；花盘杯状。花期 4~5 月。

【生境】生于沙质湿润地。

【分布】香港、广东、福建、江西、浙江、湖南、广西。

【采集加工】春、夏季采收肥大的根状茎晒干备用。

【性味归经】味甘，性平。归肺、肾经。

【功能主治】益气润肺，滋阴补血，清热除烦。治肺结核咳嗽，肺虚气喘，吐血，盗汗，贫血，小儿疳积。

【用法用量】9~15g，水煎服或炖猪瘦肉服。

【附方】① 治虚痨久咳：地蚕、冰糖各 15g，水煎服，每日 1 剂。

② 治肺结核：地蚕、小蓟各 30g，水煎服，3 天服 1 剂。

③ 治哮喘：地蚕 15g，辣椒根 15g，水煎服，每日 1 剂。

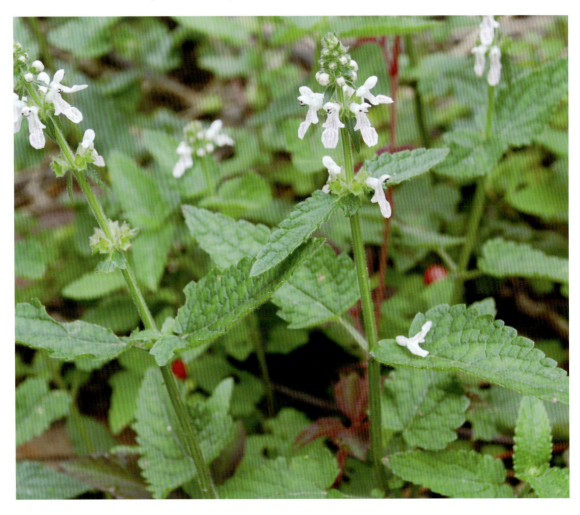

4.150.75 甘露子
STACHYCIS SIEBOLIDII HERBA

【别名】地蚕

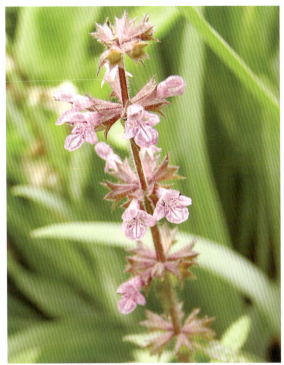
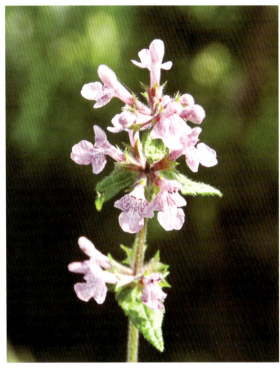

【基原】来源于唇形科 Labiatae 水苏属 Stachys 甘露子 Stachys siebolidii Miq. 的根状茎或全草入药。

【形态特征】多年生草本，高 30~120cm，在节上有鳞状叶及须根，顶端有念珠状或螺蛳形的肥大块茎。茎直立或基部倾斜，单一，或多分枝，四棱形。茎生叶卵圆形或长椭圆状卵圆形，长 3~12cm，宽 1.5~6cm，顶端微锐尖或渐尖，基部平截至浅心形，侧脉 4~5 对，叶柄长 1~3cm；苞叶向上渐变小，呈苞片状。轮伞花序通常 6 花，多数远离组成长 5~15cm 顶生穗状花序；小苞片线形，长约 1mm；花梗短，长约 1mm。花萼狭钟形，连齿长 9mm，10 脉，多少明显，齿 5，正三角形至长三角形。花冠粉红至紫红色，下唇有紫斑，长约 1.3cm，冠筒筒状，长约 9mm，冠檐二唇形，上唇长圆形，长 4mm，下唇长宽约 7mm，3 裂，中裂片较大，近圆形，直径约 3.5mm，侧裂片卵圆

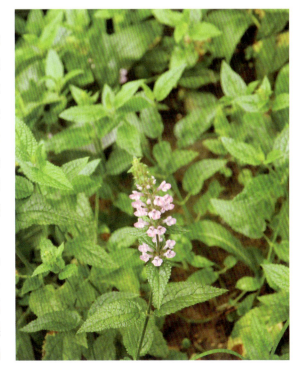

形。雄蕊4，前对较长，花丝丝状，花药卵圆形，2室。花柱丝状。小坚果卵珠形，直径约1.5cm，黑褐色，具小瘤。花期7~8月；果期9月。

【生境】生于山坡、草地、路边及住宅附近。

【分布】我国华北及西北各地，目前在黑龙江、吉林、辽宁、湖南、四川、广西、广东、云南等地广为栽培。

【采集加工】秋季采挖肥大的根状茎，除去泥土，洗净，鲜用或晒干。夏、秋季采收全草，除去杂质，切段，洗净，鲜用或晒干。

【性味归经】味甘，性平。归肺、肝、脾经。

【功能主治】清热解毒，活血散瘀，祛风利湿，滋养强壮，清肺解表。治风热感冒，肺炎，肺结核，虚痨咳嗽，小儿疳积，小便淋痛，疮疡肿毒，毒蛇咬伤。

【用法用量】9~15g，水煎服。外用适量煎水洗或捣烂敷患处。

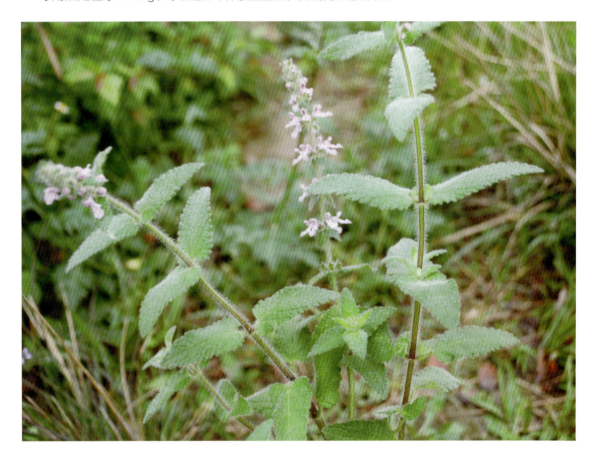

4.150.76 庐山香科科

TEUCRII PERNYI HERBA

【基原】来源于唇形科 Labiatae 香科科属 Teucrium 庐山香科科 Teucrium pernyi Franch. 的全株入药。

【形态特征】多年生草本，高达1m。叶柄长3~7mm，被毛同茎；叶片卵圆状披针形，长3.5~5.3cm，宽1.5~2cm，有时长达8.5cm，宽达3.5cm，顶端短渐尖或渐尖，基部圆形或阔楔形下延，边缘具粗锯齿，两面被微柔毛，背面脉上被白色稍弯曲的短柔毛，侧脉3~4对，有时5对，两面微显著。轮伞花序常2花，松散，偶达6花，于茎及短于叶的腋生短枝上组成穗状花序；苞片卵圆形，被短柔毛，长与花梗相若；花梗长3~4mm，被短柔毛；花萼钟形，下方基部一面鼓，长5mm，宽3.5mm，外面被稀疏的微柔毛，喉部内面具毛环，10脉，二唇形，上唇3齿，中齿极发达，近圆形，顶端突尖，侧齿三角状卵圆形，长不达中齿之半，下唇2齿，齿三角状钻形，渐尖，与上唇中齿同高，齿间缺弯，深裂至喉部，各齿具发达的网状侧脉。花冠白色，有时稍带红晕，长1cm，冠筒稍稍伸出，长4.5mm，外面被稀疏的微柔毛，唇片与花冠筒成直角，中裂片极发达，椭圆状匙形，内凹，长4mm，宽2.6mm，顶端急尖；雄蕊超过花冠筒一倍以上，花药平叉分，肾形。小坚果倒卵形，长1.2mm，棕黑色，具极明显的网纹，合生面不达小坚果全长的1/2。

【生境】生于山地灌丛中或林边。

【分布】福建、广东、江西、浙江、江苏、安徽、湖南、湖北、河南、广西。

【采集加工】夏、秋采收，将全草晒干。

【性味归经】味辛、微苦，性凉。

【功能主治】健脾利湿，清肺解毒，活血消肿。治痢疾，小儿惊风，痈疮，跌打损伤。

【用法用量】6~15g，水煎服。

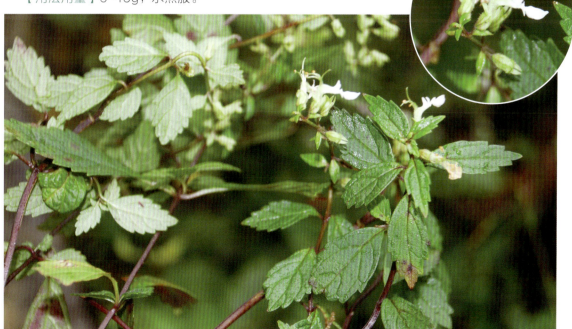

4.150.77 铁轴草

TEUCRII QUADRIFARII HERBA

【别名】红毛将军

【基原】来源于唇形科 Labiatae 香科科属 *Teucrium* 铁轴草 *Teucrium quadrifarium* Buch.-Ham. ex D. Don 的全株入药。

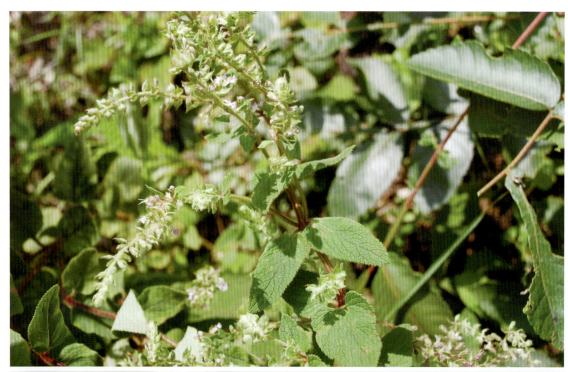

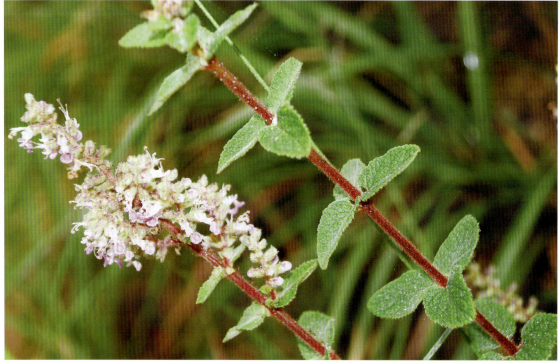

【形态特征】亚灌木。叶柄长一般不超过 1cm，向上渐近无柄，叶片卵圆形或长圆状卵圆形，长 3~7.5cm，宽 1.5~4cm，茎上部及分枝上的变小，顶端钝或急尖，有时钝圆，基部近心形、截平或圆形，边缘为有重齿的细锯齿或圆齿，叶面被平贴的短柔毛，背面脉上与叶柄被有与茎上毛同一式而较短的长柔毛，余部为灰白色的茸毛或密生的短柔毛，侧脉 4~6 对，与中脉在叶面微凹陷，在背面显著。假穗状花序由密集或有时较疏松的具 2 花的轮伞花序所组成，自茎的 2/3 以上叶腋内的腋生侧枝上及主茎顶端生出，因此在茎顶则如圆锥花序，序轴上被有与茎相同的长柔毛；苞片极发达；花萼钟形，长 4~5mm，宽 2mm，被长柔毛或短柔毛，萼齿 5 枚，呈二唇形，上唇 3 齿，中齿极发达，倒卵状扁圆形，侧齿三角形，短小，下唇 2 齿披针形，喉部具一向上的白色睫状毛环；花冠淡红色，长 1.2~1.3cm，外面极疏被短柔毛，散布淡黄色腺点，内面在喉部下方有

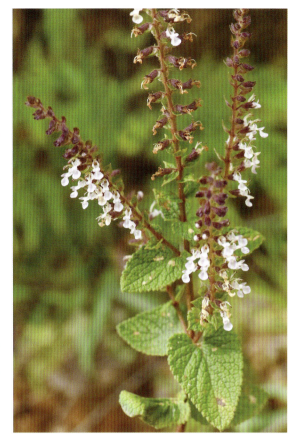

白色微柔毛，冠筒长为花冠长 1/3；雄蕊稍短于花冠。小坚果倒卵状近圆形，常非 4 枚同等发育，长约 1mm，暗栗棕色，背面具网纹。花期 7~9 月。

【生境】多生于向阳山坡、草地或灌丛中。

【分布】福建、湖南、贵州、广东、广西、云南等地。印度东北部、中南半岛余部至苏门答腊也有分布。

【采集加工】夏、秋采收，将全株晒干。

【性味归经】味辛、苦，性凉。

【功能主治】清热解毒，止痛。治感冒头痛，跌打肿痛，毒蛇咬伤，肺热咳嗽，热毒泻痢，水肿，无名肿毒，湿疹，外伤出血，毒蛇咬伤，蜂蜇伤。

【用法用量】6~15g，水煎服。

【附方】① 治感冒咳嗽：铁轴草、黄荆条各 15g，路边荆、石菖蒲各 6g，水煎服。

② 治风湿痹痛、风疹发痒：铁轴草、路路通、石菖蒲、生姜、艾叶，煎水洗患处。

③ 治蜂蜇伤：鲜铁轴草、闽粤千里光各适量，捣烂敷患处。

4.150.78 血见愁

TEUCRII VISCIDI HERBA

【别名】山藿香、肺形草、布地锦、皱面草

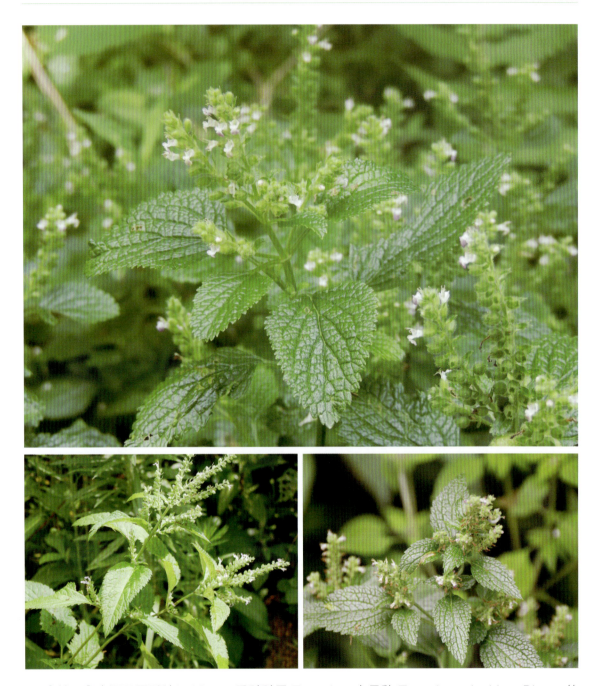

【基原】来源于唇形科 Labiatae 香科科属 *Teucrium* 血见愁 *Teucrium viscidum* Blume 的全草入药。

【形态特征】多年生草本,具匍匐茎,高 30~70cm。叶柄长 1~3cm,近无毛;叶片卵圆形至卵圆状长圆形,长 3~10cm,顶端急尖或短渐尖,基部圆形、阔楔形至楔形,下延,边缘为带重齿的圆齿,有时数齿间具深刻的齿弯,两面近无毛,或被极稀的微柔毛。假穗状花序生于茎及短枝上部，长 3~7cm，密被腺毛，由密集具 2 花的轮伞花序组成；苞片披针形，较开放的花稍短或等长；花梗短，长不及 2mm，密被腺长柔毛；花萼小，钟形，长 2.8mm，宽 2.2mm，外面密被腺长柔毛，内面在齿下被稀疏微柔毛，齿缘具缘毛，10 脉，其中 5 副脉不甚明显，萼齿 5 枚，直伸，近等大，长不及萼筒长的 1/2，上 3 齿卵状三角形，顶端钝，下 2 齿三角形，稍锐尖，果时花萼呈圆球形，直径 3mm，有时甚小；花冠白色，淡红色或淡紫色，长 6.5~7.5mm，冠筒长 3mm，稍伸出，唇片与冠筒成大角度的钝角，中裂片正圆形，侧裂片卵圆状三角形，顶端钝；雄蕊伸出，前对与花冠等长；花柱与雄蕊等长；花盘盘状，浅 4 裂；子房圆球形，顶端被泡状毛。小坚果扁球形，长 1.3mm，黄棕色，合生面超过果长的 1/2。花期长江流域为 7~9 月，广东、云南南部自 6 月至 11 月。

【生境】生于山坡、草地、山脚、荒地或村边、路旁等湿润处。

【分布】香港、广东、广西、江苏、浙江、福建、台湾、江西、湖南、四川、云南、西藏等地。东南亚也有分布。

【采集加工】夏、秋采收，将全草晒干。

【性味归经】味苦、微辛，性凉。

【功能主治】凉血止血，散瘀消肿，解毒止痛。治吐血，衄血，便血，痛经，产后瘀血腹痛。外用治跌打损伤，瘀血肿痛，外伤出血，痈肿疔疮，毒蛇咬伤，风湿性关节炎。

【用法用量】15~30g，水煎服。外用适量鲜品捣烂外敷或煎水熏洗。

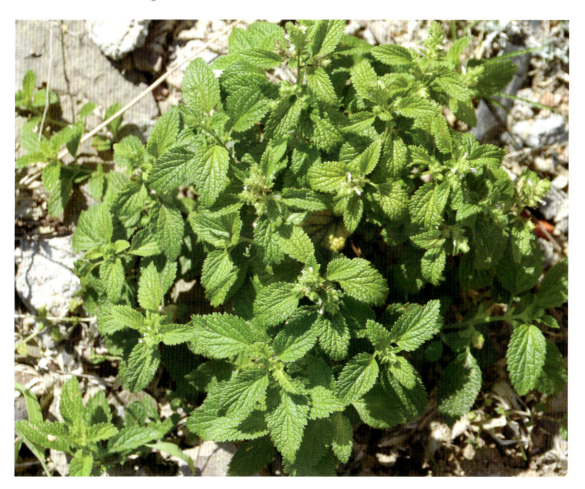

4.150.79 地椒

THYMI QUINQUECOSTATI HERBA

【别名】五脉百里香、亚洲百里香

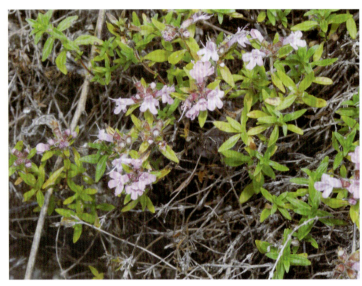
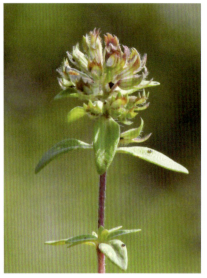

【基原】来源于唇形科 Labiatae 百里香属 *Thymus* 地椒 *Thymus quinquecostatus* Celak. 的新鲜或干燥全草入药。

【形态特征】落叶半灌木。茎斜上升或近水平伸展；花枝多数，高 3~15cm，从茎上或茎的基部长出，直立或上升，具有多数节间，节间最多可达 15 个，通常比叶短，花序以下密被向下弯曲的疏柔毛。叶长圆状椭圆形或长圆状披针形，稀有卵圆形或卵状披针形，长 7~13mm，宽 1.5~4.5mm，稀有长达 2cm，宽 8mm，顶端钝或锐尖，基部渐狭成短柄，全缘，边外卷，沿边缘下 1/2 处或仅在基部具长缘毛，近革质，两面无毛，侧脉 2~3 对，粗，在下面突起，上面明显，腺点小且多而密，明显；苞叶同形，边缘在下部 1/2 被长缘毛。花序头状或稍伸长成长圆状的头状花序；花梗长达 4mm，密被向下弯曲的短柔毛。花萼管状钟形，长 5~6mm，上面无毛，下面被平展的疏柔毛，上唇稍长或近相等于下唇，上唇的齿披针形，近等于全唇 1/2 长或稍短。花冠长 6.5~7mm，冠筒比花萼短。花期 7~8 月；果期 8~9 月。

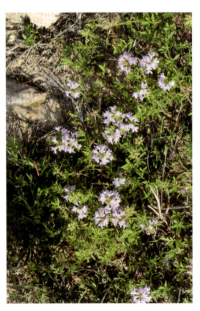

【生境】生于多石山地及向阳的干山坡上。

【分布】吉林、辽宁、内蒙古、河北、河南、山东、山西。朝鲜、日本也有分布。

【采集加工】夏、秋季采收全草，洗净，阴干或鲜用。

【性味归经】味辛，性温。归肺、肝经。

【功能主治】温中散寒，祛风止痛。治胃寒痛、腹胀、风寒咳嗽、咽喉肿痛、牙痛、关节疼痛等。

【用法用量】9~12g，水煎服。外用适量研末撒或煎水洗。

4.151 水鳖科

4.151.1 海菜花

OTTELIAE ACUMINATAE HERBA

【别名】水白菜、海花菜、水青菜

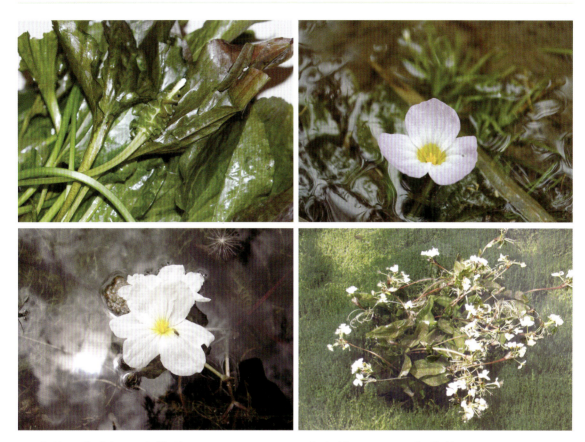

【基原】来源于水鳖科 Hydrocharitaceae 水车前属 Ottelia 海菜花 Ottelia acuminata (Gagnep.) Dandy 的全草入药。

【形态特征】沉水草本，茎短缩，叶基生，线形、长椭圆形、披针形、卵形以及阔心形；叶柄因水深浅而异，柄上及叶背沿脉常具肉刺。花单生，雌雄异株；佛焰苞无翅，具2~6棱；雄佛焰苞内含40~50朵雄花，萼片3，披针形，长8~15mm，宽2~4mm，花瓣3，白色，基部黄色或深黄色，倒心形，长1~3.5cm，宽1.5~4cm；雄蕊9~12枚，黄色，退化雄蕊3枚，线形，黄色；雌佛焰苞内含2~3朵雌花，花梗短，花萼、花瓣与雄花的相似，花柱3，橙黄色，2裂至基部，裂片线形，长0.9~1.4cm；子房下位，三棱柱形，有退化雄蕊3枚，线形，黄色，长3~5mm。果实三棱状纺锤形，长6~8cm，棱上有明显的肉刺和疣凸。花、果期5~10月。

【生境】生于湖泊、池塘、沟渠及水田中。

【分布】广东、海南、广西、四川、贵州和云南等地。

【采集加工】春、夏季采收，鲜用或晒干。

【性味归经】味甘，性平。

【功能主治】清热止咳，利水消肿。治肺热咳嗽、小便不利、水肿等。

【用法用量】20~30g，水煎服。

4.152 泽泻科

4.152.1 泽泻

ALISMATIS RHIZOMA

【别名】文泻、闽泻

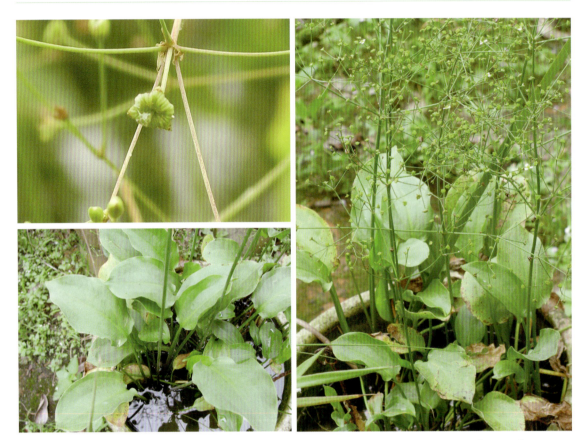

【基原】来源于泽泻科 Alismataceae 泽泻属 Alisma 泽泻 Alisma orientale（Sam.）Juzep. 的块茎入药。

【形态特征】多年生水生或沼生草本。块茎直径 1~2cm。叶多数；挺水叶宽披针形、椭圆形，长 3.5~11.5cm，宽 1.3~6.8cm，顶端渐尖，基部近圆形或浅心形，叶脉 5~7 条，叶柄长 3.2~34cm，较粗壮，基部渐宽，边缘窄膜质。花葶高 35~90cm，或更高。花序长 20~70cm，具 3~9 轮分枝，每轮分枝 3~9 枚；花两性，直径约 6mm；花梗不等长，（0.5）1~2.5cm；外轮花被片卵形，长 2~2.5mm，宽约 1.5mm，边缘窄膜质，具 5~7 脉，内轮花被片近圆形，比外轮大，白色、淡红色，稀黄绿色，边缘波状；心皮排列不整齐，花柱长约 0.5mm，直立，柱头长约为花柱 1/5；花丝长 1~1.2mm，基部宽约 0.3mm，向上渐窄，花药黄绿色或黄色，长 0.5~0.6mm，宽 0.3~0.4mm；花托在果期呈凹凸，高约 0.4mm。瘦果椭圆形，长 1.5~2mm，宽 1~1.2mm，背部具 1~2 条浅沟，腹部自果喙处凸起，呈膜质翅，两侧果皮纸质，半透明，果喙长约 0.5mm，自腹侧中上部伸出。种子紫红色，长约 1.1mm，宽约 0.8mm。花、果期 5~9 月。

【生境】生于湖泊、池塘、沟渠、沼泽中或栽培。

【分布】黑龙江、吉林、辽宁、内蒙古、河北、山西、陕西、宁夏、甘肃、青海、新疆、山东、江苏、安徽、浙江、江西、福建、河南、湖北、湖南、广东、广西、四川、贵州、云南等地。

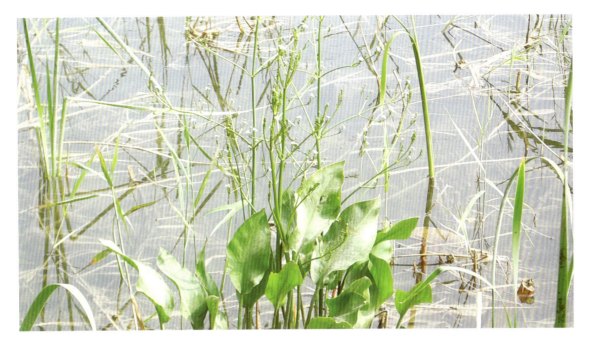

俄罗斯、日本、蒙古、印度也有分布。

【采集加工】冬季茎、叶开始枯萎时采挖，洗净，干燥，除去须根和粗皮。

【药材性状】本品呈类球形、椭圆球形或卵圆球形，长2~7cm，直径2~6cm。表面淡黄色至淡黄棕色，常有不规则的横向环状浅沟纹和多数细小突起的须根痕，底部有的有瘤状芽痕。质坚实，断面黄白色，粉质，有许多细孔，并可见纵横散生的棕色筋络。气微，味微苦。以个大、质结实、富粉质、内外黄白色者为佳。

【性味归经】味甘、淡，性寒。归肾、膀胱经。

【功能主治】利水渗湿，泄热，化浊降脂。治小便不利，水肿胀满，带下病。

【用法用量】6~15g，水煎服。

【附方】水肿、小便不利：泽泻、白术各12g，车前子9g，茯苓皮15g，西瓜皮24g。水煎服。

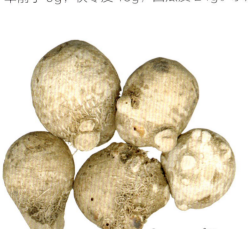

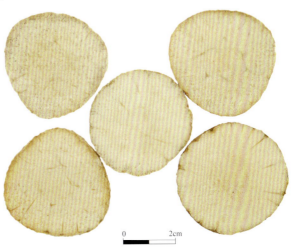

4.152.2 东方泽泻

ALISMAE PLANTAGO-AQUATICAE BULBUS

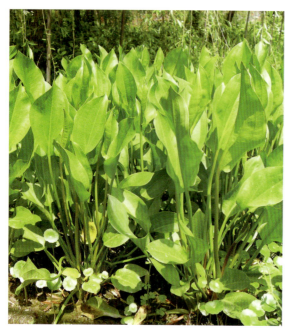 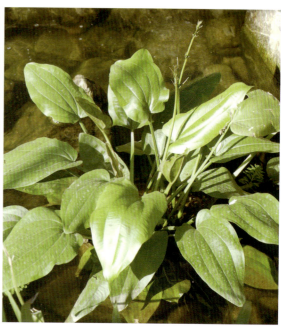

【基原】来源于泽泻科 Alismataceae 泽泻属 *Alisma* 东方泽泻 *Alisma plantago-aquatica* L. 的球茎入药。

【形态特征】多年生水生草本。块茎直径1~3.5cm。叶通常多数；沉水叶条形或披针形；挺水叶宽披针形、椭圆形至卵形，长2~11cm，宽1.3~7cm，顶端渐尖，稀急尖，基部宽楔形、浅心形，叶脉通常5条，叶柄长1.5~30cm，基部渐宽，边缘膜质。花葶高78~100cm，花序长15~50cm，具3~8轮分枝，每轮分枝3~9枚；花两性，花梗长1~3.5cm；外轮花被片广卵形，长2.5~3.5mm，宽2~3mm，通常具7脉，边缘膜质，内轮花被片近圆形，远大于外轮，边缘具不规则粗齿，白色、粉红色或浅紫色；心皮17~23枚，排列整齐，花柱直立，长7~15mm，长于心皮，柱头短，为花柱的1/9~1/5；花丝长1.5~1.7mm，基部宽约0.5mm，花药长约1mm，椭圆形，黄色，或淡绿色；花托平凸，高约0.3mm，近圆形。瘦果椭圆形，或近长圆形，长约2.5mm，宽约1.5mm，背部具1~2条不明显浅沟，下部平，果喙自腹侧伸出，喙基部凸起，膜质。种子紫褐色，具凸起；花果期5~10月。

【生境】生于沼泽中或栽培。

【分布】河北、陕西、山西、内蒙古、黑龙江、吉林、辽宁、广东、云南、新疆。俄罗斯、日本、欧洲、北美洲、大洋洲也有分布。

【采集加工】冬季采收球茎晒干。

【性味归经】味甘，性寒。

【功能主治】清热，渗湿，利尿。治肾炎水肿，肠炎泄泻，小便不利。

【用法用量】3~12g，水煎服。

【附方】治水肿、小便不利：泽泻、白术各12g，车前子9g，茯苓皮15g，西瓜皮24g。水煎服。

4.152.3 冠果草

SAGITTARIAE GUYANENSIS HERBA

【别名】田莲藕、土紫菀、假菱角

【基原】来源于泽泻科 Alismataceae 慈姑属 *Sagittaria* 冠果草 *Sagittaria guyanensis* H. B. K. subsp. *lappula*（D. Don）Bojin 的全草入药。

【形态特征】多年生水生浮叶草本。叶沉水或浮于水面；沉水叶条形、条状披针形，或叶柄状；浮水叶阔卵形、椭圆形，或近圆形，基部深裂，呈深心形；叶片长 1.5~10.5cm，宽 1~9cm，顶端钝圆，末端稍尖；叶脉 4~8 条向前伸展，3~6 条向后延伸；叶柄长 15~50cm。花葶直立，挺出水面，高 5~60cm，有时短于叶柄；花序总状，长 2~20cm，具花 1~6 轮，每轮（2）3 花；苞片 3 枚，基部多少合生，膜质或草质；花两性或单性，通常生于花序下部 1~3 轮者为两性，花梗短粗，长 1~1.5cm，花后多少下弯；心皮多数，分离，两侧压扁，花柱自腹侧伸出，斜上；雄花数轮，位于花序上部，花梗细弱，长 2~5cm；两性花与雄花的花被片大小近于相等，或内轮稍大于外轮，外轮花被片阔卵形，长 5~9mm，宽 3~8mm，或更大，宿存，花后包果实下部，内轮花被片白色，基部淡黄色，稀在基部具紫色斑点，倒卵形，早落；雄蕊 6 枚至多数，花丝长短不一，通常 2~3（4）mm；花药长 1~2（3）mm，宽 1~1.5mm，椭圆形，黄色。瘦果两侧压扁，果皮厚纸质，倒卵形或椭圆形，长 2~3mm，宽 1.5~2.5mm，基部具短柄，背腹部具鸡冠状齿裂；果喙自腹侧斜出。花、果期 5~11 月。

【生境】生于水塘、湖泊浅水区及沼泽、水田、沟渠等水域。

【分布】广东、香港、海南、台湾、福建、江西、浙江、安徽、湖南、广西、贵州、云南。尼泊尔、印度、越南、泰国、马来西亚及非洲热带也有分布。

【采集加工】夏、秋季采收，将全草晒干。

【性味归经】味微苦，性寒。归心、肺、大肠、小肠经。

【功能主治】清热利湿，解毒。治肺热咳嗽，湿热痢疾。

【用法用量】9~15g，水煎服。外用鲜品捣烂敷患处。

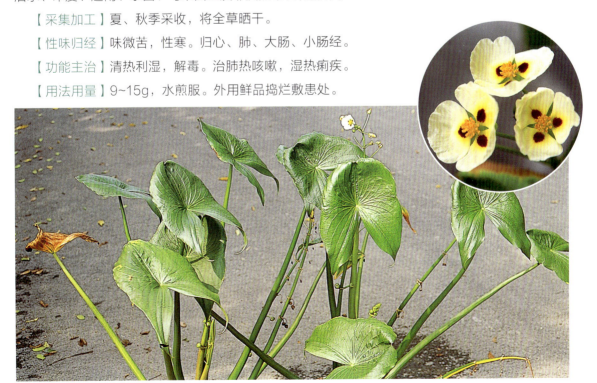

4.152.4 矮慈姑

SAGITTARIAE PYGMAEAE HERBA

【别名】鸭舌条、水充草

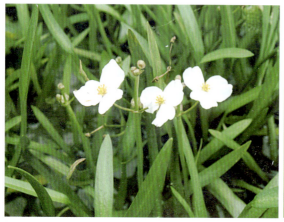
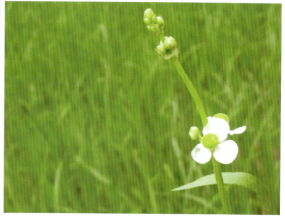

【基原】来源于泽泻科 Alismataceae 慈姑属 Sagittaria 矮慈姑 Sagittaria pygmaea Miq. 的全草入药。

【形态特征】一年生，稀多年生沼生或沉水草本。有时具短根状茎；匍匐茎短细，根状，末端的芽几乎不膨大，通常当年萌发形成新株，稀有越冬者。叶条形，稀披针形，长 2~30cm，宽 0.2~1cm，光滑，顶端渐尖，或稍钝，基部鞘状，通常具横脉。花葶高 5~35cm，直立，通常挺水；花序总状，长 2~10cm，具花 2（3）轮；苞片长 2~3mm，宽约 2mm，椭圆形，膜质；花单性，外轮花被片绿色，倒卵形，长 5~7mm，宽 3~5mm，具条纹，宿存，内轮花被片白色，长 1~1.5cm，宽 1~1.6cm，圆形或扁圆形；雌花 1 朵，单生，或与两朵雄花组成 1 轮，心皮多数，两侧压扁，密集成球状，花柱从腹侧伸出，向上；雄花具梗，雄蕊多，花丝长短、宽窄随花期不同而异，通常长 1~2mm，宽 0.5~1mm，花药长椭圆形，长 1~1.5mm。瘦果两侧压扁，具翅，近倒卵形，长 3~5mm，宽 2.5~3.5mm，背翅具鸡冠状齿裂；果喙自腹侧伸出，长 1~1.5mm。花、果期 5~11 月。

【生境】生于湖泊、池塘、沼泽、沟渠、水田等浅水处。

【分布】香港、广东、海南、台湾、福建、江西、浙江、江苏、安徽、湖南、湖北、河南、山东、陕西、广西、贵州、云南、四川等地。越南、泰国、朝鲜、日本也有分布。

【采集加工】夏、秋季采收，将全草晒干。

【性味归经】味淡，性平。

【功能主治】清热解毒，行血。治无名肿毒、蛇咬伤、小便热痛、烫伤、火伤等症。

【用法用量】15~30g，水煎服。外用鲜品捣烂敷患处。

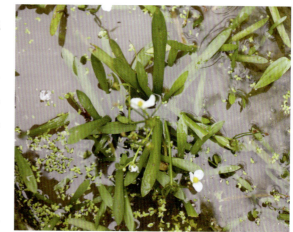

4.152.5 野慈姑

SAGITTARIAE TRIFOLIAE HERBA

【别名】慈姑

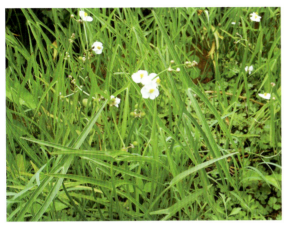
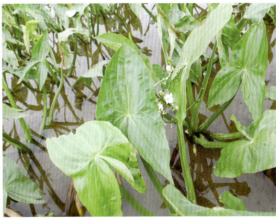

【基原】来源于泽泻科 Alismataceae 慈姑属 *Sagittaria* 野慈姑 *Sagittaria trifolia* L. 的全草入药。

【形态特征】多年生水生或沼生草本。根状茎横走，较粗壮，末端膨大或否。挺水叶箭形，叶片长短、宽窄变异很大，通常顶裂片短于侧裂片，比值1：（1.2~1.5），有时侧裂片更长，顶裂片与侧裂片之间缢缩；叶柄基部渐宽，鞘状，边缘膜质，具横脉，或不明显。花葶直立，挺水，高20~70cm，或更高，通常粗壮；花序总状或圆锥状，长5~20cm，有时更长，具分枝1~2枚，具花多轮，每轮2~3花；苞片3枚，基部多少合生，顶端尖；花单性；花被片反折，外轮花被片椭圆形或广卵形，长3~5mm，宽2.5~3.5mm；内轮花被片白色或淡黄色，长6~10mm，宽5~7mm，基部收缩，雌花通常1~3轮，花梗短粗，心皮多数，两侧压扁，花柱自腹侧斜上；雄花多轮，花梗斜举，长0.5~1.5cm，雄蕊多数，花药黄色，长1~1.5mm，花丝长短不一，0.5~3mm，通常外轮短，向里渐长。瘦果两侧压扁，长约4mm，宽约3mm，倒卵形，具翅，背翅多少不整齐；果喙短，自腹侧斜上。种子褐色。花、果期5~10月。

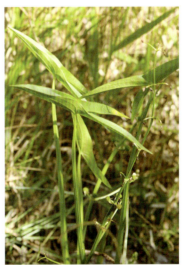

【生境】生于湖泊、池塘、沼泽、沟渠、水田等水域。

【分布】除西藏等少数地区外，几乎全国各地均有分布。

【采集加工】夏、秋采收，将全草晒干。

【性味归经】味甘、微苦，性微寒。归肺、肝、胆经。

【功能主治】清热通淋，散结解毒。治淋浊，疮肿，目赤肿痛，瘰疬，睾丸炎，毒蛇咬伤。

【用法用量】15~30g，水煎服。外用鲜品捣烂敷患处。

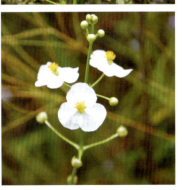

4.153 眼子菜科

4.153.1 菹草

POTAMOGETI CRISPI HERBA

【别名】虾藻、虾草、麦黄草

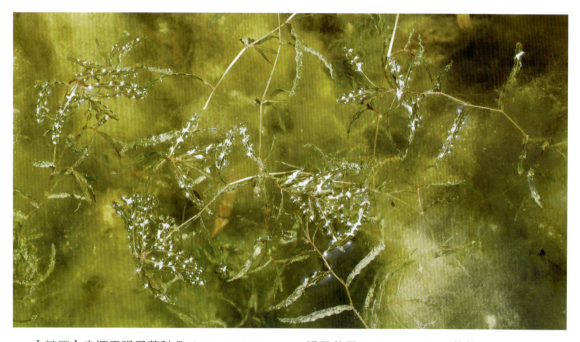

【基原】来源于眼子菜科 Potamogetonaceae 眼子菜属 *Potamogeton* 菹草 *Potamogeton crispus* L. 的全草入药。

【形态特征】多年生沉水草本，具近圆柱形的根茎。茎稍扁，多分枝，近基部常匍匐地面，于节处生出疏或稍密的须根。叶条形，无柄，长 3~8cm，宽 3~10mm，顶端钝圆，基部约 1mm 与托叶合生，但不形成叶鞘，叶缘多少呈浅波状，具疏或稍密的细锯齿；叶脉 3~5 条，平行，顶端连接，中脉近基部两侧伴有通气组织形成的细纹，次级叶脉疏而明显可见；托叶薄膜质，长 5~10mm，早落；休眠芽腋生，略似松果，长 1~3cm，革质叶，左右两列密生，基部扩张，肥厚，坚硬，边缘具有细锯齿。穗状花序顶生，具花 2~4 轮，初时每轮 2 朵对生，穗轴伸长后常稍不对称；花序梗棒状，较茎细；花小，被片 4，淡绿色，雌蕊 4 枚，基部合生。果实卵形，长约 3.5mm，果喙长可达 2mm，向后稍弯曲，背脊约 1/2 以下具齿牙。花、果期 4~7 月。

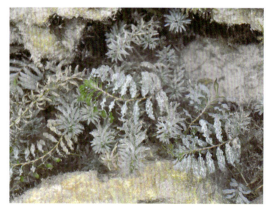

【生境】生于池塘、水沟、稻田及缓流河水中。

【分布】南北各地。世界广布。

【采集加工】3~4 月采收，洗净，晒干或鲜用。

【性味归经】味苦，性寒。

【功能主治】清热解毒，利湿通淋，止血，驱蛔。治湿热痢疾、黄疸、热淋、带下病、鼻衄、痔疮出血、蛔虫病、疮痈肿毒。

【用法用量】9~15g，水煎服。外用鲜品适量捣敷。

4.153.2 眼子菜

POTAMOGETI DISTINCTI HERBA

【别名】水案板、水板凳、压水草

【基原】来源于眼子菜科 Potamogetonaceae 眼子菜属 *Potamogeton* 眼子菜 *Potamogeton distinctus* A. Benn. 的全草入药。

【形态特征】多年生水生草本。根茎发达，白色，直径 1.5~2mm，多分枝，常于顶端形成纺锤状休眠芽体，并在节处生有稍密的须根。茎圆柱形，直径 1.5~2mm，通常不分枝。浮水叶革质，披针形、宽披针形至卵状披针形，长 2~10cm，宽 1~4cm，顶端尖或钝圆，基部钝圆或有时近楔形，具 5~20cm 长的柄；叶脉多条，顶端连接；沉水叶披针形至狭披针形，草质，具柄，常早落；托叶膜质，长 2~7cm，顶端尖锐，呈鞘状抱茎。穗状花序顶生，具花多轮，开花时伸出水面，花后沉没水中；花序梗稍膨大，粗于茎，花时直立，花后自基部弯曲，长 3~10cm；花小，被片 4，绿色；雌蕊 2 枚（稀为 1 或 3 枚）。果实宽倒卵形，长约 3.5mm，背部明显 3 脊，中脊锐，于果实上部明显隆起，侧脊稍钝，基部及上部各具 2 凸起，喙略下陷而斜伸。花果期 5~10 月。

【生境】生于池塘、水田和水沟等静水中。

【分布】我国南北广布。俄罗斯、朝鲜及日本也有分布。

【采集加工】春、秋季采集，晒干。

【性味归经】味微苦，性凉。归肝、胆、膀胱经。

【功能主治】清热解毒，利尿，消积。治急性结膜炎、黄疸、水肿、带下病、小儿疳积、蛔虫病等。

【用法用量】15~20g，水煎服。

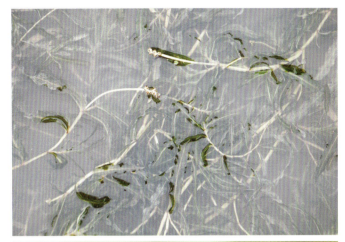
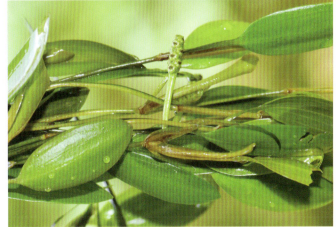
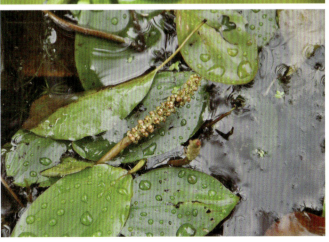

4.153.3 浮叶眼子菜

POTAMOGETI NATANTIS HERBA

【基原】来源于眼子菜科 Potamogetonaceae 眼子菜属 *Potamogeton* 浮叶眼子菜 *Potamogeton natans* L. 的全草入药。

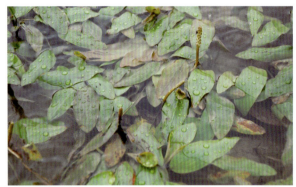
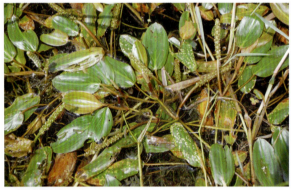
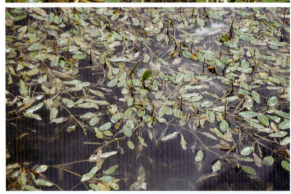
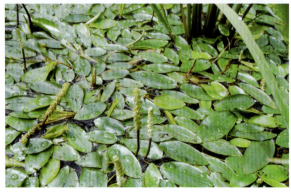

【形态特征】多年生水生草本。根茎发达，白色，常具红色斑点，多分枝，节处生有须根。茎圆柱形，直径 1.5~2mm，通常不分枝，或极少分枝。浮水叶革质，卵形至长圆状卵形，有时为卵状椭圆形，长 4~9cm，宽 2.5~5cm。顶端圆形或具钝尖头，基部心形至圆形，稀渐狭，具长柄；叶脉 23~35 条，于叶端连接，其中 7~10 条显著；沉水叶质厚，叶柄状，呈半圆柱状的线形，顶端较钝，长 10~20cm，宽 2~3mm，具不明显的 3~5 脉；常早落；托叶近无色，长 4~8cm，鞘状抱茎，多脉，常呈纤维状宿存。穗状花序顶生，长 3~5cm，具花多轮，开花时伸出水面；花序梗稍有膨大，粗于茎或有时与茎等粗，开花时通常直立，花后弯曲而使穗沉没水中，长 3~8cm；花小，被片 4 枚，绿色，肾形至近圆形，直径约 2mm；雌蕊 4 枚，离生。果实倒卵形，外果皮常为灰黄色，长 3.5~4.5mm，宽 2.5~3.5mm；背部钝圆，或具不明显的中脊。花、果期 7~10 月。

【生境】生于湖泊、沟塘等静水或缓流中。

【分布】福建、广东、江西、江苏、湖南、湖北、河南、甘肃、陕西、广西、贵州、云南、四川、西藏、新疆。北半球余部也有分布。

【采集加工】夏、秋采收，将全草晒干。

【性味归经】味微苦，性凉。

【功能主治】清热解毒，除湿利水。治目赤肿痛，疮痈肿毒，黄疸，水肿，痔疮出血，蛔虫病。

【用法用量】6~15g，水煎服。外用鲜品捣烂敷患处。

4.154 鸭跖草科

4.154.1 穿鞘花

AMISCHOTOLYPES HISPIDAE HERBA

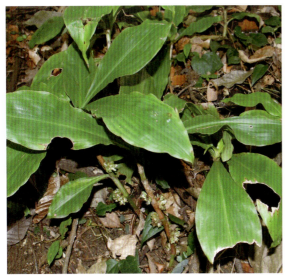
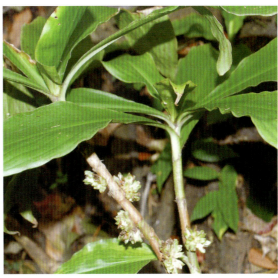

【基原】来源于鸭跖草科 Commelinaceae 穿鞘花属 Amischotolype 穿鞘花 Amischotolype hispida（Less. et A. Rich.）Hong 全草入药。

【形态特征】多年生粗大草本，根状茎长，节上生根，无毛。茎直立，直径 5~15mm，根状茎和茎总长可达 1m。叶鞘长达 4cm，密生褐黄色细长硬毛，口部有同样的毛；叶椭圆形，长 15~50cm，宽 5~10.5cm，顶端尾状，基部楔状渐狭成带翅的柄，两面近边缘处及叶下面主脉的下半端密生褐黄色的细长硬毛。头状花序大，常有花数十朵；果期直径达 4~6cm；苞片卵形，顶端急尖，疏生睫毛；萼片舟状，顶端成盔状，花期长约 5mm；果期伸长至 13mm，背面中脉常密生棕色长硬毛，少近无毛，别处无毛或少毛；花瓣长圆形，稍短于萼片。蒴果卵球状三棱形，顶端钝，近顶端疏被细硬毛，长约 7mm，比宿存的萼片短得多；种子长约 3mm，直径约 2mm，多皱。花期 7~8 月；果期 9 月以后。

【生境】生于海拔 1000m 以下的湿地。

【分布】香港、广东、海南、台湾、福建、江西、浙江、江苏、安徽、湖南、山东、湖北、河南、河北、陕西、广西、云南、四川。亚洲和非洲的热带、亚热带余部也有分布。

【采集加工】夏、秋采收，将全草晒干。

【性味归经】味苦，性寒。归肝、肾经。

【功能主治】祛风除湿，祛瘀止痛。治风湿痹痛，跌打损伤。

【用法用量】5~15g，水煎服。外用鲜品捣烂敷患处。

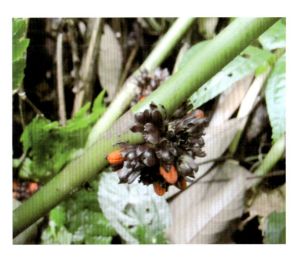

4.154.2 饭包草

COMMELINAE BENGALENSIS HERBA

【别名】竹叶菜

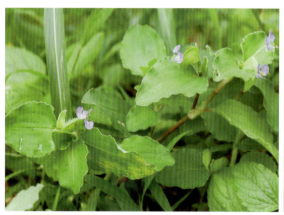
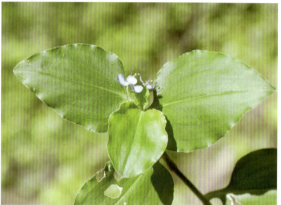

【基原】来源于鸭跖草科 Commelinaceae 鸭跖草属 Commelina 饭包草 Commelina bengalensis L. 全草入药。

【形态特征】多年生披散草本。茎大部分匍匐，节上生根，上部及分枝上部上升，长可达 70cm，被疏柔毛。叶有明显的叶柄；叶片卵形，长 3~7cm，宽 1.5~3.5cm，顶端钝或急尖，近无毛；叶鞘口沿有疏而长的睫毛。总苞片漏斗状，与叶对生，常数个集于枝顶，下部边缘合生，长

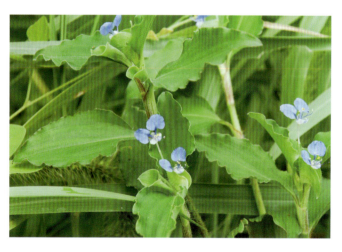

8~12mm，被疏毛，顶端短急尖或钝，柄极短；花序下面一枝具细长梗，具 1~3 朵不孕的花，伸出佛焰苞，上面一枝有花数朵，结实，不伸出佛焰苞；萼片膜质，披针形，长 2mm，无毛；花瓣蓝色，圆形，长 3~5mm；内面 2 枚具长爪。蒴果椭圆状，长 4~6mm，3 室，腹面 2 室，每室具两颗种子，开裂，后面一室仅有 1 颗种子，或无种子，不裂；种子长近 2mm，多皱并有不规则网纹，黑色。花期夏、秋。

【生境】生于海拔 1000m 以下的湿地。

【分布】香港、广东、海南、台湾、福建、江西、浙江、江苏、安徽、湖南、山东、湖北、河南、河北、陕西、广西、云南、四川。亚洲和非洲的热带、亚热带余部也有分布。

【采集加工】夏、秋采收，将全草晒干。

【性味归经】味苦，性寒。

【功能主治】清热解毒，利水消肿。治小便短赤、涩痛，赤痢，疔疮。

【用法用量】60~90g，水煎服。外用适量，捣烂敷患处。

4.154.3 鸭跖草

COMMELINAE HERBA

【别名】竹节菜、鸭脚草

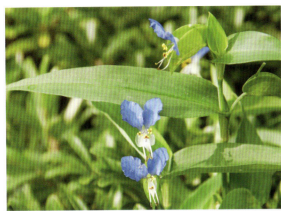
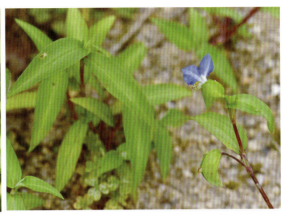
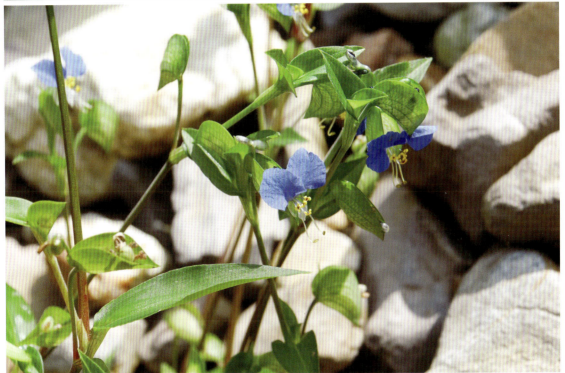

【基原】来源于鸭跖草科 Commelinaceae 鸭跖草属 *Commelina* 鸭跖草 *Commelina communis* L. 的地上部分入药。

【形态特征】一年生披散草本。茎匍匐生根，多分枝，长可达 1m，下部无毛，上部被短毛。叶披针形至卵状披针形，长 3~9cm，宽 1.5~2cm。总苞片佛焰苞状，有 1.5~4cm 的柄，与叶对生，折叠状，展开后为心形，顶端短急尖，基部心形，长 1.2~2.5cm，边缘常有硬毛；聚伞花序，下面一枝仅有花 1 朵，具长 8mm 的梗，不孕；上面一枝具花 3~4 朵，具短梗，几乎不伸出佛焰苞；花梗花期长仅 3mm；果期弯曲，长不过 6mm；萼片膜质，长约 5mm，内面 2 枚常靠近或合生；花瓣深蓝色；内面 2 枚具爪，长近 1cm。蒴果椭圆形，长 5~7mm，2 室，2 片裂，有种子 4 颗；

种子长 2~3mm，棕黄色，一端平截、腹面平，有不规则窝孔。

【生境】常生于湿地。

【分布】香港、广东、云南、四川、甘肃以东的南北各地。越南、朝鲜、日本、俄罗斯远东地区以及北美洲也有分布。

【采集加工】夏、秋二季采收，晒干。

【药材性状】全草长可达 60cm，黄绿色或黄白色。茎有纵棱，直径约 2mm，多有分枝或须根；节稍膨大，节间长 3~9cm，节上有残留须根；质柔软，断面中部有髓。叶互生，多皱缩、破碎，完整叶片展开后呈披针形或卵状披针形，长 3~9cm，宽 1~2.5cm，顶端渐尖，基部下延成膜质叶鞘，抱茎，叶脉平行。花瓣皱缩，蓝色。气微，味淡。

【性味归经】味甘、淡，性寒。归肺、胃、小肠经。

【功能主治】清热泻火，解毒，利水消肿。治流行性感冒，急性扁桃体炎，咽炎，水肿，泌尿系感染，急性肠炎，痢疾。外用治麦粒肿，疮疖肿毒。

【用法用量】30~60g，水煎服。外用适量，鲜草捣烂敷患处。

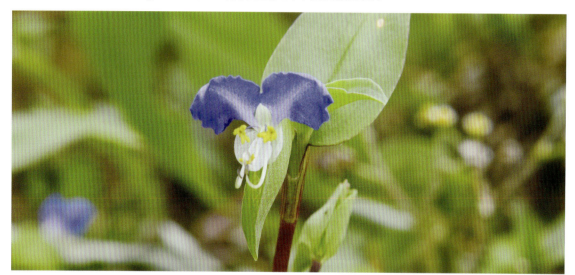

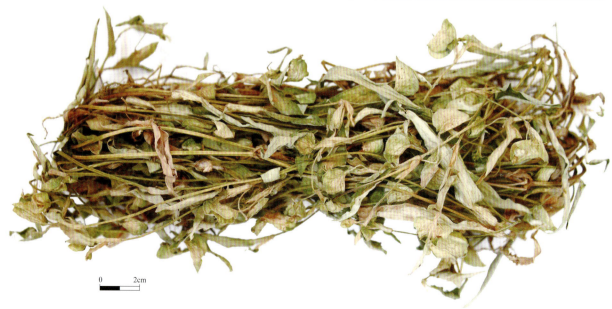

4.154.4　节节草

COMMELINAE DIFFUSAE HERBA

【别名】竹蒿草、竹节花

【基原】来源于鸭跖草科 Commelinaceae 鸭跖草属 *Commelina* 节节草 *Commelina diffusa* N. L. Burm. 全草入药。

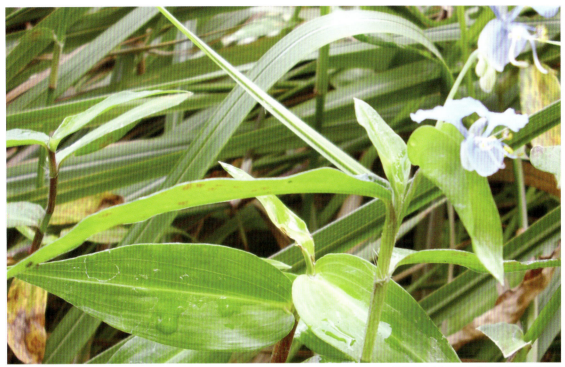

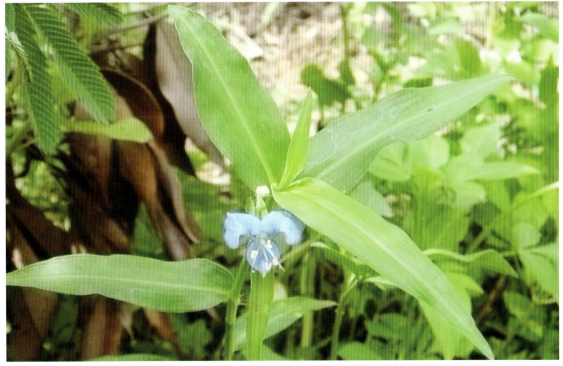

【形态特征】一年生披散草本。茎匍匐。节上生根，长可达 1m，多分枝，有的每节有分枝，无毛或有一列短硬毛，或全面被短硬毛。叶披针形或在分枝下部的为长圆形，长 3~12cm，宽 0.8~3cm，顶端常渐尖，少急尖的，无毛或被刚毛；叶鞘上常有红色小斑点，仅口沿及一侧有刚毛，或全面被刚毛。蝎尾状聚伞花序常单生于分枝上部叶腋，有时呈假顶生，每个分枝一般仅有一个花序；总苞片具长 2~4cm 的柄，折叠状，平展后为卵状披针形，顶端渐尖或短渐尖，基部心形或浑圆，外面无毛或被短硬毛；花序自基部开始 2 叉分枝；一枝具长 1.5~2cm 的花序梗，与总苞垂直，而与总苞的柄成一直线，其上有花 1~4 朵，伸出总苞片外，但都不育；另一枝具短得多的梗，与之成直角，而与总苞的方向一致，其上有花 3~5 朵，可育，藏于总苞片内；苞片极小；花梗长约 3mm；果期伸长达 5cm，粗壮而弯曲；萼片椭圆形，浅舟状，长 3~4mm，宿存，无毛；花瓣蓝色。蒴果长圆状三棱形，长约 5mm，3 室，其中腹面 2 室每室具两颗种子，开裂，背面 1 室仅含 1 颗种子，不裂。花果期 5~11 月。

【生境】生于旷野或林缘较阴湿之地。

【分布】海南、广东、台湾、福建、江西、湖北、河北、陕西、吉林、广西、贵州、云南、四川、西藏。世界热带、亚热带地区余部也有分布。

【采集加工】夏、秋采收，将全草晒干。

【性味归经】味淡，性寒。归肝、胃经。

【功能主治】清热解毒，利尿消肿，止血。治急性咽喉炎，痢疾，疮疖，小便不利。外用治外伤出血。

【用法用量】15~30g，水煎服。外用适量，干粉撒敷伤口。

【附方】治小便不利：节节草、车前草各 60g，水煎当茶饮。

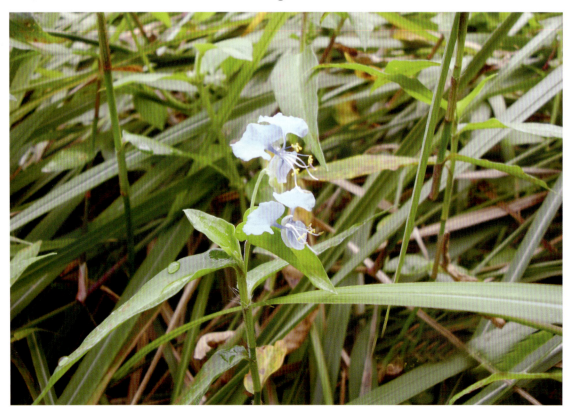

4.154.5 大苞鸭跖草

COMMELINAE PALUDOSAE HERBA

【别名】七节风

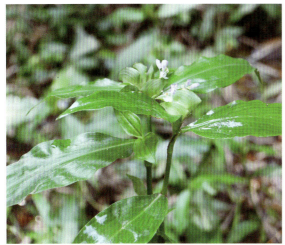 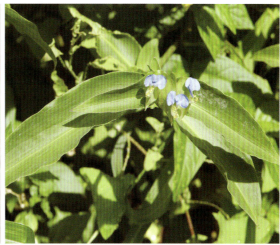

【基原】来源于鸭跖草科 Commelinaceae 鸭跖草属 Commelina 大苞鸭跖草 Commelina paludosa Blume 全草入药。

【形态特征】多年生粗壮大草本。茎常直立，有时基部节上生根，高达 1m，不分枝或有时上部分枝。叶无柄；叶片披针形至卵状披针形，长 7~20cm，宽 2~7cm，顶端渐尖，两面无毛或有时上面生粒状毛而下面相当密地被细长硬毛；叶鞘长 1.8~3cm，常在口沿及一侧密生棕色长刚毛，但有时几乎无毛，仅口沿有几根毛，有时全面被细长硬毛。总苞片漏斗状，长约 2cm，宽 1.5~2cm，无毛，无柄，4~10 个在茎顶端集成头状，下缘合生，上缘急尖或短急尖；蝎尾状聚伞花序有花数朵，几不伸出，具长约 1.2cm 的花序梗；花梗短，长约 7mm，折曲；萼片膜质，长 3~6mm，披针形；花瓣蓝色，匙形或倒卵状圆形，长 5~8mm，宽 4mm，内面 2 枚具爪；蒴果卵球状三棱形，3 室，3 爿裂，每室有 1 颗种子，长 4mm；种子椭圆状，黑褐色，腹面稍压扁，长约 3.5mm，具细网纹。花期 8~10 月；果期 10 月至翌年 4 月。

【生境】生于林下及山谷溪边。

【分布】香港、广东、海南、台湾、福建、江西、湖南、广西、贵州、云南、四川、西藏。尼泊尔、印度至印度尼西亚也有分布。

【采集加工】夏、秋采收，将全草晒干。

【性味归经】味甘、淡，性微寒。

【功能主治】清热解毒，利水消肿。治流行性感冒，急性扁桃体炎，咽炎，水肿，泌尿系感染，急性肠炎。外用治疮疖肿毒。

【用法用量】30~60g，水煎服。外用适量，鲜草捣烂敷患处。

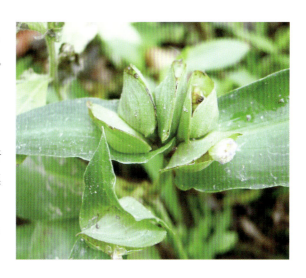

4.154.6 蓝耳草

CYANOTIS VAGAE HERBA

【别名】鸡冠参

【基原】来源于鸭跖草科 Commelinaceae 蓝耳草属 *Cyanotis* 蓝耳草 *Cyanotis vaga*（Lour.）Schult. et J. H. Schultes 的全草入药。

【形态特征】多年生披散草本，全体密被长硬毛，有的为蛛丝状毛，有的近无毛，基部有球状而被毛的鳞茎，鳞茎直径约1cm。茎通常自基部多分枝，或上部分枝，或少分枝，长10~60cm。叶线形至披针形，长5~10(15)cm，宽0.3~1(1.5)cm。蝎尾状聚伞花序顶生，并兼腋生，单生，少有在顶端数个聚生成头状，具花序梗或无；总苞片较叶宽而短，佛焰苞状，苞片镰刀状弯曲而渐尖，长5~10mm，宽约3mm，两列，每列覆瓦状排列；萼片基部联合，长圆状披针形，顶端急尖，长近5mm，外被白色长硬毛；花瓣蓝色或蓝紫色，长6~8mm，顶端裂片匙状长圆形；花丝被蓝色绵毛。蒴果倒卵状三棱形，顶端被细长硬毛，长约2.5mm，直径约3mm。种子灰褐色，具许多小窝孔。花期7~9月；果期10月。

【生境】生于海滨沙地及山坡草地或疏林中。

【分布】台湾、广西、贵州、四川、云南、西藏等地。

【采集加工】夏、秋季采收，将全草晒干。

【性味归经】味甘，性平。

【功能主治】活血止痛，祛风活络。治腰腿痛，跌打损伤，风湿性关节炎。

【用法用量】9~15g，水煎服。

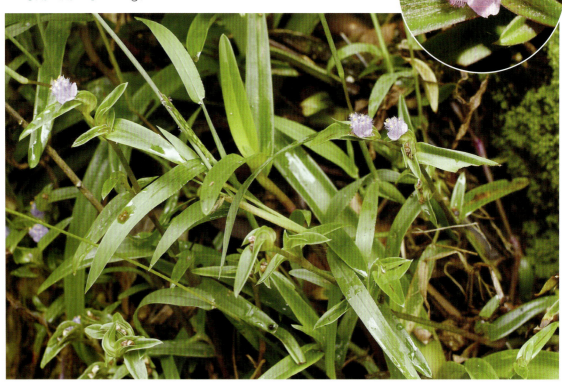

4.154.7 聚花草

FLOSCOPAE SCANDENTIS HERBA

【别名】水草、大祥竹篙草、竹叶草、水竹菜

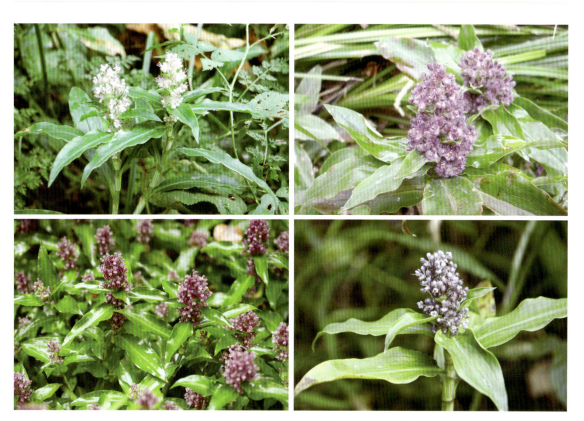

【基原】来源于鸭跖草科 Commelinaceae 聚花草属 *Floscopa* 聚花草 *Floscopa scandens* Lour. 的全草入药。

【形态特征】多年生草本，植株具极长的根状茎，根状茎节上密生须根。植株全体或仅叶鞘及花序各部分被多细胞腺毛，但有时叶鞘仅一侧被毛。茎高 20~70cm，不分枝。叶无柄或有带翅的短柄；叶片椭圆形至披针形，长 4~12cm，宽 1~3cm，上面有鳞片状突起。圆锥花序多个，顶生并兼有腋生，组成长达 8cm、宽达 4cm 的扫帚状复圆锥花序，下部总苞片叶状，与叶同型、同大，上部的比叶小得多；花梗极短；苞片鳞片状；萼片长 2~3mm，浅舟状；花瓣蓝色或紫色，少白色，倒卵形，略比萼片长；花丝长而无毛。蒴果卵圆状，长宽 2mm，侧扁。种子半椭圆状，灰蓝色，有从胚盖发出的辐射纹；胚盖白色，位于背面。花、果期 7~11 月。

【生境】生于沟边草地及林中。

【分布】广东、香港、海南、台湾、福建、江西、浙江、湖南、广西、云南和四川。亚洲热带余部及大洋洲热带地区也有分布。

【采集加工】夏、秋采收，将全草晒干。

【性味归经】味苦，性凉。归脾经。

【功能主治】清热解毒，利水消肿。治肺热咳嗽，目赤肿痛，淋证，水肿，疮疖肿毒，急性肾炎。

【用法用量】9~15g，水煎服。外用鲜品捣烂敷患处。

4.154.8 大苞水竹叶

MURDANNIAE BRACTEATAE HERBA

【别名】痰火草、青竹壳菜

【基原】来源于鸭跖草科 Commelinaceae 水竹叶属 *Murdannia* 大苞水竹叶 *Murdannia bracteata*（C. B. Clarke）J. K. Morton ex D. Y. Hong [*Aneilema bracteatum*（Clarke）Kuntze] 的全株入药。

【形态特征】多年生草本。须根极多，密被长茸毛。主茎极短。叶密集成莲座状，剑形，长 20~30cm，宽 1.2~1.8cm，下部边缘有长睫毛，上面无毛，下面有短毛或无毛，可育茎上的叶卵状披针形至披针形，长 3~12cm，宽 1~1.5cm，两面无毛或背面被糙毛，叶鞘被细长柔毛或仅沿口部一侧有刚毛。蝎尾状聚伞花序通常 3~5 个，稀单个；花密集呈头状；总花梗长 2~3cm；总苞片叶状，较小；苞片圆形，长 5~7mm；花梗极短，果期伸长，长 2~3mm，强烈弯曲；萼片卵状椭圆形，浅舟状，长约 4mm；花瓣蓝色，倒卵状圆形；发育雄蕊 2 枚，花丝被短柔毛；退化雄蕊 3 枚。蒴果宽椭圆状三棱形，长约 4mm；种子黄棕色并有白色细网纹，无孔。果期 5~11 月。

【生境】生于密林中溪旁沙地上。

【分布】香港、广东、海南、广西和云南。中南半岛余部也有分布。

【采集加工】夏、秋季采收，将全草切段晒干备用。

【性味归经】味甘、淡，性凉。

【功能主治】化痰散结。治淋巴结结核，淋浊。

【用法用量】30~60g，水煎服。

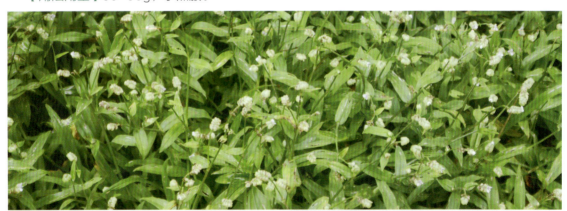

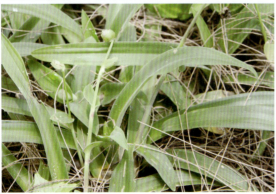

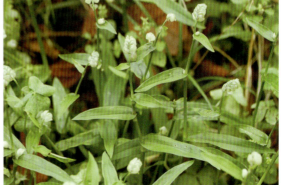

4.154.9 莛花水竹叶

MURDANNIAE EDULIS RADIX

【别名】大叶水竹叶

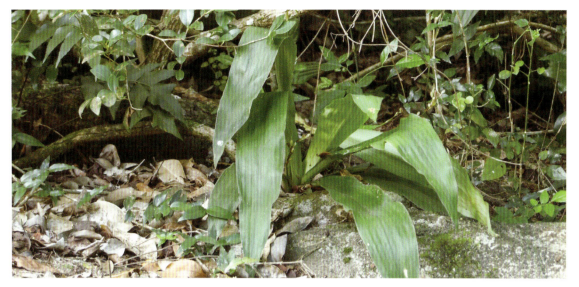

【基原】来源于鸭跖草科 Commelinaceae 水竹叶属 Murdannia 莛花水竹叶 Murdannia edulis (Stokes) Faden [M. scapiflora (Roxb.) Royle] 的块根入药。

【形态特征】多年生草本,部分根(或全部)在近末端纺锤状加粗成块状,块根直径达 8mm。叶全部基生。叶集成莲座状,多达 6 片以上,剑形,长 10~42cm,宽 2~4.5cm,顶端急尖至渐尖,边缘常皱波状,两面无毛或疏生短细毛,边缘常有疏的硬睫毛。主茎不发育。花莛数支,从主茎基部的叶丛中或叶丛下部发出,大约与叶等长,纤细,直径约 2mm,几乎无毛至有相当密的短刚毛;总苞片鞘状,由花莛下部向上部逐渐缩小,下部的长达 3cm,上部的长仅 2mm,下部的偶尔除鞘外尚有叶状部分,常下部 1~3 枚不孕,总苞片腋内有时为单蝎尾状聚伞花序,有时为几个聚伞花序组成的花序分枝,在单聚伞花序的情况下,花序梗上有鞘状膜质总苞片,可见是退化的花序分枝;聚伞花序梗长 1~2cm,在一个聚伞花序上常仅 1~2 朵花结实;苞片很小,杯状,红色;花梗在果期长 5~8mm,萼片披针形,浅舟状,无毛,长 4mm,果期宿存,伸长达 7mm;花瓣粉红色或紫色,长于萼片。蒴果椭圆状三棱形,长约 7mm,每室有种子 5 颗;种子稍背腹压扁,具网纹,种脐椭圆形,胚盖在背面。花期 6~8 月;果期 8~9 月。

【生境】生于山地林下阴湿处。

【分布】海南、广东、台湾、广西。尼泊尔、印度东部经泰国、越南、老挝、柬埔寨至菲律宾和巴布亚新几内亚也有分布。

【采集加工】夏、秋季采收,块根晒干。

【性味归经】味甘、微苦,性凉。

【功能主治】清心润肺,解热除烦,养胃生津。治虚劳逆咳、烦躁咯血、衄血、热病口干、津伤便秘等症。

【用法用量】3~6g,水煎服。

4.154.10 牛轭草

MURDANNIAE LORIFORMIS HERBA

【别名】狭叶水竹叶

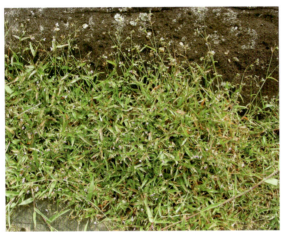
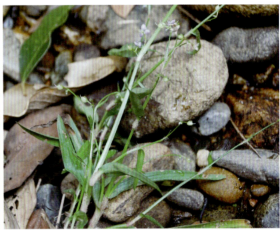

【基原】来源于鸭跖草科 Commelinaceae 水竹叶属 Murdannia 牛轭草 Murdannia loriformis (Hassk.) R. S. Rao et Kammathy 的全草入药。

【形态特征】多年生草本。主茎不发育，有莲座状叶丛，多条可育茎从叶丛中发出，披散或上升，下部节上生根，无毛，或一侧有短毛，仅个别植株密生细长硬毛，长 15~50cm。主茎上的叶密集，成莲座状、禾叶状或剑形，长 5~15 (30) cm，宽近 1cm，仅下部边缘有睫毛；可育茎上的叶较短，仅叶鞘上沿口部一侧有硬睫毛，仅个别植株在叶背面及叶鞘上到处密生细硬毛。蝎尾状聚伞花序单支顶生或有 2~3 支集成圆锥花序；总苞片下部的叶状而较小，上部的很小，长不过 1cm；聚伞花序有长至 2.5cm 的总梗，有数朵非常密集的花，几乎集成头状；苞片早落，长约 4mm；花梗在果期长 2.5~4mm，稍弯曲；萼片草质，卵状椭圆形，浅舟状，长约 3mm；花瓣紫红色或蓝色，倒卵圆形，长 5mm；能育雄蕊 2 枚。蒴果卵圆状三棱形，长 3~4mm。种子黄棕色，具以胚盖为中心的辐射条纹，并具细网纹，无孔，亦无白色乳状突出。花、果期 5~10 月。

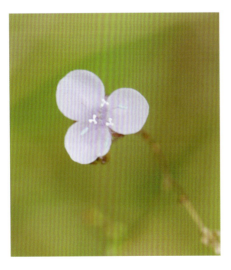

【生境】生于山谷、沟边或潮湿的地方。

【分布】香港、广东、海南、台湾、福建、江西、浙江、安徽、湖南、广西、贵州、云南、四川、西藏。日本、菲律宾、巴布亚新几内亚、印度尼西亚、越南、泰国、印度东部和斯里兰卡也有分布。

【采集加工】夏、秋季采收，将全草晒干。

【性味归经】味甘、淡、微苦，性寒。

【功能主治】清热解毒，止咳，利尿。治小儿高热，肺热咳嗽，目赤肿痛，热痢，疮痈肿毒，小便不利。

【用法用量】15~30g，水煎服。外用鲜草捣烂敷患处。

4.154.11 水竹叶

MURDANNIAE TRIQUETRAE HERBA

【别名】肉草、细竹叶高草

【基原】来源于鸭跖草科 Commelinaceae 水竹叶属 Murdannia 水竹叶 Murdannia triquetra (Wall.) Brückn 的全草入药。

【形态特征】多年生草本，具长而横走根状茎。根状茎具叶鞘，节间长约 6cm，节上具细长须状根。茎肉质，下部匍匐，节上生根，上部上升，通常多分枝，长达 40cm，节间长 8cm，密生一列白色硬毛，这一列毛与下一个叶鞘的一列毛相连续。叶无柄，仅叶片下部有睫毛和叶鞘合缝处有一列毛，这一列毛与上一个节上的衔接而成一个系列，叶的他处无毛；叶片竹叶形，平展或稍折叠，长 2~6cm，宽 5~8mm，顶端渐尖而头钝。花序通常仅有单朵花，顶生并兼腋生，花序梗长 1~4cm，顶生者梗长，腋生者短，花序梗中部有一个条状的苞片，有时苞片腋中生一朵花；萼片绿色，狭长圆形，浅舟状，长 4~6mm，无毛，果期宿存；花瓣粉红色，紫红色或蓝紫色，倒卵圆形，稍长于萼片；花丝密生长须毛。蒴果卵圆状三棱形，长 5~7mm，直径 3~4mm，两端钝或短急尖，每室有种子 3 颗，有时仅 1~2 颗。种子短柱状，不扁，红灰色。花期 9~10 月；果期 10~11 月。

【生境】生于水稻田边或湿地上。

【分布】海南、广东、台湾、福建、江西、浙江、安徽、湖南、湖北、河南、陕西、广西、贵州、云南、四川。印度至越南、老挝、柬埔寨也有分布。

【采集加工】夏、秋采收，将全草晒干。

【性味归经】味甘，性平。归肺、膀胱经。

【功能主治】清热解毒，利尿，消肿。治肺热咳嗽，赤白下痢，小便不利，咽喉肿痛，痈疖疔肿。

【用法用量】12~20g，水煎服。外用鲜品捣烂敷患处。

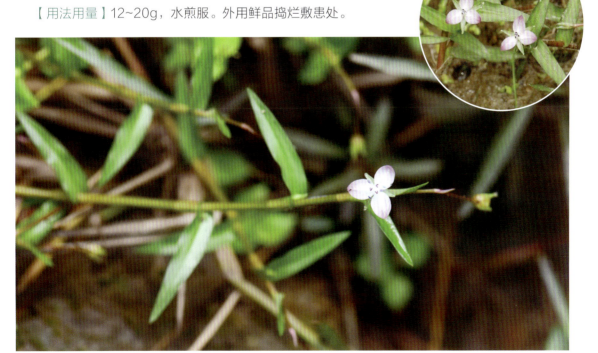

4.154.12　杜若

POLLIAE JAPONICAE HERBA

【别名】竹叶莲、水芭蕉

【基原】来源于鸭跖草科 Commelinaceae 杜若属 *Pollia* 杜若 *Pollia japonica* Thunb. 的全草入药。

【形态特征】多年生草本，根状茎长而横走。茎直立或上升，粗壮，不分枝，高 30~80cm，被短柔毛。叶鞘无毛；叶无柄或叶基渐狭，而延成带翅的柄；叶片长椭圆形，长 10~30cm，宽 3~7cm，基部楔形，顶端长渐尖，近无毛，上面粗糙。蝎尾状聚伞花序长 2~4cm，常多个成轮排列，形成数个疏离的轮，也有不成轮的，一般地集成圆锥花序，花序总梗长 15~30cm，花序远远地伸出叶子，各级花序轴和花梗被相当密的钩状毛；总苞片披针形，花梗长约 5mm；萼片 3 枚，长约 5mm，无毛，宿存；花瓣白色，倒卵状匙形，长约 3mm；雄蕊 6 枚全育，近相等，或有时 3 枚略小些，偶有 1~2 枚不育的。果球状，果皮黑色，直径约 5mm，每室有种子数颗；种子灰色带紫色。花期 7~9 月；果期 9~10 月。

【生境】生于林下潮湿地。

【分布】江西、台湾、福建、浙江、安徽、湖南、湖北、广东、广西、贵州、四川。日本和朝鲜也有分布。

【采集加工】夏、秋采收，将全草晒干。

【性味归经】味辛，性微温。

【功能主治】理气止痛，疏风消肿。治胸胁气痛，胃痛，腰痛，头肿痛，流泪。外用治毒蛇咬伤。

【用法用量】6~12g，水煎服。外用适量捣烂敷患处。

4.154.13　川杜若

POLLIAE MIRANDAE HERBA

【别名】竹叶兰

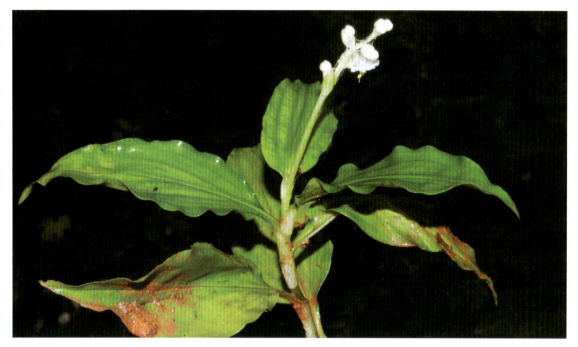

【基原】来源于鸭跖草科 Commelinaceae 杜若属 Pollia 川杜若 Pollia miranda（Lévl.）Hara 的全草入药。

【形态特征】多年生草本。根状茎横走而细长，具膜质鞘，直径1.5~3mm，节间长1~6cm。茎上升，高20~50cm，下部节间长达10cm。叶鞘长1~2cm，被短细柔毛；叶椭圆形或卵状椭圆形，长5~15cm，宽2~5cm，上面被粒状糙毛，下面疏生短硬毛。圆锥花序顶生，具2至数个蝎尾状聚伞花序，花序总梗长2~6cm；花序总梗、总轴及花序轴均被细硬毛；苞片漏斗状；萼片卵圆形，舟状，长约2.5mm，宿存；花瓣白色，具粉红色斑点，卵圆形，基部具短爪，长约4mm；雄蕊6枚，花丝略短于花瓣；子房每室有胚珠4~5颗。果成熟时黑色，球状，直径约5mm。种子扁平，多角形，蓝灰色。花期6~8月；果期8~9月。

【生境】生于海拔1600m以下的山谷林下。

【分布】四川、重庆、贵州、云南、广西和台湾。日本也有分布。

【采集加工】夏季采集全草，洗净切段晒干。

【性味归经】味辛，性微温。

【功能主治】理气止痛，消肿，补肾。治腰痛，跌打损伤，肌肤肿痛，胃痛，淋证。外治蛇虫咬伤，痈疔疖，脱肛。

【用法用量】9~15g，水煎服。外用鲜品适量捣敷患处。

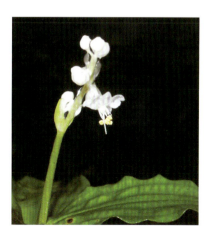

4.154.14 紫鸭跖草

SETCREASEAE PURPUREAE HERBA

【别名】紫锦草、紫竹梅

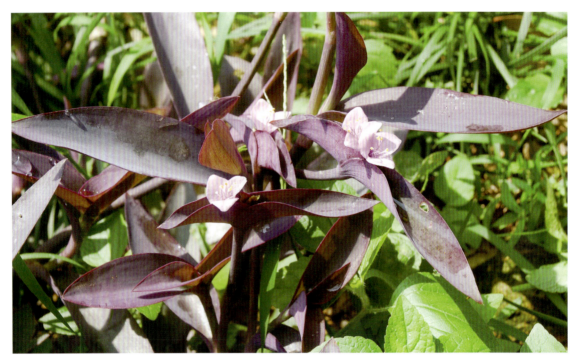

【基原】来源于鸭跖草科 Commelinaceae 紫鸭跖草属 Setcreasea 紫鸭跖草 Setcreasea purpurea B. K. Boom 的全草入药。

【形态特征】多年生披散草本，高 20~50cm。茎多分枝，带肉质，紫红色，下部匍匐状，节上常生须根，上部近于直立。叶互生，披针形，长 6~13cm，宽 6~10mm，顶端渐尖，全缘，基部抱茎而成鞘，鞘口有白色长睫毛，叶面暗绿色，边缘绿紫色，背面紫红色。花密生在二叉状的花序柄上，下具线状披针形苞片，长约 7cm；萼片 3，绿色，卵圆形，宿存；花瓣 3 片，蓝紫色，阔卵形；雄蕊 6 枚，2 枚发育，3 枚退化，另有 1 枚花丝短而纤细，无花药；雌蕊 1 枚，子房卵形，3 室，花柱丝状而长，柱头头状。蒴果椭圆形，有 3 条隆起棱线。种子呈三棱状半圆形。花期夏、秋季。

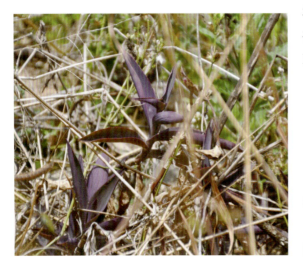

【生境】主要为园林栽培。

【分布】华南各地有栽培。原产墨西哥。

【采集加工】夏、秋季采收，将全草晒干。

【性味归经】味涩，性凉。归心、肝经。

【功能主治】活血，止血，解蛇毒。治疮疡，毒蛇咬伤，跌打，风湿。

【用法用量】10~15g，水煎服。外用鲜品捣烂敷患处。

4.154.15 竹叶子

STREPTOLIRII VOLUBILIS HERBA

【别名】大叶竹菜、猪鼻孔、酸猪草、小竹叶菜

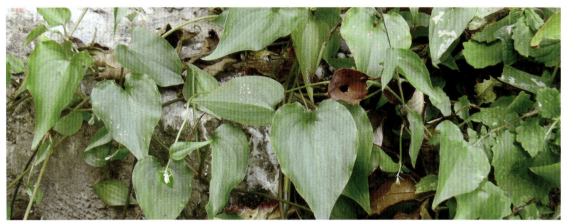
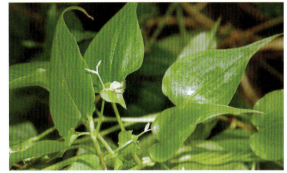
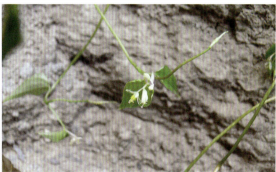

【基原】来源于鸭跖草科 Commelinaceae 竹叶子属 Streptolirion 竹叶子 Streptolirion volubile Edgew. 的全草入药。

【形态特征】多年生攀援草本，极少茎近于直立。茎长 0.5~6m，常无毛。叶柄长 3~10cm，叶片心状圆形，有时心状卵形，长 5~15cm，宽 3~15cm，顶端常尾尖，基部深心形，上面多少被柔毛。蝎尾状聚伞花序有花 1 至数朵，集成圆锥状，圆锥花序下面的总苞片叶状，长 2~6cm，上部的小、卵状披针形。花无梗；萼片长 3~5mm，顶端急尖；花瓣白色、淡紫色而后变白色，线形，略比萼长。蒴果长 4~7mm，顶端有长达 3mm 的芒状凸尖。种子褐灰色，长约 2.5mm。花期 7~8 月；果期 9~10 月。

【生境】生于山谷、溪边潮湿地。

【分布】浙江、河南、河北、山西、陕西、甘肃、辽宁、广东、广西、云南、四川、西藏。不丹、印度东北部至越南、老挝、柬埔寨、朝鲜、日本也有分布。

【采集加工】夏、秋季采收，将全草晒干。

【性味归经】味甘，性平。归肺、心、肝、胃经。

【功能主治】清热解毒，利水消肿，化瘀止痛。治感冒发热，肺痨咳嗽，心热烦渴，水肿，热淋，带下，咽喉肿痛，痈疮肿毒，跌打损伤，风湿痹痛。

【用法用量】15~30g，水煎服。外用鲜品捣烂敷患处。

4.154.16 紫万年青

TRADESCANTIAE SPATHACEAE HERBA

【别名】蚌花

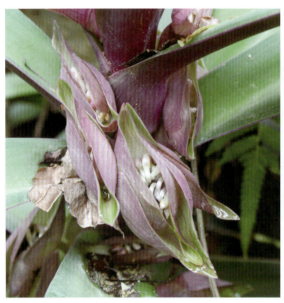
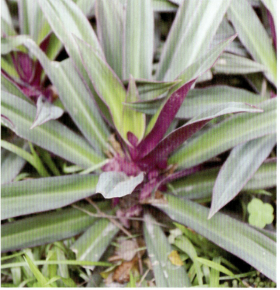

【基原】来源于鸭跖草科 Commelinaceae 紫万年青属 Tradescantia 紫万年青 Tradescantia spathacea Sw. 的全草入药。

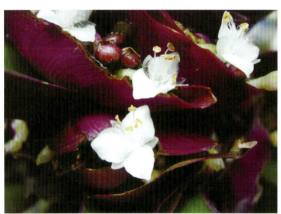
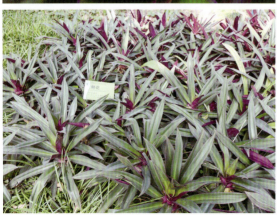

【形态特征】多年生草本，茎粗壮，多少肉质，高不及50cm，不分枝。叶互生而紧贴，披针形，长15~30cm，宽2.5~6cm，顶端渐尖，基部鞘状，上面绿色，下面紫红色。花白色，腋生，具短柄，多数，聚生，包藏于苞片内；苞片2枚，蚌壳状，大而压扁，长3~4cm，淡紫色；萼片3枚，长圆状披针形，分离，花瓣状；花瓣3片，分离；雄蕊6枚，花丝被毛；子房无柄，3室。蒴果，开裂。花期夏季。

【生境】栽培。

【分布】我国南方各地有栽培。原产热带美洲。

【采集加工】夏、秋采收，晒干备用或鲜用。

【性味归经】味甘，性平。

【功能主治】润肺止咳，凉血解毒。治肺热咳嗽痰血，百日咳，衄血，菌痢，淋巴结核。

【用法用量】15~30g，水煎服。

4.154.17 水竹草

TRADESCANTIAE ZEBRINIS HERBA

【别名】吊竹兰、吊竹梅

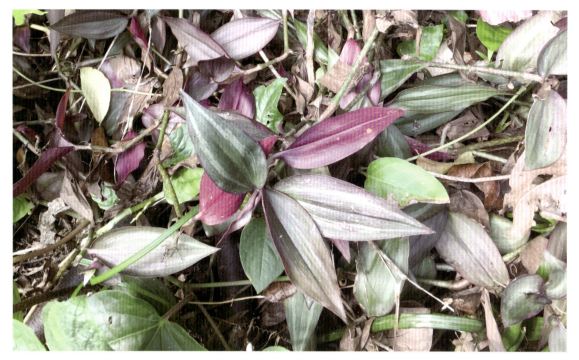

【基原】来源于鸭跖草科 Commelinaceae 紫万年青属 Tradescantia 水竹草 Tradescantia zebrina Bosse [Zebrina pendula Schnizl.] 的全草入药。

【形态特征】多年生草本。茎稍柔弱，绿色，下垂，半肉质，多分枝，节上生根；长圆形，披散或悬垂，长约1m，秃净或被疏毛。叶无柄；椭圆状卵形至长圆形，长 3~7cm，宽 1.5~3cm，顶端短尖，叶面紫绿色而杂以银白色，中部边缘有紫色条纹，背面紫红色，鞘的顶部、基部或全部均被疏长毛。小花白色腋生，花团聚于一大一小的顶生的苞片状的叶内；萼片 3 枚，合生成一圆柱状的管，长约 6mm；花冠管白色，纤弱，长约 1cm，裂片 3 片，玫瑰色，长约 3mm；雄蕊 6 枚；子房 3 室。果为蒴果。

【生境】栽培。

【分布】现我国各地有栽培。原产墨西哥。

【采集加工】夏、秋季采收，将全草晒干。

【性味归经】味甘，性微寒；有小毒。归膀胱、肺、大肠经。

【功能主治】清热解毒，利尿消肿，生津，止血。治水肿，尿路结石，喉炎，腹泻，咯血，血痢，目赤肿痛，烧伤，蛇伤，带下病，淋浊，风热头痛。

【用法用量】15~30g，水煎服。

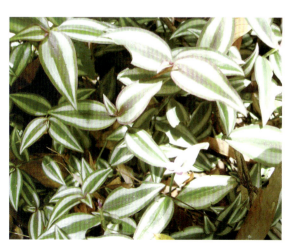

4.155 谷精草科

4.155.1 谷精草

ERIOCAULI FLOS

【别名】麦苗谷精草

【基原】来源于谷精草科 Eriocaulaceae 谷精草属 Eriocaulon 谷精草 Eriocaulon buergerianum Koern. 的花序或全草入药。

【形态特征】草本。叶线形，丛生，半透明，具横格，长 4~10（20）cm，中部宽 2~5mm，脉 7~12（18）条。花葶多数，长达 20~30cm，扭转，具 4~5 棱；鞘状苞片长 3~5cm，口部斜裂；花序熟时近球形，禾秆色，长 3~5mm，宽 4~5mm；总苞片倒卵形至近圆形，禾秆色，下半部较硬，上半部纸质，不反折，长 2~2.5mm，宽 1.5~1.8mm，无毛或边缘有少数毛，下部的毛较长；总（花）托常有密柔毛；苞片倒卵形至长倒卵形，长 1.7~2.5mm，宽 0.9~1.6mm，背面

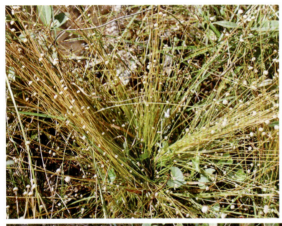
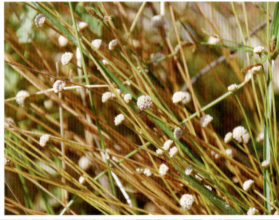
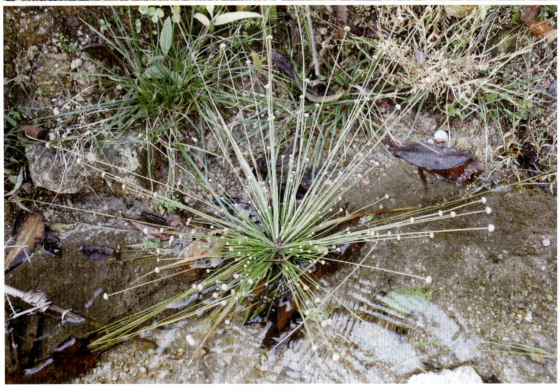

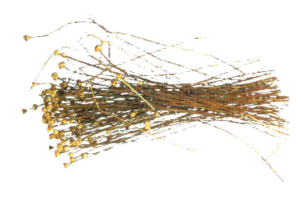

上部及顶端有白短毛；雄花：花萼佛焰苞状，外侧裂开，3浅裂，长1.8~2.5mm，背面及顶端多少有毛；花冠裂片3片，近锥形，几等大，近顶处各有1黑色腺体，端部常有2细胞的白短毛；雄蕊6枚，花药黑色。雌花：萼合生，外侧开裂，顶端3浅裂，长1.8~2.5mm，背面及顶端有短毛，外侧裂口边缘有毛，下长上短；花瓣3枚，离生，扁棒形，肉质，顶端各具1黑色腺体及若干白短毛，果成熟时毛易落，内面常有长柔毛；子房3室，花柱3分枝，短于花柱。种子长圆状，长0.75~1mm，表面具横格及T字形突起。花、果期7~12月。

【生境】生于溪边、田边潮湿之地。

【分布】台湾、福建、广东、香港、江西、浙江、江苏、安徽、湖南、湖北、广西、贵州、四川等地。日本也有分布。

【采集加工】夏、秋季采收，头状花序或全草晒干。

【药材性状】本品头状花序呈半球形，直径4~5mm。底部有多层苞片紧密排列，苞片淡黄绿色，有光泽，上部边缘密生白色短毛。花序顶端灰白色，揉碎花序，可见多数黑色花药及细小、黄绿色未成熟的果实。总苞梗纤细，长短不一，直径不及1mm，淡黄绿色，有数条扭曲的棱线。质柔软。气微，味淡。

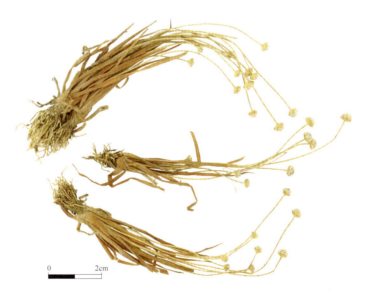

【性味归经】味辛、甘，性平。归肝、肺经。

【功能主治】疏散风热，明目退翳。治眼结膜炎，角膜云翳，夜盲症，视网膜脉络膜炎，小儿疳积。

【用法用量】9~15g，水煎服。

【附方】治中心性视网膜脉络膜炎：谷精草、党参（或土党参）、决明子、车前草、甘草各6g，白茅根9g。加水500ml，煎成100~150ml，每日1剂，分2次服。10~15天为1个疗程。停药5~7天，可继续服第2个疗程。

4.155.2　白药谷精草

ERIOCAULI CINEREI HERBA

【别名】流星草、赛谷精草

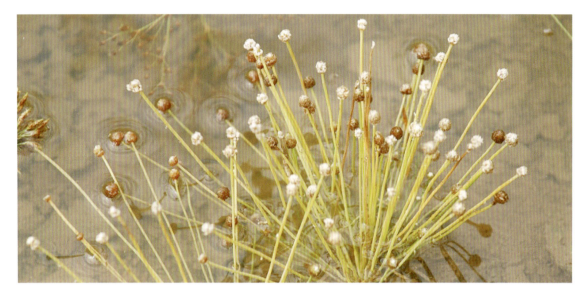

【基原】来源于谷精草科 Eriocaulaceae 谷精草属 *Eriocaulon* 白药谷精草 *Eriocaulon cinereum* R. Br. [*E. sieboldianum* Sieb. et Zucc.] 的全草入药。

【形态特征】一年生草本。叶丛生，狭线形，长 2~5（8）cm，中部宽 0.8~1（1.7）mm，基部宽达 1.5~2.5mm，无毛，半透明，具横格，脉 3（5）条。花葶 6~30 个，长 6~9（19）cm，扭转，具（4）5（6）棱；鞘状苞片长 1.5~2（3.5）cm，口部膜质斜裂；花序成熟时宽卵状至近球形，淡黄色至墨绿色，长 4mm，宽 3~3.5mm；总苞片倒卵形至长椭圆形，淡黄绿色至灰黑色，不反折，膜质，长 0.9~1.9mm，宽 1~1.4mm，无毛；总（花）托常有密毛，偶无毛；苞片长圆形至倒披针形，长 1.5~2mm，宽 0.4~0.7mm，无毛或背部偶有长毛，中肋处常带黑色。雄花：花萼佛焰苞状结合，3 裂，长 1.3~1.9mm，无毛或背面顶部有毛；花冠裂片 3 枚，卵形至长圆形，各有 1 黑色或棕色的腺体，顶端有短毛，远轴片稍大，其腹面有时亦具少数毛；雄蕊 6 枚，对瓣的花丝稍长，花药白色，乳白色至淡黄褐色。雌花：萼片 2 枚，偶 3 枚，线形，带黑色，侧片长 1~1.7mm，中片缺或长 0.1~1.0mm，背面及边缘有少数长毛；花瓣缺；子房 3 室，花柱 3 分枝。种子卵圆形。花期 6~8 月；果期 9~10 月。

【生境】生于水田沟边。

【分布】河南、湖北、湖南、江西、安徽、山东、江苏、浙江、福建、台湾、广东、广西、贵州、陕西等地。印度、斯里兰卡、泰国、越南、老挝、柬埔寨、菲律宾、日本、澳大利亚、非洲也有分布。

【采集加工】夏、秋季采收，将全草晒干。

【性味归经】味甘，性平。归肝、肺经。

【功能主治】消炎，利尿，清肝明目，疏风清热，退翳。治风热头痛，目赤肿痛，鼻出血，牙痛。

【用法用量】15~20g，水煎服。

4.155.3 华南谷精草

ERIOCAULI SEXANGULARIS HERBA

【别名】谷精珠

【基原】来源于谷精草科 Eriocaulaceae 谷精草属 *Eriocaulon* 华南谷精草 *Eriocaulon sexangulare* L. [*E. wallichianum* Mart.] 的花序或全草入药。

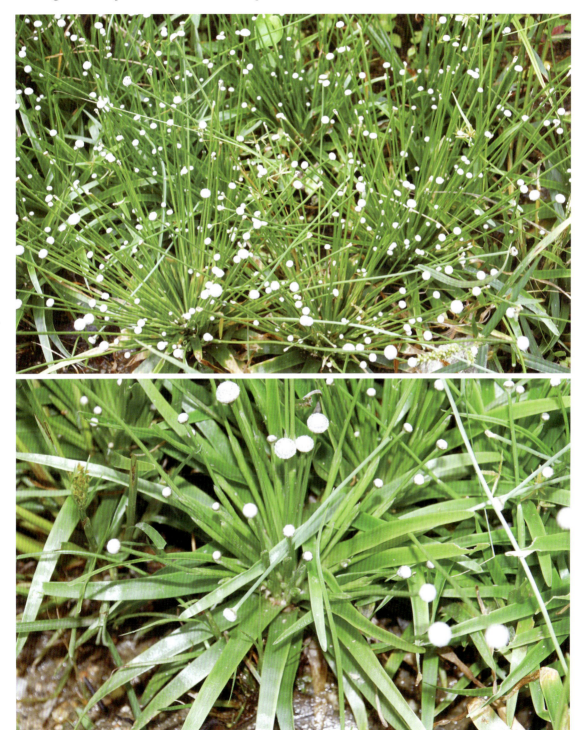

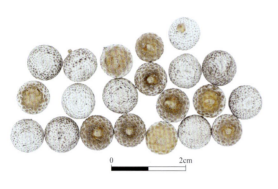

【形态特征】草本。叶丛生，线形，长10~37cm，宽4~13mm，顶端钝，叶质较厚，对光能见横格，脉15~37条。花葶5~20，有时长达60cm，扭转，具4~6棱，鞘状苞片长4~12cm，口部斜裂，裂片禾叶状；花序熟时近球形，不压扁，灰白色，直径6.5mm，基部平截；总苞片倒卵形，禾秆色，平展，硬膜质，直径2.2~2.4mm，背面有白短毛，下部的长，由3个细胞接成，上部的为单细胞短毛，边缘无毛；总（花）托无毛；苞片倒卵形至倒卵状楔形，直径2~2.5mm，背上部有白短毛。雄花：花萼合生，佛焰苞状，近轴处深裂至半裂，顶端3（2）浅裂，有时顶端平截不见分裂，两侧片具翅，翅端为不整齐齿状，无毛；花冠3裂，裂片条形，常各有1不明显的腺体，裂片顶端有短毛；雄蕊6枚，偶见5或4枚；花药黑色。雌花：萼片3枚，偶2枚，无毛，侧片2，舟形，长2~2.3mm，背面有宽翅，翅端齿状，中萼片（近轴萼片）较小，无翅，长1.7~2.5mm，线形、圆形至二叉状，甚至完全退化；花瓣3枚，膜质，线形，中片（远轴瓣）稍大，近顶处各有1淡棕色、不明显的腺体，顶端有白短毛，中下部侧面有时有长柔毛；子房3室，花柱分枝3，花柱扁。种子卵形。花、果期夏、秋季至冬季。

【生境】生于溪边湿地及稻田边。

【分布】香港、广东、海南、台湾、福建、广西。印度、斯里兰卡、缅甸、泰国、印度尼西亚、马来西亚、越南、老挝、柬埔寨也有分布。

【采集加工】夏、秋季采收，将花序或全草晒干。

【性味归经】味甘，性平。归肝、肺经。

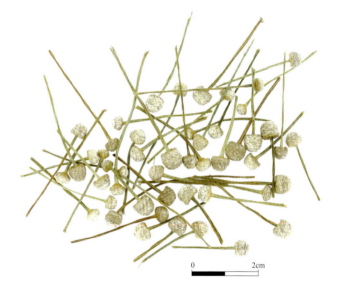

【功能主治】散风火，消炎，明目，退翳，为眼科要药。治两目赤肿，目翳不明，畏光流泪，各种热病，风热感冒，咽喉肿痛，小便不畅、淋沥浑浊。

【用法用量】10~15g，水煎服。

4.156 芭蕉科

4.156.1 芭蕉

MUSAE BASJOO RADIX

【基原】来源于芭蕉科 Musaceae 芭蕉属 *Musa* 芭蕉 *Musa basjoo* Sieb. 的根入药。

【形态特征】大型草本，植株高 2.5~4m。叶片长圆形，长 2~3m，宽 25~30cm，顶端钝，基部圆形或不对称，叶面鲜绿色，有光泽；叶柄粗壮，长达 30cm。花序顶生，下垂；苞片红褐色或紫色；雄花生于花序上部，雌花生于花序下部；雌花在每一苞片内 10~16 朵，排成 2 列；合生花被片长 4~4.5cm，具 5 齿裂，离生花被片几与合生花被片等长，顶端具小尖头。浆果三棱状，长圆形，长 5~7cm，具 3~5 棱，近无柄，肉质，内具多数种子。种子黑色，具疣突及不规则棱角，宽 6~8mm。

【生境】栽培。

【分布】原产琉球群岛，秦岭淮河以南各地栽培。

【采集加工】全年均可采挖，晒干或鲜用。

【性味归经】味淡，性凉。

【功能主治】清热解毒，止渴利尿。治天行热病，烦闷，消渴，黄疸，水肿，脚气，血淋，血崩，痈肿，疔疮，丹毒。

【用法用量】25~50g，水煎服，或外用鲜品捣烂敷患处。

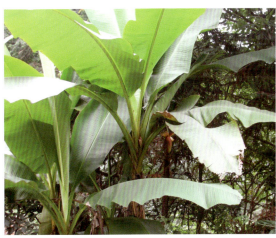
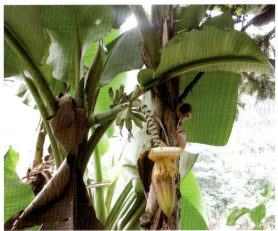
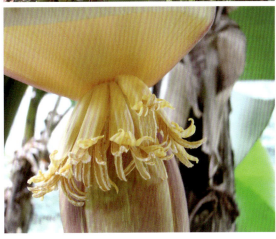
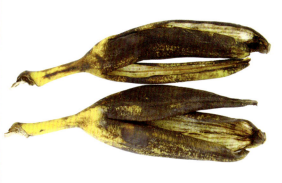

4.157 姜科

4.157.1 云南草蔻

ALPINIAE BLEPHAROCALYCIS FRUCTUS

【别名】小草蔻

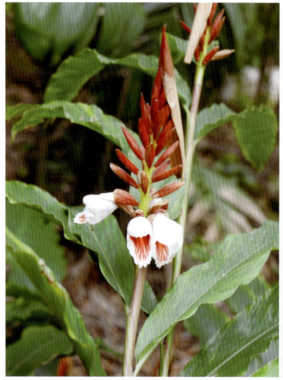

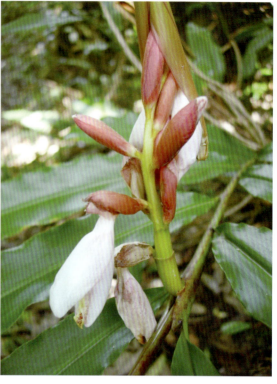

【基原】来源于姜科 Zingiberaceae 山姜属 Alpinia 云南草蔻 Alpinia blepharocalyx K. Schum. 的果实入药。

【形态特征】多年生草本，株高 1~3m。叶片披针形或倒披针形，长 45~60cm，宽 4~15cm，顶端具短尖头，基部渐狭，叶面深绿色，无毛，叶背淡绿色，密被长柔毛；叶柄长达 2cm；叶舌长约 6mm，顶端有长柔毛。总状花序下垂，长 20~30cm，花序轴被粗硬毛；小苞片椭圆形，长 3~4cm，脆壳质，被疏长毛或毛脱落，内包 1 花蕾，花时脱落；小花梗长 4~8mm，果时略增长；花萼椭圆形，长 2~2.5cm，顶端具 3 齿，复又一侧开裂至近基部处，顶部及边缘具睫毛；花冠肉红色，管长约 1cm，喉部被短柔毛；后方的 1 枚花冠裂片近圆形，宽约 2cm，两侧的裂片阔披针形，长 2~2.5cm；侧生退化雄蕊钻状，长 6~7mm；唇瓣卵形，长 3~3.5cm，宽约 3cm，红色；花丝长约 8mm；花药长 1.7cm；子房长圆形，密被茸毛。果椭圆形，长约 3cm，宽约 2cm，被毛；种子团圆球形，直径 1.2~1.6cm，表面灰黄至暗棕色。花期 4~6 月；果期 7~12 月。

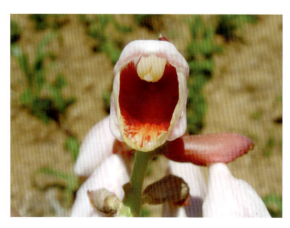

【生境】生于山地密林或灌丛中。

【分布】广西、云南。越南也有分布。

【采集加工】秋季采收果实晒干。

【性味归经】味辛,性温。

【功能主治】祛寒燥湿,温胃止呕。治寒湿阴滞脾胃、脘腹胀满疼痛及呕吐、泄泻等。

【用法用量】3~6g,水煎服。

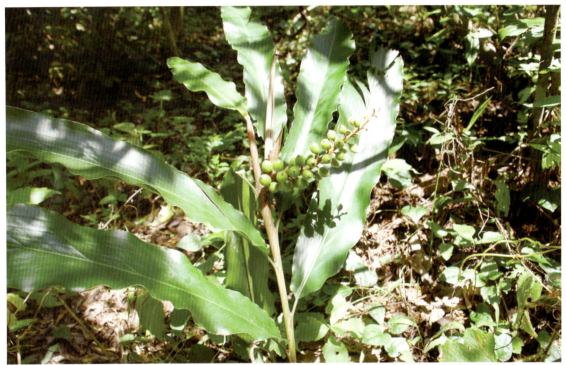

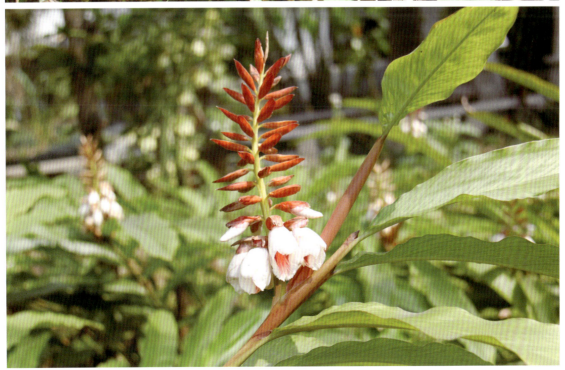

4.157.2 绿苞山姜

ALPINIAE BRACTEATAE RADIX ET CAULIS

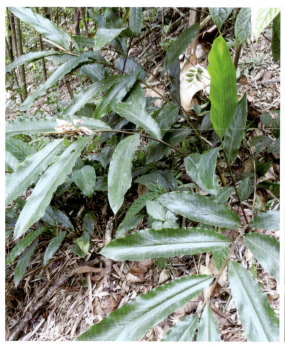 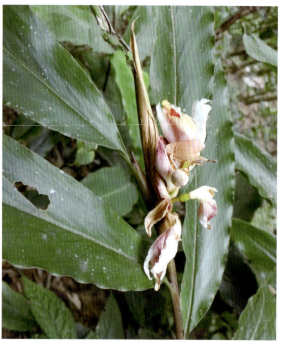

【基原】来源于姜科 Zingiberaceae 山姜属 Alpinia 绿苞山姜 Alpinia bracteata Roxb. 的根茎入药。

【形态特征】多年生草本，具根状茎；株高通常不超过 1m。叶片披针形，长 15~40cm，宽 3~5cm，顶端渐尖，基部渐狭，叶背被茸毛，稀无毛；叶柄长达 2cm；叶舌短而钝，无毛，叶鞘被短柔毛。总状花序长 8~20cm，花序轴密被金色粗长毛；小苞片绿色，椭圆形，长 1.8~2.2cm，边缘内卷，包裹花蕾，外被短柔毛，小花梗长 2~4mm，被金色粗长毛；花萼椭圆形，长 0.8~1.2cm，无毛，顶端 2 裂，复又一侧开裂；花冠管长 8mm，裂片长圆形，长 1.8~2.2cm，具缘毛，纯白色；侧生退化雄蕊钻状；唇瓣卵形，长 2~3cm，紫红色；子房被金色长毛。蒴果球形，直径 1.5~2cm，红色，被粗毛；种子多数。花期 4~5 月；果期 10~11 月。

【生境】生于海拔 750~1600m 的林中阴湿处。

【分布】云南和四川。印度也有分布。

【采集加工】全年可采收，洗净，鲜用或晒干。

【性味归经】味辛、性温。

【功能主治】健胃散寒，平喘止痛。治胃寒冷痛、消化不良、胃痛、风寒咳喘、风湿性关节痛、月经不调、跌打损伤等。

【用法用量】9~15g，水煎服。外用鲜品适量捣敷患处。

4.157.3 节鞭山姜

ALPINIAE CONCHIGERAE FRUCTUS

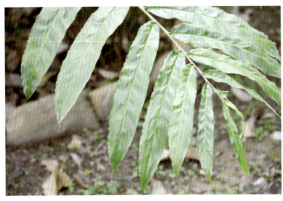 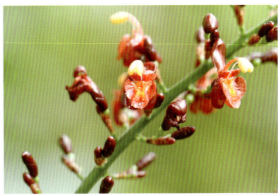

【基原】来源于姜科 Zingiberaceae 山姜属 *Alpinia* 节鞭山姜 *Alpinia conchigera* Griff. 的果实入药。

【形态特征】丛生草本，高 1.2~2m。叶片披针形，长 20~30cm，宽 7~10cm，顶端急尖，基部钝，干时侧脉极显露，致密，除边缘及叶背中脉上被短柔毛外，其余无毛；叶柄长 5~10mm；叶舌全缘，长约 5mm，被茸毛或无毛。圆锥花序长 20~30cm，通常仅有 1~2 个分枝，第二级分枝多且短，长约 1.5cm，上有 4~5 枚小苞片；小苞片漏斗状，长 3~4mm，口部斜截形；花呈蝎尾状聚伞花序排列，小花梗长 3~5mm；萼杯状，长 3~4mm，淡绿色，3 裂；花冠白色或淡青绿，外被毛，花冠管与萼等长，裂片长 5~7mm；唇瓣倒卵形，长 5mm，内凹，淡黄或粉红而具红条纹，基部具紫色痂状体遮住花冠管的喉部；侧生退化雄蕊正方形，长 1.5mm，红色，花丝细长，长 5mm，淡黄至淡红，花药长 2mm；子房无毛，梨形，亮绿色。果鲜时球形，干时长圆形，宽 0.8~1cm，枣红色，内有种子 3~5 颗，芳香。花期 5~7 月；果期 9~12 月。

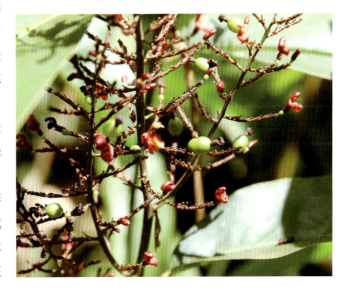

【生境】生于海拔 620~1100m 山坡密林下或疏阴处。

【分布】云南西双版纳、沧源。南亚至东南亚亦有分布。

【采集加工】秋季果实成熟时采收，晒干备用。

【性味归经】味辛、微苦，性温。

【功能主治】芳香健胃，驱风。治胃寒腹痛、食滞等症。

【用法用量】3~5g，水煎服。

4.157.4 红豆蔻

GALANGAE FRUCTUS

【别名】大高良姜、南姜子

【基原】来源于姜科 Zingiberaceae 山姜属 *Alpinia* 红豆蔻 *Alpinia galanga*（L.）Willd. 的果实入药。

【形态特征】多年生草本。株高达 2m，根茎块状，稍有香气。叶片长圆形或披针形，长 25~35cm，宽 6~10cm，顶端短尖或渐尖，基部渐狭，两面均无毛或于叶背被长柔毛，干时边缘

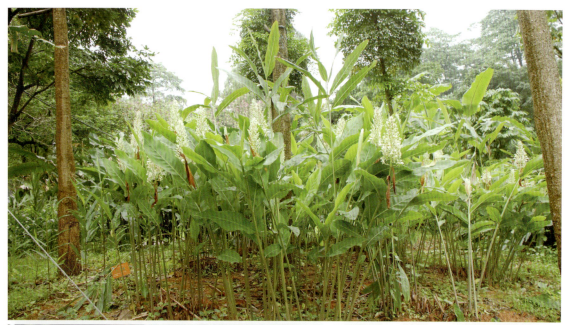

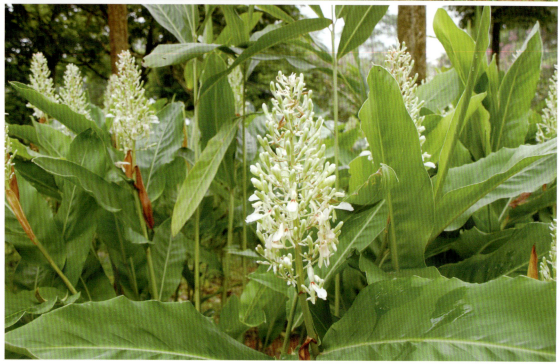

褐色；叶柄短，长约6mm；叶舌近圆形，长约5mm，圆锥花序密生多花，长20~30cm，花序轴被毛，分枝多而短，长2~4cm，每一分枝上有花3~6朵；苞片与小苞片均迟落，小苞片披针形，长5~8mm；花绿白色，有异味；萼筒状，长6~10mm，果时宿存；花冠管长6~10mm，裂片长圆形，长1.6~1.8cm；侧生退化雄蕊细齿状至线形，紫色，长2~10mm；唇瓣倒卵匙形，长达2cm，白色而有红线条，深2裂；花丝长约1cm，花药长约7mm。果长圆形，长1~1.5cm，宽约7mm，中部稍收缩，熟时红棕色或枣红色，平滑或略有皱缩，质薄，不开裂，手捻易破碎，内含种子3~6颗。花期5~8月，果期9~11月。

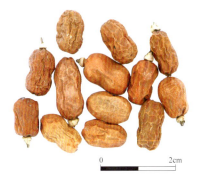

【生境】生于海拔100~1300m的山野沟谷阴湿林下或灌木丛和草丛中，或栽培。

【分布】香港、广东、海南、台湾、福建、广西、云南等地。亚洲热带余部地区也有分布。

【采集加工】秋季果实变红时采收，除去杂质，阴干。

【药材性状】本品长圆状球形或椭圆状球形，中部常稍收缩，长0.7~1.2cm，直径0.5~0.7cm。表面红棕色或暗红色，常略有不规则的纵皱纹，较少平滑，顶端有黄白色管状宿萼，基部有果柄脱落的凹痕。果皮薄，易破碎，常与种子团分离，内表面淡黄色。内含种子6枚，种子扁圆形或三角状多面形，外被黄白色膜状假种皮，背面一侧不易剥除，种皮暗褐色或红棕色，有光泽。胚乳灰白色。气芳香，味辛辣。以粒大饱满、红棕色、气芳香、味辛辣者为佳。

【性味归经】味辛，性温。归肺、脾经。

【功能主治】温中散寒，行气止痛。治胃寒疼痛，呕吐，泄泻，消化不良，腹部胀痛。

【用法用量】3~6g，水煎服。

4.157.5 草豆蔻

ALPINIAE KATSUMADAI SEMEN

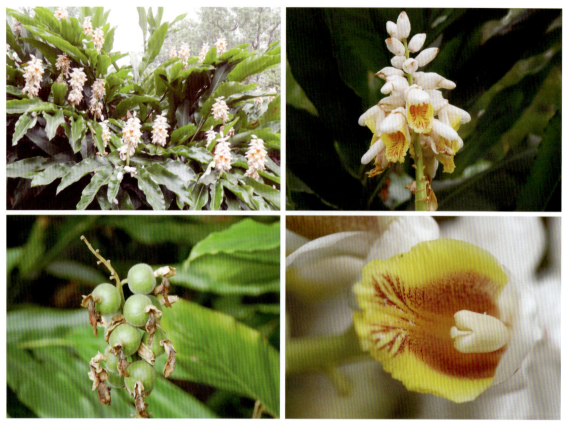

【基原】来源于姜科 Zingiberaceae 山姜属 *Alpinia* 草豆蔻 *Alpinia hainanensis* K. Schum. [*A. katsumadai* Hayata] 的近成熟果实入药。

【形态特征】多年生草本。株高达 3m，叶片线状披针形，长 50~65cm，宽 6~9cm，顶端渐尖并有一短尖头，基部渐狭，两边不对称，边缘被毛，两面均无毛，或稀于叶背被极疏的粗毛；叶柄长 1.5~2cm；叶舌长 5~8mm，外被粗毛。总状花序顶生，直立，长达 20cm，花序轴淡绿色，被粗毛；小花梗长约 3mm；小苞片乳白色，阔椭圆形，长约 3.5cm，基部被粗毛，向上逐渐减少至无毛；花萼钟状，长 2~2.5cm，顶不规则齿裂，复又一侧开裂，具缘毛或无，外被毛；花冠管长约 8mm，花冠裂片边缘稍内卷，具缘毛；无侧生退化雄蕊；唇瓣三角状卵形，长 3.5~4cm，顶端微 2 裂，具自中央向边缘放射的彩色条纹；子房被毛，直径约 5mm；腺体长 1.5mm；花药室 1.2~1.5cm。果球形，直径约 3mm，熟时金黄色。花期 4~6 月；果期 5~8 月。

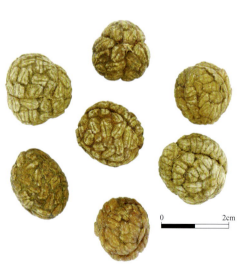

【生境】生于山地疏林或密林中。

【分布】香港、广东、海南、广西。

【采集加工】夏、秋二季采收,晒至九成干,或用水略烫,晒至半干,除去果皮,取出种子团,晒干备用。

【药材性状】本品呈类球形的种子团,直径1.5~2.7cm。表面灰褐色或黄棕色,略光滑,内有黄白色隔膜,种子团分成3瓣,每瓣有种子22~60枚,黏结成团,不易散落。种子为卵圆状多面体,长0.3~0.5cm,直径0.3cm,外被淡褐色膜质透明的假种皮,种脐为一凹点,位于背侧面,种脊为一纵沟,经腹面至合点。质坚硬,断面可见灰白色胚乳。气香,味辛辣。以粒大饱满、红棕色、气芳香、味辛辣者为佳。

【性味归经】味辛,性温。归脾、胃经。

【功能主治】燥湿行气,温中化湿,止呕。治胃寒胀痛,反胃吐酸,食欲不振,寒湿吐泻。并能解酒毒及鱼、肉食物中毒。

【用法用量】3~6g,水煎服。

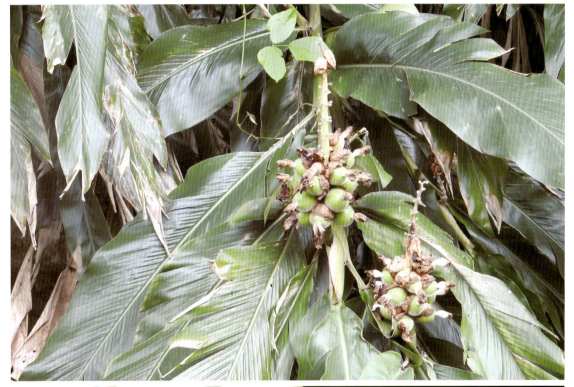

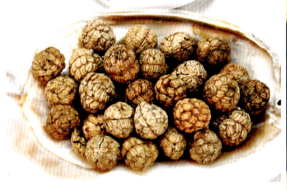

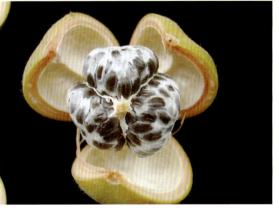

4.157.6　光叶山姜

ALPINIAE INTERMEDIAE RHIZOMA ET FRUCTUS

【别名】红三七、三七、七叶莲

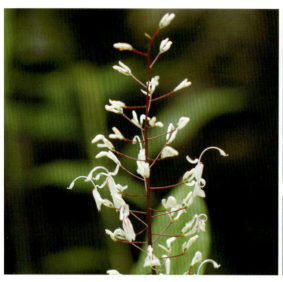
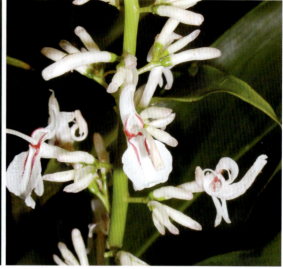

【基原】来源于姜科 Zingiberaceae 山姜属 *Alpinia* 光叶山姜 *Alpinia intermedia* Gagnep. 的根状茎、果实入药。

【形态特征】直立草本。株高约 1m。叶片长圆形或披针形，长 20~50cm，宽 5~12cm，顶端渐尖，基部渐狭，两面均无毛；叶柄长达 2.5cm；叶舌长 5~6mm，干膜质，具缘毛。圆锥花序长 10~15cm，宽 2~4cm，直立或下垂，无毛；分枝长 8~13mm，每一分枝的顶端有花 3~4 朵，聚生；苞片与小苞片相似，长 7~10mm，早落；花白色，花萼筒状，无毛，顶端具圆齿；花冠管较萼管为短，花冠裂片近相等，无毛；侧生退化雄蕊角状；唇瓣卵形，长 1.8cm，顶端急尖，短 2 裂，基部渐狭成瓣柄；花药卵形，被小柔毛；腺体棒状，顶端钝。花期 6 月。

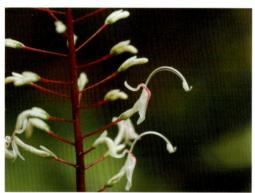
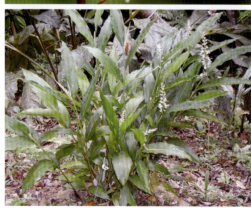

【生境】生于山地灌丛中。

【分布】台湾、广东。日本也有分布。

【采集加工】全年可采根状茎，切片，晒干；秋季果实成熟时采果，晒干。

【性味归经】味辛，性温。归胃、脾经。

【功能主治】行气消胀，消食导滞。治中焦虚寒或气滞引起的脘腹胀满，食积、内积等积食证引起的腹胀。

【用法用量】9~20g，水煎服。

4.157.7 山姜

ALPINIAE JAPONICAE RHIZOMA

【别名】土砂仁

【基原】来源于姜科 Zingiberaceae 山姜属 *Alpinia* 山姜 *Alpinia japonica*（Thunb.）Miq. 的根状茎入药。

【形态特征】多年生草本。株高 35~70cm；叶通常 2~5 片，叶片披针形、倒披针形或狭长椭圆形，长 25~40cm，宽 4~7cm，两面被短柔毛。总状花序顶生，长 15~30cm；花通常 2 朵聚生，花萼棒状，长 1~1.2cm，顶端 3 齿裂；花冠裂片 3 片，长圆形，长约 1cm；唇瓣卵形，宽约 6mm，白色而具红色脉纹，边缘具不整齐缺刻；雄蕊 1 枚，长 1.2~1.4cm。果球形或椭圆形，直径 1~1.5cm；种子多角形，有樟脑味。花期 4~8 月；果期 7~12 月。

【生境】生于林下阴湿处。

【分布】广东、香港、台湾、江西、福建、浙江、江苏、安徽、湖南、湖北、广西、贵州、四川等地。日本也有分布。

【采集加工】夏、秋季采收根状茎晒干备用。

【性味归经】味辛，性温。归胃、脾经。

【功能主治】祛风通络，理气止痛。治风湿性关节炎，跌打损伤，牙痛，胃痛。

【用法用量】3~9g，水煎服。

【附方】① 治风湿痹痛：山姜根、钩藤全草、铺地蜈蚣、桑枝各 15g，白酒 500g，浸泡 5 天，每天服药酒 15~30g，每日 2 次。

② 治跌打损伤：山姜根、茜草根各 30g，大血藤根 30g，牛膝、泽兰各 9g，白酒 500g，浸泡 3~7 天，每服 15~30g。

③ 治胃痛：山姜根、乌药各 3~6g，研末，温开水送服。

④ 治外感咳嗽：山姜根 9g，桑白皮 9g，白茅根 9g，紫苏 6g，水煎服。

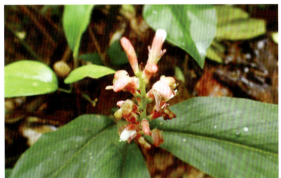
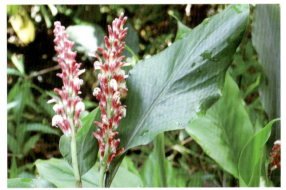
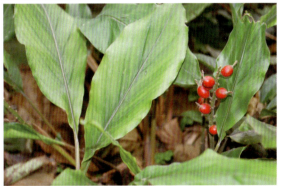
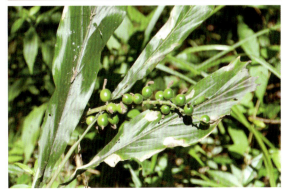

4.157.8　长柄山姜

ALPINIAE KWANGSIENSIS FRUCTUS

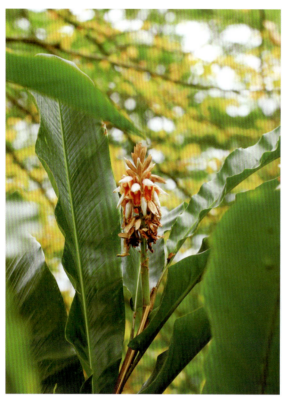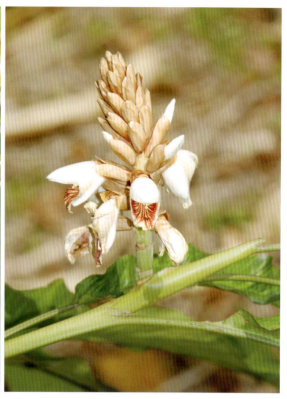

【基原】来源于姜科 Zingiberaceae 山姜属 Alpinia 长柄山姜 Alpinia kwangsiensis T. L. Wu & S. J. Senjen 的果实入药。

【形态特征】多年生草本，高 1.5~3m。叶片长圆状披针形，长 40~60cm，宽 8~16cm，顶端具旋卷的小尖头，基部渐狭或心形，稍不等侧，叶面无毛，叶背密被短柔毛；叶舌长 8mm，顶端 2 裂，被长硬毛；叶柄长 4~8cm。总状花序直立，长 13~30cm，果时略延长，粗 5~7mm，密被黄色粗毛；花序上的花很稠密，小花梗长 2mm。小苞片壳状包卷，长圆形，长 3.5~4cm，宽 1.5cm（摊开 4cm），褐色，顶端 2 裂，顶部及边缘被黄色长粗毛；果时宿存；花萼筒状，长约 2cm，宽 7mm，淡紫色，顶端 3 裂，复又一侧开裂，被黄色长粗毛；花冠白色，花冠管长 12mm，宽 5mm；花冠裂片长圆形，长约 2cm，宽 14mm，边缘具缘毛；唇瓣卵形，长 2.5cm，白色，内染红，花药、花丝各长 1cm；子房长圆形，长 5mm，密被黄色长粗毛。果圆球形，直径约 2cm，被疏长毛。花、果期 4~6 月。

【生境】生于海拔约 500m 的山谷林下阴湿处。

【分布】广西、广东、贵州、云南。

【采集加工】秋季采收果实晒干。

【性味归经】味辛，性温。归胃、脾经。

【功能主治】祛寒燥湿，温胃止呕。治胃寒胀痛，反胃吐酸，食欲不振，寒湿吐泻。

【用法用量】3~6g，水煎服。

4.157.9 假益智

ALPINIAE MACLUREI RADIX ET CAULIS

【别名】红蔻

【基原】来源于姜科 Zingiberaceae 山姜属 *Alpinia* 假益智 *Alpinia maclurei* Merr. 的根状茎入药。

【形态特征】多年生草本，具根状茎；株高 1~2m。叶片披针形，长 30~50cm，宽 8~10cm，顶端尾状渐尖，基部渐狭，叶背被短柔毛；叶柄长 1~5cm；叶舌 2 裂，长 1~2cm，被茸毛。圆锥花序直立，长 30~40cm，多花，被灰色短柔毛，分枝长 1.5~3cm，稀更长；花 3~5 朵聚生于分枝的顶端；小苞片长圆形，兜状，长约 8mm，被短柔毛，早落，花梗极短；花萼管状，长 6~10mm，被短柔毛，顶端具 3 齿，齿近圆形；花冠管长 8~12mm，裂片长圆形，兜状，长 7~10mm；侧生退化雄蕊长约 5mm；唇瓣长圆状卵形，长 10~12mm，宽 6~7mm，花时反折；花丝长约 1.4cm，花药长 3~4mm；子房卵形，直径 1.5~1.8mm，被茸毛。果球形，无毛，直径约 1cm，果皮易碎。花期 3~7 月；果期 5~10 月。

【生境】生于山地疏或密林中。

【分布】广东、广西、云南。越南也有分布。

【采集加工】全年可采收，洗净，鲜用或晒干。

【性味归经】味辛，性温。归胃、脾经。

【功能主治】行气止痛，祛湿消肿，活血通络。治腹胀、呕吐、风湿性关节炎、胃气痛、跌打损伤等。

【用法用量】9~15g，水煎服。外用鲜品适量捣敷患处。

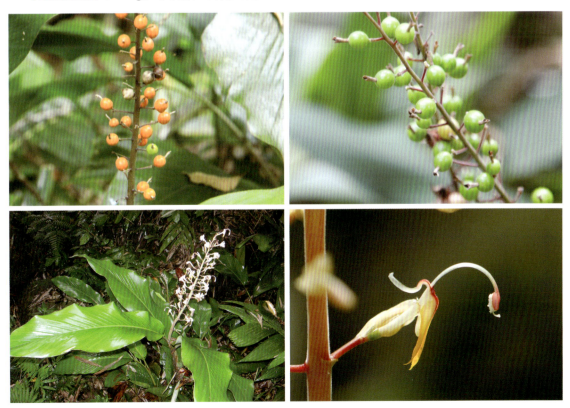

4.157.10　南川山姜

ALPINIAE NANCHUANENSIS RADIX ET CAULIS

【基原】来源于姜科 Zingiberaceae 山姜属 Alpinia 南川山姜 Alpinia nanchuanensis Z. Y. Zhu 的根茎入药。

【形态特征】多年生草本，茎丛生，高 0.6~1.5m；根状茎极短。叶片狭披针形，长 20~40cm，宽 2~6cm，顶端尾状，基部楔形，边具短缘毛；叶舌长达 3mm，2 浅裂；叶鞘被微柔毛。穗状花序直立，长 5~15cm，花序轴被微柔毛，几无总花梗；总苞片卵形至披针形，长 4~9cm，宽 1.5~3cm，顶端急尖，芒状，稀尾状，外被微柔毛；苞片极小，花序下部的花通常成对，上部的单生；花梗极短，长约 1mm，无毛；花萼淡紫红色，长 0.9~1.1cm，3 齿裂，一侧浅裂，外密被微柔毛；花冠外被微柔毛，管长 1.1~1.2cm，裂片长圆形，长 7mm，宽 4~5mm，淡黄色，兜状；唇瓣倒卵状长圆形，长 9mm，宽 6mm，白色具紫红色条纹；雄蕊长 1~1.2cm，无药隔附属体；子房无毛。蒴果椭圆形，长 1~1.5cm，直径 5~9mm。花期 4~5 月；果期 11~12 月。

【生境】生于海拔 900m 以下的阴湿山谷林下。

【分布】重庆南川金佛山。

【采集加工】9~10 月采挖，洗净，切片晒干。

【性味归经】味辛，性温。归胃、脾经。

【功能主治】祛风通络，理气止痛。治风湿性关节炎，跌打损伤，牙痛，胃痛。

【用法用量】3~9g，水煎服。

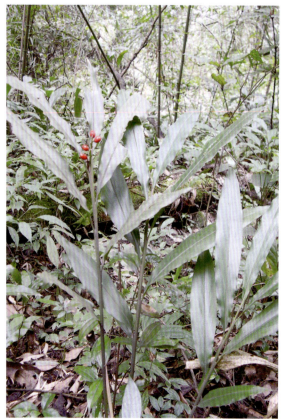
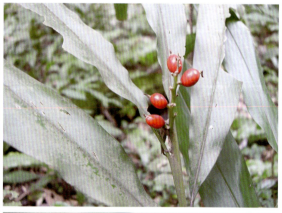
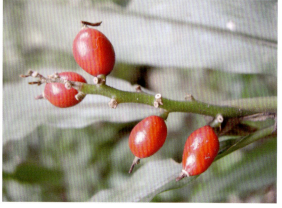

4.157.11 华山姜

ALPINIAE OBLONGIFOLIAE RHIZOMA

【别名】山姜

【基原】来源于姜科 Zingiberaceae 山姜属 *Alpinia* 华山姜 *Alpinia oblongifolia* Hayata [*A. chinensis*（Retz.）Rosc.] 的根状茎入药。

【形态特征】多年生草本。株高约 1m；叶披针形或卵状披针形，长 20~30cm，宽 3~10cm，两面均光滑无毛。圆锥花序长 15~30cm，分枝短，长 3~10mm，其上有花 2~4 朵；花白色，花萼管状，具 3 齿；花冠管略超出，裂片 3 片，长约 6mm，唇瓣卵形，长 6~7mm；雄蕊 1 枚，长约 8mm。果球形，直径 5~8mm。花期 5~7 月；果期 6~12 月。

【生境】生于林下阴湿处。

【分布】我国东南部至西南部各地。越南、老挝也有分布。

【采集加工】夏、秋季采收根状茎晒干备用。

【药材性状】本品呈圆柱形或块状，长 7~10cm，直径 3~10mm。多数有分枝，表面灰黄色或棕黄色，有明显的环节，节间长 3~10mm，节上有鳞叶样的叶柄残基及须根痕，有纵皱缩纹；根状茎顶端渐尖细。质硬而韧，不易折断，断面淡黄色，纤维性。气微香，味稍辛辣。

【性味归经】味辛，性温。归肺、胃、脾经。

【功能主治】止咳平喘，散寒止痛，除风湿，解疮毒。治风寒咳喘，胃气痛，风湿性关节痛，跌打瘀血停滞，月经不调，无名肿毒。

【用法用量】10~15g，水煎服或作酒剂或捣烂外敷。

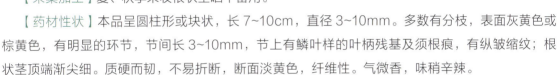

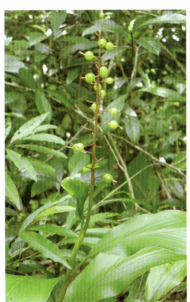
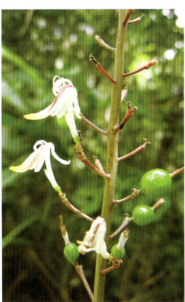
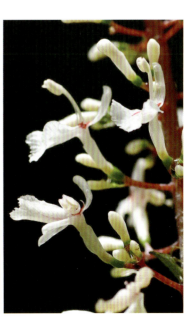

4.157.12 高良姜

ALPINIAE OFFICINARUM RHIZOMA

【别名】风姜、小良姜

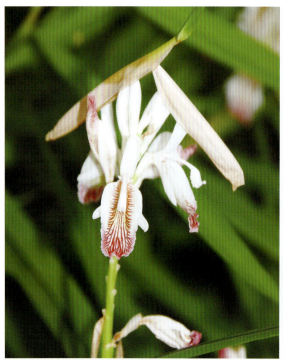
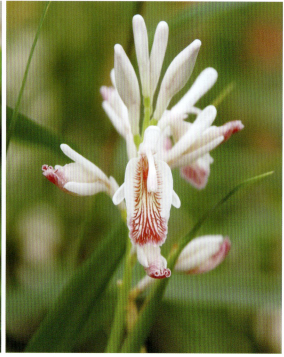

【基原】来源于姜科 Zingiberaceae 山姜属 Alpinia 高良姜 Alpinia officinarum Hance 的根茎入药。

【形态特征】多年生草本。株高 40~110cm，根茎延长，圆柱形。叶片线形，长 20~30cm，宽 1.2~2.5cm，顶端尾尖，基部渐狭，两面均无毛，无柄；叶舌薄膜质，披针形，长 2~3cm，有时可达 5cm，不 2 裂。总状花序顶生，直立，长 6~10cm，花序轴被茸毛；小苞片极小，长不逾 1mm，小花梗长 1~2mm；花萼管长 8~10mm，顶端 3 齿裂，被小柔毛；花冠管较萼管稍短，裂片长圆形，长约 1.5cm，后方的 1 枚兜状；唇瓣卵形，长约 2cm，白色而有红色条纹；花丝长约 1cm，花药长 6mm；子房密被茸毛。果球形，直径约 1cm，熟时红色。花期 4~9 月；果期 5~11 月。

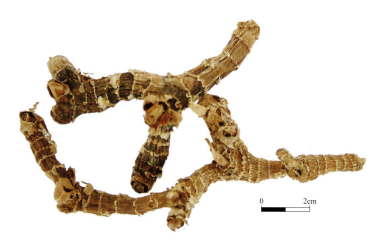

【生境】生于荒坡灌丛、疏林中或栽培。

【分布】香港、广东、海南、广西。

【采集加工】夏末秋初采挖，除去须根及残留鳞片，洗净，切段，晒干。

【药材性状】本品呈圆柱形，多弯曲，通常分枝，长 5~9cm，直径 1~1.5cm。表面棕红色至暗褐色，具明显的灰棕色的波状环节和细密的纵皱纹，节间长 0.2~1cm，下侧有圆形根痕。质坚韧，不易折断，断面灰棕色或红棕色，纤维性，中柱占直径的 1/3。气香，味辛辣。以根状茎饱满、皮皱肉凸、分枝少、色棕红、气香、味辛辣者为佳。

【性味归经】味辛，性热。归脾、胃经。

【功能主治】温胃止呕，散寒止痛。治脘腹痛，胃寒呕吐，霍乱腹痛，急性胃肠炎；外用治汗斑。

【用法用量】3~9g；外用适量，鲜品捣烂搽患处。

【附方】① 治脘腹冷痛：高良姜、制香附各 60g。共研细粉，水泛为丸。每次服 3g，每日 3 次。

② 治胸胁痛：高良姜、厚朴、当归各 9g，桂心 3g，生姜 6g。水煎服。

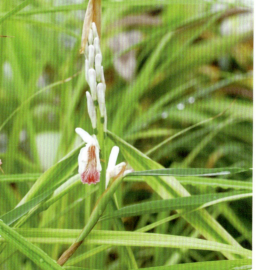

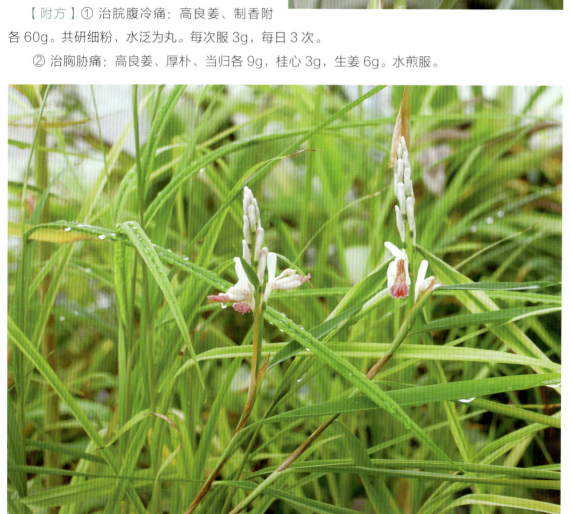

4.157.13　益智

ALPINIAE OXYPHYLLAE FRUCTUS

【别名】益智子

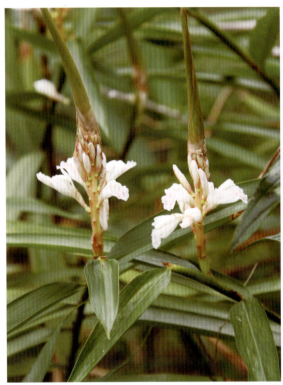
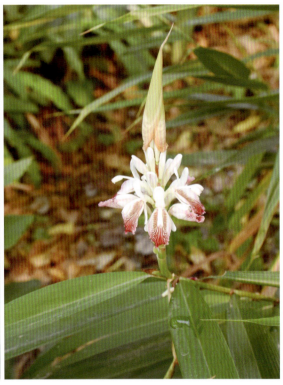

【基原】来源于姜科 Zingiberaceae 山姜属 *Alpinia* 益智 *Alpinia oxyphylla* Miq. 的成熟果实入药。

【形态特征】益智为多年生草本，高 1~3m，茎丛生，根状茎短，长 3~5cm。叶片披针形，长 25~35cm，宽 3~6cm，顶端渐狭并具尾尖，基部近圆形，边缘具脱落性小刚毛；叶柄短；叶舌膜质，2 裂，长 1~2cm，稀更长，被淡棕色疏柔毛。总状花序在花蕾时全部包藏于一帽状总苞片中，开花时整个脱落，花序轴被极短的柔毛；小花梗长 1~2mm，一侧开裂至中部，顶端具 3 裂齿，外被短柔毛；花冠管长 8~10mm，花冠裂片长圆形，长约 1.8cm，后方的一枚稍大，白色，外被疏柔毛；侧生退化雄蕊钻状，长约 2mm；唇瓣倒卵形，长约 2cm，粉白色而具红色脉纹，顶端边缘皱波状；花丝长 1.2cm，花药长约 7mm；子房密被茸毛。蒴果鲜时球形，干时纺锤形，长 1.5~2cm，宽约 1cm，被短柔毛，果皮上有隆起的维管束线条，顶端有花萼管的残迹；种子不规则扁圆形，被淡黄色假种皮。花期 3~5 月；果期 4~9 月。

【生境】栽培或野生于阴湿密林或疏林下。

【分布】海南、广东、福建、广西、云南等地。

【采集加工】夏、秋间果实由绿变红时采收，晒干或低温干燥。

【药材性状】本品呈椭圆形，两端略尖，长 1.2~2cm，直径 1~1.3cm。表面灰棕色至灰棕褐色，有不连续微凸起的纵线棱 13~20 条，顶端有花被残基，基部果柄多已除去，但常留有不明显的果柄残痕。果皮薄，质稍韧，与种子紧贴，但可纵向撕离。种子集结成团，中有隔膜将种子团分成3瓣，每瓣有种子8~12粒。种子呈不规则扁圆形，略有钝棱，表面灰褐色或灰黄色，外被淡棕色膜质的假种皮，质硬，胚乳白色。有特异香气，味辛、微苦。以粒大、饱满、气味浓者为佳。

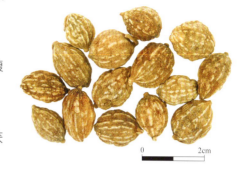

【性味归经】味辛，性温。归脾、肾经。

【功能主治】暖肾固精缩尿，温脾止泻摄唾。治脾虚腹痛，泄泻，多唾，肾虚遗精，遗尿，尿有余沥，尿频。

【用法用量】3~10g，水煎服。

【附方】① 治胀痛泄泻、多唾：益智、白术、党参、茯苓各9g，木香6g。水煎服。

② 治遗尿：a. 益智、桑螵蛸各9g。水煎服。b. 益智、乌药各9g。水煎服。

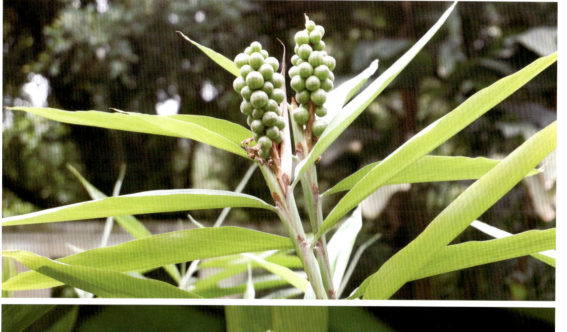

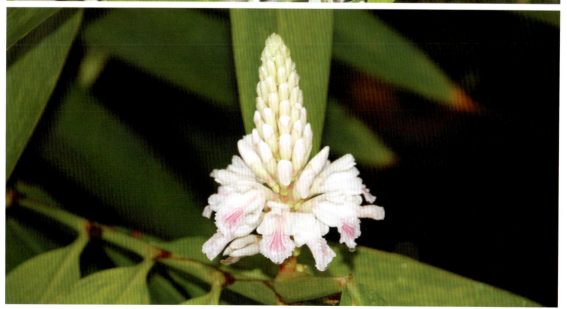

4.157.14 花叶山姜

RHIZOMA ALPINIAE PUMILAE

【别名】矮山姜

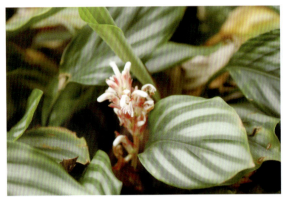
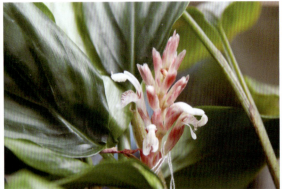

【基原】来源于姜科 Zingiberaceae 山姜属 Alpinia 花叶山姜 Alpinia pumila Hook. f. 的根状茎入药。

【形态特征】多年生草本。无地上茎，根茎平卧。叶 2~3 片一丛自根茎生出，叶片椭圆形、长圆形或长圆状披针形，长达 15cm，宽约 7cm，顶端渐尖，基部急尖，叶面绿色，叶脉处颜色较深，其余较浅。叶背浅绿，两面均无毛；叶柄长约 2cm；叶舌短 2 裂；叶鞘红色。总状花序由叶鞘间抽出，总花梗长约 3cm；花成对生于长圆形、长约 2cm 的苞片内，苞片迟落；花萼管状，长 1.3~1.5cm，顶端具 3 齿，紫红色，被短柔毛；花冠白色，管长约 1cm，裂片长圆形，钝，稍较花冠管为长；唇瓣卵形，长约 1.2cm，顶端短 2 裂，反折，边缘具粗锯齿，白色，具红色脉纹；侧生退化雄蕊钻状，长 3~4mm，花药长 5~8mm，花丝长 5~10mm；腺体 2 枚，披针形，长 2mm，顶端急尖，子房被绢毛，果球形，直径约 1cm，顶端有长约 1cm 的花被残迹。花期 4~6 月；果期 6~11 月。

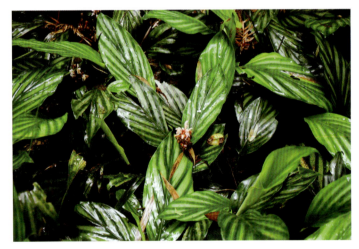

【生境】生于林下或溪边阴湿处。

【分布】广东、湖南、江西、广西、云南。

【采集加工】秋季采收根状茎晒干备用。

【性味归经】味辛、微苦，性温。归脾、胃经。

【功能主治】除湿消肿，行气止痛。治风湿痹痛，胃痛，跌打损伤。

【用法用量】10~20g，水煎服。外用鲜品捣烂敷患处。

4.157.15 四川山姜

ALPINIAE SICHUANENSIS RADIX ET CAULIS

【基原】来源于姜科 Zingiberaceae 山姜属 *Alpinia* 四川山姜 *Alpinia sichuanensis* Z. Y. Zhu 的根状茎入药。

【形态特征】多年生草本，株高约 1m。叶片披针形或线状披针形，长 20~30cm，宽 4~8cm，顶端具细尾尖，基部渐狭，除顶部边缘具小刺毛外，余无毛；叶柄长达 4cm；叶舌长约 2mm，2 裂，具缘毛。穗状花序直立，长 10~20cm，小花常每 3 朵簇生于花序轴上，花序轴被茸毛，小苞片极小；花萼筒状，顶端 3 裂，外被短柔毛；花冠管约和萼管等长或稍长；花冠裂片长圆形，长 8~10mm，外被长柔毛；侧生退化雄蕊线形，长约 2mm；唇瓣倒卵形，长 7~13mm，皱波状，2 裂；雄蕊较唇瓣为长，花药长 4mm；子房球形，被毛。蒴果球形，直径 7~8mm，被短柔毛，顶冠宿存萼管；种子 5~6 颗。花期 4~6 月；果期 6~11 月。

【生境】生于林下阴湿处。

【分布】广东、广西、湖南、江西、四川、贵州、云南。

【采集加工】9~10 月采挖，洗净，切片晒干。

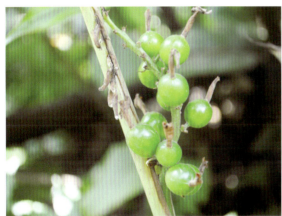
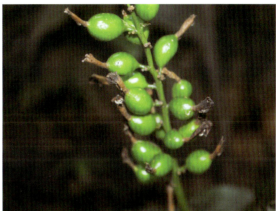
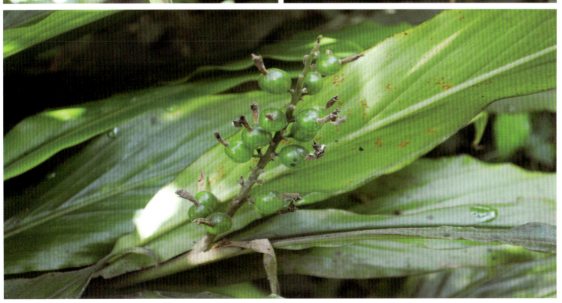

【性味归经】味辛，性温。归肺、脾、胃经。

【功能主治】祛风通络，理气止痛。治风湿性关节炎，跌打损伤，牙痛，胃痛。

【用法用量】3~9g，水煎服。

【附方】治久咳：四川山姜、白芷、追风伞各10g，泡酒500g，每服50g。

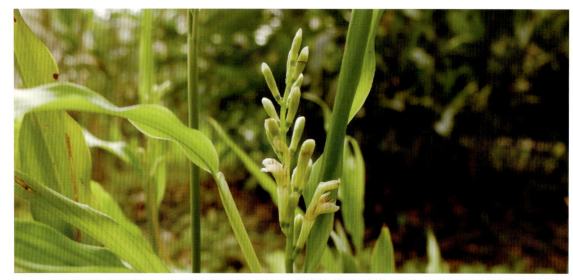

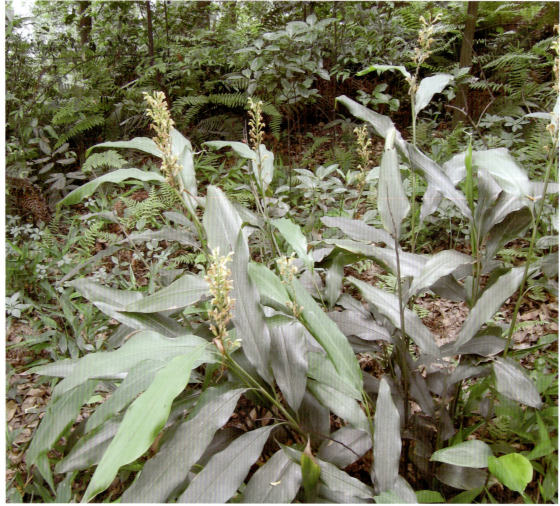

4.157.16 密苞山姜

ALPINIAE STACHYOIDIS HERBA

【基原】来源于姜科 Zingiberaceae 山姜属 *Alpinia* 密苞山姜 *Alpinia stachyoides* Hance 的全草入药。

【形态特征】多年生草本。株高 1~1.5m。叶片椭圆状披针形，长 20~40cm，宽 4~7cm，顶端渐尖，并具细尾尖，基部渐狭，边缘及顶端密被茸毛；叶柄长 5~20mm；叶舌 2 裂，长 0.4~1cm；叶柄、叶舌及鞘均被茸毛。穗状花序顶生，长 10~16cm，总花梗近于无，基部具一线形的总苞片，长 8~9cm，宽 8~10mm；苞片披针形或卵形，长 1.5~2.5cm，密集；每 1 苞片内有 3 枚小苞片和 3 朵花；小苞片披针形，长 5~10mm，苞片和小苞片均密被茸毛，果时宿存；花芳香；花萼筒状，长 1~1.5cm，顶端具明显的 3 齿，外被茸毛；花冠管长 1.2cm，裂片长圆形，长 6mm，内凹；唇瓣菱形，长 7mm，中部宽 5mm，顶端 2 裂，边缘波状，中央有条纹；花丝长 5mm，花药长 4mm；柱头杯状，具缘毛，超出于药室之上。果球形，直径约 1cm，顶端有宿萼。花、果期 6~8 月。

【生境】生于山谷密林荫处。

【分布】香港、广东、湖南、江西、广西、贵州、云南等地。

【采集加工】夏、秋季采收，将全草切段晒干备用。

【性味归经】味辛、微苦，性温。归肺、胃经。

【功能主治】祛风除湿，行气止痛。治风湿痹痛，咳嗽，胃痛，跌打损伤。

【用法用量】10~20g，水煎服。外用鲜品捣烂敷患处。

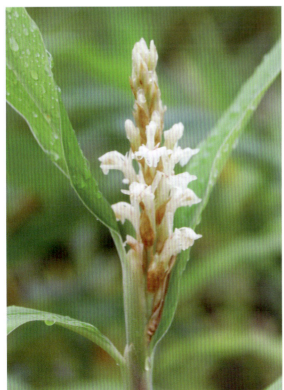
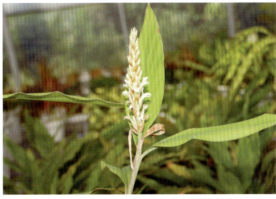
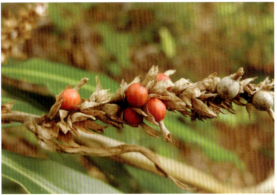

4.157.17　艳山姜

ALPINIAE ZERUMBET RHIZOMA ET FRUCTUS

【别名】大草蔻、草豆蔻、红团叶

【基原】来源于姜科 Zingiberaceae 山姜属 *Alpinia* 艳山姜 *Alpinia zerumbet*（Pers.）Burtt. et Smith 的果实和根状茎入药。

【形态特征】多年生草本。株高 2~3m。叶片披针形，长 30~60cm，宽 5~10cm，顶端渐尖而有一旋卷的小尖头，基部渐狭，边缘具短柔毛，两面均无毛；叶柄长 1~1.5（3）cm；叶舌长 5~10mm，外被毛。圆锥花序呈总状花序式，下垂，长达 30cm，花序轴紫红色，被茸毛，分枝极短，在每一分枝上有花 1~2（3）朵；小苞片椭圆形，长 3~3.5cm，白色，顶端粉红色，蕾时包裹住花，无毛，小花梗极短；花萼近钟形，长约 2cm，白色，顶粉红色，一侧开裂，

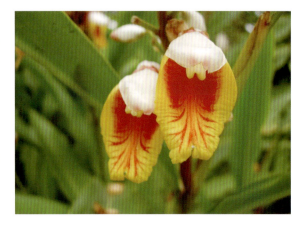

顶端又齿裂；花冠管较花萼为短，裂片长圆形，长约 3cm，后方的 1 枚较大，乳白色，顶端粉红色；唇瓣匙状宽卵形，长 4~6cm，顶端皱波状，黄色而有紫红色纹彩；侧生退化雄蕊钻状，长约 2mm；雄蕊长约 2.5cm；子房被金黄色粗毛；腺体长约 2.5mm。蒴果卵圆形，直径约 2cm，被稀疏的粗毛，具显露的条纹，顶端常冠以宿萼，熟时朱红色；种子有棱角。花期 4~6 月；果期 7~10 月。

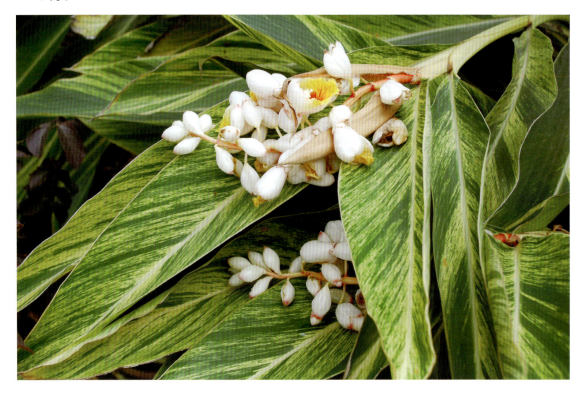

【生境】栽培或野生于林荫下。

【分布】我国东南部至西南部各省区。

【采集加工】秋季采收果实或块茎晒干备用。

【性味归经】味辛、涩，性温。归脾、胃、肾经。

【功能主治】燥湿散寒，行气止痛。治胃脘冷痛，消化不良，呕吐，泄泻，疟疾。

【用法用量】10~15g，水煎服。

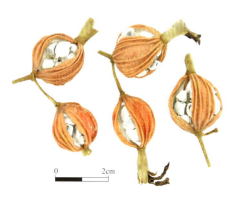

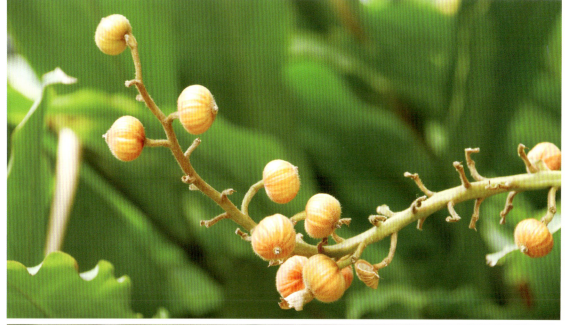

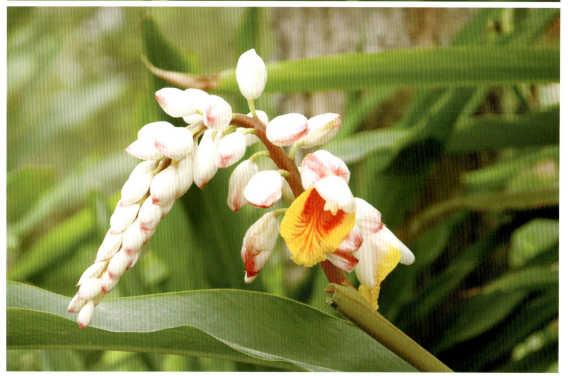

4.157.18 华南豆蔻

AMOMI AUSTROSINENSIS FRUCTUS

【别名】三叶豆蔻、钻骨风、公天锥

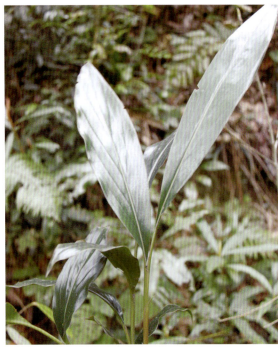
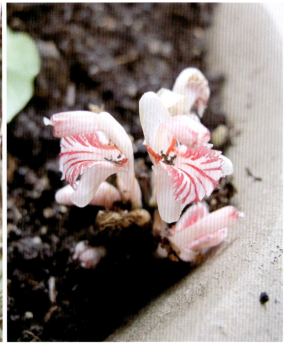

【基原】来源于姜科 Zingiberaceae 豆蔻属 Amomum 华南豆蔻 Amomum austrosinense D. Fang 的果实入药。

【形态特征】多年生草本，植株高约 50cm。叶 1~3 枚，通常 2；叶鞘具条纹；叶舌 2 裂，3~6mm，被微柔毛；叶柄长 0.5~5cm，被微柔毛；叶片狭椭圆形或长圆形，稀卵形至倒披针形，长 10~40cm，宽 3.5~11cm，沿中脉被微柔毛，其余之外无毛，基部楔形到宽楔形有时偏斜，具缘毛的边缘密，顶端渐尖。圆锥花序长 3~6cm；花序梗长 4~6cm；苞片倒卵形或长圆形，长 1.2~1.5cm；有 1 或 2 朵花；小苞片无；花萼基部白色，上部紫色，长约 1.6cm，被微柔毛，顶端 3 或 4 齿；花冠筒长约 1.8cm，被微柔毛；裂片白色微染带红色，长圆形，长约 1.5cm，宽约 5mm；侧生退化雄蕊红色，线形，长 5~6mm；唇瓣白色具红色线，倒卵形，长约 1.3cm，宽约 9mm，花药红色，长 8~9mm；药隔附属物 2 裂，小；子房密被短柔毛。蒴果球状，直径 0.8~1.4cm，被红色的短柔毛，顶端具宿存的花萼。花期 6 月。

【生境】栽培或野生于林荫下。

【分布】广东、广西。

【采集加工】秋季采收果实或块茎，晒干。

【性味归经】味辛、涩，性温。归脾、胃经。

【功能主治】燥湿散寒，行气止痛。治胸腹满闷，反胃呕吐，宿食不消。

【用法用量】3~6g，水煎服。

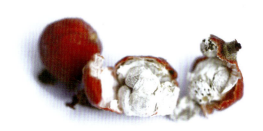

4.157.19　海南假砂仁

AMOMI CHINENSIS FRUCTUS

【别名】砂仁、海南土砂仁

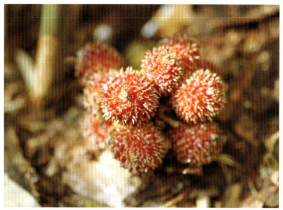
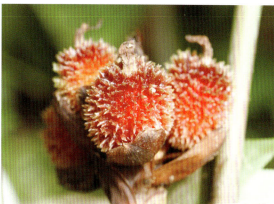
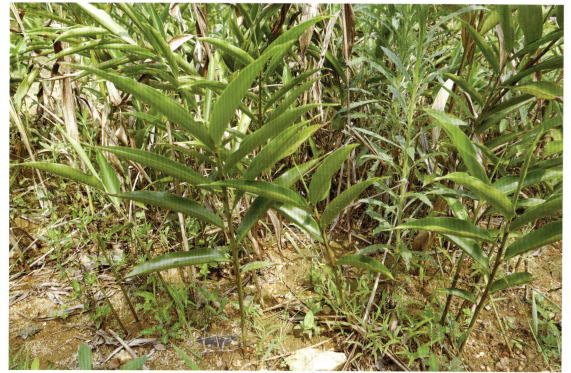

【基原】来源于姜科 Zingiberaceae 豆蔻属 Amomum 海南假砂仁 Amomum chinense Chun ex T. L. Wu 的成熟果实入药。

【形态特征】多年生草本，株高 1~1.5m；根茎延长，匍匐状，节上被鞘状鳞片。叶片长圆形或椭圆形，长 16~30cm，宽 4~8cm，顶端尾状渐尖，基部急尖，两面均无毛；叶柄长 0.5~1cm；叶舌膜质，紫红色，微二裂，无毛，长约 3mm；叶鞘有非常明显的凹陷、方格状网纹。总花梗长 5~10cm，果时常有不同程度的延长；鳞片宿存，长 1.2~2cm。穗状花序陀螺状，直径约 3cm，有花 20 余朵；苞片卵形，长 1~2cm，紫色；小苞片管状，长约 2cm；花萼管长约 1.7cm，顶端具三齿，基部被柔毛，染红；花冠管稍突出，裂片倒披针形，长约 1.5cm，顶端兜状；唇瓣白色，三角状卵形，长1.5cm，宽约1cm，中脉黄绿色，两边有紫色的脉纹，瓣柄长5~6mm；花药长6mm；药隔附属体半圆形，顶微凹，两侧前伸，长8mm，宽4mm；子房密被黄色柔毛。蒴果椭圆形，长2~3cm，宽1.5cm，被短柔毛及片状、分枝柔刺，刺长2~3mm。花期4~5月；果期6~8月。

【生境】栽培。

【分布】海南；广东、广西、云南有栽培。

【采集加工】夏、秋季果实成熟时采收，晒干或低温干燥。

【性味归经】味辛，性温。归脾、胃、肾经。

【功能主治】化湿开胃，温脾止泻，理气安胎。治胃腹胀痛，食欲不振，恶心呕吐，肠炎，痢疾，胎动不安。

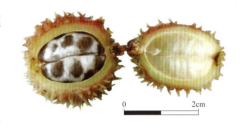

【用法用量】6~10g，水煎服。

【附方】① 治脾虚食欲不振、腹痛泄泻、咳嗽多痰：砂仁、木香、陈皮、甘草各3g，法半夏、党参、白术、茯苓各6g。水煎服。

② 治胃腹胀痛、食积不化：砂仁4.5g，木香3g，枳实6g，白术9g。水煎服。

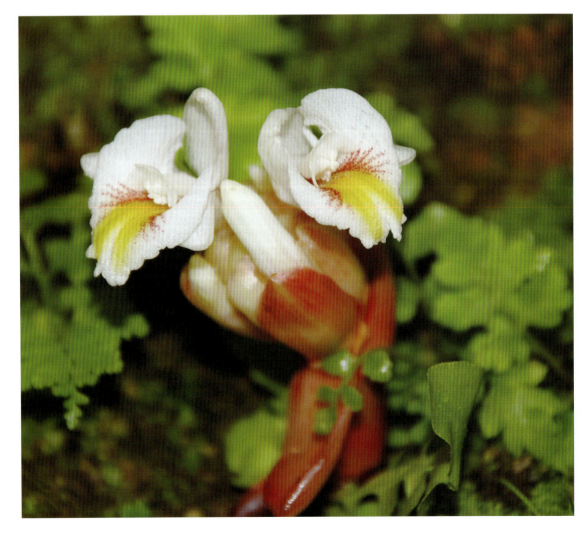

4.157.20 豆蔻
AMOMI FRUCTUS ROTUNDUS

【基原】来源于姜科 Zingiberaceae 豆蔻属 *Amomum* 爪哇白豆蔻 *Amomum compactum* Soland. ex Maton 和白豆蔻 *Amomum kravanh* Pierre ex Gagnep. 的成熟果实入药。

【形态特征】A. 爪哇白豆蔻：多年生草本，株高 1~1.5m，根茎延长，茎基叶鞘红色。叶片披针形，长 25~50cm，宽 4~9cm，顶端有长 2.5~3cm 的尾尖，除具缘毛外，两面无毛，揉之有松节油味，无柄；叶舌二裂，圆形，长 5~7mm，初被疏长毛，后脱落而仅被疏缘毛；叶鞘口无毛。穗状花序圆柱形，长约 5cm，宽约 2.5cm，花后逐渐延长；总花梗长达 8cm；苞片卵状长圆形，长 2~2.5cm，宽 7~10mm，麦秆色，具纵条纹及缘毛，宿存；小苞片管状，顶端三裂，被

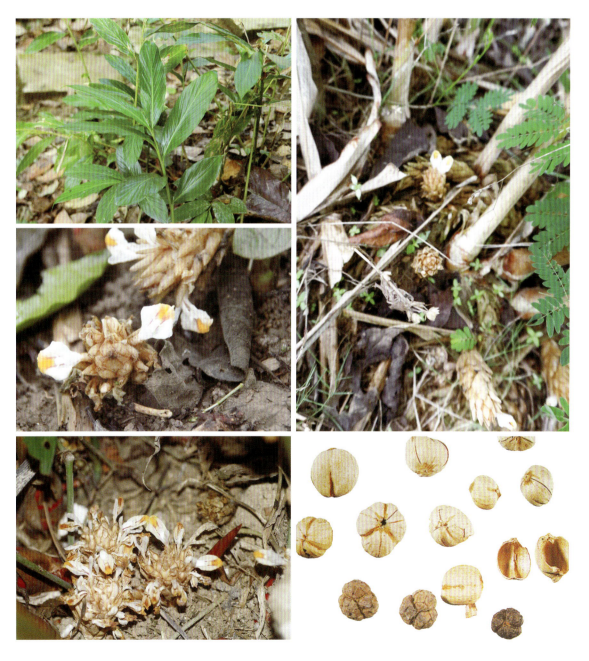

毛；花萼管与花冠管等长，长1~1.2cm，被毛；花冠白色或稍带淡黄，裂片长圆形，长8mm；唇瓣椭圆形，长15~18mm，宽1~1.5mm，稍凹入，淡黄色，中脉有带紫边的橘红色带，被毛，无侧生退化雄蕊；花丝基部被毛；花药椭圆形，长约2mm；药隔附属体三裂，长约4mm；蜜腺黄褐色，2枚，近圆柱形，长2mm；子房被长柔毛。果扁球形，直径1~1.5cm，干时具9条槽，被疏长毛，鲜时淡黄色；种子为不规则多面体，宽约4mm；种沟明显。花期2~5月；果期6~8月。

【生境】栽培。

【分布】海南、广东、广西、云南有栽培。原产印度尼西亚。

【采集加工】秋季果实成熟时采收，用时除去果皮，取种子打碎。

【形态特征】B. 白豆蔻：多年生草本。茎丛生，植株高达3m。基部叶鞘绿色。叶2列，叶片卵状披针形，长约60cm，顶端尾尖，两面光滑无毛，近无柄；叶舌圆形，长7~10mm；叶鞘口

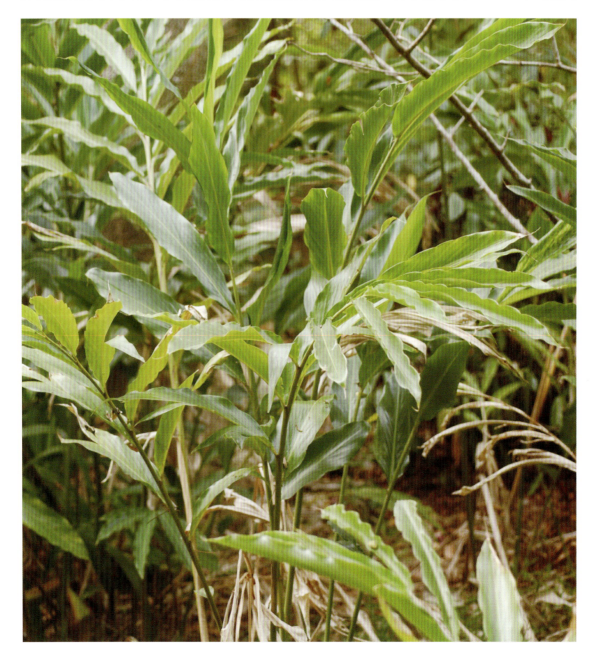

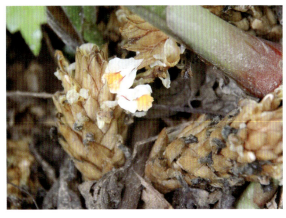
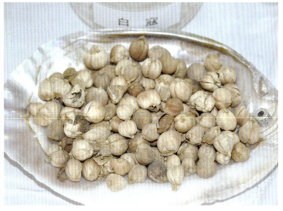

及叶舌密被长硬毛。穗状花序从茎基处的根茎上长出，花序圆柱形，长 8~11cm，宽 4~5cm，密被覆瓦状排列的苞片；苞片三角形，长 3.5~4cm，麦秆黄色，具明显的方格状网纹；花萼管状，顶端具 3 齿；花冠裂片 3 枚，白色，长椭圆形，长约 1cm；唇瓣椭圆形，长约 1.5cm，中央黄色，内凹，边黄褐色；发育雄蕊 1 枚，药隔附属体 3 裂；子房被长柔毛。蒴果近球形，直径约 1.6cm，白色或淡黄色，略具钝 3 棱，有 7~9 条浅槽及若干略隆起的纵线条，顶端及基部有黄色粗毛，易开裂为 3 瓣；种子为不规则的多面体，集成种子团，直径 3~4mm，暗棕色，芳香。花期 5 月；果期 6~8 月。

【生境】栽培于林荫下。

【分布】广东、云南有引种栽培。原产柬埔寨、泰国。

【药材性状】白豆蔻：近球形，直径 1.2~1.8cm。表面黄白色至淡黄棕色，有 3 条较深的纵向槽纹，顶端有突起的花柱残基，基部有凹下的果柄痕，两端及槽纹上均具有黄色茸毛。果皮质脆，易纵向裂开，内分 3 室，每室含种子约 10 颗；种子呈不规则多面体，背面略隆起，直径 3~4mm，表面暗棕色，有皱纹。气芳香，味辛凉略似樟脑。

爪哇白豆蔻：个略小，表面黄白色，有的微显紫棕色，果皮较薄，种子瘦瘪。气味较弱。

【性味归经】味辛、涩，性温。归肺、脾、胃经。

【功能主治】开胃消食，燥湿散寒，行气止痛。治湿浊中阻，不思饮食，湿温初起，胸闷不饥，寒湿呕逆，胸腹胀痛，食积不消。

【用法用量】3~6g，水煎服，宜后下。

【附方】① 治胃气痛，吃饭即欲吐：豆蔻 3 枚。捣，筛，更研细，好酒一盏，微温调之，并饮三两盏。

② 治胃冷久呃：豆蔻、沉香、紫苏叶各 3g。共研末，每次服 2g，柿蒂汤送服。

③ 治小儿吐乳胃寒：豆蔻 14 枚，生甘草、炙甘草各 6g，砂仁 14 枚。共研末。常掺入小儿口中。

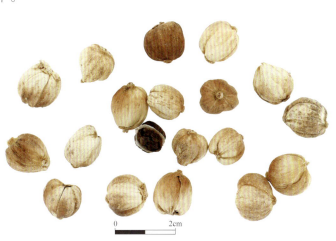

4.157.21 砂仁

AMOMI FRUCTUS

【别名】春砂仁、阳春砂仁

【基原】来源于姜科 Zingiberaceae 豆蔻属 Amomum 砂仁 *Amomum villosum* Lour.、绿壳砂 *Amomum villosum* Lour. var. *xanthioides*（Wall. ex Bak.）T. L. Wu & Senjen 和海南砂仁 *Amomum longiligulare* T. L. Wu 的成熟果实入药。

【形态特征】A. 砂仁：多年生草本。具匍匐地面的根状茎；茎散生。叶片披针形或线形，长 25~37cm，顶端尾尖，基部近圆形，两面光滑无毛，无柄或近无柄；叶舌半圆形；叶鞘上有略凹陷的方格状网纹。穗状花序由根状茎上长出，椭圆形；总花梗长 4~8cm；小苞片管状；花冠管长 1.8cm，裂片 3，白色，顶端具 2 裂、反卷、黄色的小尖头，中脉凸起，黄色而染紫红；雄蕊 1 枚，药隔附属体 3 裂。蒴果椭圆形，长 1.5~2cm，成熟时紫红色，干后褐色，果皮被柔刺；种子多角形，有浓郁的香气，味苦、凉。花期 5~6 月；果期 8~9 月。

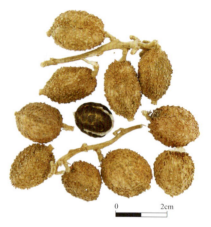

【生境】野生林下阴湿处，以栽培为主。

【分布】海南、广东、福建、广西、云南。

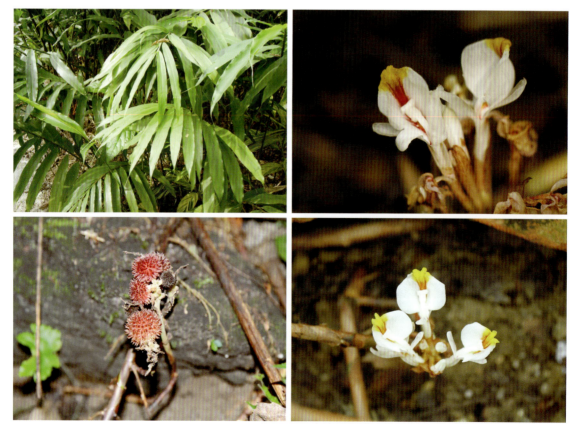

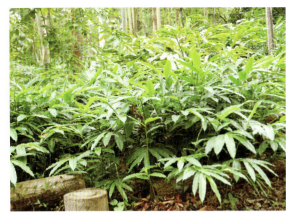
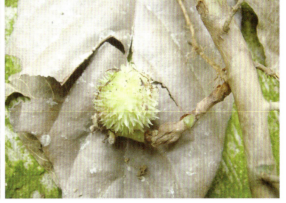

【形态特征】B. 绿壳砂：绿壳砂与砂仁的主要区别在于，绿壳砂的蒴果成熟时绿色，果皮上的柔刺较扁而不同。花期 5~6 月；果期 8~9 月。

【生境】生于海拔 600~800m 的林下潮湿处。

【分布】云南南部（勐腊、沧源等地）。老挝、越南、柬埔寨、泰国、印度也有分布。

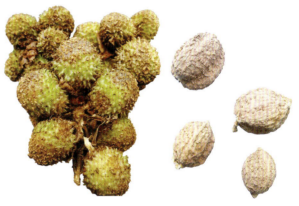

【形态特征】C. 海南砂仁：多年生草本。株高 1~1.5m，具匍匐根茎。叶片线形或线状披针形，长 20~30cm，宽 2.5~3cm，顶端具尾状细尖头，基部渐狭，两面均无毛；叶柄长约 5mm；叶舌披针形，长 2~4.5cm，薄膜质，无毛。总花梗长 1~3cm，被长约 5mm 的宿存鳞片；苞片披针形，长 2~2.5cm，褐色，小苞片长约 2cm，包卷住萼管，萼管长 2~2.2cm，白色，顶端 3 齿裂；花冠管较萼管略长，裂片长圆形，长约 1.5cm；唇瓣圆匙形，长和宽约 2cm，白色，顶端具突出、二裂的黄色小尖头，中脉隆起，紫色；雄蕊长约 1cm，药隔附属体 3 裂，顶端裂片半圆形，两侧的近圆形。蒴果卵圆形，具钝三棱，长 1.5~2.2cm，宽 0.8~1.2cm，被片状、分裂的短柔刺，刺长不超过 1mm；种子紫褐色，被淡棕色、膜质假种皮。花期 4~6 月；果期 6~9 月。

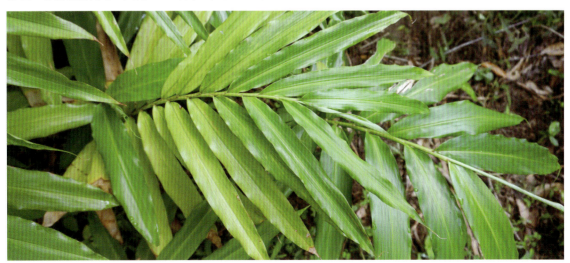

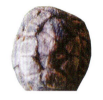

【生境】生于山谷密林中或栽培。

【分布】海南。广东也有引种。

【采集加工】夏、秋二季果实成熟时采收晒干，或低温干燥。

【药材性状】砂仁和绿壳砂：呈椭圆形或卵圆形，有不明显的 3 钝棱，长 1.5~2cm，直径 1~1.5cm。表面棕褐色，密生刺状突起，顶有花被残基，基部常有果梗。果皮薄而软，易纵向撕开，内表面稍平滑，棕色。种子集结成团，种子团具 3 钝棱，中有白色隔膜将种子团分成 3 瓣，每瓣有种子 5~26 粒。种子为不规则多面体，常有棱角，直径 2~3mm，表面棕红色或暗褐色，有细皱纹，外被淡褐色膜质假种皮，质硬，胚乳灰白色。气芳香浓烈。味辛凉，微苦。

海南砂仁：呈长椭圆形或卵圆形，有明显的 3 棱，长 1.5~2cm，直径 0.8~1.2cm，表面被片状、分枝的软刺，基部具果梗痕，果皮厚而硬。种子团较小，每瓣有种子 5~17 粒，种子长 1.5~2mm。气味较阳春砂仁稍淡。

【性味归经】味辛，性温。归脾、胃、肾经。

【功能主治】化湿开胃，温脾止泻，理气安胎。治湿浊中阻，脘痞不饥，脾胃虚寒，呕吐泄泻，妊娠恶阻，胎动不安。

【用法用量】3~6g，后下。

【附方】① 治口疮：砂仁火煅存性为末，掺上患处。

② 治牙齿疼痛：砂仁嚼之。

③ 治血崩：砂仁，于新瓦上炒香，研末。6g 米汤调服。

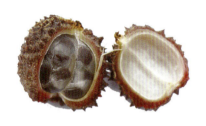
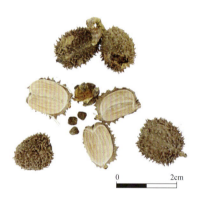

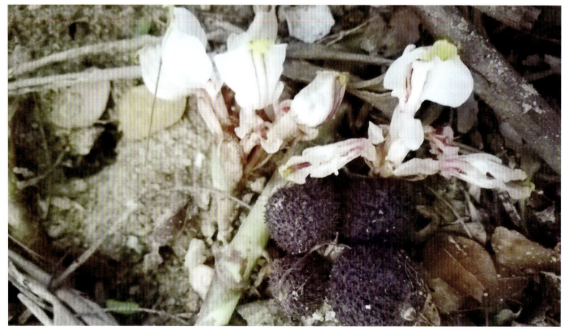

4.157.22 九翅豆蔻
AMOMI MAXIMI FRUCTUS

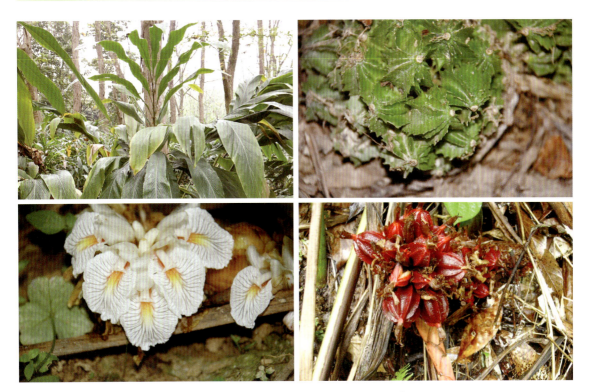

【基原】来源于姜科 Zingiberaceae 豆蔻属 Amomum 九翅豆蔻 Amomum maximum Roxb. 的果实入药。

【形态特征】多年生草本，高 2~3m，茎丛生。叶片长椭圆形或长圆形，长 30~90cm，宽 10~20cm，顶端尾尖，基部渐狭，下延，叶面无毛，叶背及叶柄均被白绿色柔毛；植株下部叶无柄或近于无柄，中部和上部叶的叶柄长 1~8cm；叶舌 2 裂，长圆形，长 1.2~2cm，被稀疏的白色柔毛，叶舌边缘干膜质，淡黄绿色。穗状花序近圆球形，直径约 5cm，鳞片卵形；苞片淡褐色，早落，长 2~2.5cm，被短柔毛；花萼管长约 2.3cm，膜质，管内被淡紫红色斑纹，裂齿 3，披针形，长约 5mm；花冠白色，花冠管较萼管稍长，裂片长圆形；唇瓣卵圆形，长约 3.5cm，全缘，顶端稍反卷，白色，中脉两侧黄色，基部两侧有红色条纹；花丝短，花药线形，长 1~1.2cm，药隔附属体半月形，淡黄色，顶端稍向内卷；柱头具缘毛。蒴果卵圆形，长 2.5~3cm，宽 1.8~2.5cm，成熟时紫绿色，三裂，果皮具明显的九翅，被稀疏的白色短柔毛，翅上更为密集，顶具宿萼，果梗长 7~10mm；种子多数，芳香，干时变微。花期 5~6 月；果期 6~8 月。

【生境】生于海拔 350~800m 的山地林中阴湿处。

【分布】西藏南部、云南、广东、广西。南亚至东南亚也有分布。

【采集加工】夏季采收果实晒干。

【性味归经】味辛，性温。归脾、胃经。

【功能主治】开胃，消食，行气，止痛。治胃腹胀痛，食欲不振，恶心呕吐。

【用法用量】3~6g，水煎服。

4.157.23 疣果豆蔻

AMOMI MURICARPI FLOS ET SEMEN

【别名】牛牯缩砂

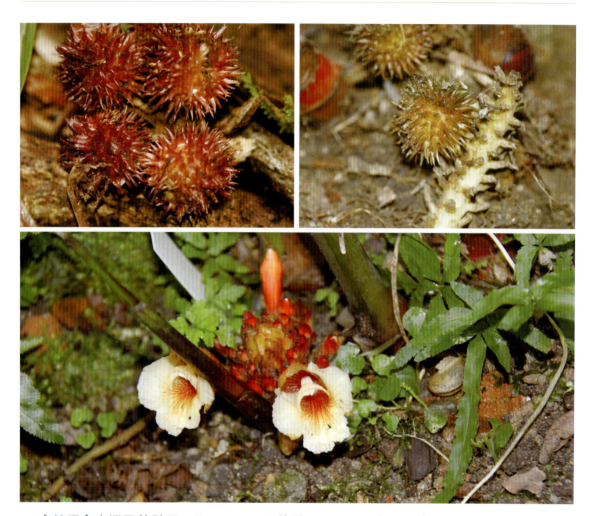

【基原】来源于姜科 Zingiberaceae 豆蔻属 *Amomum* 疣果豆蔻 *Amomum muricarpum* Elmer 的花蕾、种子入药。

【形态特征】多年生、散生草本，假茎高 1.5~2.3m。根状茎粗壮。叶鞘绿色；叶舌绿色，长 6~9mm，全缘，密被短柔毛；叶柄长 5~12mm；叶片披针形，长 20~35cm，宽 5~8cm，两面光滑无毛，基部楔形，顶端尾状渐尖。总状花序自根状茎生出（基生），卵形，直径 5~8cm。花序梗长 5~8cm，鳞片呈覆瓦状排列，下部的比上部的小；小苞片管状，淡褐色，长 2~2.5cm，在一侧开裂近达基部，通常早腐烂；小花梗长 4~6mm，黄白色，密被短柔毛；花萼管状，红色，长 2~2.5cm，1 侧斜裂，顶端 2 齿，顶端通常变褐色腐烂。花冠管长 2.2~2.6cm，顶端部红色，基部淡黄色，花冠裂片红黄色，间有显著红色条纹，长圆形，长 2~3.2cm；侧生退化雄蕊钻形，红色，长 5~6mm，疏被短腺毛；唇瓣杏黄色，具红色脉纹和斑点，倒卵形，长 3~3.5cm，边缘皱波状，顶端 2 半裂，裂片再 2 浅裂；花药淡黄色，长 8~9mm，药隔附属物半圆形，全缘，长约 4mm，宽约 15mm；花丝长 12~14mm，宽 2~3mm，中下部红色，上部白色，密被短腺毛；花柱线形，柱头淡黄色，漏斗状，无毛。子房长圆形，淡黄色，密被短柔毛，长约 3mm。蒴果球形或椭圆形，不开裂，幼时淡紫红色，熟时深紫红色，直径 1.5~2.5cm，被黄色茸毛，肉质刺分枝，呈鹿角状，刺长 0.5~1.1cm；种子芳香，黑褐色。

【生境】生于海拔 300~1000m 的密林中或栽培。

【分布】海南、广东、广西。菲律宾也有分布。

【采集加工】夏、秋季采收花蕾、种子晒干。

【性味归经】味辛、涩，性温。

【功能主治】燥湿散寒，行气止痛。花蕾治肺结核；种子治胃酸过多，胃寒痛，妊娠腹痛，胎动不安。

【用法用量】3~6g，水煎服。

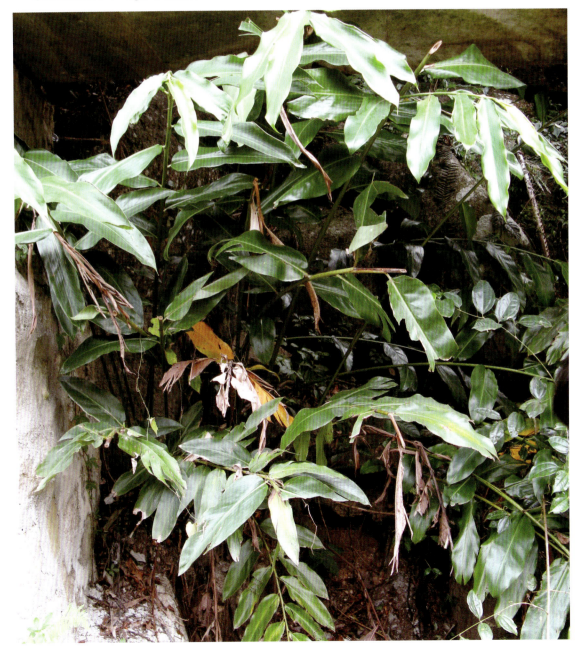

4.157.24 拟草果

AMOMI PARA-TSAOKO FRUCTUS

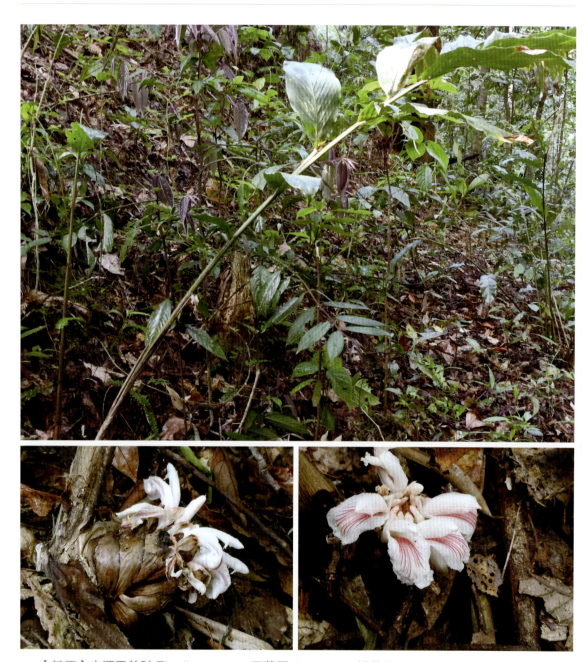

【基原】来源于姜科 Zingiberaceae 豆蔻属 Amomum 拟草果 Amomum paratsaoko S. Q. Tong et Y. M. Xia 的果实入药。

【形态特征】直立草本，高1.5~3m，直径2.5~3cm。叶片狭长圆状披针形或狭椭圆状披针形，长38~83cm，宽13~18cm，顶端渐尖，基部楔形或狭楔形，叶面绿色，叶背淡绿色，两面无毛；叶无柄；叶舌全缘，长2.5~3cm，淡褐色，膜质，无毛；叶鞘绿色，具明显的纵条纹。穗状花序卵圆形或头状，长4.5~6.5cm，宽5~6cm，从根茎抽出1~2枚，花序梗长2~4cm，鳞片淡褐色，革质，无毛；苞片卵形或椭圆形，长4.5~6cm，宽5~5.5cm，顶端圆形，革质，无毛；

花萼佛焰苞状，长 4~4.5cm，顶端具 3 齿，膜质，白色，无毛；花冠管白色，无毛，裂片披针形，近等长，顶端不具短尖头，白色，膜质，无毛，背裂片长 2.5~3.3cm，宽 0.9~1.1cm，侧裂片宽 0.8~1.1cm；唇瓣椭圆形，长 3.2~4cm，宽 2~2.3cm，白色，中央密被红色斑点，其两侧具放射状条纹，边缘皱波状；无侧生退化雄蕊；雄蕊长约 3cm，花丝长约 1cm，白色，无毛，花药线形，长约 1.4cm，白色，无毛，药隔附属体全缘，白色，无毛；子房近白色，无毛；花柱线形，白色，被白色柔毛，柱头稍绿色，具睫毛；上位腺体线状，肉质，不等长，顶端具疣状突起。花期 5~6 月；果期 7~8 月。

【生境】生于海拔 400~1600m 的林下。

【分布】云南西畴、屏边、麻栗坡等地。

【采集加工】果实近成熟时采收，去除杂质，晒干。

【性味归经】味辛，性温。归脾、胃经。

【功能主治】温中健胃，消食顺气，燥湿除寒，截疟。治疟疾、痰饮痞满、脘腹冷痛、反胃、呕吐、泻痢、心腹痛、食积不消、呕吐、咳嗽痰多等症。

【用法用量】3~6g，水煎服。

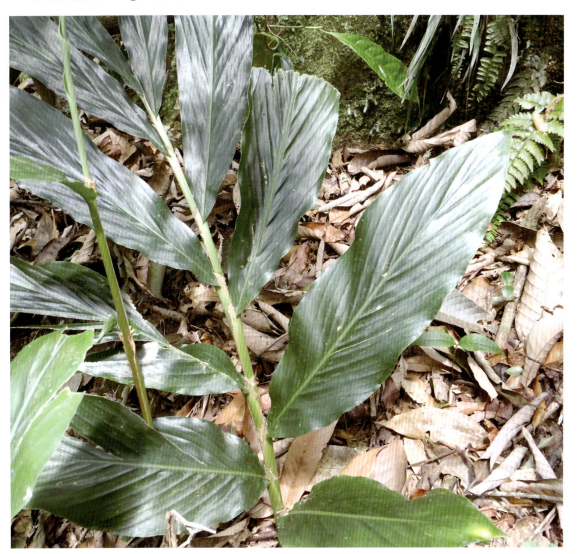

4.157.25 草果

TSAOKO FRUCTUS

【别名】草果仁、草果子

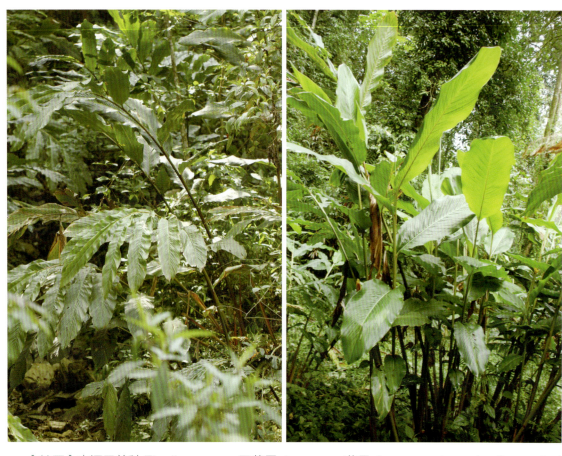

【基原】来源于姜科 Zingiberaceae 豆蔻属 Amomum 草果 Amomum tsao-ko Crevost et Lemaire 的成熟果实入药。

【形态特征】多年生、丛生草本，高 2~3m，具芳香气味。根状茎略似生姜。叶舌全缘，长 8~12mm，顶端钝；叶无柄或具短柄；叶片狭椭圆形或长圆形，长 40~70cm，宽 10~18cm，无毛，基部渐狭，边缘干膜质，顶端渐尖。穗状花序基生，有花 5~30 朵。花序梗长可达 10cm，密被鳞片状鞘；鳞片革质，长圆形或狭椭圆形，长 5.5~7cm，宽 2~3.5cm，顶端圆形；苞片披针形，长约 4cm，顶端渐尖；小苞片管状，长约 3cm，端 2 或 3 齿状。花萼管状，长约 3cm，顶端具 3 钝齿。花冠管长约 2.5cm；裂片长圆形，橙黄色，长约 2cm。唇瓣椭圆形，黄色或橙黄色，长 2.6~2.8cm，宽约 1.4cm。花药长约 1.3cm，药隔附属物 3 浅裂，长约 4mm，宽 9~11mm，中裂片四方形，两侧裂片稍狭。蒴果长圆形或椭圆形，红色，干后褐色，不开裂，长 2.5~4.5cm，宽约 2cm，无毛；种子直径的 4~6mm，具强烈芳香气味。

【生境】生于沟谷旁林下。

【分布】广东有栽培。广西、云南、贵州也有分布。

【采集加工】秋季果实成熟时采收，除去杂质，晒干或低温干燥。

【药材性状】本品呈长椭圆形，具三钝棱，长 2~4cm，直径 1~2.5cm。表面灰棕色至红棕色，具纵沟及棱线，顶端有圆形突起的柱基，基部有果梗或果梗痕。果皮质坚韧，易纵向撕裂。剥去外皮，中间有黄棕色隔膜，将种子团分成 3 瓣，每瓣有种子 8~11 粒。种子呈圆锥状多面体，直径约 5mm，表面红棕色，外被灰白色膜质假种皮，种脊为一条纵沟，尖端有凹状的种脐，质硬，胚乳灰白色。有特异香气，味辛、微苦。

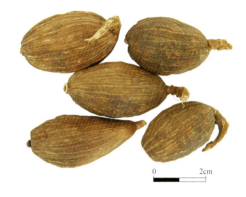

【性味归经】味辛，性温。归脾、胃经。

【功能主治】燥湿健脾，祛痰截疟。治痰饮胸满，心腹疼痛，脾虚泄泻，反胃呕吐，疟疾。

【用法用量】3~6g，水煎服。

【附方】治脾胃虚寒、反胃呕吐：草果 4.5g，熟附子、生姜各 6g，枣肉 12g，水煎服。

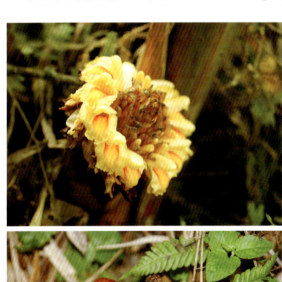

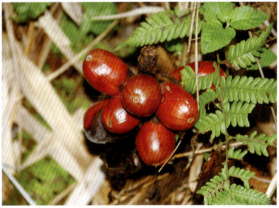

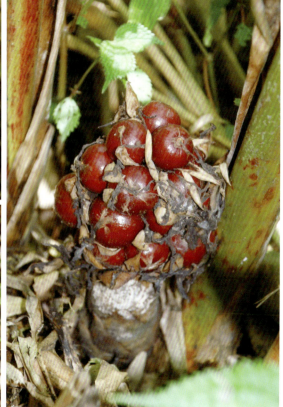

4.157.26　姜商陆

COSTI SPECIOSI RHIZOMA

【别名】广东商陆、水蕉花

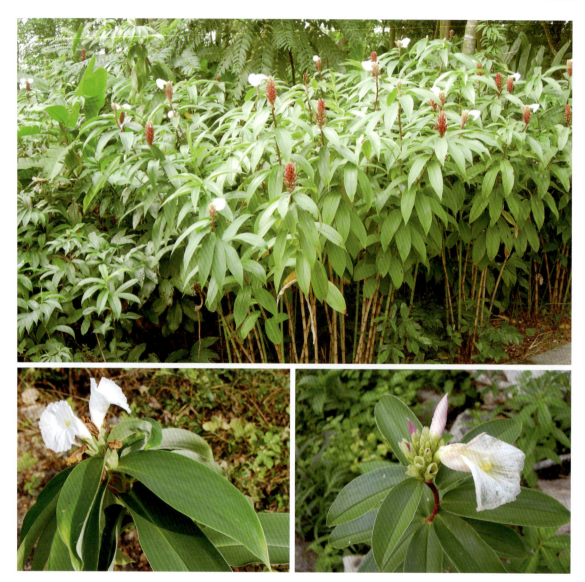

【基原】来源于姜科 Zingiberaceae 闭鞘姜属 Costus 闭鞘姜 Costus speciosus（Koen.）Smith 的根状茎入药。

【形态特征】多年生草本，高 1~3m，基部近木质，顶部常分枝，旋卷。叶长圆形或披针形，长 15~20cm，宽 6~10cm，顶端渐尖或尾状渐尖，基部近圆形，叶背密被绢毛。穗状花序顶生，椭圆形或卵形，长 5~15cm；苞片卵形，革质，红色，长 2cm，被短柔毛，具增厚及稍锐利的短尖头；小苞片长 1.2~1.5cm，淡红色；花萼革质，红色，长 1.8~2cm，3 裂，嫩时被茸毛；花冠管短，长 1cm，裂片长圆状椭圆形，长约 5cm，白色或顶部红色；唇瓣宽喇叭形，白色，长 6.5~9cm，顶端具裂齿及皱波状；雄蕊花瓣状，长约 4.5cm，宽 1.3cm，上面被短柔毛，白色，基部橙黄。蒴果稍木质，长约 1.3cm，红色；种子黑色，光亮，长 3mm。花期 7~9 月；果期

9~11月。

【生境】生于疏林下、山谷阴湿地。

【分布】香港、广东、海南、台湾、广西、云南等地。亚洲热带余部也有分布。

【采集加工】全年可采挖，除去茎叶及须根，洗净，趁鲜时切薄片，晒干。

【药材性状】本品呈稍扁的块状，似姜形，近头部稍木质。栓皮较薄，平滑或有纵皱纹，灰黄色或灰褐色，可见环节及残存的细根痕。商品多为纵切、斜切或横切片，弯曲不平，皱缩，长4~7cm，厚约3mm。切面灰白色或灰黄色，散列众多纤维束。体轻质松而较韧，不易折断。气微，味淡微苦。

【性味归经】味酸、辛，性微寒；有小毒。归脾、肾经。

【功能主治】利尿消肿，解毒止痒。治百日咳，肾炎水肿，尿路感染，肝硬化腹水，小便不利。外用治荨麻疹，疮疖肿毒，中耳炎。

【用法用量】6~15g，水煎服。外用适量，煎水洗或鲜品捣烂敷患处。

【注意】孕妇及体虚者忌服。

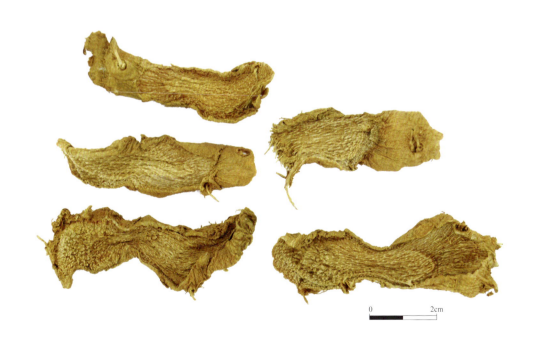

4.157.27　光叶闭鞘姜

COSTI TONKINENSIS RHIZOMA

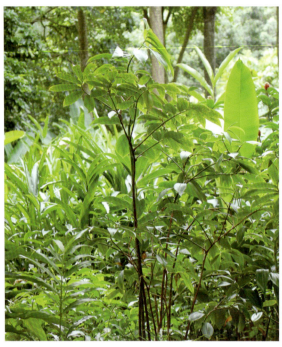
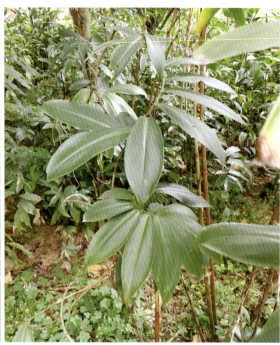

【基原】来源于姜科 Zingiberaceae 闭鞘姜属 Costus 光叶闭鞘姜 Costus tonkinensis Gagnep. 的根状茎入药。

【形态特征】多年生草本，株高 2~4m；老枝常分枝，幼枝旋卷。叶片倒卵状长圆形，长 12~20cm，宽 4~8cm，顶端具短尖头，基部渐狭或近圆形，两面均无毛；叶鞘包茎，套接。穗状花序直接自根茎生出，球形或卵形，直径约 8cm；总花梗长 4~13cm，被套接的红色鳞片状鞘；苞片覆瓦状排列，长圆形，长 2.5~4.5cm，被短柔毛，顶端紫红色，具锐利的硬尖头；小苞片长 1~1.4cm，具硬尖头。花黄色，花萼管状，长约 3cm，顶部稍扩大，具 3 齿，齿端锐尖；花冠管较萼管为长，裂片线状披针形，长 3.2cm，近相等；唇瓣喇叭形，边缘皱波状，长 5~6cm，基部稍收缩；发育雄蕊淡黄色，长约 3cm，花瓣状，顶端微缺；子房三棱形。蒴果球形，直径约 1cm；种子黑色。花期 7~8 月；果期 9~11 月。

【生境】生于海拔 350~800m 的山地林中阴湿处。

【分布】云南、广东、广西。越南也有分布。

【采集加工】夏季采收根状茎晒干。

【性味归经】味酸、辛，性微寒。归脾、肾经。

【功能主治】利尿消肿，解毒止痒。治肝硬化腹水，尿路感染，肌肉肿痛，阴囊肿痛，肾炎水肿，无名肿毒。

【用法用量】15~20g，水煎服。

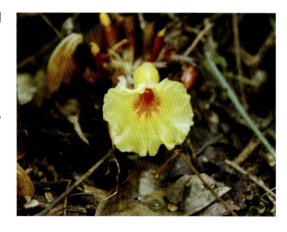

4.157.28 郁金

CURCUMAE RADIX

【别名】毛莪术、桂莪术、山姜黄

【基原】来源于姜科 Zingiberaceae 姜黄属 *Curcuma* 郁金 *Curcuma aromatica* Salisb.、广西莪术 *Curcuma kwangsiensis* S. G. Lee et C. F. Liang、姜黄 *Curcuma longa* L.、蓬莪术 *Curcuma phaeocaulis* Val. 或温郁金 *Curcuma wenyujin* Y. H. Chen et C. Ling 的块根入药。（这类植物的根状茎在中药中称"莪术"，但它们的块根则被称为"郁金"，药理药性也有所不同）。来自郁金、姜黄的称"黄丝郁金"，来自蓬莪术的称"绿丝郁金"，来自广西莪术的则称"桂郁金"。

【形态特征】A. 郁金：多年生草本。株高约 1m，根茎肉质肥大，椭圆形或长椭圆形，黄色，芳香，根端膨大呈纺锤状。叶基生，叶片长圆形，长 30~60cm，宽 10~20cm，顶端具细尾尖，基部渐狭，叶面无毛，叶背被短柔毛；叶柄约与叶片等长。花葶单独由根茎抽出，与叶同时发出或先叶而出；穗状花序圆柱形，长约 15cm，直径约 8cm，有花的苞片淡绿色，卵形，长 4~5cm，上部无花的苞片较狭，长圆形，白而染淡紫红色，顶端常具小尖头，被毛；花萼被疏柔毛，长 0.8~1.5cm，顶端 3 裂；花冠管漏斗形，长 2.3~2.5cm，喉部被毛，裂片长圆形，长 1.5cm，白而带粉红色，后方的一片较大，顶端具小尖头，被毛，侧生退化雄蕊淡黄色，倒卵状长圆形，长 1.5cm；唇瓣黄色，倒卵形，长 2.5cm，顶端 2 裂；子房被长柔毛。花期 4~6 月。

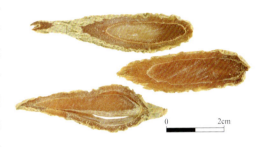

【生境】栽培或野生于林下。

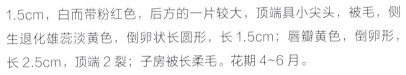

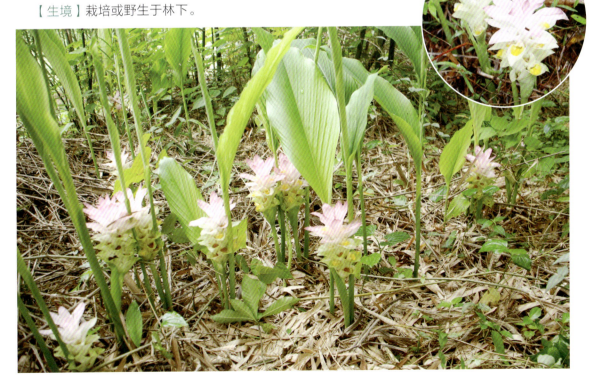

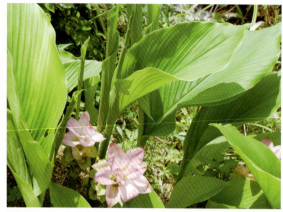
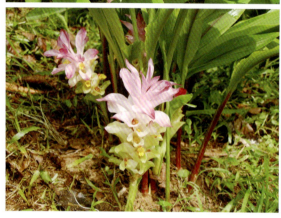
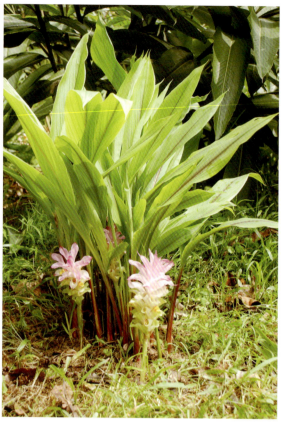

【分布】我国东南部至西南部各地区。东南亚各地也有分布。

【形态特征】B. 广西莪术：多年生草本。株高 50~110cm。根状茎卵球形，断面为白色或微带淡奶黄色；根端膨大呈纺锤状。叶基生，2 列，叶片椭圆状披针形，长 14~39cm，宽 4.5~7cm 或稍过之，两面被柔毛，中脉有紫色带或无。5~7 月开花。花葶单独由根茎抽出或顶生，与叶同时发出或先叶而出，穗状花序球果状，长约 15cm，顶端无花的苞片粉红色，中下部具花的苞片绿色；花冠白色，侧生退化雄蕊及唇瓣淡黄色；雄蕊 1 枚；子房被长柔毛。花期 4~9 月。

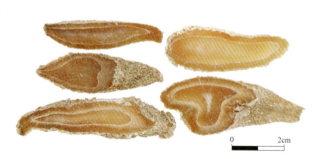

【生境】栽培或野生于林下或林缘。

【分布】我国东南部至西南部各地区。东南亚各地均有分布。

【形态特征】C. 姜黄：多年生草本，高 1~1.5m，根状茎很发达，成丛，分枝很多，椭圆形或圆柱状，橙黄色，极香；根粗壮，末端膨大呈块根。叶每株 5~7 片，叶片长圆形或椭圆形，长 30~45（90）cm，宽 15~18cm，顶端短渐尖，基部渐狭，绿色，两面均无毛；叶柄长 20~45cm。花葶由叶鞘内抽出，总花梗长 12~20cm；穗状花序圆柱状，长 12~18cm，直径 4~9cm；苞片卵形或长圆形，长 3~5cm，淡绿色，顶端钝，上部无花的较狭，顶端尖，开展，白色，边缘染淡红晕；花萼长 8~12mm，白色，具不等的 3 钝齿，被微柔毛；花冠淡黄色，管长达 3cm，上部膨大，裂片三角形，长 1~1.5cm，后方的 1 片稍较大，具细尖头；侧生退化雄蕊比唇瓣短，与花丝及唇瓣

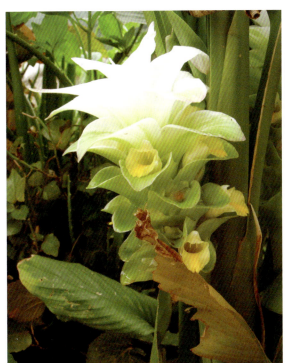
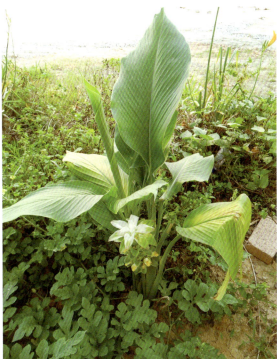
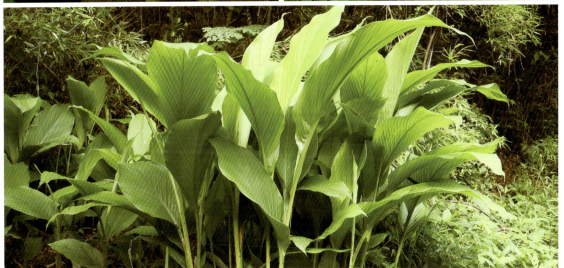

的基部相连成管状；唇瓣倒卵形，长1.2~2cm，淡黄色，中部深黄，花药无毛，药室基部具2角状的距；子房被微毛。花期8月。

【生境】栽培或野生于林下。

【分布】海南、广东、台湾、福建、江西、广西、云南、四川等地。东南亚广泛栽培。

【形态特征】D. 蓬莪术：多年生宿根草本。根茎卵圆形块状，侧面有圆柱状的横走分枝，根系细长，末端膨大成长卵形块状。叶片长圆状椭圆形或狭卵形，长13~24cm，宽7~11cm，叶脉中部具紫色晕；叶柄长约为叶片的1/3，下延成鞘。圆柱状穗状花序，长约14cm，具总梗，花密；苞片卵圆形，顶端苞片扩展，亮红色，腋内无花；花萼白色，具3钝齿；花冠裂片3，上面1片较大，顶端略成兜状，唇瓣圆形，淡黄色，顶端3浅圆裂，中间裂瓣顶端微缺。蒴果卵状三角形，光滑。种子长圆形。具假种皮。花期3~5月。

【生境】栽培或野生于林下或林缘。

【分布】福建、广东、广西、浙江、台湾、云南、四川等地。

【形态特征】E. 温郁金：多年生宿根草本。高80~120cm。根状茎长卵形，侧面有圆柱状的横走分枝，根系细长，末端膨大成长卵形块状。叶片椭圆形，无毛，长35~75cm，宽14~22cm，顶端渐尖或尾状渐尖，基部楔形，下延至叶柄；叶柄长约为叶片的1/3，下延成鞘。圆柱状穗状花序，先叶于根状茎抽出，长20~30cm，具总梗，花密；缨部苞片长椭圆形，长5~7cm，宽1.5~2.5cm，蔷薇红色，腋内无花，中下部苞片长椭圆形，长3~5cm，宽2~4cm，绿白色，顶端钝或微尖，腋内有花数朵，常1~2朵花开放；花萼白色，具3齿；花冠白色，裂片3片，上面

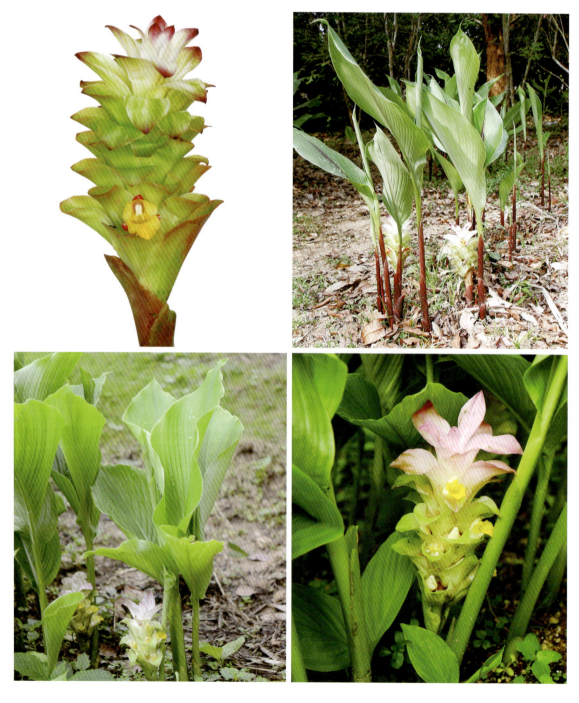

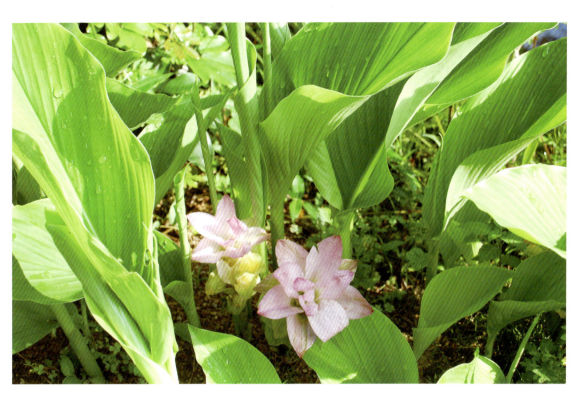

1片较大,顶端略成兜状,近顶处有糙毛,唇瓣倒卵形,外折,黄色,顶端微凹;能育雄蕊1枚,花丝短而扁,花药基部有距,子房下位,密被长柔毛,花柱细长,侧生退化雄蕊花瓣状,黄色。花期4~6月。

【生境】栽培或野生于向阳、湿润的田园、沟边或林缘。

【分布】浙江。华南地区有引种栽培。

【采集加工】冬季或早春挖出块根(亦作郁金用)放入锅蒸熟晒干备用。

【药材性状】温郁金:呈长圆形或卵圆形,稍扁,有的微弯曲,两端渐尖,长3.5~7cm,直径1.2~2.5cm,表面灰褐色或灰棕色,具不规则的纵皱纹,纵纹隆起处色较浅。质坚实,断面灰棕色,角质样,内皮层环明显。气微香,味微苦。

黄丝郁金:呈纺锤形,有的一端细长,长2.5~4.5cm,直径1~1.5cm,表面棕灰色或灰黄色,具细皱纹,断面橙黄色,外周棕黄色至棕红色。气芳香,味辛辣。

绿丝郁金:呈长椭圆形,较粗壮,长1.5~3.5cm,直径1~1.2cm。气微,味淡。

桂郁金:呈细长圆锥形或长圆形,长2~6.5cm,直径1~1.8cm,表面具疏浅纵纹或较粗糙网状皱纹。气微,味微辛苦。

【性味归经】味辛、苦,性寒。归肝、心、肺经。

【功能主治】行气解郁,活血止痛,清心凉血,利胆退黄。治胸胁刺痛,胸痹心痛,乳房胀痛,积滞胀痛,血瘀腹痛,肝脾肿大,血滞经闭,热病神昏,癫痫发狂,黄疸尿赤。

【用法用量】6~10g,水煎服。

4.157.29 莪术

CURCUMAE RHIZOMA

【别名】毛莪术、桂莪术、山姜黄

【基原】来源于姜科 Zingiberaceae 姜黄属 Curcuma 广西莪术 Curcuma kwangsiensis S. G. Lee et C. F. Liang、蓬莪术 Curcuma phaeocaulis Val.或温郁金 Curcuma wenyujin Y. H. Chen et C. Ling 的根状茎入药（这类植物的根状茎在中药中称"莪术"，但它们的块根则称之为"郁金"，药理药性也有所不同）。

【形态特征】A. 广西莪术：多年生草本。株高 50~110cm。根状茎卵球形，断面为白色或微带淡奶黄色；根端膨大呈纺锤状。叶基生，2 列，叶片椭圆状披针形，长 14~39cm，宽 4.5~7cm 或稍过之，两面被柔毛，中脉有紫色带或无。5~7 月开花。花葶单独由根状茎抽出或顶生，与叶同时发出或先叶而出，穗状花序球果状，长约 15cm，顶端无花的苞片粉红色，中下部具花的苞片绿色；花冠白色，侧生退化雄蕊及唇瓣淡黄色；雄蕊 1 枚；子房被长柔毛。花期 4~9 月。

【生境】栽培或野生于林下或林缘。

【分布】我国东南部至西南部各地。东南亚各地均有分布。

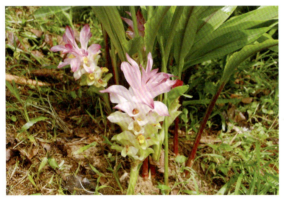
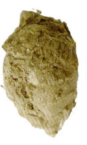
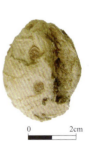
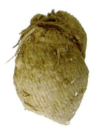

【形态特征】B. 蓬莪术：多年生宿根草本。根状茎卵圆形块状，侧面有圆柱状的横走分枝，根系细长，末端膨大成长卵形块状。叶片长圆状椭圆形或狭卵形，长 13~24cm，宽 7~11cm，叶脉中部具紫色晕；叶柄长约为叶片的 1/3，下延成鞘。圆柱状穗状花序，长约 14cm，具总梗，花密；

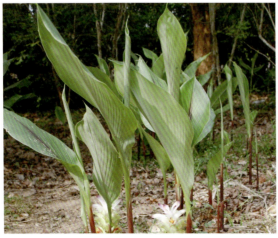
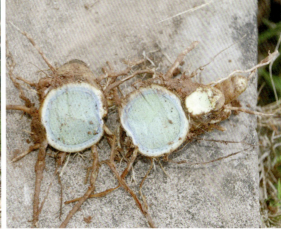

苞片卵圆形，顶端苞片扩展，亮红色，腋内无花；花萼白色，具 3 钝齿；花冠裂片 3，上面 1 片较大，顶端略成兜状，唇瓣圆形，淡黄色，顶端 3 浅圆裂，中间裂瓣顶端微缺。蒴果卵状三角形，光滑。种子长圆形。具假种皮。花期 3~5 月。

【生境】栽培或野生于林下或林缘。

【分布】福建、广东、广西、浙江、台湾、云南、四川等地。

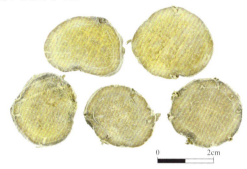

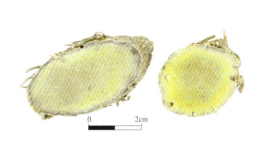

【形态特征】C. 温郁金：多年生宿根草本。高 80~120cm。根状茎长卵形，侧面有圆柱状的横走分枝，根系细长，末端膨大成长卵形块状。叶片椭圆形，无毛，长 35~75cm，宽 14~22cm，顶端渐尖或尾状渐尖，基部楔形，下延至叶柄；叶柄长约为叶片的 1/3，下延成鞘。圆柱状穗状花序，先叶于根状茎抽出，长 20~30cm，具总梗，花密；缨部苞片长椭圆形，长 5~7cm，宽 1.5~2.5cm，蔷薇红色，腋内无花，中下部苞片长椭圆形，长 3~5cm，宽 2~4cm，绿白色，顶端钝或微尖，腋内有花数朵，常 1~2 朵花开放；花萼白色，具 3 齿；花冠白色，裂片 3 片，上面 1 片较大，顶端略成兜状，近顶处有糙毛，唇瓣倒卵形，外折，黄色，顶端微凹；能育雄蕊 1 枚，花丝短而扁，花药基部有距，子房下位，密被长柔毛，花柱细长，侧生退化雄蕊花瓣状，黄色。花期 4~6 月。

【生境】栽培或野生于向阳、湿润的田园、沟边或林缘。

【分布】浙江。华南地区有引种栽培。

【采集加工】冬季茎叶枯萎后挖取根状茎，除去须根、块根和杂质，洗净，蒸或煮至透心，晒干或低温干燥后除去须根和杂质。

【药材性状】A. 广西莪术：环节稍突起，断面黄棕色至棕色，常附有淡黄色粉末，内皮层环纹黄白色。

B. 蓬莪术：呈卵圆形、长卵形、圆锥形或

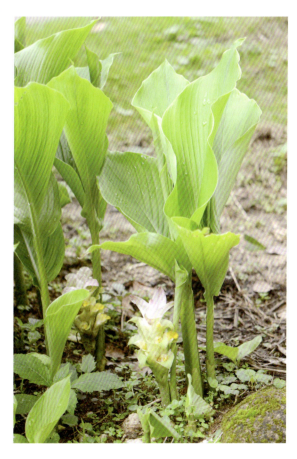

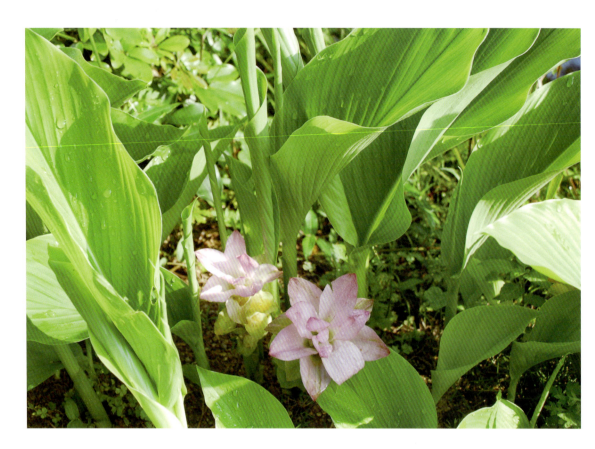

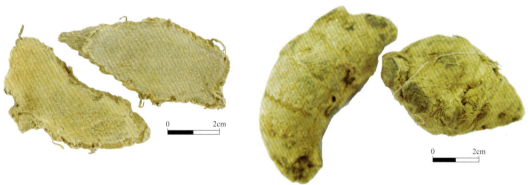

长纺锤形,顶端多钝尖,基部钝圆,长2~8cm,直径1.5~4cm。表面灰黄色至灰棕色,上部环节突起,有圆形微凹的须根痕或残留的须根,有的两侧各有1列下陷的芽痕和类圆形的侧生茎痕,有的可见刀削痕。体重,质坚实,断面灰褐色至蓝褐色,蜡样,常附有灰棕色粉末,皮层与中柱易分离,内皮层环纹棕褐色。气微香,味微苦而辛。

C.温莪术:断面黄棕色至棕褐色,常附有淡黄色至黄棕色粉末。气香或微香。

【性味归经】味苦、辛,性温。归肝、脾经。

【功能主治】行气解郁,凉血破瘀,消积止痛。治胸闷胁痛、食积、胃腹胀痛、黄疸、吐血、尿血、月经不调、癫痫、经闭、跌打损伤、宫颈癌等。

【用法用量】6~9g,水煎服。

4.157.30 舞花姜

GLOBBAE RACEMOSAE RHIZOMA

【别名】包谷姜、加罗姜

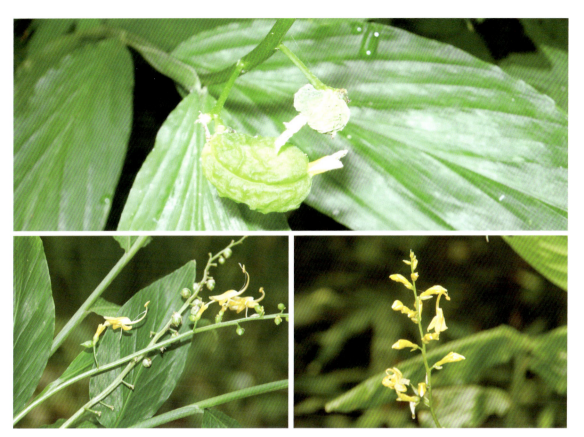

【基原】来源于姜科 Zingiberaceae 舞花姜属 Globba 舞花姜 Globba racemosa Smith 的地下茎入药。

【形态特征】多年生草本。株高达 1m，根状茎球形。叶片长圆形或卵状披针形，长 12~20cm，宽 4~5cm，顶端尾尖，基部短尖，叶片两面的脉上疏被柔毛或无毛，无柄或具短柄；叶舌及叶鞘口具缘毛。圆锥花序顶生，长 15~20cm，苞片早落，小苞片长约 2mm；花黄色，各部均具橙色腺点；花萼管漏斗形，长 4~5mm，顶端具 3 齿；花冠管长约 1cm，裂片平折，长约 5mm；侧生退化雄蕊披针形，与花冠裂片等长；唇瓣倒楔形，长约 7mm，顶端 2 裂，反折，生于花丝基部稍上处，花丝长 10~12mm，花药长 4mm，两侧无翅状附属体。蒴果椭圆形，直径约 1cm，无瘤状凸起。花期 6~9 月。

【生境】生于林下阴湿处。

【分布】我国南部至西南部各地。印度也有分布。

【采集加工】夏、秋季采收地下茎晒干备用。

【性味归经】味辛，性温。

【功能主治】健胃消食。治胃脘痛，食欲不振，消化不良。

【用法用量】9~15g，水煎服。

4.157.31 姜花

HEDYCHII CORONARII RHIZOMA

【别名】峨嵋姜花

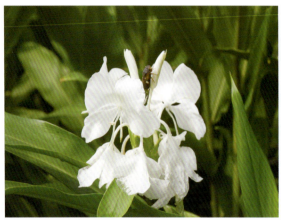
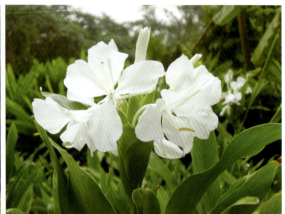

【基原】来源于姜科 Zingiberaceae 姜花属 Hedychium 姜花 Hedychium coronarium Koenig 的根状茎入药。

【形态特征】多年生草本。茎高 1~2m。叶片长圆状披针或披针形，长 20~40cm，宽 4.5~8cm，顶端长而渐尖，基部急尖，叶面光滑，叶背被短柔毛；无柄；叶舌薄膜质，长 2~3cm。穗状花序顶生，椭圆形，长 10~20cm，宽 4~8cm；苞片呈覆瓦状排列，卵圆形，长 4.5~5cm，宽 2.5~4cm，每一苞片内有花 2~3 朵；花芬芳，白色，花萼管长约 4cm，顶端一侧开裂；花冠管纤细，长 8cm，裂片披针形，长约 5cm，后方的一枚呈兜状，顶端具小尖头；侧生退化雄蕊长圆状披针形，长约 5cm；唇瓣倒心形，长和宽约 6cm，白色，基部稍黄，顶端 2 裂；花丝长约 3cm，花药室长 1.5cm；子房被绢毛。花期 8~12 月。

【生境】栽培或逸为野生。

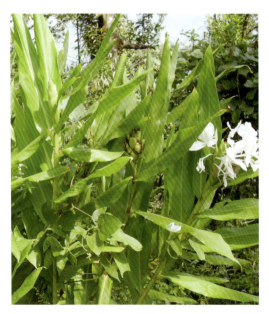

【分布】香港、广东、海南、湖南、台湾、广西、云南、四川等地。印度、越南、马来西亚至澳大利亚也有分布。

【采集加工】夏、秋季采收根状茎切片晒干备用。

【药材性状】本品呈圆柱形，稍扁，弯曲，有分枝，长 3~8cm，直径 6~15mm。表面灰黄色或棕黄色，纵皱纹明显，具环节，节上有鳞片样叶柄残基。茎残基小圆盘形，有纤维状或鳞片状叶痕。质硬脆，易折断，断面纤维性。气香，味辛辣。

【性味归经】味辛，性温。归肺、肝经。

【功能主治】祛风除湿，温中散寒。治感冒，头痛身痛，风湿筋骨疼痛，跌打损伤，寒湿白带。

【用法用量】9~15g，水煎服。

4.157.32 山奈

KAEMPFERIAE RHIZOMA

【别名】沙姜

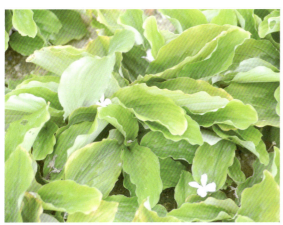
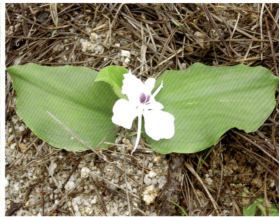

【基原】来源于姜科 Zingiberaceae 山奈属 *Kaempferia* 山奈 *Kaempferia galanga* L. 的根状茎入药。

【形态特征】多年生低矮草本。根状茎块状，单生或数枚连接，淡绿色或绿白色，芳香。叶通常 2 片贴近地面生长，近圆形，长 7~13cm，宽 4~9cm，无毛或叶背被稀疏的长柔毛，干时在叶面可见红色小点，近无柄；叶鞘长 2~3cm。花 4~12 朵顶生，半藏于叶鞘中；苞片披针形，长 2.5cm；花白色，有香味，易凋谢；花萼约与苞片等长；花冠管长 2~2.5cm，裂片线形，长 1.2cm；侧生退化雄蕊倒卵状楔形，长 1.2cm，唇瓣白色，基部具紫斑，长 2.5cm，宽 2cm，深 2 裂至中部以下；雄蕊无花丝，药隔附属体正方形，2 裂。果为蒴果。花期 8~9 月。

【生境】栽培于田野、坡地上。

【分布】我国台湾、广西、云南等地亦有栽培。原产印度。

【采集加工】冬季采挖，除去须根，切片，晒干。

【药材性状】本品呈圆形或近圆形的横切片，直径 1~2cm，厚 3~5mm。外皮浅褐色或黄褐色，皱缩，有的有根痕或残存须根；切面类白色，粉性，常鼓凸。质脆，易折断。气香特异，味辛辣。

【性味归经】味辛，性温。归胃经。

【功能主治】温中行气，消食，止痛。治急性胃肠炎，消化不良，胃寒疼痛，牙痛，风湿关节痛，跌打损伤。

【用法用量】3~9g，水煎服。

【附方】治感冒食滞、胸腹胀满、腹痛泄泻：山奈 15g，山苍子根 6g，南五味子根 9g，乌药 4.5g，陈茶叶 3g。研末，每次 15g，开水泡或煎数沸后取汁服。

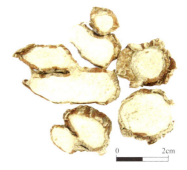
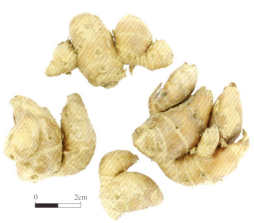

4.157.33 海南三七

ALPINIAE ROTUNDAE RHIZOMA

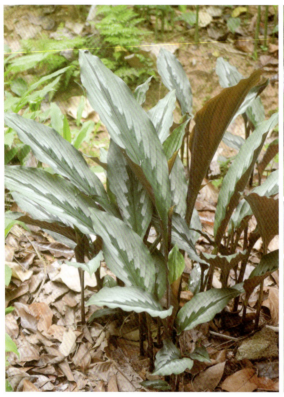
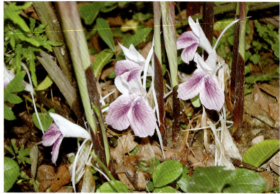
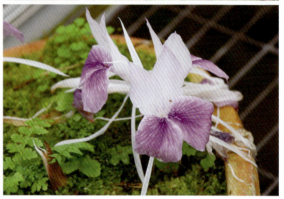

【基原】来源于姜科 Zingiberaceae 山柰属 *Kaempferia* 海南三七 *Kaempferia rotunda* L. 的根状茎入药。

【形态特征】多年生草本，根茎块状，根粗。先开花，后出叶；叶片长椭圆形，长17~27cm，宽7.5~9.5cm，叶面淡绿色，中脉两侧深绿色，叶背紫色；叶柄短，槽状。头状花序有花4~6朵，春季直接自根状茎发出；苞片紫褐色，长4.5~7cm；花萼管长4.5~7cm，一侧开裂；花冠管约与萼管等长，花冠裂片线形，白色，长约5cm，花时平展，侧生退化雄蕊披针形，长约5cm，宽约1.7cm，白色，顶端急尖，直立，稍靠叠；唇瓣蓝紫色，近圆形，深2裂至中部以下成2裂片，裂片长约3.5cm，宽约2cm，顶端急尖，下垂；药隔附属体2裂，呈鱼尾状，直立于药室的顶部，边缘具不整齐的缺刻，顶端尖。花期4月。

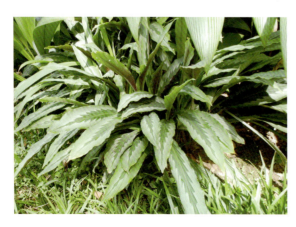

【生境】生于草地阳处或栽培。

【分布】云南、广西、广东和台湾。亚洲南部至东南部其他地区也有分布。

【采集加工】秋、冬采收根状茎晒干。

【性味归经】味辛，性温；有小毒。

【功能主治】活血止血，行气止痛。治风湿关节痛，跌打损伤，月经不调。

【用法用量】6~10g，水煎服。

4.157.34 土田七

STAHLIANTHI INVOLUCRATI RHIZOMA

【别名】姜三七、三七姜、姜田七

【基原】来源于姜科 Zingiberaceae 土田七属 Stahlianthus 土田七 Stahlianthus involucratus (King ex Bak.) Craib 的根状茎入药。

【形态特征】多年生草本，株高 15~40cm；根状茎块状，直径约 1cm，外面棕褐色，内面棕黄色，粉质，芳香而有辛辣味，根末端膨大成球形的块根。叶片倒卵状长圆形或披针形，长 10~18cm，宽 2~3.5cm，绿色或染紫；叶柄长 6~18cm。花 10~15 朵聚生于钟状的总苞中，总苞长 4~5cm，宽 2~2.5cm，顶 2~3 裂，总苞及花的各部常有棕色、透明的小腺点；总花梗长 2.5~10cm；小苞片线形，膜质，长约 1.5cm；花白色，萼管长 9~11mm，顶端浅 3 裂；花冠管长 2.5~2.7cm，裂片长圆形，长约 1.2cm，后方的一片稍较大，顶端具小尖头；侧生退化雄蕊倒披针形，长 1.6~2cm，宽约 4mm；唇瓣倒卵状匙形，长约 2cm，上部宽 1.3cm，深裂至 5mm 处，白色，中央有杏黄色斑，内被长柔毛，露出于总苞之上；花药长 5mm，花丝长 2mm；药隔附属体半圆形，长约 3mm；花柱线形，柱头具缘毛；子房卵形，长 3.5mm。花期 5~6 月。

【生境】野生于林下、荒坡或栽培。

【分布】云南、广西、广东、福建。印度也有分布。

【采集加工】秋、冬采收根状茎晒干。

【性味归经】味辛、微苦，性温。归心、肺经。

【功能主治】活血散瘀，消肿止痛。治跌打损伤，风湿骨痛，外伤出血。

【用法用量】6~10g，水煎服。

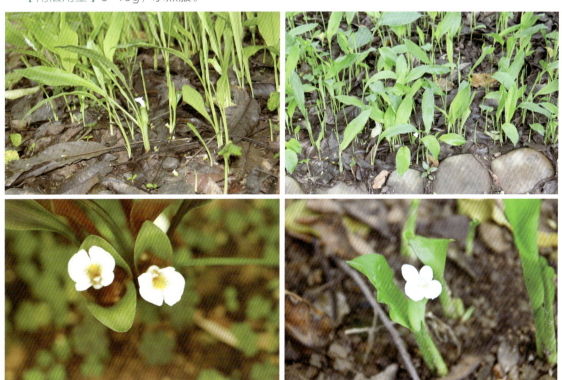

4.157.35 川东姜

ZINGIBERIS ATRORUBENTIS RHIZOMA

【别名】阳藿、羊藿姜、盐藿

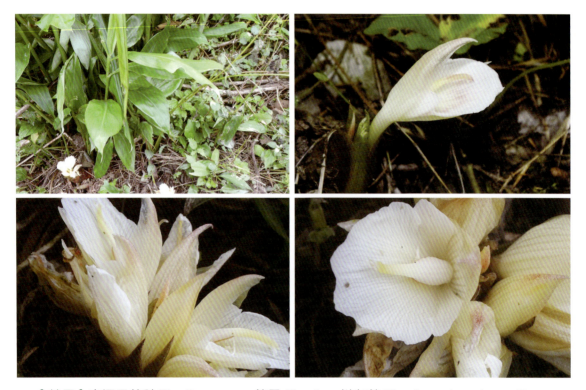

【基原】来源于姜科 Zingiberaceae 姜属 Zingiber 川东姜 Zingiber atrorubens Gagnep. 的根状茎入药。

【形态特征】多年生草本。高 0.8~1.5m。根状茎似姜，味辛。叶片披针形，长 15~25cm，宽 3~6cm，叶面无毛，叶背基部被疏长柔毛，两面粉绿色，无柄；叶舌 2 裂，钝，三角形，长约 6mm，有红线条。总花梗极短，生于地下；花序卵形，少花，疏松；外面的苞片卵状长圆形，里面的苞片披针形，长约 5cm，绿色或淡紫红色，被疏长柔毛；小苞片膜质，长圆形，长约 2.3cm；花紫色，花萼管状，长约 2cm，被长柔毛，顶端具三齿，一侧开裂至中部；花冠管长 4~5cm，裂片披针形，长约 3cm，后方的一枚宽 1.5~1.8cm，两侧的较狭，淡紫红色；唇瓣长卵形或卵形，长约 3cm，宽约 2cm，全缘或微凹，具紫红色条纹，无侧裂片；无花丝；花药、药隔附属体各长约 1.5cm，子房被长柔毛。花期 8~9 月；果期 11~12 月。

【生境】生于海拔 1400m 以下的山坡林缘或栽培。

【分布】重庆、四川、贵州和广西等地。

【采集加工】四季可采挖，洗净，鲜用或晒干。

【性味归经】味辛，性温。

【功能主治】温中理气，祛风止痛，止咳平喘。治感冒咳嗽、气管炎、哮喘、风寒牙痛、脘腹冷痛、跌打损伤、经闭、月经不调、瘰疬、喉痹等。

【用法用量】15~25g，水煎服。

4.157.36 匙苞姜
ZINGIBERIS COCHLEARIFORMIS RHIZOMA

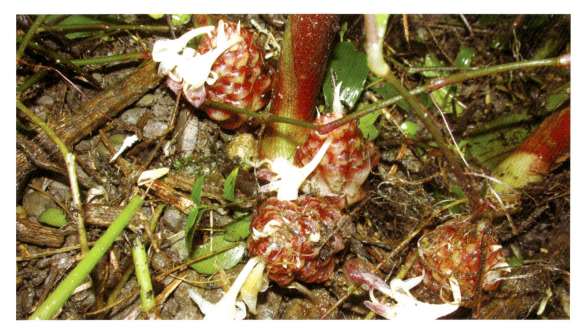

【基原】来源于姜科 Zingiberaceae 姜属 Zingiber 匙苞姜 Zingiber cochleariforme D. Fang 的根状茎入药。

【形态特征】多年生草本。根状茎肥厚，块状，淡黄色，具辛辣味，常有块根。株高 0.7~2m；叶片椭圆状披针形，长 35~48cm，宽 8~14cm，叶面密被紫褐色腺点，叶背疏被贴伏的长柔毛和腺点；叶舌 2 深裂至全裂，长 4~7mm。穗状花序卵形至倒卵形，长 3~6cm，直径 1.5~5cm；总花梗被长柔毛；苞片紫色或白色，长 1.5~4cm，宽 0.5~2cm，外被柔毛；花萼淡黄色，长 1~1.3cm，一侧浅裂；花冠管长 3.5~4cm，裂片披针形，黄白色，长 1.8~2.5cm，宽约 5mm；唇瓣黄白色，长 2.1~2.6cm，中裂片顶端紫色或红色；子房密被贴伏的长柔毛。蒴果红色，卵状椭圆形，长 3.4~4.5cm，宽 1.7~2.3cm，具钝三棱，被疏毛；种子红色，外被白色假种皮。花期 8~10 月；果期 10~11 月。

【生境】生于阴湿山谷林下、林缘草地或岩石缝中。

【分布】广西隆林和重庆南川。

【采集加工】四季可采挖根状茎，去除茎叶和须根，洗净，鲜用或晒干。

【性味归经】味辛，性温。

【功能主治】温中散寒，止呕开胃，理气止痛，止咳平喘。治风寒感冒、小儿惊风、胃寒腹痛、气虚喘咳、痈疽肿毒、血崩经闭、胃寒牙痛、腰腿痛、跌打损伤等。

【用法用量】15~20g，水煎服。

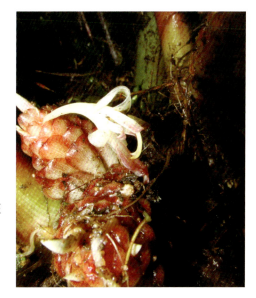

4.157.37 蘘荷

ZINGIBERIS MIOGA RHIZOMA

【别名】野姜、阳藿

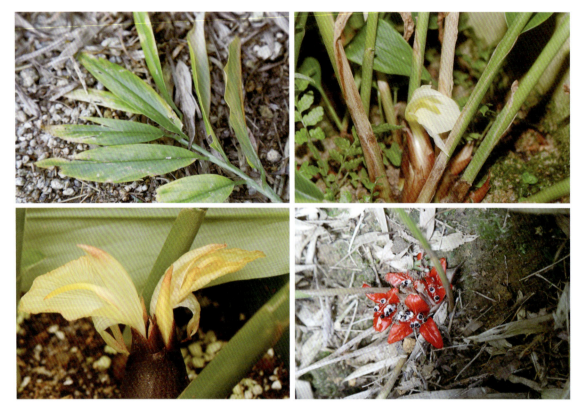

【基原】来源于姜科 Zingiberaceae 姜属 *Zingiber* 蘘荷 *Zingiber mioga*（Thunb.）Rosc. 的根状茎入药。

【形态特征】多年生草本。植株高 1~1.5m；根茎淡黄色。叶片披针形，长 25~35cm，宽 3~6cm；叶面无毛，叶背无毛或被稀疏的长柔毛，顶端尾尖；叶柄长 0.8~1.2cm；叶舌膜质，2 裂，长 4~7mm。花序近卵形；总花梗被长圆形鳞片状鞘，通常长 1.5~2cm，由根茎发出；苞片覆瓦状排列，椭圆形，红绿色，具紫脉；花萼长 2.5~3cm，一侧开裂；花冠管较萼为长，裂片披针形，长 2.7~3cm，宽约 7mm，淡黄色；唇瓣卵形，3 裂，中裂片长 2.5cm，宽 1.8cm，中部黄色，边缘白色，侧裂片长 1.3cm，宽 4mm；花药、药隔附属体各长 1cm。果倒卵形，熟时裂成 3 瓣，果皮里面鲜红色；种子黑色，被白色假种皮。花期 8~10 月。

【生境】生于山谷、林下。

【分布】香港、广东、江西、浙江、安徽、湖南、广西、贵州。

【采集加工】秋、冬季采收根状茎切片晒干备用。

【性味归经】味辛，性温。归肺、肝经。

【功能主治】温中理气，祛风止痛，止咳平喘。治感冒咳嗽，气管炎，哮喘，风寒牙痛，脘腹冷痛，跌打损伤，腰腿痛，遗尿，月经错后，经闭，带下病；外用治皮肤风疹，淋巴结结核。

【用法用量】9~15g，水煎服。外用适量，捣烂敷或煎水洗。

4.157.38 龙眼姜

ZINGIBERIS LONGYEJIANG FRUCTUS

【别名】地莲花、累心花

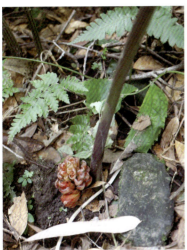 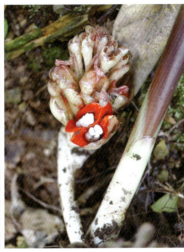 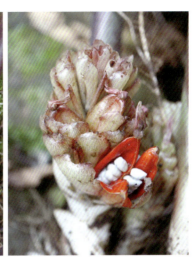

【基原】来源于姜科 Zingiberaceae 姜属 Zingiber 龙眼姜 Zingiber longyanjiang Z. Y. Zhu 的果序及果入药。

【形态特征】多年生草本，高 0.8~2m，被毛部分为长柔毛或柔毛，下部紫褐色；根状茎肥厚、圆柱状、具龙眼状凹窝。叶椭圆状披针形，长 30~50cm，宽 7~15cm，渐尖，楔形，上面光滑，背面被贴伏毛，无柄至长 4~5mm 的短柄；叶舌 2 裂或全缘，长 4~7（15）mm，膜质。穗状花序卵形或宽卵形，长 3~5cm，宽 2~5cm；花葶长 1~3（7）cm，圆柱形，苞片倒卵状长圆形，长 2~4.2cm，宽 0.5~2cm，截平或近圆形，外面被柔毛，淡紫色或黄白色；小苞片披针形，长 2.8~3.5cm；花无梗；花萼淡黄色，长 1~1.5cm，侧面不开裂，近膜质；花冠管长 3~4.2cm，裂片披针状长圆形，长 2.5~2.9cm，宽 5~9mm；唇瓣除基部黄白色外，其余紫红色，长约 2.5cm，中裂片舌状或舌状长圆形，长 13~16mm，宽 8~12mm，先端全缘或 2 齿状；两侧裂片长圆形，长 6~8mm，宽 3~5mm，2 裂，淡紫红色；喉部无毛；花药长 1.1~1.5cm，淡白色，药隔附属体与花药近等长，紫红色；子房被毛；腺体线形，长 5mm。蒴果红色，卵状椭圆形，长 3~4cm，粗 1.5~2cm，钝三棱，3 瓣裂，内面鲜红色；种子红色，具假种皮。花期 8~9 月；果期 10~11 月。

【生境】生于海拔 500~1000m 的灌木林下阴湿处。

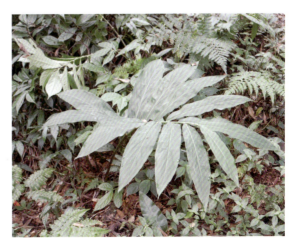

【分布】四川。

【采集加工】秋、冬季采收，晒干。

【性味归经】味辛，性温。

【功能主治】养心润肺，止咳平喘，补血，镇静。治咳嗽，气喘，心律不齐，神志不安。

【用法用量】6~15g，水煎服。

4.157.39　干姜

ZINGIBERIS RHIZOMA

【别名】炮姜、姜皮

【基原】来源于姜科 Zingiberaceae 姜属 Zingiber 姜 Zingiber officinale Rosc. 的干燥根状茎入药。

【形态特征】多年生草本。植株高近 1m。根状茎肥厚，多分枝，有芳香及辛辣味。叶片披针形或线状披针形，长 15~30cm，宽 2~2.5cm，两面无毛；无柄；叶舌长 2~4mm。穗状花序球果状，长圆形，长 4~5cm，生于由根茎发出的长约 25cm 的总花梗上；苞片卵形，长约 2.5cm，淡绿色或边缘淡黄色，顶端有小尖头；花萼管长约 1cm；花冠黄绿色，管长 2~2.5cm，裂片披针形，长不及 2cm；唇瓣 3 裂，中央裂片长圆状倒卵形，短于花冠裂片，有紫色条纹及淡黄色斑点，侧裂片卵形，长约 6mm；发育雄蕊 1 枚，花药长约 9mm，药隔附属体钻状，长约 7mm。花期秋季。

【生境】栽培于田野、坡地上。

【分布】我国中部、东南部至西南部各地广为栽培。全世界热带、亚热带地区均有栽培。

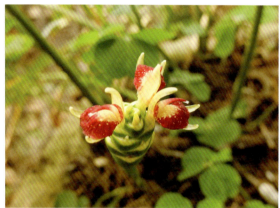
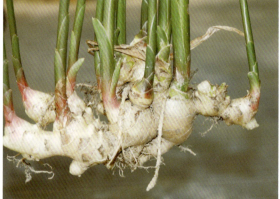
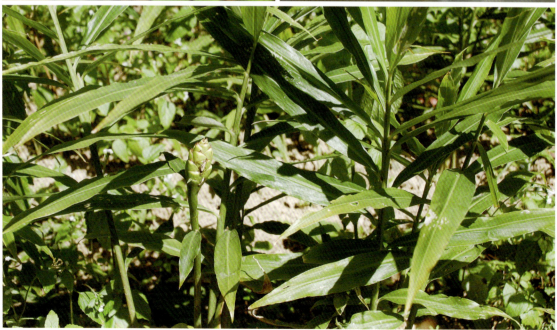

【采集加工】冬季采挖,除去须根和泥沙,晒干或低温干燥。趁鲜切片晒干或低温干燥者称为"干姜片"。

【药材性状】干姜:呈扁平块状,具指状分枝,长3~7cm,厚1~2cm。表面灰黄色或浅灰棕色,粗糙,具纵皱纹和明显的环节。分枝处常有鳞叶残存,分枝顶端有茎痕或芽。质坚实,断面黄白色或灰白色,粉性或颗粒性,内皮层环纹明显,维管束及黄色油点散在。气香、特异,味辛辣。

干姜片:本品呈不规则纵切片或斜切片,具指状分枝,长1~6cm,宽1~2cm,厚0.2~0.4cm。外皮灰黄色或浅黄棕色,粗糙,具纵皱纹及明显的环节。切面灰黄色或灰白色,略显粉性,可见较多的纵向纤维,有的呈毛状。质坚实,断面纤维性。气香、特异,味辛辣。

【性味归经】味辛,性热。归脾、胃、肾、心肺经。

【功能主治】温中散寒,回阳通脉,温肺化饮。用于脘腹冷痛,呕吐泄泻,肢冷脉微,寒饮喘咳。

【用法用量】3~10g,水煎服。

【附方】① 治呕吐腹泻,四肢厥冷:干姜9g,制附子15g,甘草3g。水煎服。

② 治脾胃虚寒腹泻:干姜、白术各9g,党参12g,甘草6g。水煎服。

③ 治十二指肠球部溃疡(虚寒型):干姜、吴茱萸、炙甘草各4.5g,白芍、白术各9g,香附、砂仁各3g,九香虫6g,水煎服。待疼痛减轻后改用党参、黄芪、白芍各9g,桂枝、甘草各3g,生姜6g,大枣5枚。

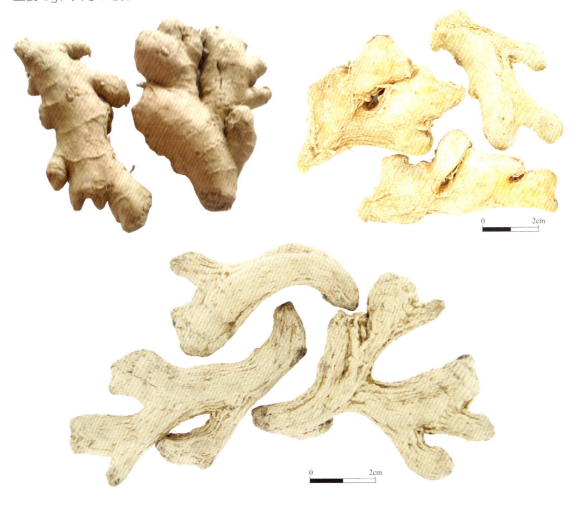

4.158 美人蕉科

4.158.1 大花美人蕉

CANNAE GENERALIS RHIZOMA

【别名】美人蕉

【基原】来源于美人蕉科 Cannaceae 美人蕉属 Canna 大花美人蕉 Canna generalis Bailey 的根状茎入药。

【形态特征】多年生大草本,株高约1.5m,茎、叶和花序均被白粉。叶片椭圆形,长达40cm,宽达20cm,叶缘、叶鞘紫色。总状花序顶生,长15~30cm(连总花梗);花大,比较密集,每一苞片内有花1~2朵;萼片披针形,长1.5~3cm;花冠管长5~10mm,花冠裂片披针形,长4.5~6.5cm;外轮退化雄蕊3,倒卵状匙形,长5~10cm,宽2~5cm,颜色:红、橘红、淡黄、白色均有;唇瓣倒卵状匙形,长约4.5cm,宽1.2~4cm;发育雄蕊披针形,长约4cm,宽2.5cm;子房球形,直径4~8mm;花柱带形,离生部分长3.5cm。花期秋季。

【生境】栽培花卉。

【分布】华南地区有栽培。原产美洲热带地区。

【采集加工】秋、冬采收根状茎,切片晒干。

【性味归经】味甘、淡,性寒。

【功能主治】清热利湿,解毒。治急性黄疸性肝炎,白带过多,跌打损伤,疮毒痈肿,血崩,月经不调,外伤出血。

【用法用量】15~30g,水煎服。外用鲜品捣烂敷患处。

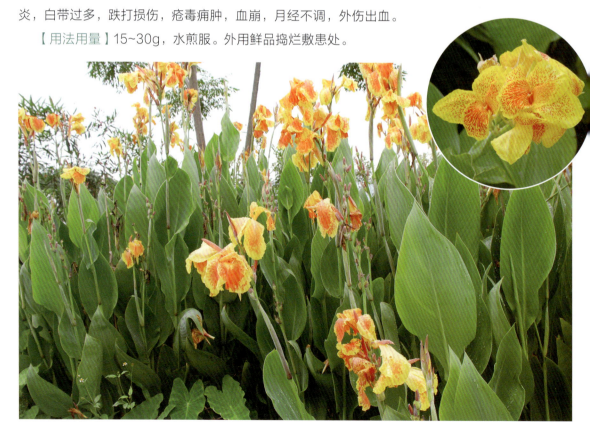

4.158.2 美人蕉

CANNAE INDICAE RHIZOMA

【别名】红花蕉

【基原】来源于美人蕉科 Cannaceae 美人蕉属 Canna 美人蕉 Canna indica L. 的根状茎入药。

【形态特征】多年生大草本，植株全部绿色，高可达 2m。叶片卵状长圆形，长 10~30cm，宽达 15cm。总状花序疏花；略超出于叶片之上；花红色，单生；苞片卵形，绿色，长约 1.2cm；萼片 3，披针形，长约 1cm，绿色而有时染红；花冠管长不及 1cm，花冠裂片披针形，长 3~3.5cm，绿色或红色；外轮退化雄蕊 3~2 枚，鲜红色，其中 2 枚倒披针形，长 3.5~4cm，宽 5~7mm，另一枚如存在则特别小，长 1.5cm，宽仅 1mm；唇瓣披针形，长 3cm，弯曲；发育雄蕊长 2.5cm，花药室长 6mm；花柱扁平，长 3cm，一半和发育雄蕊的花丝联合。蒴果绿色，长卵形，有软刺，长 1.2~1.8cm。花、果期 3~12 月。

【生境】栽培。

【分布】我国长江南北各地常见有栽培。原产南美洲。

【采集加工】秋、冬采收根状茎，晒干。

【性味归经】味甘、微苦，性凉。

【功能主治】清热利湿，舒筋活络。治黄疸性肝炎，风湿麻木，外伤出血，跌打伤，子宫下垂，心气痛。

【用法用量】6~15g，水煎服。

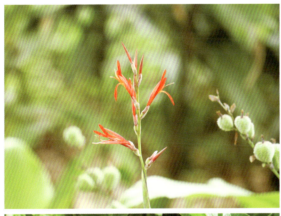
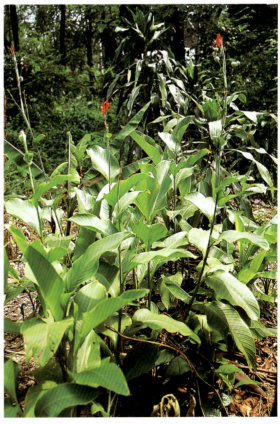
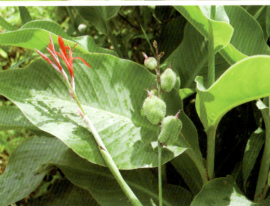

4.159 竹芋科

4.159.1 柊叶

PHRYNII RHEEDEI HERBA

【别名】粽叶

【基原】来源于竹芋科 Marantaceae 柊叶属 *Phrynium* 柊叶 *Phrynium rheedei* Suresh & Nicolson [*P. capitatum* Willd.] 的全株入药。

【形态特征】多年生草本，株高1m，根茎块状。叶基生，长圆形或长圆状披针形，长25~50cm，宽10~22cm，顶端短渐尖，基部急尖，两面均无毛；叶柄长达60cm；叶枕长3~7cm，无毛。头状花序直径5cm，无柄，自叶鞘内生出；苞片长圆状披针形，长2~3cm，紫红色，顶端初急尖，后呈纤维状；每一苞片内有花3对，无柄；萼片线形，长近1cm，被绢毛；花冠管较萼为短，紫堇色；裂片长圆状倒卵形，深红色；外轮退化雄蕊倒卵形，稍皱褶，淡红色，内轮较短，淡黄色；子房被绢毛。果梨形，具3棱，长1cm，栗色，光亮，外果皮质硬；种子2~3颗，具浅槽痕及小疣凸。花期5~7月。

【生境】生于山地密林中及山谷潮湿之地。

【分布】香港、广东、海南、广西、云南等地区。亚洲南部也有分布。

【采集加工】夏、秋采收，全株晒干。

【性味归经】味甘、淡，性微寒。归肺、胃、大肠经。

【功能主治】清热解毒，凉血，止血，利尿。治感冒高热，痢疾，吐血，衄血，血崩，小便不利。

【用法用量】9~15g，水煎服。

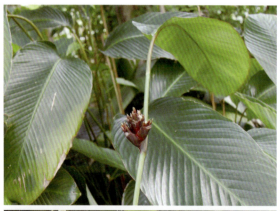
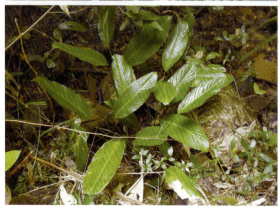
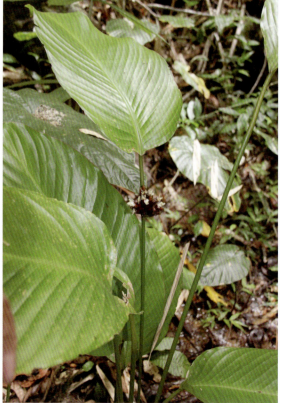

4.160 百合科

4.160.1 疏花粉条儿菜

ALETRIS LAXIFLORAE HERBA

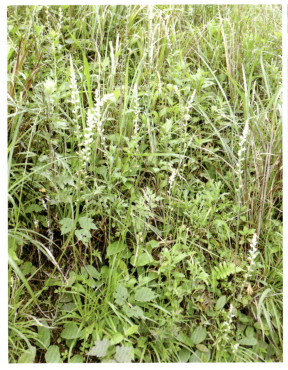
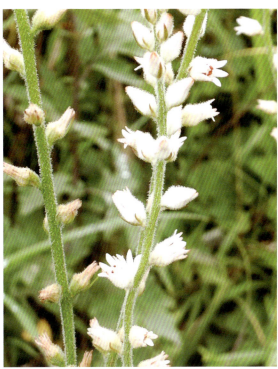

【基原】来源于百合科 Liliaceae 粉条儿菜属 Aletris 疏花粉条儿菜 Aletris laxiflora Bur. et Franch. 的全草入药。

【形态特征】多年生草本。植株具细长的纤维根。叶簇生，硬纸质，条形，长 5~35cm，宽 2~5mm，顶端渐尖或急尖。花葶高 10~50cm，上部密生短毛，中下部有几枚长 0.5~2cm 的苞片状叶；总状花序长 2.5~20cm，疏生 2~8 朵花；苞片 2 枚，窄披针形，位于花梗的上端、中部或基部，长 3~10mm；花梗通常较短，有时长可达 1~4mm；花被白色，长 4.5~7mm，分裂到中部以下；裂片窄披针形，长 3~6mm，宽 0.8~1mm，开展，有时反卷；雄蕊着生于花被裂片下部，花丝长 1~3mm，花药卵形；子房卵形，花柱长 1.5~4mm，柱头稍膨大。蒴果球形，长 4~4.5mm，宽约 4mm，无毛。花、果期 7~8 月。

【生境】生于海拔 1300~2850m 的林下或岩石上。

【分布】重庆、四川和西藏（昌都市西部）。

【采集加工】秋季采收，洗净晒干。

【性味归经】味苦、微甘，性平。

【功能主治】清肺，化痰，止咳，活血，杀虫。治咳嗽痰喘，顿咳，咳嗽吐血，肺痈，乳痈，肠风便血，妇人乳少，经闭，小儿疳积，蛔虫病，痄腮。

【用法用量】9~15g，水煎服。

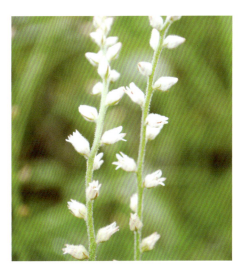

4.160.2 穗花粉条儿菜

ALETRIS PAUCIFLORAE HERBA

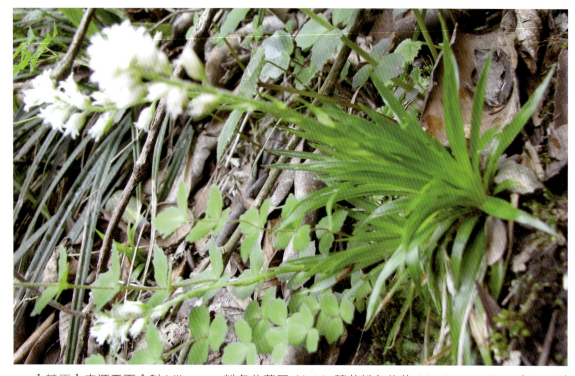

【基原】来源于百合科 Liliaceae 粉条儿菜属 Aletris 穗花粉条儿菜 Aletris pauciflora (Klotz.) Franch. var. khasiana (Hook. f.) Wang et Tang 的全草入药。

【形态特征】多年生草本。植株较粗壮，具肉质的纤维根。叶簇生，披针形或条形，有时下弯，长 5~25cm，宽 28mm，顶端渐尖，无毛。花葶高 8~20cm，直径 1.5~2mm，密生柔毛，中下部有几枚长 1.5~5cm 的苞片状叶；总状花序长 2.5~8cm，具较密集的花；苞片 2 枚，条形或条状披针形，位于花梗的上端，与花等长或稍长于花，绿色；花被近钟形，暗红色或白色，长 5~7mm，上端约 1/4 处分裂；裂片卵形，长约 2mm，宽约 1.2mm，膜质；雄蕊着生于花被筒上；花丝短，长约 0.5mm；花药椭圆形，长约 0.5mm；子房卵形，向上逐渐狭窄，无明显的花柱。果圆锥形，长 4~5mm，无毛。花期 6 月；果期 9 月。

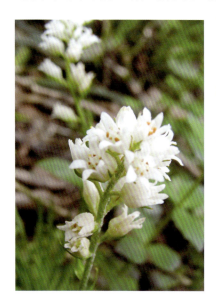

【生境】生于海拔 2300~4800m 的竹丛、沼地、岩石上或林下。

【分布】云南、四川和西藏（聂拉木）。印度也有分布。

【采集加工】秋季采收，洗净，晒干。

【性味归经】味辛、微苦，性温。

【功能主治】补虚敛汗，止血。治体虚多汗、盗汗、神经衰弱、吐血、便血等。

【用法用量】15~30g，水煎服或炒炭存性研末冲服。

4.160.3 粉条儿菜

ALETRIS SPICATAE HERBA

【别名】蛆儿草、肺筋草

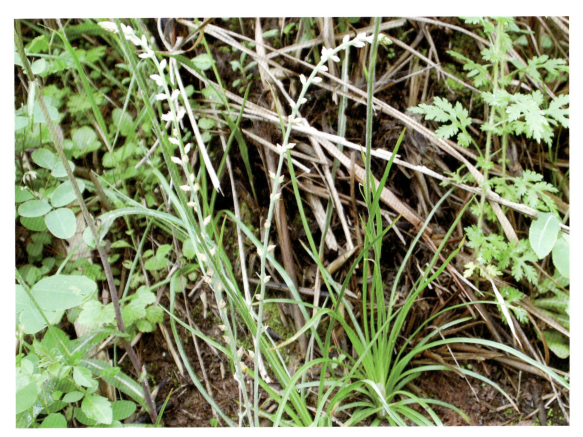

【基原】来源于百合科 Liliaceae 粉条儿菜属 Aletris 粉条儿菜 Aletris spicata（Thunb.）Franch. 的全草入药。

【形态特征】多年生草本，植株具多数须根，根毛局部膨大；膨大部分长 3~6mm，宽 0.5~0.7mm，白色。叶簇生，纸质，条形，有时下弯，长 10~25cm，宽 3~4mm，顶端渐尖。花葶高 40~70cm，有棱，密生柔毛，中下部有几枚长 1.5~6.5cm 的苞片状叶；总状花序长 6~30cm，疏生多花；苞片 2 枚，窄条形，位于花梗的基部，长 5~8mm，短于花；花梗极短，有毛；花被黄绿色，上端粉红色，外面有柔毛，长 6~7mm，分裂部分占 1/3~1/2；裂片条状披针形，长 3~3.5mm，宽 0.8~1.2mm；雄蕊着生于花被裂片的基部，花丝短，花药椭圆形；子房卵形，花柱长 1.5mm。蒴果倒卵形或长圆状倒卵形；有棱角，长 3~4mm，宽 2.5~3mm，密生柔毛。花期 4~5 月；果期 6~7 月。

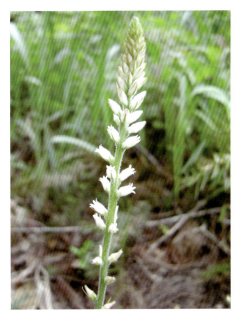

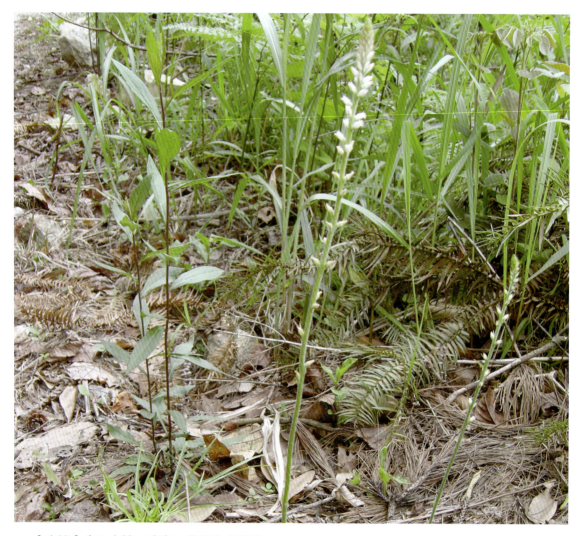

【生境】生于山坡、路旁、灌丛边或草地上。

【分布】广东、台湾、福建、江西、浙江、江苏、安徽、湖南、湖北、河南、河北、山西、陕西、甘肃、广西。日本也有分布。

【采集加工】夏、秋采收,将全草晒干。

【性味归经】味甘,性平。

【功能主治】润肺止咳,养心安神,消积驱蛔。治支气管炎,百日咳,神经官能症,小儿疳积,蛔虫病,腮腺炎。

【用法用量】9~30g,水煎服。

【附方】① 治慢性气管炎:鲜粉条儿菜根60g(干品15g),洗净后,加水200ml,先用武火煮开,后用文火煎熬,浓缩至100ml。每日2次,每次50ml,分早、晚温服。10天为1个疗程。

② 治支气管哮喘:粉条儿菜、枇杷叶各30g,水煎服,早晚各1剂。

③ 治流行性腮腺炎:粉条儿菜鲜根15~30g,水煎,分2次服。小儿用根汁同煮鸡蛋,只吃鸡蛋即可。

④ 治神经官能症:粉条儿菜全草4.5kg、何首乌1kg,桑椹2.25kg。用水60kg,熬至15kg,过滤,加防腐剂适量,瓶装备用。每服80ml,每日2次。

4.160.4 芦荟

ALOE

【别名】油葱

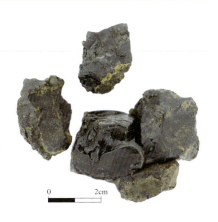

【基原】来源于百合科 Liliaceae 芦荟属 *Aloe* 芦荟 *Aloe vera* L. var. *chinensis*（Haw.）Berger 的叶、花和叶汁液浓缩的干燥物入药。

【形态特征】多年生肉质草本，茎较短。叶近簇生或稍二列（幼小植株），肥厚多汁，条状披针形，粉绿色，长 15~35cm，基部宽 4~5cm，顶端有几个小齿，边缘疏生刺状小齿。花葶高 60~90cm，不分枝或有时稍分枝；总状花序具几十朵花；苞片近披针形，顶端锐尖；花点垂，稀疏排列，淡黄色而有红斑；花被长约 2.5cm，裂片顶端稍外弯；雄蕊与花被近等长或略长，花柱明显伸出花被外。蒴果长圆形；种子多数，具不规则翅。

【生境】栽培。

【分布】我国南方各地和温室常见栽培。

【采集加工】叶全年可采鲜用，花夏季采收晒干。芦花膏：全年可采。从叶片基部割取，将断面向下，排列在木槽上，使液汁流入容器内。用铜锅急火熬炼至筒稠膏状，冷却凝固即成。

【性味归经】味苦，性寒。归肝、胃、大肠经。

【功能主治】清热解毒，止咳止血。叶、芦荟膏：治肝经实热头晕，头痛，耳鸣，烦躁，便秘，小儿惊痫，疳积。叶：外用治龋齿，疔痈肿毒，烧、烫伤，湿癣。花：治咯血，吐血，尿血。

【用法用量】叶、花 3~15g，水煎服，芦荟膏 1.5~3g，多入丸散剂服。外用适量，研粉敷患处。

【附方】① 治疳积、虫积：芦荟、砂仁、胡黄连、大黄、六曲、槟榔、山楂、麦芽各 60g，炒山楂、炙甘草各 15g，使君子仁 90g。共研细粉，水泛为丸，每服 1.5g，每日 2 次。

② 治烧、烫伤：鲜芦荟叶捣汁涂患处。

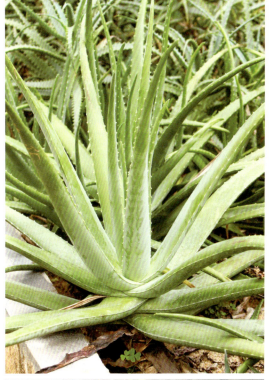

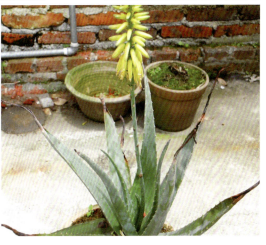

4.160.5 知母

ANEMARRHENAE RHIZOMA

【别名】梳篦子、毛知母、连母、知母肉

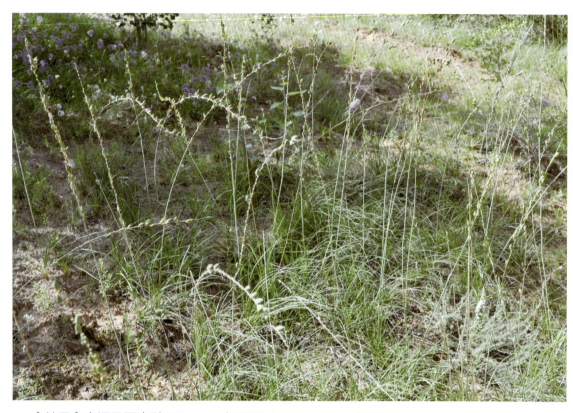

【基原】来源于百合科 Liliaceae 知母属 *Anemarrhena* 知母 *Anemarrhena asphodeloides* Bunge 的根状茎入药。

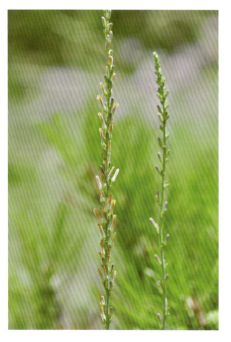

【形态特征】多年生草本，全株无毛。根状茎肥厚，横走，粗 0.5~1.5cm，为残存的纤维状叶鞘所覆盖，下面生有多数肉质须根。叶长 15~60cm，宽 1.5~11mm，向顶端渐尖而成近丝状，基部渐宽而成鞘状，具多条平行脉，无明显中脉。花葶远较叶长；总状花序通常较长，可达 20~50cm；苞片小，卵形或卵圆形，顶端渐尖；花粉红色、淡紫色至白色，花被片条形，长 5~10mm，中央具 3 脉，宿存。蒴果狭椭圆形，长 8~13mm，宽 5~6mm，顶端有短喙。种子黑色，长三棱形，两侧有翼，长 7~10mm。花期 5~8 月；果期 8~9 月。

【生境】生于山坡、草地或路旁较干燥和向阳处。

【分布】河北、山西、山东、陕西、甘肃、内蒙古、辽宁、吉林和黑龙江。朝鲜也有分布。

【采集加工】春、秋季挖取根状茎，剪去地上部分及

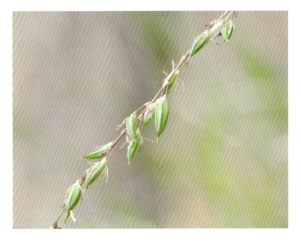
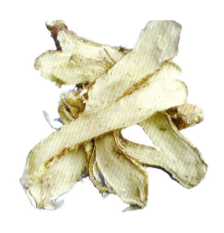

须根,除净泥土晒干者习称"毛知母";鲜时剥去或刮去外皮晒干者习称"知母肉"或"光知母"。

【药材性状】本品呈长条状,微弯曲,略扁,偶有分枝,长3~15cm,直径8~15mm,一端有浅黄色的茎叶残痕。表面黄棕色至棕色,上面有一凹沟,具紧密排列的环状节,节上密生黄棕色的残存叶基,由两侧向根状茎上方生长;下面隆起而略皱缩,并有凹陷或突起的点状根痕。质硬,易折断,断面黄白色。气微,味微甜,嚼之带黏性。

【性味归经】味苦、甘,性寒。归肺、胃、肾经。

【功能主治】清热泻火,滋阴润燥。治外感热病,肺热燥咳,骨蒸潮热,内热消渴,肠燥便秘。

【用法用量】6~12g,水煎服。

【附方】① 治热病高热烦渴:知母12g,生石膏(先煎)30g,甘草6g,粳米10g,水煎服。

② 治阴虚骨蒸潮热:知母、地骨皮、青蒿各12g,鳖甲15g,水煎服。

③ 消渴:知母、天花粉各12g,葛根、山药各15g,水煎服。

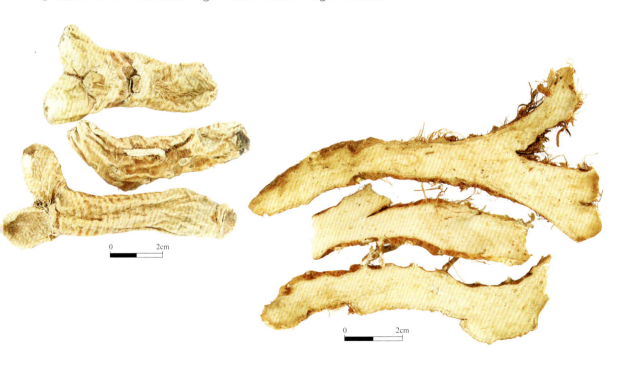

4.160.6 天冬

ASPARAGI RADIX

【别名】天门冬

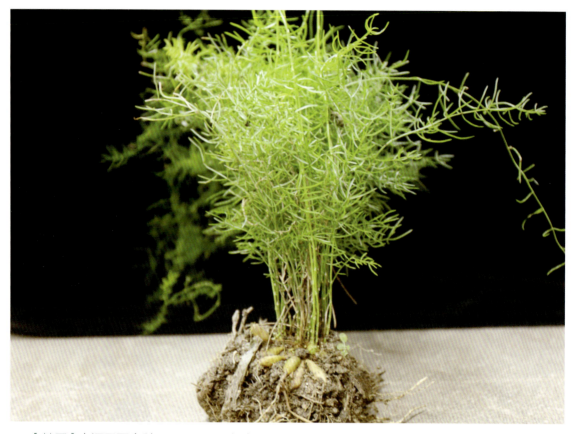

【基原】来源于百合科 Liliaceae 天门冬属 Asparagus 天门冬 Asparagus cochinchinensis (Lour.) Merr. 的块根入药。

【形态特征】多年生攀援草本。全株无毛。块根肉质，纺锤状，长 4~10cm，灰黄色。茎多分枝，具棱或狭翅。叶状枝 1~3 枚或更多簇生；镰刀状，长 0.5~3cm，宽 1~2mm，有 3 棱；叶退化呈鳞片状，基部延伸为硬刺。花 1~3 朵簇生叶腋，淡黄绿色，单性，雌雄异株；花梗长 2~6mm；雄花被片 6 枚，排成 2 轮，长卵形或卵状椭圆形，长 2.5~3mm，雄蕊稍短于花被，花丝不贴生于花被片上，花药卵形；雌花与雄花相近，具 6 枚退化雄蕊，子房 3 室，柱头 3。浆果球形，成熟时红色，直径 6~7mm；种子 1 枚。花期 5~7 月；果期 8~9 月。

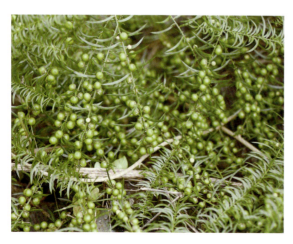

【生境】生于山坡、路旁、疏林下。

【分布】从河北、山西、陕西、甘肃等地的南部至华东、华中南部、西南各地。朝鲜、日本、老挝和越南也有分布。

【采集加工】秋、冬季采收为宜。挖出块根,除去茎基和须根,置沸水中煮或蒸至透心,趁热除去外皮,洗净,干燥。

【药材性状】本品呈略弯曲的纺锤形,长 5~18cm,直径 0.5~2cm,中部肥厚,两端渐细,钝头。外表面黄白色至淡黄棕色,半透明,有或粗或细的纵皱纹。质硬或柔润,有黏性,能折断,断面黄白色,有光泽,微呈角质状,中间有白心,气微,味甜而略带苦涩。

【性味归经】味苦、甘,性寒。归肺、肾经。

【功能主治】养阴润燥,清肺生津。治虚痨发热,肺燥咳嗽,吐血,口燥咽干,热病口渴,大便燥结。外用治疮疡肿毒,蛇咬伤。

【用法用量】6~15g,水煎服。外用鲜品捣烂敷患处。

【附方】① 治肺结核咳嗽:天冬 15g,生地黄、沙参各 12g。水煎服。

② 治百日咳:天冬、麦冬、百部、瓜蒌各 6g,陈皮、贝母各 3g,水煎服。

③ 治阴虚伤津:天冬、熟地黄各 12g,人参 3g,水煎服。

④ 治心烦:天冬、麦冬各 15g,水杨柳 9g,水煎服。

⑤ 治热病后期津伤便秘:天冬、生地黄各 3g,当归、玄参、火麻仁各 9g,水煎服。

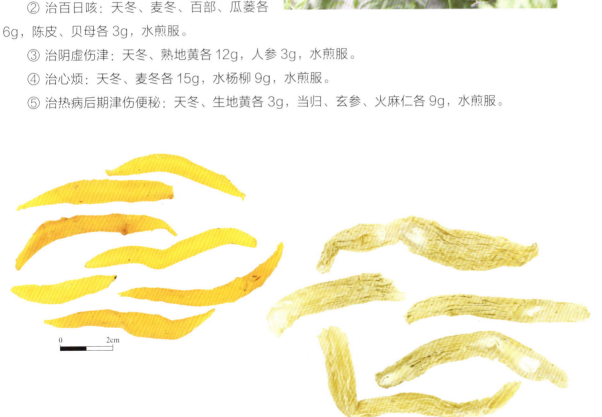

4.160.7 羊齿天门冬

ASPARAGI FILICINI RADIX

【别名】滇百部、土百部、千锤打

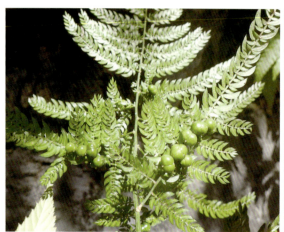
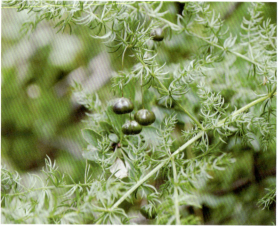

【基原】来源于百合科 Liliaceae 天门冬属 *Asparagus* 羊齿天门冬 *Asparagus filicinus* Ham. ex D. Don 的块根入药。

【形态特征】直立草本。通常高 50~70cm。根成簇，纺锤状膨大，膨大部分长 2~4cm，直径 5~10mm。茎近平滑，分枝通常有棱，有时稍具软骨质齿。叶状枝每 5~8 枚成簇，扁平，镰刀状，长 3~15mm，宽 0.8~2mm，有中脉；鳞片状叶基部无刺。花每 1~2 朵腋生，淡绿色，有时稍带紫色；花梗纤细，长 12~20mm，关节位于近中部。雄花：花被长约 2.5mm，花丝不贴生于花被片上；花药卵形，长约 0.8mm；雌花和雄花近等大或略小。浆果直径 5~6mm，有 2~3 颗种子。花期 5~7 月；果期 8~9 月。

【生境】生于海拔 1200~3500m 的丛林下或山谷阴湿处。

【分布】山西、河南、陕西、甘肃、湖北、湖南、浙江、四川、贵州、云南和西藏。缅甸、不丹和印度也有分布。

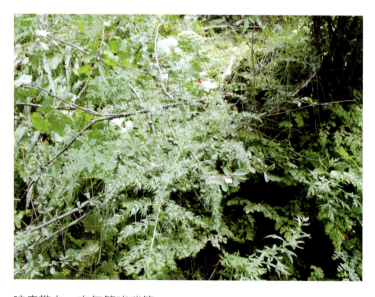

【采集加工】秋季采挖，除去枯茎叶，洗净，去外皮晒干或蒸熟阴干。

【性味归经】味淡、微甘，性平。归肺经。

【功能主治】清热润肺，养阴润燥，止咳，杀虫，止痛消肿。治肺痨久咳、骨蒸潮热、小儿疳积、跌打损伤、疥癣、肺脓疡、百日咳、咳痰带血、支气管哮喘等。

【用法用量】6~15g，水煎服。

4.160.8 短梗天门冬

ASPARAGI LYCOPODINEI RADIX

【别名】山百部、儿多母苦、一窝鸡

【基原】来源于百合科 Liliaceae 天门冬属 *Asparagus* 短梗天门冬 *Asparagus lycopodineus* Wall. ex Bak. 的块根入药。

【形态特征】多年生直立草本，高 45~100cm。根通常在距基部 1~4cm 处成纺锤状膨大，膨大部分一般长 1.5~3.5cm，粗 5~8mm，较少近于不膨大。茎平滑或略有条纹，上部有时具翅，分枝全部有翅。叶状枝通常每 3 枚成簇，扁平，镰刀状，长（2）5~12mm，宽 1~3mm，有中脉；鳞片状叶基部近无距。花每 1~4 朵腋生，白色；花梗很短，长 1~1.5mm。雄花：花被长 3~4mm；雄蕊不等长，花丝下部贴生于花被片上。雌花较小，花被长约 2mm。浆果直径 5~6mm，通常有 2 颗种子。花期 5~6 月；果期 8~9 月。

【生境】生于灌木丛中或林下。

【分布】甘肃、湖北、四川、广西、湖南、贵州、云南、陕西。印度、缅甸也有分布。

【采集加工】秋、冬采收块根晒干。

【性味归经】味甘，性平。归肺经。

【功能主治】化痰，平喘，止咳。治咳嗽气喘，咳痰不爽，老年慢性支气管炎。

【用法用量】3~9g，水煎服。

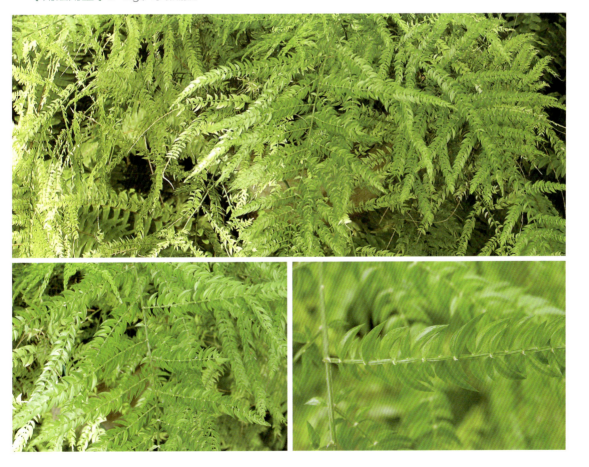

4.160.9 文竹

ASPARAGI SETACEI RADIX

【别名】小百部

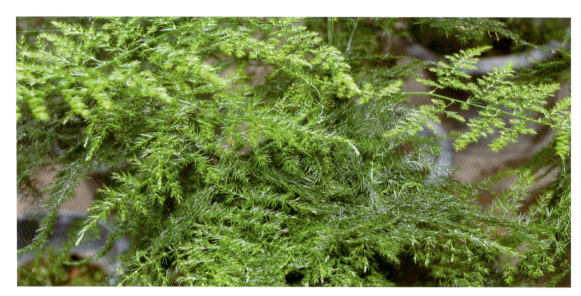

【基原】来源于百合科 Liliaceae 天门冬属 Asparagus 文竹 Asparagus setaceus（Kunth）Jessop [A. plumosus Baker] 的块根入药。

【形态特征】多年生攀援植物，初时直立，后变攀援状，长达数米，分枝极多，光滑，枝、分枝或叶状枝排于同一水平面，状如蕨类植物。叶状枝通常每 10~13 枚成簇，刚毛状，略具三棱，长 4~5mm；鳞片状叶基部稍具刺状距或距不明显。花小，两性，白色，通常每 2~3（4）朵生于小枝腋或单朵生于小枝顶；花被片 6 枚，狭卵形，长约 5mm；雄蕊 6 枚，着生于花被片近基部，花丝长约 2mm，花药背着，长约 1.5mm；子房倒卵形，长约 3mm，花柱长 1mm，顶端 3 裂。浆果球形，直径 6~7mm，熟时紫黑色，有 1~3 颗种子。

【生境】栽培。

【分布】我国南部有栽培。原产南非洲。

【采集加工】秋、冬采收块根晒干。

【性味归经】味甘、微苦，性平。归肺经。

【功能主治】止咳润肺。治肺结核咳嗽，急性支气管炎，阿米巴痢疾。

【用法用量】6~30g，水煎服。

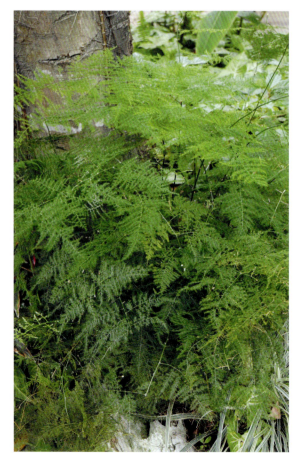

4.160.10　蜘蛛抱蛋

ASPIDISTRAE ELATIORIS RHIZOMA

【别名】一叶青、一叶兰、箬叶

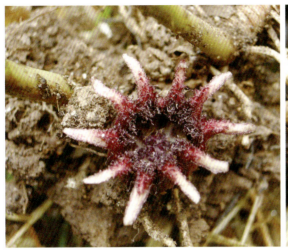
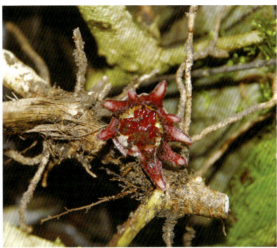

【基原】来源于百合科 Liliaceae 蜘蛛抱蛋属 Aspidistra 蜘蛛抱蛋 Aspidistra elatior Bl. 的根状茎入药。

【形态特征】多年生草本，根状茎近圆柱形，直径 5~10mm，具节和鳞片。叶单生，彼此相距 1~3cm，长圆状披针形、披针形至近椭圆形，长 22~46cm，宽 8~11cm，顶端渐尖，基部楔形，边缘多少皱波状，两面绿色，有时稍具黄白色斑点或条纹；叶柄明显，粗壮，长 5~35cm。总花梗长 0.5~2cm；苞片 3~4 枚，其中 2 枚位于花的基部，宽卵形，长 7~10mm，宽约 9mm，淡绿色，有时有紫色细点；花被钟状，长 12~18mm，直径 10~15mm，外面带紫色或暗紫色，内面下部淡紫色或深紫色，上部（6）8 裂；花被筒长 10~12mm，裂片近三角形，向外扩展或外弯，长 6~8mm，宽 3.5~4mm，顶端钝，边缘和内侧的上部淡绿色，内面具一条特别肥厚的肉质脊状隆起，中间的 2 条细而长，两侧的 2 条粗而短，中部高达 1.5mm，紫红色；雄蕊（6）8 枚，生于花被筒近基部，低于柱头；花丝短，花药椭圆形，长约 2mm；雌蕊高约 8mm，子房几不膨大；花柱无关节；柱头盾状膨大，圆形，直径 10~13mm，紫红色，上面具（3）4 深裂，裂缝两边多少向上凸出，中心部分微凸，裂片顶端微凹，边缘常向上反卷。

【生境】生于林下阴处。

【分布】海南、广西、广东。我国各地多有栽培。日本也有分布。

【采集加工】秋、冬季采收，根状茎晒干。

【性味归经】味甘，性温。

【功能主治】活血散瘀，补虚止咳。治跌打损伤，风湿筋骨痛，腰痛，肺虚咳嗽，咯血。

【用法用量】15~30g，水煎服。

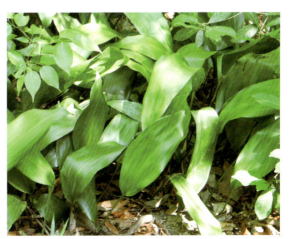

4.160.11 九龙盘

ASPIDISTRAE LURIDAE RHIZOMA

【别名】地蜈蚣、千年竹

【基原】来源于百合科 Liliaceae 蜘蛛抱蛋属 Aspidistra 九龙盘 Aspidistra lurida Ker-Gawl. 的根状茎入药。

【形态特征】根状茎圆柱形,直径 4~10mm,具节和鳞片。叶单生,彼此相距 0.5~3.5cm,长圆状披针形、近椭圆形、披针形、长圆状倒披针形或带形,长 13~46cm,宽 2.5~11cm,顶端渐尖,基部多数近楔形,少数近圆形,两面绿色,有时多少具黄白色斑点;叶柄明显,长 10~30cm。总花梗长 2.5~5cm;苞片 3~6 枚,其中 1~3 枚位于花基部,宽卵形,向上渐大,长 7~9mm,宽 6.5~8mm,顶端钝或急尖,有时带褐紫色;花被近钟状,长 8~15mm,直径 10~15mm;花被筒长 5~8mm,内面褐紫色,上部 6~8(9)裂,裂片长圆状三角形,长 5~7mm,基部宽 2~4mm,顶端钝,向外扩展,内面淡橙绿色或带紫色,具 2~4 条不明显或明显的脊状隆起和多数小乳突;雄蕊 6~8(9)枚,生于花被筒基部,花丝不明显;花药卵形,长 2mm,宽 1.5mm;雌蕊长 9mm,高于雄蕊;子房基部膨大;花柱无关节;柱头盾状膨大,圆形,直径 4~9mm,中部微凸,上面通常有 3~4 条微凸的棱,边缘波状浅裂,裂片边缘不向上反卷。

【生境】生于山坡林下或沟旁。

【分布】广东、香港、台湾、福建、江西、浙江、湖南、湖北、广西、贵州和四川。

【采集加工】秋、冬采收根状茎,晒干。

【性味归经】味微苦,性平。归胃经。

【功能主治】健胃止痛,续骨生肌。治小儿消化不良,胃及十二指肠溃疡,风湿骨痛,肾虚腰痛,跌打损伤,骨折,刀枪伤。

【用法用量】6~15g,水煎服。外用鲜品捣烂敷患处。

【注意】孕妇慎用。

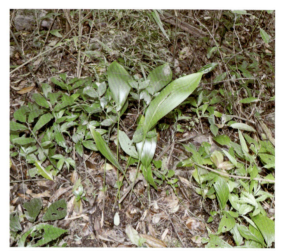

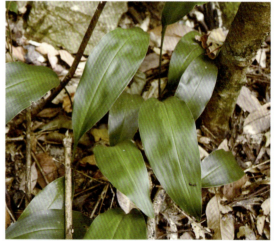

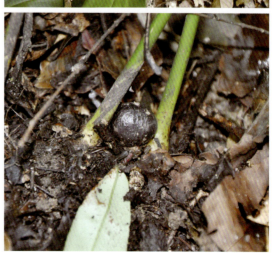

4.160.12 绵枣儿

BARNARDIAE JAPONICAE BULBUS

【别名】天蒜、地兰

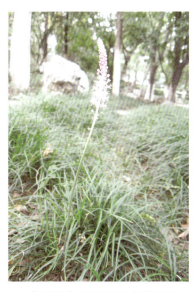
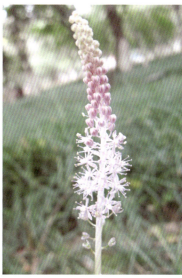
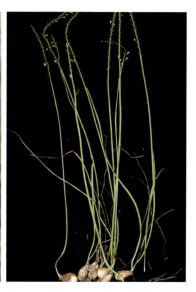

【基原】来源于百合科 Liliaceae 绵枣儿属 Barnardia 绵枣儿 *Barnardia japonica*（Thunb.）Schult. & Schult. f. [*Scilla scilloides*（Lindl.）Druce] 的鳞茎入药。

【形态特征】多年生草本，鳞茎卵形或近球形，高 2~5cm，宽 1~3cm，鳞茎皮黑褐色。基生叶通常 2~5 枚，狭带状，长 15~40cm，宽 2~9mm，柔软。花葶通常比叶长；总状花序长 2~20cm，具多数花；花紫红色、粉红色至白色，小，直径 4~5mm，在花梗顶端脱落；花梗长 5~12mm，基部有 1~2 枚较小的、狭披针形苞片；花被片近椭圆形、倒卵形或狭椭圆形，长 2.5~4mm，宽约 1.2mm，基部稍合生而成盘状，顶端钝而且增厚；雄蕊生于花被片基部，稍短于花被片；花丝近披针形，边缘和背面常多少具小乳突，基部稍合生，中部以上骤然变窄，变窄部分长约 1mm；子房长 1.5~2mm，基部有短柄，表面多少有小乳突，3 室，每室 1 个胚珠；花柱长约为子房的一半至 2/3。果近倒卵形，长 3~6mm，宽 2~4mm。种子 1~3 颗，黑色，长圆状狭倒卵形，长 2.5~5mm。花果期 7~11 月。

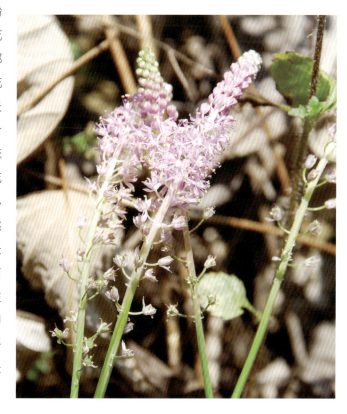

【生境】生于山坡草地。

【分布】我国东北、华北、华中、西南、华东、华南。朝鲜、日本和俄罗斯也有分布。

【采集加工】秋、冬采收鳞茎，晒干。

【性味归经】味甘、苦，性寒；有小毒。归肝、大肠经。

【功能主治】强心利尿，消肿止痛，解毒。治跌打损伤，腰腿疼痛，筋骨痛，牙痛，心源性水肿。外用治痈疽，乳腺炎，毒蛇咬伤。

【用法用量】3~9g，水煎服。外用适量，捣烂敷患处。

【注意】孕妇忌服。

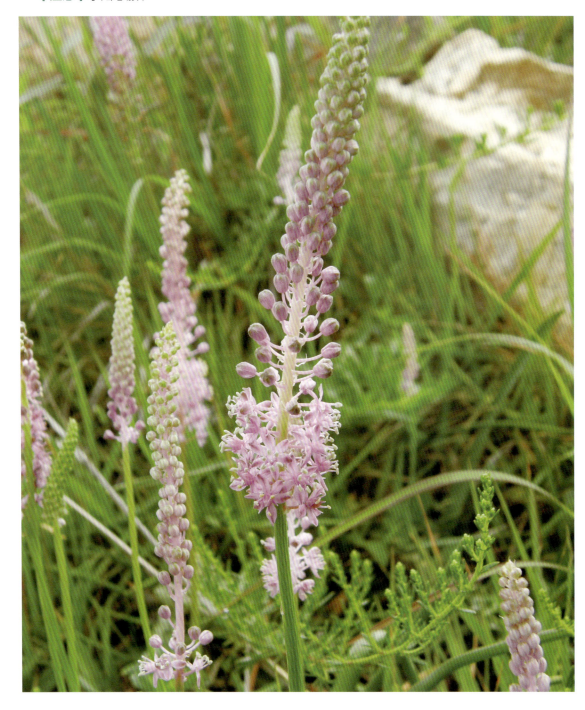

4.160.13　橙花开口箭

CAMPYLANDRAE AURANTIACAE RHIZOMA

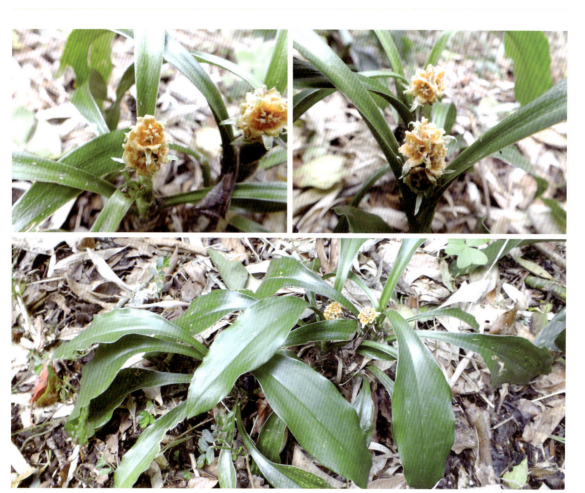

【基原】来源于百合科 Liliaceae 开口箭属 Campylandra 橙花开口箭 Campylandra aurantiaca Baker 的根状茎入药。

【形态特征】根状茎近垂直，圆柱形，直径 1.2~2cm。叶基生，4~6 枚，近两列套叠，近革质，披针形或条形，长 18~60cm，宽 2~6cm。穗状花序直立，具多花，长 2.5~4cm；苞片披针形，边缘有细齿，长 1.5~3cm，宽 5~8mm，每花有一苞片，另有几枚无花的苞片聚生于花序顶端；花近钟状，长 0.8~1.2cm；花被筒长 5~7mm，裂片三角状卵形，长 3~5mm，宽 2~4mm，黄色或橙色；花丝贴生于花被筒上，花药矩圆形，直径约 1mm；子房卵形，直径约 2mm，花柱长约 1mm，柱头 3 裂。浆果红色。花期 4~5 月；果期 8~9 月。

【生境】生于海拔 1800~2900m 的密林中、沟边杂木林内或山坡石头上。

【分布】云南西北部和西藏。尼泊尔和印度也有分布。

【采集加工】夏、秋季采挖，除去须根和叶片，洗净，晒干。

【性味归经】味甘、微苦，性凉；有毒。

【功能主治】清热解毒，散瘀止痛。治白喉、风湿关节痛、腰腿痛、跌打损伤、毒蛇咬伤等。

【用法用量】1.5~3g，水煎服。

4.160.14　大百合

CARDIOCRINI GIGANTEI BULBUS

【别名】水百合、山芋头

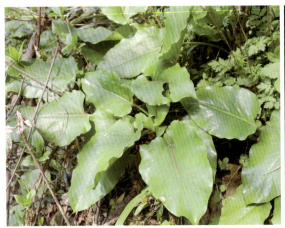
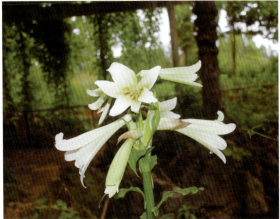

【基原】来源于百合科 Liliaceae 大百合属 Cardiocrinum 大百合 Cardiocrinum giganteum (Wall.) Makino 的鳞茎入药。

【形态特征】草本；小鳞茎卵形，高 3.5~4cm，直径 1.2~2cm，干时淡褐色。茎直立，中空，高 1~2m，无毛。叶纸质，网状脉；基生叶卵状心形或近宽长圆状心形，茎生叶卵状心形，下面的长 15~20cm，宽 12~15cm，叶柄长 15~20cm，向上渐小，靠近花序的几枚为船形。总状花序有花 10~16 朵，无苞片；花狭喇叭形，白色，里面具淡紫红色条纹；花被片条状倒披针形，长 12~15cm，宽 1.5~2cm；雄蕊长 6.5~7.5cm，长约为花被片的 1/2；花丝向下渐扩大，扁平；花药长椭圆形，长约 8mm，宽约 2mm；子房圆柱形，长 2.5~3cm，宽 4~5mm；花柱长 5~6cm，柱头膨大，微 3 裂。蒴果近球形，长 3.5~4cm，宽 3.5~4cm，顶端有 1 小尖突，基部有粗短果柄，红褐色，具 6 钝棱和多数细横纹，3 瓣裂。种子呈扁钝三角形，红棕色，长 4~5mm，宽 2~3mm，周围具淡红棕色半透明的膜质翅。花期 6~7 月；果期 9~10 月。

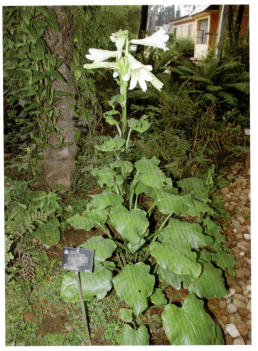

【生境】生于山谷、沟边潮湿处。

【分布】湖南、广东、广西、四川、西藏、陕西。印度、尼泊尔、不丹也有分布。

【采集加工】春、夏采挖鳞茎晒干。

【性味归经】味苦、微甘，性凉。

【功能主治】清肺止咳，解毒消肿。治感冒，肺热咳嗽，咯血，鼻渊，乳痈，无名肿毒。

【用法用量】6~15g，水煎服。外用鲜品捣烂敷患处。

4.160.15　三角草

CHLOROPHYTI LAXI HERBA

【别名】小花吊兰、疏花吊兰

【基原】来源于百合科 Liliaceae 吊兰属 Chlorophytum 三角草 Chlorophytum laxum R. Br. 的全草入药。

【形态特征】多年生小草本。叶近两列着生，禾叶状，常弧曲，长 10~20cm，宽 3~5mm。花葶从叶腋抽出，常 2~3 个，直立或弯曲，纤细，有时分叉，长短变化较大；花梗长 2~5mm，关节位于下部；花单生或成对着生，绿白色，很小；花被片长约 2mm；雄蕊短于花被片；花药长圆形，长约 0.3mm；花丝比花药长 2~3 倍。蒴果三棱状扁球形，长约 3mm，宽约 5mm，每室通常具单颗种子。花果期 10 月至次年 4 月。

【生境】生于山坡林下或草地上。

【分布】香港、广东、海南、福建。非洲和亚洲的热带、亚热带余部也有分布。

【采集加工】夏、秋采收，将全草晒干。

【性味归经】味甘、微苦，性凉。有毒。

【功能主治】清热解毒，消肿止痛。治毒蛇咬伤，跌打肿痛。

【用法用量】15~30g，水煎服。外用适量，鲜品捣烂敷患处，蛇咬伤敷伤口周围。

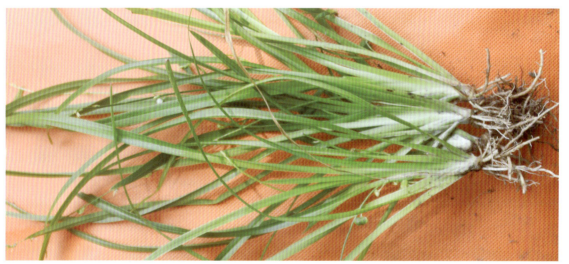

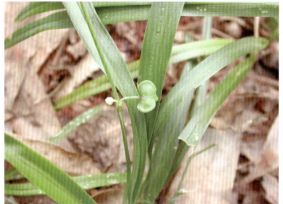

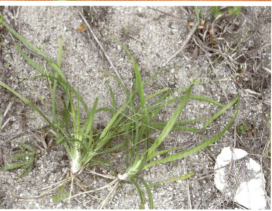

4.160.16 铃兰

CONVALLARIAE MAJALIS HERBA

【别名】草玉铃

【基原】来源于百合科 Liliaceae 铃兰属 *Convallaria* 铃兰 *Convallaria majalis* L. 的根及全草入药。

【形态特征】多年生草本，植株高 20~40cm。根状茎细长，匍匐。叶通常 2 枚，极少 3 枚，叶片椭圆形或卵状披针形，长 10~18cm，宽 4~11cm，顶端急尖，基部近楔形，具弧形脉，叶柄长 10~20cm，呈鞘状互相抱着，基部有数枚鞘状的膜质鳞片。花葶由鳞片腋生出。花葶高 15~30cm，稍外弯；苞片披针形，短于花梗；总状花序偏侧生，具 6~10 朵花；苞片披针形，膜质；花梗长 1~1.5cm；花白色，短钟状，芳香，长 0.6~0.7cm，径约 1cm，下垂；花被顶端 6 浅裂，裂片卵状三角形，顶端锐尖，有 1 脉；花丝稍短于花药，向基部扩大；雄蕊 6，花丝短，花药黄色，近矩圆形；雌蕊 1，子房卵球形，3 室，花柱柱状，长约 3mm，柱头小。浆果球形，直径 6~12mm，熟时红色，稍下垂。种子 4~6 枚，扁圆形或双凸状，表面有细网纹，直径 3mm。花期 5~6 月；果期 7~8 月。

【生境】生于腐殖质肥沃的山地林下、林缘灌丛及沟边等处，常聚生成片生长。

【分布】黑龙江、辽宁、吉林、内蒙古、河北、河南、浙江、山东、山西、湖南、陕西、宁夏、甘肃。朝鲜、日本至欧洲、北美洲也很常见。

【采集加工】春、秋季采挖根，除去泥土，洗净，晒干。夏、秋季采收全草，除去杂质，切段，洗净，晒干。

【性味归经】味甘、苦，性温。有毒。

【功能主治】温阳利水，活血祛风。治心力衰竭、风湿性心脏病、阵发性心动过速、急性心肌炎、心内膜炎、紫癜、水肿、劳伤、崩漏、带下病、克山病、跌打损伤等。

【用法用量】5~15g，水煎服，研粉 1g 水冲服。外用适量煎水洗或烧灰研粉调敷。

【注意】本品有毒，患有急性心肌炎、心内膜炎勿用。

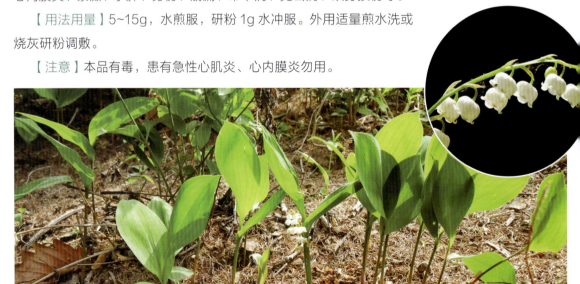

4.160.17　山菅兰

DIANELLAE ENSIFOLIAE HERBA

【别名】较剪草、山猫儿

【基原】来源于百合科 Liliaceae 山菅兰属 *Dianella* 山菅兰 *Dianella ensifolia*（L.）DC. 的根入药。

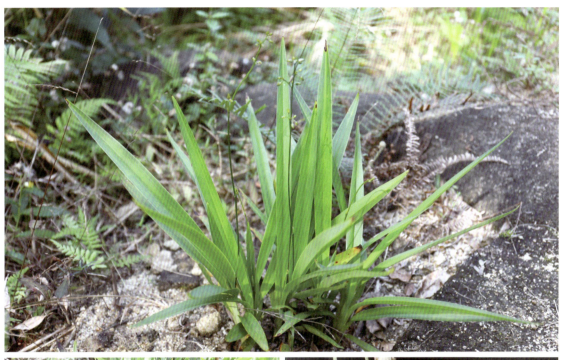
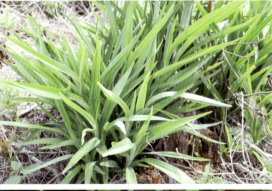
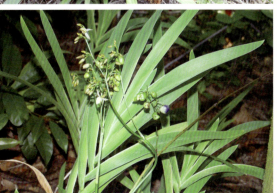
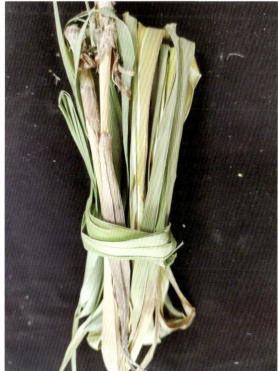

【形态特征】多年生草本。具横走根状茎，植株高1~2m。叶互生，2行排列，质坚，线状披针形，长30~70cm，宽1.2~2.5cm，顶端长渐尖，边缘和沿背中脉具细锐齿；叶鞘长，具龙骨状凸起。总状花序组成圆锥花序顶生，分枝少而短；花淡黄色、绿色至淡紫色，数朵聚生；花梗长3~7mm，顶端具关节；花被6片，长圆状披针形，长6~8mm；雄蕊6枚，花丝极厚，花药线形，暗棕色，2孔裂；子房3室，近圆形，花柱线形，柱头具不明显的3裂。蒴果紫蓝色，球形，直径8mm。花期6~8月；果期7~9月。

【生境】生于山地、草坡和灌木林内。

【分布】香港、广东、海南、台湾、福建、江西、浙江、广西、贵州、云南和四川。亚洲热带余部地区至非洲的马达加斯加岛也有分布。

【采集加工】夏、秋季采收，全草晒干备用。

【性味归经】味甘、辛，性凉；有大毒。

【功能主治】拔毒消肿。外用治痈疮脓肿，癣疥，淋巴结结核。

【用法用量】外用干根粉适量，醋调敷患处，严禁内服。

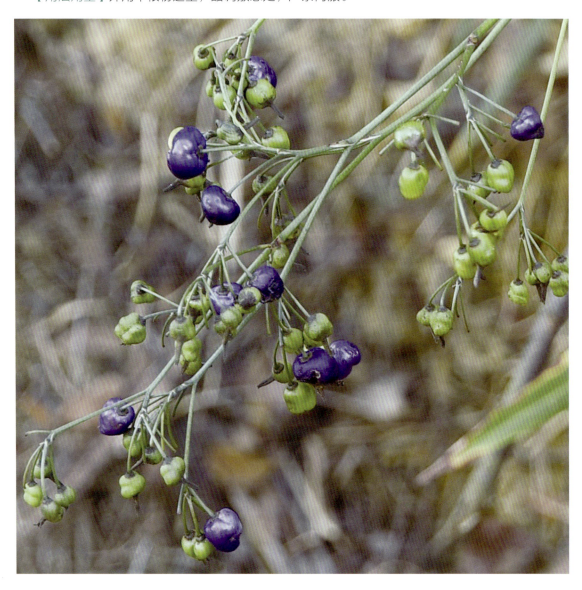

4.160.18 竹根七

DISPOROPSIS FUSCOPICTAE RHIZOMA

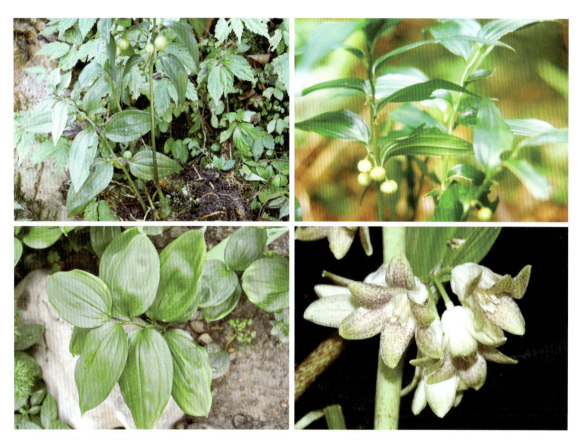

【基原】来源于百合科 Liliaceae 竹根七属 *Disporopsis* 竹根七 *Disporopsis fuscopicta* Hance 的根状茎入药。

【形态特征】多年生草本，根状茎连珠状，粗 1~1.5cm。茎高 25~50cm。叶纸质，卵形、椭圆形或长圆状披针形，长 4~9（15）cm，宽 2.3~4.5cm，顶端渐尖，基部钝、宽楔形或稍心形，具柄，两面无毛。花 1~2 朵生于叶腋，白色，内带紫色，稍俯垂；花梗长 7~14mm；花被钟形，长 15~22mm；花被筒长约为花被的 2/5，口部不缢缩，裂片近长圆形；副花冠裂片膜质，与花被裂片互生，卵状披针形，长约 5mm，顶端通常 2~3 齿或二浅裂；花药长约 2mm，背部以极短花丝着生于副花冠两个裂片之间的凹缺处；雌蕊长 8~9mm；花柱与子房近等长。浆果近球形，直径 7~14mm，具 2~8 颗种子。花期 4~5 月；果期 11 月。

【生境】生于海拔 500~1200m 的林下或山谷中。

【分布】福建、江西、湖南、广东、广西、贵州、云南和四川。

【采集加工】秋、冬采收根状茎晒干。

【性味归经】味甘、微辛，性平。

【功能主治】养阴润肺，活血祛瘀，消肿定痛。治阴虚肺燥，咳嗽咽干，产后虚劳，妇女干痨，跌打瘀肿，骨折。

【用法用量】9~15g，水煎服。外用鲜品捣烂敷患处。

4.160.19　金佛山竹根七

DISPOROPSIS JINFUSHANENSIS RHIZOMA

【别名】金佛山肖万寿竹

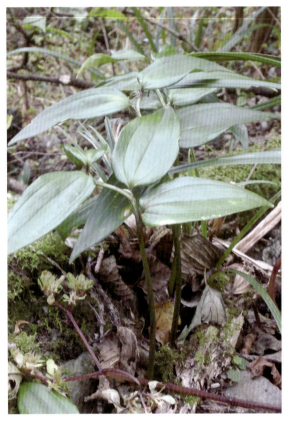 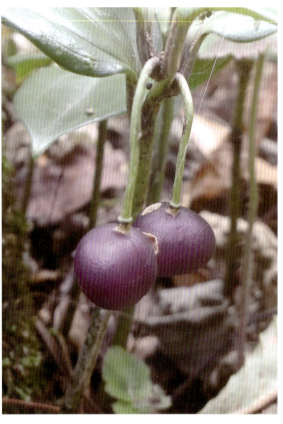

【基原】来源于百合科 Liliaceae 竹根七属 Disporopsis 金佛山竹根七 Disporopsis jinfushanensis Z. Y. Liu 的根状茎入药。

【形态特征】根状茎圆柱状，直径 3~5mm。茎直立，具紫色斑点，长 6~10cm。叶片 1~3 枚，近对生；叶柄具淡紫色斑点，长 3~6mm；叶片卵形至椭圆形，长 3.5~4.5cm，宽 1.5~2.5cm，革质，基部稍心形或钝圆形，顶端骤尖。苞片无。花单生；花梗长 4~8mm；花被白色，略带黄绿色，长约 10mm；筒部长约 2.5mm，不缢缩；裂片狭椭圆形，长约 7.5mm，宽 3~4mm；花被裂片互生，卵形，长约 1mm，膜质，顶端锐尖，全缘或有时稍微缺；花药长约 1mm；子房近球形，长约 3mm；花柱长约 2mm。浆果成熟时紫色，近球形，直径 7~8mm。花期 5~6 月；果期 7~9 月。

【生境】生于海拔 1600~1700m 的山地林缘或林下。

【分布】特产于重庆南川金佛山。

【采集加工】秋、冬季采挖，除去须根，洗净，鲜用或蒸后晒干。

【性味归经】味甘、微辛，性平。归肺经。

【功能主治】益气养阴，润肺，活血。治病后体虚，阴虚肺燥，咳嗽痰黏，咽干口渴，跌打损伤。

【用法用量】9~15g，水煎服。外用适量捣烂敷患处。

4.160.20 长叶竹根七

DISPOROPSIS LONGIFOLIAE RHIZOMA

【别名】长叶万寿竹、黄精

【基原】来源于百合科 Liliaceae 竹根七属 Disporopsis 长叶竹根七 Disporopsis longifolia Craib 的根状茎入药。

【形态特征】多年生草本。根状茎连珠状,直径 1~2cm。茎高 60~100cm。叶纸质,椭圆形、椭圆状披针形或狭椭圆形,长 10~20(27)cm,宽 2.5~6(10)cm,顶端长渐尖或稍尾状,两面无毛,具短柄。花 5~10 朵簇生于叶腋,白色,近直立或平展;花梗长 12~15mm,无毛;花被长 8~10mm,由于花被筒口缢缩而略成葫芦形;裂片狭椭圆形,长 4~6mm;副花冠裂片肉质,与花被裂片对生,长 1.5~2mm,宽约 0.8mm,顶端微缺;花药长圆形,长 2.5~3mm,基部叉开,背部以极短的花丝着生于副花冠裂片顶端凹缺处;子房卵圆形,长约 4mm,花柱长 1~1.2mm,基部有一缢痕。浆果卵状球形,直径 12~15mm,熟时白色,具 2~5 颗种子。花期 5~6 月;果期 10~12 月。

【生境】生于海拔 160~1720m 的林下、灌丛中或林缘。

【分布】云南、广西。越南、老挝和泰国也有分布。

【采集加工】全年均可采收,根、茎洗净,鲜用或晒干。

【性味归经】味甘、微辛,性平。归肺经。

【功能主治】益气养阴,润肺,活血。治病后体弱,阴虚肺燥,咳嗽痰黏,跌打损伤。

【用法用量】9~15g,水煎服。外用适量,鲜品捣烂敷患处。

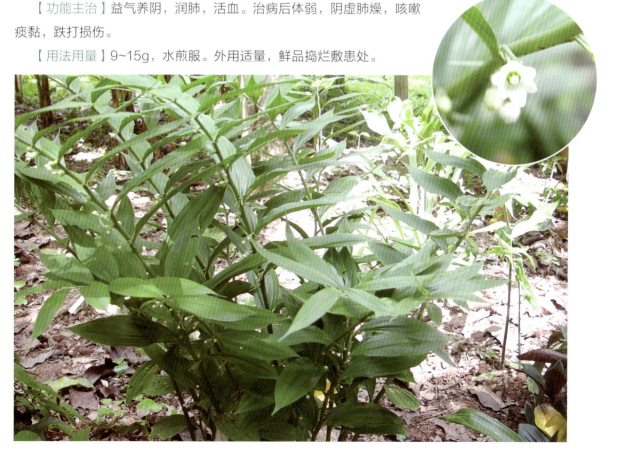

4.160.21　金佛山万寿竹

DISPORI JINFOSHANENSIS RHIZOMA

【基原】来源于百合科 Liliaceae 万寿竹属 *Disporum* 金佛山万寿竹 *Disporum jinfoshanense* X. Z. Li, D. M. Zhang, D. Y. Hong 的根和根状茎入药。

【形态特征】多年生草本。根状茎短，常具 10~30cm 长的匍匐茎。茎上升，单一，极少分枝，株高 15~30cm。叶片 3~5 片，集中于茎的中上部，叶柄明显，长 2~5mm，叶片卵形或椭圆形，长 6~9cm，宽 2~5cm，纸质，基部近圆形，稍对折，边缘有乳突，顶端渐尖、骤尖或急尖，横脉明显。花序顶生，花序梗缺失，常具 1~3 朵花。花蕾椭圆形。成熟花的花梗长 2.5~3.5cm。花被片开展，白色，广披针形，长 13~17mm，宽 3~5mm，基部稍具浅囊，脉纹不明显，顶端尖，内面密布短柔毛。雄蕊生于花被片基部，内藏，长 8~12mm。花丝基部扁平，长 5~7mm。花药外向，长 3~5mm。雌蕊与雄蕊近等长，花柱连同 3 裂的柱头长 5~8mm，2 倍于子房长度。浆果球形，紫黑色，直径 6~8mm。花期 4~5 月；果期 8~10 月。

【生境】生于海拔 1100~1400m 的山坡杂木林下或灌丛中。

【分布】特产重庆南川金佛山。

【采集加工】夏、秋季采挖，去除残茎叶，洗净晒干。

【性味归经】味甘、淡，性寒。归肺经。

【功能主治】益气补肾，润肺止咳。治风湿跌打，筋骨疼痛，肺热咳嗽，虚劳损伤，风湿疼痛，手足麻木，小儿高热，山脚折，烧烫伤，毒蛇咬伤。

【用法用量】10~20g，水煎服。

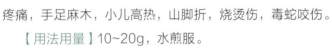

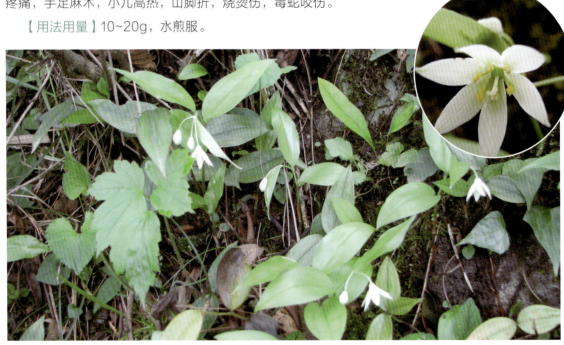

4.160.22 万寿竹

DISPORI CANTONIENSIS RHIZOMA

【别名】竹凌霄

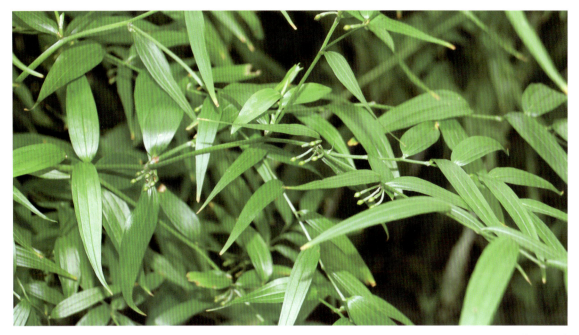

【基原】来源于百合科 Liliaceae 万寿竹属 *Disporum* 万寿竹 *Disporum cantoniense* (Lour.) Merr. 的根状茎入药。

【形态特征】多年生草本，根状茎横出，质地硬，呈结节状；根粗长，肉质。茎高50~150cm，直径约1cm，上部有较多的叉状分枝。叶纸质，披针形至狭椭圆状披针形，长5~12cm，宽1~5cm，顶端渐尖至长渐尖，基部近圆形，有明显的3~7脉，下面脉上和边缘有乳头状突起，叶柄短。伞形花序有花3~10朵，着生在与上部叶对生的短枝顶端；花梗长（1）2~4cm，稍粗糙；花紫色；花被片斜出，倒披针形，长1.5~2.8cm，宽4~5mm，顶端尖，边缘有乳头状突起，基部有长2~3mm的距；雄蕊内藏，花药长3~4mm，花丝长8~11mm；子房长约3mm，花柱连同柱头长为子房的3~4倍。浆果直径8~10mm，具2~3(5)颗种子。种子暗棕色，直径约5mm。花期5~7月；果期8~10月。

【生境】生于山坡林下或灌丛中。

【分布】香港、广东、海南、台湾、福建、安徽、湖南、湖北、陕西、广西、贵州、云南、四川、西藏。不丹、尼泊尔、印度和泰国也有分布。

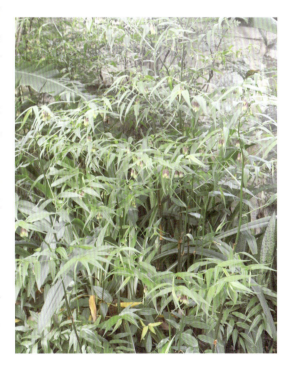

【采集加工】秋、冬采收根状茎晒干。

【药材性状】本品呈不规则的结节状，有分枝，弯曲，长短不一，直径5~15mm。表面粗糙，棕色至棕褐色，有多数须根，包括残留折断的须根。质坚硬，不易折断，断面不整齐，具多数须状纤维。气微，味淡。

【性味归经】味甘、淡，性平。归肺、肝、脾经。

【功能主治】清肺化痰，止咳，健脾消食，舒筋活血。治肺结核咳嗽，食欲不振，胸腹胀满，筋骨疼痛，腰腿痛。外用治烧、烫伤，骨折。

【用法用量】25~50g，水煎服。外用适量，捣烂或研粉敷患处。

【附方】① 治肺热咳嗽、肺结核咯血：万寿竹、天冬、百部、枇杷叶各15g，侧耳根、三白草根各6g，水煎服。

② 治烧、烫伤：万寿竹根熬膏外搽患处。

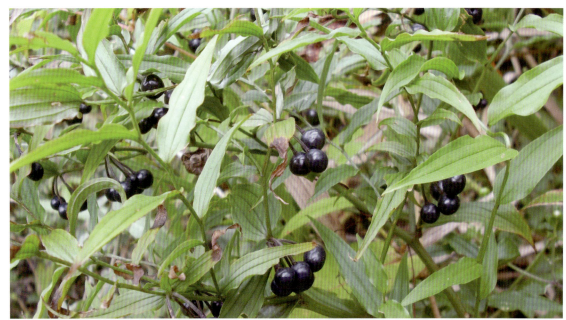

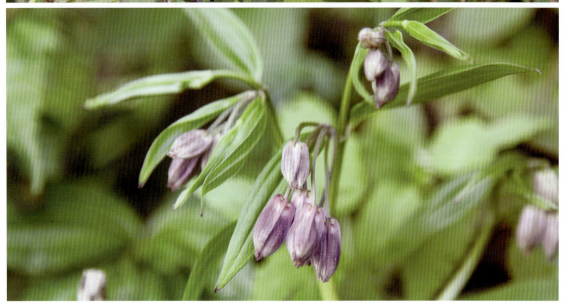

4.160.23 宝铎草

DISPORI NANTOUENSIS RHIZOMA

【别名】淡竹花、山丫黄、凉水竹

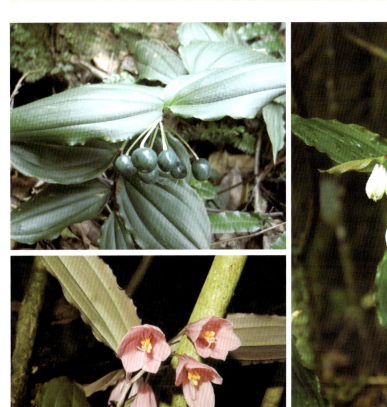
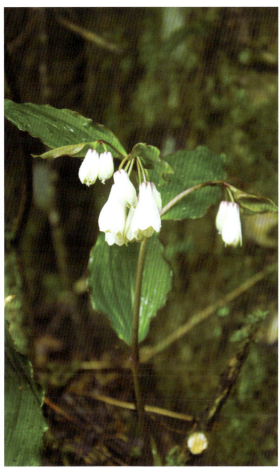

【基原】来源于百合科 Liliaceae 万寿竹属 Disporum 宝铎草 Disporum nantouense S. S. Ying [D. sessile D. Don] 的根茎入药。

【形态特征】多年生草本，根状茎肉质，横出，长 3~10cm；根簇生，粗 2~4mm。茎直立，高 30~80cm，上部具叉状分枝。叶薄纸质至纸质，长圆形、卵形、椭圆形至披针形，长 4~15cm，宽 1.5~5（9）cm，下面色浅，脉上和边缘有乳头状突起，具横脉，顶端骤尖或渐尖，基部圆形或宽楔形，有短柄或近无柄。花黄色、绿黄色或白色，1~3（5）朵着生于分枝顶端；花梗长 1~2cm，较平滑；花被片近直出，倒卵状披针形，长 2~3cm，上部宽 4~7mm，下部渐窄，内面有细毛，边缘有乳头状突起，基部具长 1~2mm 的短距；雄蕊内藏，花丝长约 15mm，花药长 4~6mm；花柱长约 15mm，具 3 裂而外弯的柱头。浆果椭圆形或球形，直径约 1cm，具 3 颗种子。种子直径约 5mm，深棕色。花期 3~6 月；果期 6~11 月。

【生境】生于林下或灌木丛中。

【分布】广东、香港、台湾、福建、江西、浙江、江苏、安徽、湖南、河南、河北、山东、陕西、广西、贵州、云南、四川。朝鲜和日本也有分布。

【采集加工】秋、冬采收根茎晒干。

【性味归经】味甘、淡，性平。归肺、肝、脾经。

【功能主治】清肺化痰，止咳，健脾消食，舒筋活血。治肺结核咳嗽，食欲不振，胸腹胀满，筋骨疼痛，腰腿痛。外用治烧、烫伤，骨折。

【用法用量】25~50g，水煎服。外用适量，捣烂或研粉敷患处。

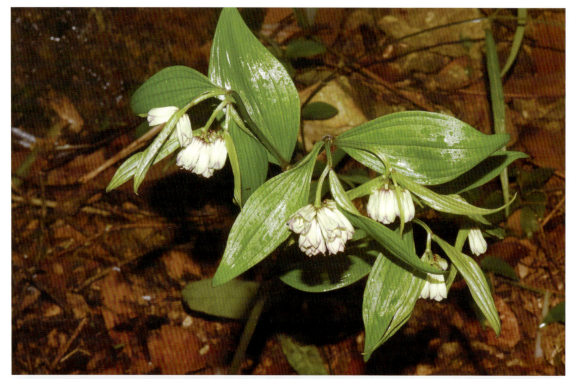

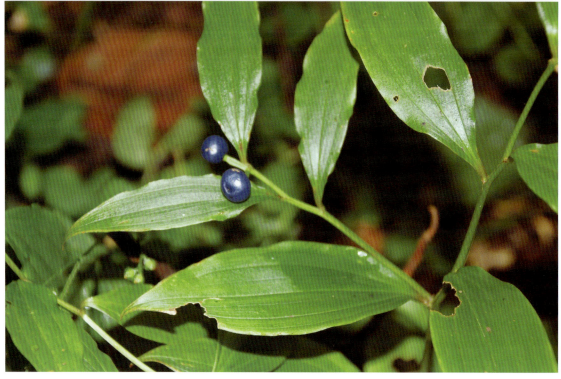

4.160.24 川贝母

FRITILLARIAE CIRRHOSAE BULBUS

【别名】贝母、卷叶贝母、康定贝母、秦贝母

【基原】来源于百合科 Liliaceae 贝母属 Fritillaria 川贝母 Fritillaria cirrhosa D. Don、梭砂贝母 Fritillaria delavayi Franch.、暗紫贝母 Fritillaria unibracteata Hsiao et K. C. Hsia 的鳞茎入药,按性状不同分别称为"松贝""青贝""炉贝"和"栽培品"。

【形态特征】A. 川贝母：多年生草本。植株长 15~50cm。鳞茎由 2 枚鳞片组成,直径 1~1.5cm。叶通常对生,少数在中部兼有散生或 3~4 枚轮生的,条形至条状披针形,长 4~12cm,宽 3~5mm,顶端稍卷曲或不卷曲。花通常单朵,极少 2~3 朵,紫色至黄绿色,通常有小方格,少数仅具斑点或条纹；每花有 3 枚叶状苞片,苞片狭长,宽 2~4mm；花被片长 3~4cm,外三片宽 1~1.4cm,内三片宽可达 1.8cm,蜜腺窝在背面明显凸出；雄蕊长约为花被片的 3/5,花药近基着,花丝稍具或不具小乳突,柱头裂片长 3~5mm。蒴果长宽各约 1.6cm,棱上只有宽 1~1.5mm 的狭翅。花期 5~7 月；果期 8~10 月。

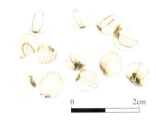

【生境】生于海拔 1800~4200m 的林中、灌丛下、山坡草地或山谷湿地。

【分布】西藏、云南、四川、甘肃、青海、宁夏、陕西和山西。尼泊尔也有分布。

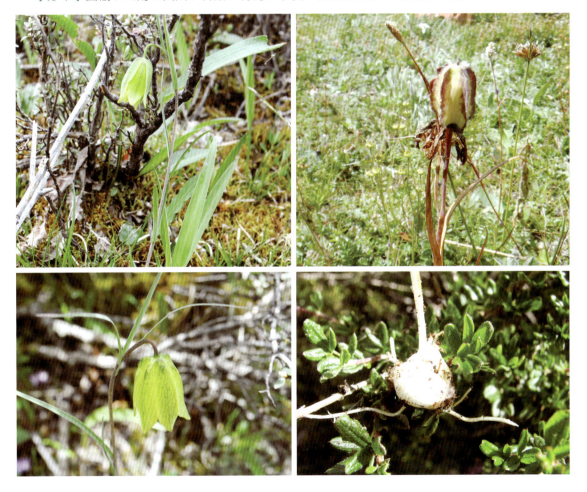

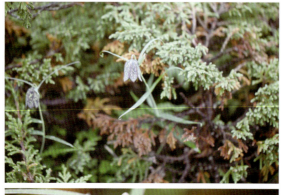
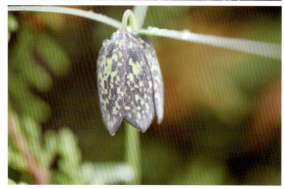
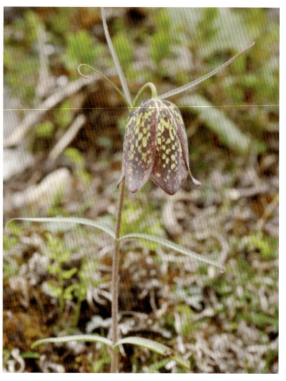

【形态特征】B. 暗紫贝母：多年生草本。植株长17~35cm，鳞茎由2~3枚鳞片组成，直径1~2cm。叶3~5枚，较紧密地生于植株中部或上部，全部散生或最上面2枚对生，狭卵形至卵状椭圆形，长2~7cm，宽1~3cm，顶端不卷曲。花单朵，浅黄色，具红褐色斑点或小方格；花被片长3.2~4.5cm，宽1.2~1.5cm，内三片比外三片稍长而宽；雄蕊长约为花被片的一半；花药近基着，花丝不具小乳突；柱头裂片很短，长不及1mm。蒴果长约3cm，宽约2cm，棱上翅很狭，宽约1mm，宿存花被常多少包住蒴果。花期6~7月；果期8~9月。

【生境】生于海拔3800~4700m的沙石地或流沙岩石的缝隙中。

【分布】云南、四川、青海和西藏。

【形态特征】C. 梭砂贝母：多年生草本。植株高15~23cm。鳞茎由2枚鳞片组成，直径6~8mm。叶在下面的1~2对为对生，上面的1~2枚散生或对生，条形或条状披针形，长3.6~5.5cm，宽3~5mm，顶端不卷曲。花单朵，深紫色，有黄褐色小方格；叶状苞片1枚，顶端不卷曲；花被片长2.5~2.7cm，内三片宽约1cm，外三片宽约6mm；蜜腺窝稍凸出或不很明显；雄蕊长约为花被片的一半，花药近基着，花丝具或不具小乳突；柱头裂片很短，长0.5~1mm，极少能长达1.5mm。蒴果长1~1.5cm，宽1~1.2cm，棱上的翅很狭，宽约1mm。花期6月；果期8月。

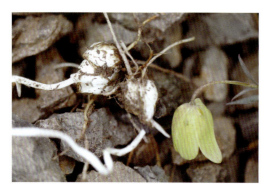

【生境】生于海拔3200~4500m的山坡草地、灌丛或疏林下。

【分布】四川、青海、云南和西藏。

【采集加工】7~9月苗近枯萎时采挖，带泥曝晒或微火烘，随时翻动至表皮现粉白色时筛去泥土，装入麻袋，撞去附土及老皮，再晒干。

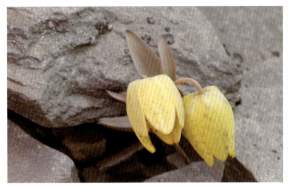
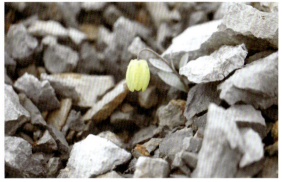

【药材性状】松贝：呈类圆锥形或近球形，高 3~8mm，直径 3~9mm。表面类白色。外层鳞叶 2 瓣，大小悬殊，大瓣紧抱小瓣，未抱部分呈新月形，习称"怀中抱月"；顶部闭合，内有类圆柱形、顶端稍尖的心芽和小鳞叶 1~2 枚；顶端钝圆或稍尖，底部平，微凹入，中心有 1 灰褐色的鳞茎盘，偶有残存须根。质硬而脆，断面白色，富粉性。气微，味微苦。

青贝：呈类扁球形，高 4~14mm，直径 4~16mm。外层鳞叶 2 瓣，大小相近，相对抱合，顶部开裂，内有心芽和小鳞叶 2~3 枚及细圆柱形的残茎。

炉贝：呈长圆锥形，高 0.7~2.5cm，直径 0.5~2.5cm。表面类白色或浅棕黄色，有的具棕色斑点。外层鳞叶 2 瓣，大小近相等，顶部开裂而略尖，基部稍尖或较钝。

栽培品：呈类扁球形或短圆柱形，高 0.5~2cm，直径 1~2.5cm。表面类白色或浅棕黄色，稍粗糙，有的具浅黄色斑点。外层鳞叶 2 瓣，大小相近，顶部多开裂而较平。

【性味归经】味苦、甘，性微寒。归肺、心经。

【功能主治】清热润肺，散结消痈，化痰止咳。治肺热燥咳、干咳少痰、阴虚劳嗽、咳痰带血、心胸郁结、肺痿、肺痈、瘰疬、喉痹、乳痈等。

【用法用量】3~10g，水煎服；常研粉冲服，一次 1~2g。不宜与乌头类药材同用。

【附方】① 治肺热咳嗽多痰、咽喉中干：川贝母 75g，甘草 1.5g，杏仁 75g。上三味，捣碎为末，炼蜜丸如弹子大。含化咽津。

② 治伤风暴得咳嗽：川贝母 1.5g，款冬花、麻黄、杏仁各 50g，甘草 1.5g。上五味，粗捣过筛，每服15g，加水 500ml、生姜三片，煎至 300ml，去滓温服。

③ 治伤寒后暴嗽、喘急，欲成肺痿、劳嗽：川贝母 75g，桔梗 50g，甘草 50g，紫菀 50g，杏仁 25g。上药捣碎为末，炼蜜丸如梧桐子大。以粥饮下，每次二十丸。

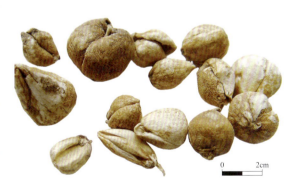

④ 治小儿咳嗽喘闷：川贝母 25g，甘草 0.5g。上二味捣碎为散，每服 5g，加水 100ml，煎至 60ml，去滓，入牛黄末少许，食后温服。

⑤ 治心藏积热所致吐血衄血：川贝母 50g，捣细末为散，不计时候，以温浆调下，每次 10g。

⑥ 治瘰疬便毒：川贝母、皂角子各 250g。研为细末，用皂角 250g 锉碎，搓揉浓水，滤过作膏子，和药末，丸如梧桐子大。每服五十丸，酒送服。

4.160.25 湖北贝母

FRITILLARIAE HUPEHENSIS BULBUS

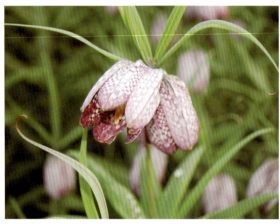
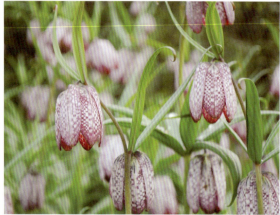

【基原】来源于百合科 Liliaceae 贝母属 *Fritillaria* 湖北贝母 *Fritillaria hupehensis* Hsiao et K. C. Hsia 的鳞茎入药。

【形态特征】植株高 26~50cm。鳞茎由 2~3 枚鳞片组成，直径 1.5~3cm。叶 3~7 枚轮生，中间常兼有对生或散生，长圆状披针形，长 7~13cm，宽 1~3cm，顶端不卷曲或少弯曲。花 1~4 朵，

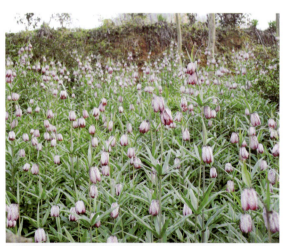

紫色，有黄色小方格；叶状苞片通常 3 枚，极少为 4 枚，多花时顶端的花具 3 枚苞片，下面的具 1~2 枚苞片，顶端卷曲；花梗长 1~2cm；花被片长 4.2~4.5cm，宽 1.5~1.8cm，外花被片稍狭；蜜腺窝在背面稍凸出；雄蕊长约为花被片的一半，花药近基着，花丝常稍具小乳突；柱头裂片长 2~3mm。蒴果长 2~2.5cm，宽 2.5~3cm，棱上的翅宽 4~7mm。花期 4 月；果期 5~6 月。

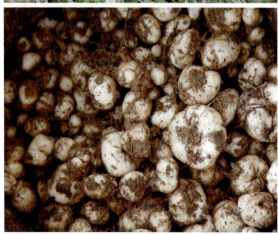

【生境】栽培。

【分布】湖北、重庆和湖南。在湖北建始、宣恩，重庆南川等地栽培。

【采集加工】夏初植株枯萎后采挖，用石灰水浸泡，干燥。

【性味归经】味微苦，性凉。归肺、心经。

【功能主治】清热化痰，止咳，散结。治热痰咳嗽、痰核瘰疬、痈肿疮毒、外感风热咳嗽、乳痈、肺痈等。

【用法用量】6~15g，水煎服。

4.160.26 平贝母

FRITILLARIAE USSURIENSIS BULBUS

【别名】平贝

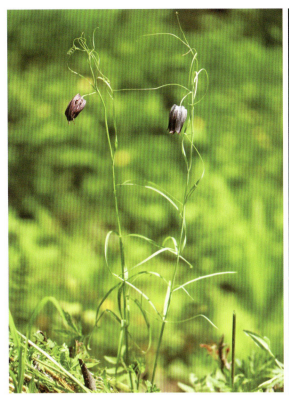
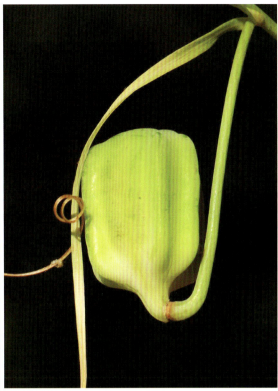

【基原】来源于百合科 Liliaceae 贝母属 Fritillaria 平贝母 Fritillaria ussuriensis Maxim. 的鳞茎入药。

【形态特征】多年生草本，株高 40~70cm。地下鳞茎圆而略扁平，由 2~3 枚肉质鳞叶组成，白色，直径 1~2cm，周围常附有少数容易脱落的小鳞茎，基部簇生须根，细而弯曲，淡黄色。茎直立。叶轮生或对生，在中上部常兼有少数散生的，条形至披针形，长 5~15cm，宽 2~6mm，上部叶顶端稍卷曲或不卷曲。花钟形，1~3 朵生于茎顶部，顶花常具 4~6 枚叶状苞片，苞片顶端强烈卷曲，苞片长 6~10cm，宽 2~5mm；花被片 6，离生，2 轮排列，花被片外面淡紫褐色，内面淡紫色，散生黄色方格状斑纹；外花被片长约 3.5cm，宽约 1.5cm，比内花被片稍长而宽；蜜腺窝在背面明显凸出；雄蕊 6，长约为花被片的 3/5，着生于花被片基部，花丝具小乳突，上部更多。子房棱柱

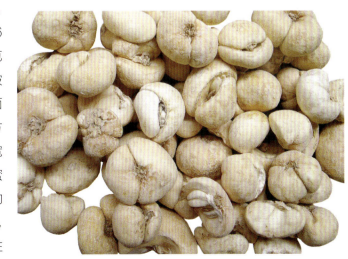

形，3 室，柱头 3 深裂，花柱也有乳突，柱头裂片长约 5mm。蒴果宽倒卵形，具六棱，顶端钝圆，内含多数种子。种子扁平，近半圆形，边缘具翅。花期 5 月；果期 6 月。

【生境】生于腐殖质湿润肥沃的林中、林缘及灌丛草甸中。

【分布】黑龙江、辽宁、吉林。朝鲜、俄罗斯远东地区也有分布。

【采集加工】春季采挖鳞茎，除去外皮、须根及泥沙，晒干或低温干燥。

【性味归经】味苦、甘，性微寒。归肺、心经。

【功能主治】清热，润肺散结，化痰止咳。治虚痨咳嗽、肺热燥咳、干咳少痰、咳痰带血、心胸郁结、肺痿、肺痈、瘰疬、瘿瘤、喉痹、乳痈等。

【用法用量】3~9g，水煎服。本品不能与藜芦同用。

【附方】① 治慢性气管炎：平贝母、百合、紫苏叶、五味子、桔梗各 250g，水煎 2 次，浓缩至 5kg，加糖 1g，每次服 15~20ml，每日 3 次。

② 治肺结核及气管炎干咳：平贝母 100g，杏仁 200g，冰糖 250g，共研细末，每服 5g，每日 2 次。

③ 治吐血、衄血，或发或止，皆心藏极热所致：平贝母 50g（炮令黄），捣细箩为散，不计时候，以温浆调下 9g。

④ 治乳痈初起：平贝母为末，每服 9g，温酒调下，即以两手覆于桌上，垂乳良久乃通。

⑤ 治咳嗽：平贝母球茎 7g，加水两碗，煎成一碗，取掉球茎，打入 3 个红皮鸡蛋，煮熟，喝汤吃蛋（本溪县民间方）。

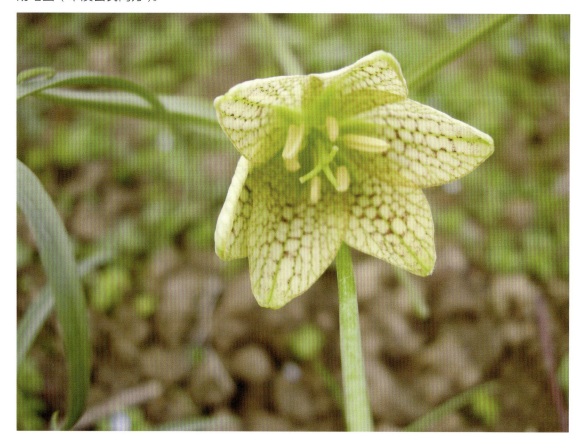

4.160.27　黄花菜

HEMEROCALLIS CITRINAE RADIX ET CAULIS

【别名】金针菜、柠檬萱草

【基原】来源于百合科 Liliaceae 萱草属 *Hemerocallis* 黄花菜 *Hemerocallis citrina* Baroni 的根和茎入药。

【形态特征】多年生草本，植株一般较高大，高达 1m；根近肉质，中下部常有纺锤状膨大。叶 7~20 枚，长 50~130cm，宽 6~25mm。花葶长短不一，一般稍长于叶，基部三棱形，上部多少圆柱形，有分枝；苞片披针形，下面的长可达 3~10cm，自下向上渐短，宽 3~6mm；花梗较短，通常长不到 1cm；蝎尾状聚伞花序，花多朵，最多可达 10 朵以上；花被淡黄色，有时在花蕾时顶端带黑紫色；花被管长 3~5cm，花被裂片长 7~12cm，内三片宽 2~3cm。蒴果钝三棱状椭圆形，长 3~5cm。种子约 20 粒，黑色，有棱，从开花到种子成熟需 40~60 天。花、果期 5~9 月。

【生境】生于山地林下或灌木丛中。

【分布】甘肃和陕西的南部以及河北、山西和山东。

【采集加工】夏、秋采收，根、茎晒干。

【性味归经】味甘，性凉。归肝、胃、脾经。

【功能主治】清热利尿，凉血止血。治腮腺炎，黄疸，膀胱炎，尿血，小便不利，乳汁缺乏，月经不调，衄血，便血。外用治乳腺炎。

【用法用量】6~12g，水煎服。外用鲜品捣烂敷患处。

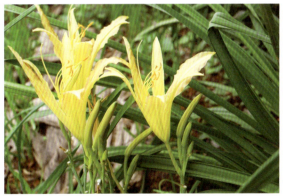
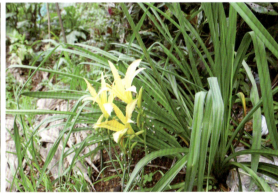
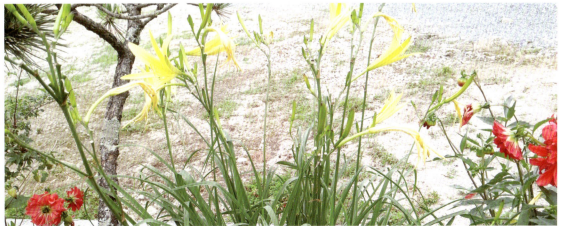

4.160.28 萱草

HEMEROCALLIS FULVAE HERBA

【别名】忘萱草

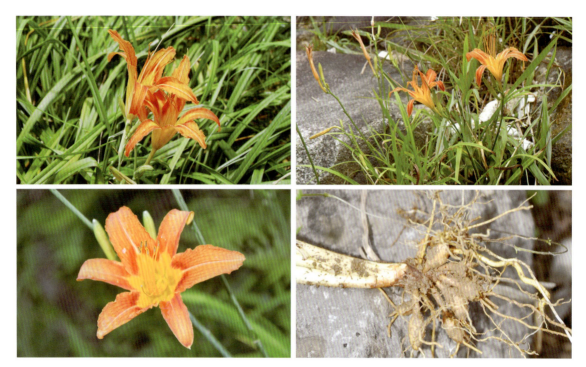

【基原】来源于百合科 Liliaceae 萱草属 Hemerocallis 萱草 Hemerocallis fulva（L.）L. 的花、根或全草入药。

【形态特征】多年生草本，植株一般较高大，高达 1m；根近肉质，中下部常有纺锤状膨大。叶基生，密集，宽线形，长 30~110cm，宽 1~3cm。花葶长短不一，一般稍长于叶，蝎尾状聚伞花序，花多朵，最多可达 10 朵以上；基部三棱形，上部多少圆柱形，有分枝；苞片披针形，下面的长可达 3~10cm，自下向上渐短，宽 3~6mm；花梗较短，通常长不到 1cm；花被漏斗状，长 7~12cm，橘红色至黄红色，内花被裂片下部一般有"∧"形彩斑；花被管长 2~4.5cm，花被裂片 6 枚，内三片宽 2~3cm，花丝长 4~5cm，花药黑色，长 7~8cm。蒴果椭圆形，长 2~2.5cm。花、果期 5~7 月。

【生境】生于山坡、溪旁及草地上。

【分布】香港、广东、福建、江西、浙江、江苏、安徽、湖南、湖北、陕西、广西、贵州、云南、四川。

【采集加工】夏、秋采收，将花、根或全草切段晒干。

【性味归经】味甘，性凉。归肝、胃、脾经。

【功能主治】清热利尿，凉血止血。治腮腺炎，黄疸，膀胱炎，尿血，小便不利，乳汁缺乏，月经不调，衄血，便血。外用治乳腺炎。

【用法用量】6~12g，水煎服。外用适量，捣烂敷患处。

【附方】治流行性腮腺炎：萱草根 12g，冰糖适量，炖服。

4.160.29 金佛山异黄精

HETEROPOLYGONATI GINFUSHANICI RHIZOMA

【别名】金佛山黄精

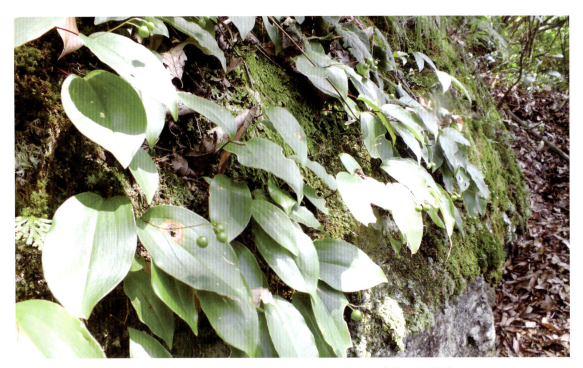

【基原】来源于百合科 Liliaceae 异黄精属 Heteropolygonatum 金佛山异黄精 Heteropolygonatum ginfushanicum（F. T. Wang et T. Tang）M. N. Tamura, S. C. Chen et Turland 的根状茎入药。

【形态特征】多年生草本，根状茎淡紫色，圆柱状，直径 1~5mm。茎直立或斜伸，紫色，高 5~14cm，纤细，无毛。叶片 2 枚；叶柄甚短；叶片长圆形至卵状椭圆形，长 3.5~9cm，宽 1.3~3.8cm，无毛，纸质，顶端渐尖，基部圆形。总状花序顶生，或有时腋生，每花序具 2~4 朵花。花梗长 1~8mm。花被筒钟状，长 6~8mm，直径 3~6mm；花被裂片直立，长 1~1.5mm，背面顶端具小乳突。雄蕊近等长；花丝极短；花药卵形，长 0.7~1mm。子房椭圆形至圆球形，长 2~3mm。花柱长 1.5~1.8mm，柱头头状。花期 5~6 月；果期 6~8 月。

【生境】生于海拔 1300~1800m 的落叶阔叶林中岩石上。

【分布】湖南、重庆和贵州。

【采集加工】秋季采集，去除茎叶和须根，经蒸制晒干。

【性味归经】味甘，性平。

【功能主治】补气养阴，健脾，润肺，益肾。治脾胃气虚、胃阴不足、肺虚燥咳、精血不足、腰膝酸软、内热消渴等。

【用法用量】6~9g，水煎服。

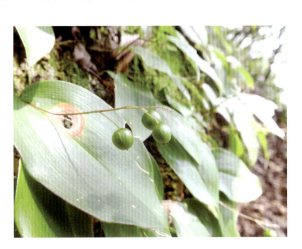

4.160.30 东北玉簪
HOSTAE ENSATAE RHIZOMA

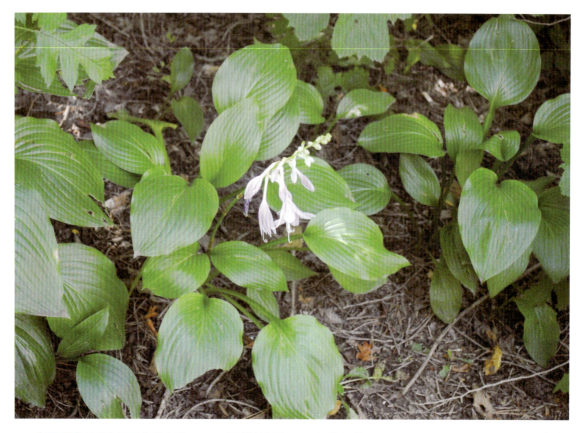

【基原】来源于百合科 Liliaceae 玉簪属 *Hosta* 东北玉簪 *Hosta ensata* F. Maekawa 的根状茎入药。

【形态特征】多年生宿根草本,根状茎粗约1cm,有长的走茎。叶矩圆状披针形、狭椭圆形至卵状椭圆形,长 10~15cm,宽 2~6cm,顶端近渐尖,基部楔形或钝,具 5~8 对侧脉;叶柄长 5~26cm,由于叶片下延而呈狭翅,翅每侧宽 2~5mm。花葶高 33~55cm,具几朵至二十几朵花;苞片近宽披针形,长 5~7mm,膜质;花长 4~4.5cm,盛开时从花被管向上逐渐扩大,紫色至淡紫色;花梗长 5~10mm;雄蕊稍伸出花被之外,完全离生。蒴果圆柱状,有三棱,长 4~6cm,直径约 1cm。花期 7~8 月;果期 9~10 月。

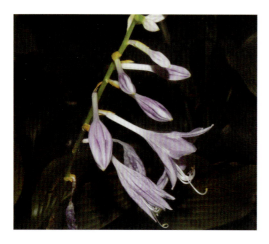

【生境】生于海拔 400m 左右的林边或湿地上。

【分布】吉林和辽宁。朝鲜和俄罗斯也有分布。

【采集加工】秋季采挖,去除茎叶,洗净晒干。

【性味归经】味甘、辛,性寒;有毒。

【功能主治】清热解毒,消肿止痛。治咽肿,吐血,骨鲠,中耳炎,疮痈肿毒,烧、烫伤。

【用法用量】12~25g,水煎服。

4.160.31 野百合

LILII BROWNII BULBUS

【别名】百合、山百合

【基原】来源于百合科 Liliaceae 百合属 *Lilium* 野百合 *Lilium brownii* F. E. Brown ex Miellez 的肉质鳞茎入药。

【形态特征】多年生草本，鳞茎球形，直径 2~4.5cm；鳞片披针形，长 1.8~4cm，宽 0.8~1.4cm，无节，白色。茎高 0.7~2m，有的有紫色条纹，有的下部有小乳头状凸起。叶散生，通常自下向上渐小，披针形、窄披针形至条形，长 7~15cm，宽（0.6）1~2cm，顶端渐尖，基部渐狭，具 5~7 脉，全缘，两面无毛。花单生或几朵排成近伞形；花梗长 3~10cm，稍弯；苞片披针形，长 3~9cm，宽 0.6~1.8cm；花喇叭形，有香气，乳白色，外面稍带紫色，无斑点，向外张开或顶端外弯而不卷，长 13~18cm；外轮花被片宽 2~4.3cm，顶端尖；内轮花被片宽 3.4~5cm，蜜腺

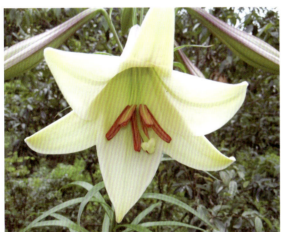

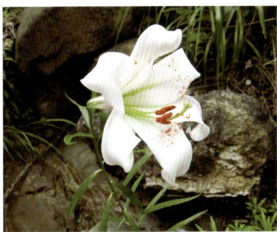

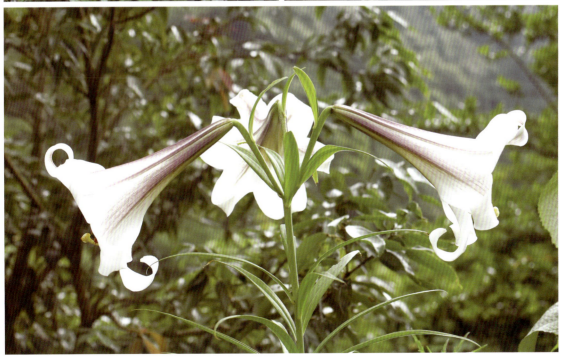

两边具小乳头状凸起;雄蕊向上弯,花丝长10~13cm,中部以下密被柔毛,少有具稀疏的毛或无毛;花药长椭圆形,长1.1~1.6cm;子房圆柱形,长3.2~3.6cm,宽4mm,花柱长8.5~11cm,柱头3裂。蒴果长圆形,长4.5~6cm,宽约3.5cm,有棱,具多数种子。花期5~6月;果期9~10月。

【生境】生于山地路旁或山坡上。

【分布】广东、湖南、湖北、江西、福建、江苏、浙江、广西、四川等地。

【采集加工】秋季采收,挖取鳞茎,洗净,剥取鳞片,置沸水中略烫,晒干或烘干。

【药材性状】本品呈长椭圆形,长2~5cm,宽1~2cm,中部厚1.3~4mm。顶端稍尖,基部较宽,边缘薄,微波状,略向内弯卷。表面黄白色至淡棕黄色,有的微带紫色,有数条纵直平行的白色维管束。质硬而脆,断面较平坦,角质样。气微,味微苦。

【性味归经】味甘,性寒。归肺、心经。

【功能主治】养阴润肺,清心安神。治肺结核咳嗽,痰中带血,神经衰弱,心烦不安。

【用法用量】6~15g,水煎服。

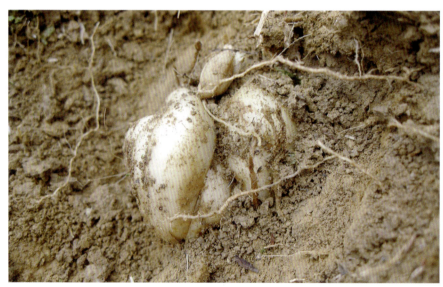

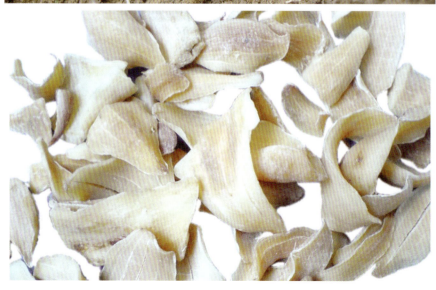

4.160.32　百合

LILII BULBUS

【别名】倒卵叶百合

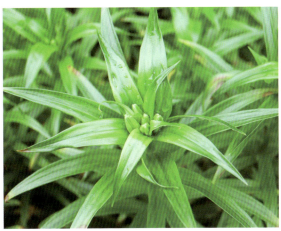
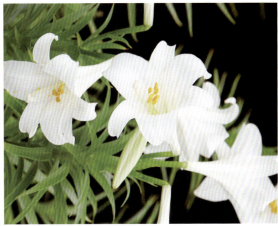

【基原】来源于百合科 Liliaceae 百合属 Lilium 百合 Lilium brownii F. E. Brown var. viridulum Baker [L. brownii var. colchesteri (Wall.) Wils.]、卷丹 Lilium tigrinum Ker Gawler [L. lancifolium Thunb.]、细叶百合 Lilium pumilum DC. 的肉质鳞茎入药。

【形态特征】A. 百合：多年生草本，鳞茎球形，直径 2~4.5cm；鳞片披针形，长 1.8~4cm，宽 0.8~1.4cm，无节，白色。茎高 0.7~2m，有的有紫色条纹，有的下部有小乳头状凸起。叶散生，通常自下向上渐小，倒披针形至倒卵形，长 7~15cm，宽 1.5~4cm，顶端渐尖，基部渐狭，具 5~7 脉，全缘，两面无毛。花单生或几朵排成近伞形；花梗长 3~10cm，稍弯；苞片披针形，长 3~9cm，宽 0.6~1.8cm；花喇叭形，有香气，乳白色，外面稍带紫色，无斑点，向外张开或顶端外弯而不卷，长 13~18cm；外轮花被片宽 2~4.3cm，顶端尖；内轮花被片宽 3.4~5cm，蜜腺两边具小乳头状凸起；雄蕊向上弯，花丝长 10~13cm，中部以下密被柔毛，少有具稀疏的毛或无毛；花药长椭圆形，长 1.1~1.6cm；子房圆柱形，长 3.2~3.6cm，宽 4mm，花柱长 8.5~11cm，柱头 3 裂。蒴果长圆形，长 4.5~6cm，宽约 3.5cm，有棱，具多数种子。花期 5~6 月；果期 9~10 月。

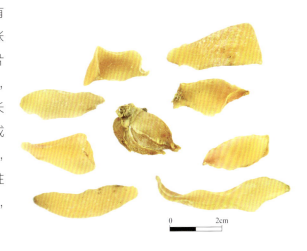

【生境】生于山坡及石缝中。

【分布】山西、陕西、河北、河南、湖北、湖南、广东、江西、安徽、浙江。

【形态特征】B. 卷丹：多年生草本。鳞茎阔球形，直径可达 8cm，茎高 50~150cm；褐色或带紫色，被白色绵毛。叶互生，无柄，长圆状披针形或披针形，长 5~20cm，宽 0.5~2cm，向上渐小呈苞片状，上部叶腋内有黑色珠芽。花序总状，花 3~6 朵，花梗长 6~9cm，花下垂，喇叭状，花被片 6 片，披针形，反卷，橙红色或砖黄色，内面具紫黑色斑点；雄蕊 6 枚，花丝长 5~7cm，淡红

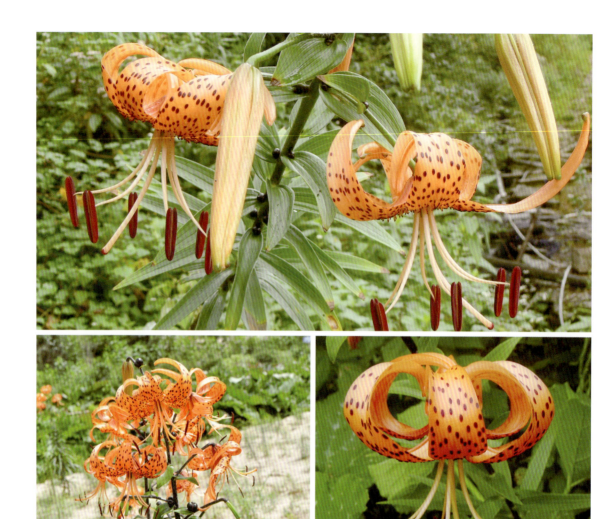

色，花药长圆形，紫色，长约2cm；子房圆柱形，长1.5~2cm，花柱细长，柱头3裂。蒴果狭长卵形，长3~4cm。花期7~8月；果期8~10月。

【生境】生于山地路旁或山坡上，多为栽培。

【分布】广东、湖南、湖北、江西、福建、江苏、浙江、安徽、河北、河南、云南、西藏等地。

【形态特征】C. 细叶百合：多年生草本，鳞茎小，扁球形，高2cm，直径1.5~2.5cm；鳞片卵形或卵状披针形，长1.5~2cm，宽6~12mm，白色。茎高50~90cm，无毛。叶散生，条形，长6~10cm，宽3~5mm，有3条脉，无毛，边缘有小乳头状凸起。花单生或少有数朵排成总状花序；苞片1~2枚，长1~1.2cm，顶端加厚；花梗长2~5cm，弯曲；花下垂；花被片倒披针状匙形，长3~4cm，宽4~6mm，中部以上反卷，红色或淡红色，几无斑点，蜜腺两边有稀疏的小乳头状凸起；花丝长2~2.5cm，无毛，花药长7mm；子房圆柱形，长1~2cm，宽1~2mm；花柱短于子房，柱头膨大，3裂。蒴果狭长圆形，长约2.5cm，宽6~7mm。花期7~8月；果期8~9月。

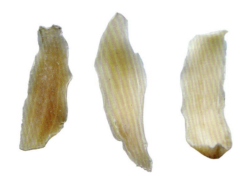

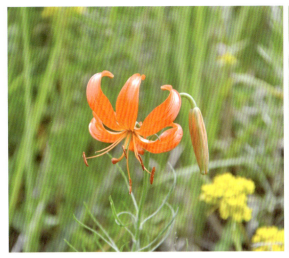
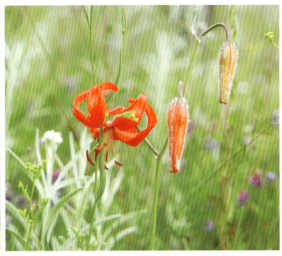

【生境】生于海拔 180~650m 的山坡或草丛中。

【分布】广东、湖南、台湾、浙江、安徽、江苏、河南。朝鲜和日本也有分布。

【采集加工】秋季采收，挖取鳞茎，洗净，剥取鳞片，置沸水中略烫，晒干或烘干。

【药材性状】A. 百合：鳞片长椭圆形，长 1.5~3cm，宽 0.5~1cm，中部厚约 4mm，顶端尖，基部较宽，边缘薄，略向内弯卷，淡白色、淡棕黄色或微带紫色，有纵脉纹 3~5 条；质硬而脆，断面较平坦，角质样。无臭，味微苦。以肉厚、质硬、色白者为佳。

B. 细叶百合：鳞片长 2~3.5cm，宽约 2.5cm，中部厚约 3.5mm，色较暗，脉纹不明显。

C. 卷丹：鳞片长 2~3.5cm，宽 1~1.5cm，中部厚 1~3mm，表面乳白色或淡黄棕色，有纵直的脉纹 3~8 条，质硬而脆，断面平坦，角质样。无臭，味微苦。

【性味归经】味甘，性寒。归肺、心经。

【功能主治】养阴润肺，清心安神。治肺结核咳嗽，痰中带血，神经衰弱，心烦不安。

【用法用量】6~12g，水煎服。

【附方】治肺结核咳嗽咯血：（百合固金汤）百合 12g，麦冬、玄参、芍药各 9g，生地黄 12g，熟地黄 18g，当归、甘草、桔梗各 4.5g，贝母 6g。水煎服。

4.160.33 条叶百合

LILII CALLOSI BULBUS
【别名】百合

【基原】来源于百合科 Liliaceae 百合属 *Lilium* 条叶百合 *Lilium callosum* Sieb. et Zucc. 的鳞茎入药。

【形态特征】多年生草本，鳞茎小，扁球形，高 2cm，直径 1.5~2.5cm；鳞片卵形或卵状披针形，长 1.5~2cm，宽 6~12mm，白色。茎高 50~90cm，无毛。叶散生，条形，长 6~10cm，宽 3~5mm，有 3 条脉，无毛，边缘有小乳头状凸起。花单生或少有数朵排成总状花序；苞片 1~2 枚，长 1~1.2cm，顶端加厚；花梗长 2~5cm，弯曲；花下垂；花被片倒披针状匙形，长 3~41cm，宽 4~6mm，中部以上反卷，红色或淡红色，几无斑点，蜜腺两边有稀疏的小乳头状凸起；花丝长 2~2.5cm，无毛，花药长 7mm；子房圆柱形，长 1~2cm，宽 1~2mm；花柱短于子房，柱头膨大，3 裂。蒴果狭长圆形，长约 2.5cm，宽 6~7mm。花期 7~8 月；果期 8~9 月。

【生境】生于海拔 180~650m 的山坡或草丛中。

【分布】广东、湖南、台湾、浙江、安徽、江苏、河南。朝鲜和日本也有分布。

【采集加工】秋季采收，挖取鳞茎，洗净，剥取鳞片，置沸水中略烫，晒干或烘干。

【性味归经】味甘，性寒。归肺、心经。

【功能主治】滋阴润肺，清心安神。治阴虚久咳，痰中带血，虚烦心悸，失眠多梦，精神恍惚。

【用法用量】6~15g，水煎服。

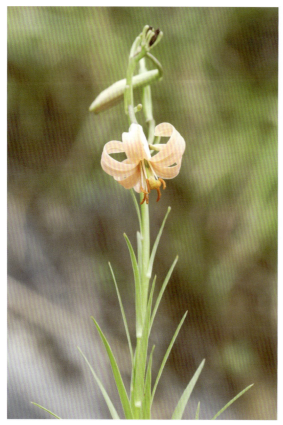
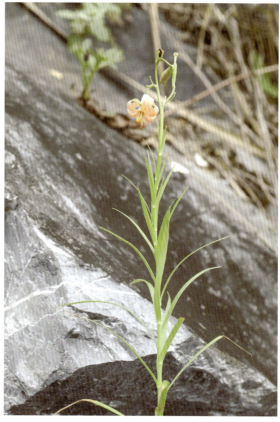

4.160.34 川百合
LILII DAVIDII BULBUS

【别名】卷丹

【基原】来源于百合科 Liliaceae 百合属 Lilium 川百合 Lilium davidii Duchartre 的鳞茎入药。

【形态特征】多年生草本。鳞茎扁球形或宽卵形，高 2~4cm，直径 2~4.5cm；鳞片宽卵形至卵状披针形，长 2~3.5cm，宽 1~1.5cm，白色。茎高 50~100cm，密被小乳头状突起。叶多数，散生，在中部较密集，条形，长 7~12cm，宽 2~3mm，顶端急尖，边缘反卷，叶腋有白色绵毛。花单生或 2~8 朵排成总状花序；苞片叶状，长 4~7.5cm，宽 3~7mm；花梗长 4~8cm；花下垂，橙黄色，向基部约 2/3 有紫黑色斑点，外轮花被片长 5~6cm，宽 1.2~1.4cm；内轮花被片稍宽，蜜腺两边有乳头状突起，花丝长 4~5.5cm，花药长 1.4~1.6cm，花粉深橘红色；子房圆柱形，长 1~1.2cm，宽 2~3mm；花柱长为子房的 2 倍以上，柱头膨大，3 浅裂。蒴果长圆形，长 3.2~3.6cm，宽 1.6~2cm。花期 7~8 月；果期 9~10 月。

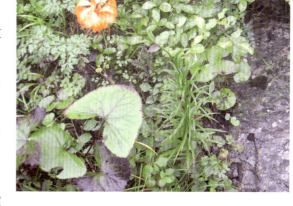

【生境】生于海拔 850~3200m 的山坡草地、林下潮湿处或林缘。

【分布】四川、重庆、云南、陕西、甘肃、河南、山西和湖北。

【采集加工】秋季采挖，洗净，剥取鳞叶，置沸水中略烫，干燥。

【性味归经】味甘，性寒。归肺、心经。

【功能主治】养阴润肺，清心安神。治阴虚久咳、痰中带血、虚烦惊悸、失眠多梦、精神恍惚、肺痨久嗽、咳唾痰血、脚气浮肿等。

【用法用量】15~30g，蒸食或煮粥食。

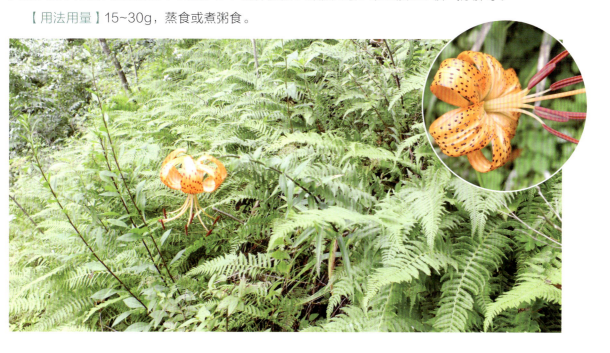

4.160.35 宝兴百合

LILII DUCHARTREI BULBUS

【别名】岩瓣花

【基原】来源于百合科 Liliaceae 百合属 *Lilium* 宝兴百合 *Lilium duchartrei* Franch. 的鳞茎入药。

【形态特征】多年生草本。鳞茎卵圆形，高 1.5~3cm，宽 1.5~4cm，具走茎；鳞片卵形至宽披针形，长 1~2cm，宽 0.5~1.8cm，白色。茎高 50~85cm，有淡紫色条纹。叶散生，披针形至长圆状披针形，长 4.5~5cm，宽约 1cm，两面无毛，具 3~5 脉，有的边缘有乳头状突起。花单生或数朵排成总状花序或近伞房花序、伞形总状花序；苞片叶状，披针形，长 2.5~4cm，宽 4~6mm；花梗长 10~22cm；花下垂，有香味，白色或粉红色，有紫色斑点；花被片反卷，长 4.5~6cm，宽 1.2~1.4cm，蜜腺两边有乳头状突起；花丝长 2.8~3.5cm，无毛，花药狭长圆形，长约 1cm，黄色；子房圆柱形，长 0.9~1.2cm，宽 1.5~3mm；花柱长为子房的 2 倍或更长，柱头膨大。蒴果椭圆形，长 2.5~3cm，宽 1.8~2.2cm。种子扁平，具 1~2mm 宽的翅。花期 7 月；果期 9 月。

【生境】生于海拔 2000~3500m 的高山草地、林缘或灌木丛中。

【分布】四川、重庆、云南、西藏和甘肃。

【采集加工】秋季采挖，洗净，剥取鳞叶，置沸水中略烫，干燥。

【性味归经】味甘，性寒。归肺、心经。

【功能主治】养阴润肺，清心安神。治阴虚久咳、痰中带血、虚烦惊悸、失眠多梦、精神恍惚、肺痨久嗽、咳唾痰血、脚气浮肿等。

【用法用量】15~30g，蒸食或煮粥食。

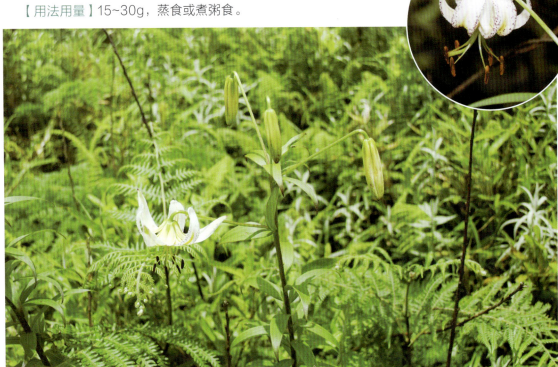

4.160.36 麝香百合

LILII LONGIFLORI BULBUS

【别名】白百合、夜合、铁炮百合、龙牙百合

【基原】来源于百合科 Liliaceae 百合属 *Lilium* 麝香百合 *Lilium longiflorum* Thunb. 的鳞茎入药。

【形态特征】多年生草本。鳞茎球形或近球形，高 2.5~5cm；鳞片白色。茎高 45~90cm，绿色，基部为淡红色。叶散生，披针形或长圆状披针形，长 8~15cm，宽 1~1.8cm，顶端渐尖，全缘，两面无毛。花单生或 2~3 朵；花梗长 3cm；苞片披针形至卵状披针形，长约 8cm，宽 1~1.4cm；花喇叭形，白色，筒外略带绿色，长达 19cm；外轮花被片上端宽 2.5~4cm；内轮花被片较外轮稍宽，蜜腺两边无乳头状突起；花丝长 15cm，无毛；子房圆柱形，长 4cm，柱头 3 裂。蒴果长圆形，长 5~7cm。花期 6~7 月；果期 8~9 月。

【生境】生于山地路旁、山坡草丛中或疏林下。

【分布】台湾、香港、广东、广西有栽培。日本也有分布。

【采集加工】秋季采收，洗净，剥取鳞叶，置沸水中略烫，晒干或烘干。

【性味归经】味甘，性凉。归肺、心经。

【功能主治】润肺止咳，清热安神，利尿。治虚劳咳嗽，吐血，支气管炎，血尿。

【用法用量】6~12g，水煎服，蒸食或煮粥食。

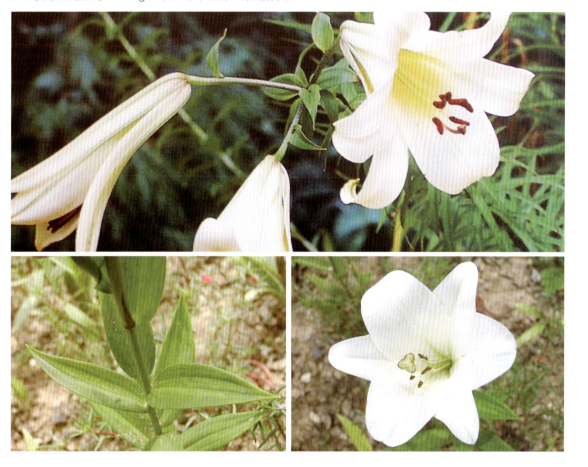

4.160.37　南川百合

LILII ROSTHORNII BULBUS

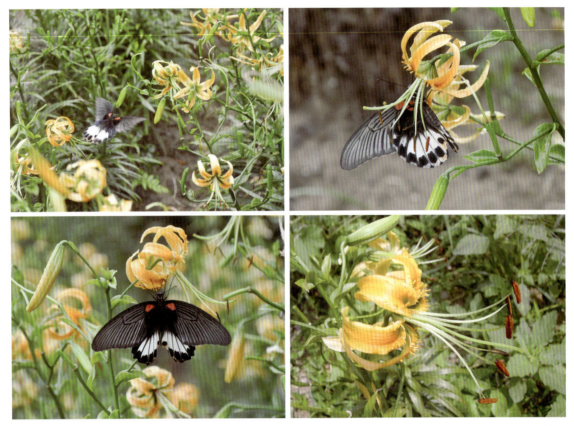

【基原】来源于百合科 Liliaceae 百合属 *Lilium* 南川百合 *Lilium rosthornii* Diels 的鳞茎入药。

【形态特征】多年生草本。茎高 40~100cm，无毛。叶散生，中、下部的为条状披针形，长 8~15cm，宽 8~10mm，顶端渐尖，基部渐狭成短柄，两面无毛，全缘；上部的为卵形，长 3~4.5cm，宽 10~12mm，顶端急尖，基部渐狭，中脉明显，两面无毛，全缘。总状花序具多达 9 朵花，少有单生；苞片宽卵形，长 3~3.5cm，宽 1.5~2cm，顶端急尖，基部渐狭；花梗长 7~8cm；花被片反卷，黄色或黄红色，有紫红色斑点，长 6~6.5cm，宽 9~11mm，全缘，蜜腺两边具多数流苏状突起；雄蕊四面张开；花丝长 6~6.5cm，无毛，花药长 1.2~1.4cm；子房圆柱形，长 1.5~2cm，宽约 2mm；花柱长 4~4.5cm，柱头稍膨大。蒴果长圆形，长 5.5~6.5cm，宽 1.4~1.8cm，棕绿色。花期 7~8 月；果期 9~10 月。

【生境】生于海拔 350~900m 的山沟、溪边或林下。

【分布】四川、湖北、广西和贵州。

【采集加工】秋季采挖，洗净，剥取鳞叶，置沸水中略烫，干燥。

【性味归经】味甘，性寒。归肺、心经。

【功能主治】养阴润肺，清心安神。治阴虚久咳、痰中带血、虚烦惊悸、失眠多梦、精神恍惚、肺痨久嗽、咳唾痰血、脚气浮肿等。

【用法用量】15~30g，蒸食或煮粥食。

4.160.38　禾叶山麦冬

LIRIOPES GRAMINIFOLIAE RADIX

【别名】大麦门冬、麦冬

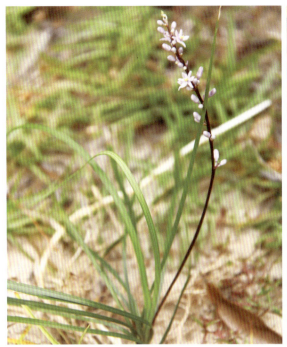 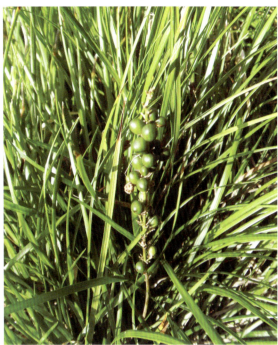

【基原】来源于百合科 Liliaceae 山麦冬属 Liriope 禾叶山麦冬 Liriope graminifolia (L.) Baker 的块根入药。

【形态特征】多年生小草本，根细或稍粗，分枝多，有时有纺锤形小块根；根状茎短或稍长，具地下走茎。叶长 20~50（60）cm，宽 2~3（4）mm，顶端钝或渐尖，具 5 条脉，近全缘，但顶端边缘具细齿，基部常有残存的枯叶或有时撕裂成纤维状。花葶通常稍短于叶，长 20~48cm，总状花序长 6~15cm，具许多花；花通常 3~5 朵簇生于苞片腋内；苞片卵形，顶端具长尖，最下面的长 5~6mm，干膜质；花梗长约 4mm，关节位于近顶端；花被片狭长圆形或长圆形，顶端钝圆，长 3.5~4mm，白色或淡紫色；花丝长 1~1.5mm，扁而稍宽；花药近长圆形，长约 1mm；子房近球形；花柱长约 2mm，稍粗，柱头与花柱等宽。种子卵圆形或近球形，直径 4~5mm，初期绿色，成熟时蓝黑色。花期 6~8 月；果期 9~11 月。

【生境】生于山坡、山谷林下、灌丛中或山沟阴处。

【分布】海南、广东、台湾、福建、江西、浙江、江苏、安徽、湖北、河南、河北、山西、陕西、甘肃、广西、贵州、四川。

【采集加工】秋、冬季采收块根晒干备用，可代麦冬用。

【性味归经】味甘，性平。归心、胃、肺经。

【功能主治】滋阴润肺，清心除烦，养胃生津，化痰止咳。治虚劳咳嗽、燥咳吐血、咯血、衄血、热病津伤、口干烦渴、便秘等。

【用法用量】10~15g，水煎服。

4.160.39　长梗山麦冬

LIRIOPES LONGIPEDICELLATAE RADIX

【基原】来源于百合科 Liliaceae 山麦冬属 *Liriope* 长梗山麦冬 *Liriope longipedicellata* Wang et Tang 的块根入药。

【形态特征】多年生草本，根状茎粗短，木质，无地下走茎。根细，有时稍粗；叶长 30~50cm，宽 4~5mm，上面绿色，脉不明显，背面粉绿色，具 5 条稍粗的脉，边缘具细锯齿；基部常被褐色、膜质的鞘。花葶稍长或等长于叶，长 30~60cm；总状花序长 7~12cm，具许多花；花常 2~4 朵簇生于苞片腋内，少数单生；苞片很小，长 1~2mm，干膜质；花梗长 5~8mm，关节位于中部以上或近中部；花被片倒卵形或倒披针形，长约 3mm，顶端急尖或稍钝，紫红色或紫色；花丝扁，长约 1.2mm；花药卵形，开裂后近矩圆形，长约 1mm；子房扁圆形；花柱稍粗，长约 2mm，柱头不明显。种子近球形或稍呈椭圆形，直径 5~6mm，初期绿色，成熟后黑紫色。花期 7 月；果期 8~10 月。

【生境】生于海拔 1400~1950m 的潮湿草地或阴湿的岩石缝中。

【分布】重庆东北部城口等地。

【采集加工】秋、冬季采挖，剪下块根，洗净晒干。

【性味归经】味甘、微苦，性微寒。归心、胃、肺经。

【功能主治】养阴生津，润肺清心。治肺燥干咳，虚劳咳嗽，津伤口渴，心烦失眠，肠燥便秘。

【用法用量】9~15g，水煎服。

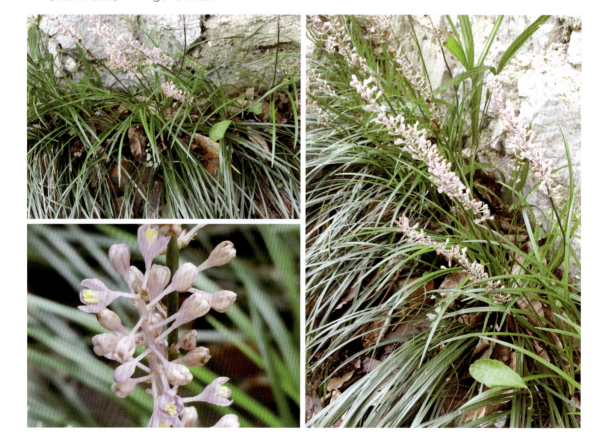

4.160.40　山麦冬
LIRIOPES RADIX

【别名】大麦冬

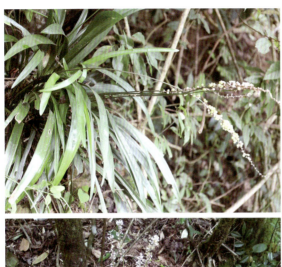
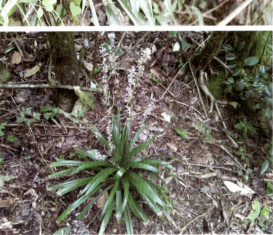
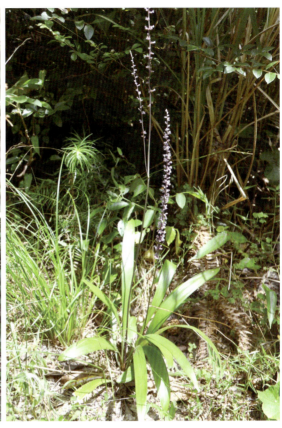

【基原】来源于百合科 Liliaceae 山麦冬属 *Liriope* 阔叶山麦冬 *Liriope muscari*（Decaisne）L. H. Bailey [*L. platyphylla* Wang et Tang] 和山麦冬 *Liriope spicata* Lour. 的块根入药。

【形态特征】A. 阔叶山麦冬：多年生小草本，高达 1m，根细长，分枝多，有时局部膨大成纺锤形的小块根，小块根长达 3.5cm，宽 7~8mm，肉质；根状茎短，木质。叶密集成丛，革质，长 25~65cm，宽 1~3.5cm，顶端急尖或钝，基部渐狭，具 9~11 条脉，有明显的横脉，边缘几不粗糙。花葶通常长于叶，长 45~100cm；总状花序长（12）25~40cm，具许多花；花（3）4~8 朵簇生于苞片腋内；苞片小，近刚毛状，长 3~4mm，有时不明显；小苞片卵形，干膜质；花梗长 4~5mm，关节位于中部或中部偏上；花被片长圆状披针形或近长圆形，长约 3.5mm，顶端钝，紫色或红紫色；花丝长约 1.5mm；花药近长圆状披针形，长 1.5~2mm；子房近球形，花柱长约 2mm，柱头三齿裂。种子球形，直径 6~7mm，初期绿色，成熟时变黑紫色。花期 7~8 月；果期 9~11 月。

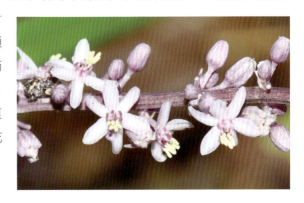

【生境】生于山坡林下或潮湿处。

【分布】广西、广东、福建、江西、安徽、浙江、江苏、山东、河南、湖北、四川、贵州等地。日本也有分布。

【形态特征】B. 山麦冬：多年生草本，植株有时丛生；根稍粗，直径1~2mm，有时分枝多，近末端处常膨大成矩圆形、椭圆形或纺锤形的肉质小块根；根状茎短，木质，具地下走茎。叶长25~60cm，宽4~6（8）mm，顶端急尖或钝，基部常包以褐色的叶鞘，叶面深绿色，背面粉绿色，具5条脉，中脉比较明显，边缘具细锯齿。花葶通常长于或近等长于叶，少数稍短于叶，长25~65cm；总状花序长6~15（20）cm，具多数花；花通常（2）3~5朵簇生于苞片腋内；苞片小，披针形，最下面的长4~5mm，干膜质；花梗长约4mm，关节位于中部以上或近顶端；花被片长圆形或长圆状披针形，长4~5mm，顶端钝圆，淡紫色或淡蓝色；花丝长约2mm；花药狭长圆形，长约2mm；子房近球形，花柱长约2mm，稍弯，柱头不明显。种子近球形，直径约5mm。花期5~7月；果期8~10月。

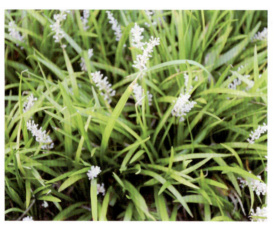

【生境】生于山坡、山谷林下、路旁湿地上。

【分布】除东北、内蒙古、青海、新疆、西藏外，其他地区广泛分布和栽培。日本和越南也有分布。

【药材性状】A. 阔叶山麦冬：稍扁，长2~5cm，直径3~8mm，具粗纵纹。味甘、微苦。

B. 山麦冬：呈纺锤形，两端略尖，长1.2~3cm，直径4~7mm。表面淡黄色至棕黄色，具不规则纵皱纹。质柔韧，干后质硬脆，易折断，断面淡黄色至棕黄色，角质样，中柱细小。气微，味甜，嚼之发黏。

【采集加工】夏初采挖，洗净，反复暴晒、堆置，至近干，除去须根，干燥。

【性味归经】味甘、微苦，性微寒。归心、胃、肺经。

【功能主治】润肺清心，滋阴生津。治虚劳咳嗽，喉痹咽痛，心烦口渴，肺炎，吐血，便秘，乳汁不足。

【用法用量】9~15g，水煎服。

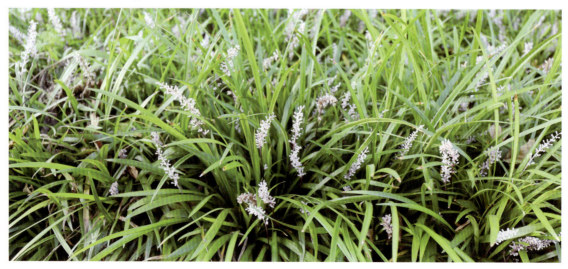

4.160.41 长茎沿阶草
OPHIOPOGI CHINGII HERBA

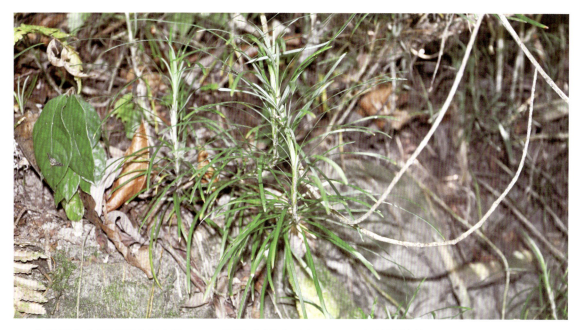

【基原】来源于百合科 Liliaceae 沿阶草属 Ophiopogon 长茎沿阶草 Ophiopogon chingii F. T. Wang & Tang 的全株入药。

【形态特征】根较粗，常多少木质化而稍坚硬。茎长，上端或多或少向上斜升，直径 2~5mm，每年延长后，老茎上的叶枯萎而残留叶鞘，常平卧地面并生根，有时具分枝。叶散生于长茎上，剑形，稍呈镰刀状，长 7~20cm，宽 2.5~8mm，顶端急尖或钝，基部具白色膜质的鞘，鞘上常具横皱纹，上面深绿色，背面粉绿色，具 5~9 条明显的脉，基部收狭成柄，叶柄稍明显。总状花序生于叶腋或茎顶端的叶束中，长 8~15cm，下部常为叶鞘所包裹，具 5~10 朵花；花常单生或 2~4 朵簇生于苞片腋内；苞片卵形或披针形，除中脉外，薄膜质，白色，透明，顶端长渐尖，最下面的长约 6mm，向上渐短；花梗长 6~9mm，关节位于中部以下；花被片矩圆形或卵状矩圆形，长约 5mm，白色或淡紫色；花丝长约 1mm；花药卵形，长约 2mm；花柱细，长约 4mm；花药卵形，长 8~12mm。花期 5~6 月；果期 7~10 月。

【生境】生于海拔 1000~2100m 的山坡灌丛下、林下或岩石缝中。

【分布】广东、海南、广西、云南、贵州、四川和重庆。

【采集加工】秋季采挖，抖去泥土，洗净晒干。

【性味归经】味辛，性寒。归心、胃、肺经。

【功能主治】滋阴润肺，益胃生津，清心除烦。治肺燥干咳、肺痈、阴虚劳嗽、消渴、心烦失眠、肠燥便秘、血热吐衄等。

【用法用量】10~20g，水煎服。

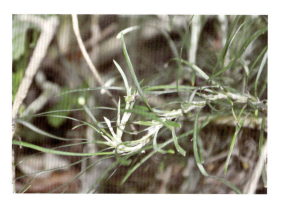

4.160.42　间型沿阶草

OPHIOPOGI INTERMEDII RADIX

【基原】来源于百合科 Liliaceae 沿阶草属 Ophiopogon 间型沿阶草 Ophiopogon intermedius D. Don 的块根入药。

【形态特征】多年生草本，植株常丛生，有粗短、块状的根状茎。根细长，分枝多，常在近末端处膨大成椭圆形或纺锤形的小块根。茎很短。叶基生成丛，禾叶状，长 15~55（70）cm，宽 2~8mm，具 5~9 条脉，背面中脉明显隆起，边缘具细齿，基部常包以褐色膜质的鞘及其枯萎后撕裂成的纤维。花葶长 20~50cm，通常短于叶，有时等长于叶；总状花序长 2.5~7cm，具 15~20 余朵花；花常单生或 2~3 朵簇生于苞片腋内；苞片钻形或披针形，最下面的长可达 2cm，有的较短；花梗长 4~6mm，关节位于中部；花被片长圆形，顶端钝圆，长 4~7mm，白色或淡紫色；花丝极短；花药条状狭卵形，长 3~4mm；花柱细，长约 3.5mm。种子椭圆形。花期 5~8 月；果期 8~10 月。

【生境】生于山谷、林下阴湿处或水沟边。

【分布】广东、海南、台湾、安徽、湖南、湖北、河南、陕西、广西、贵州、云南、四川、西藏。不丹、尼泊尔、印度、孟加拉国、泰国、越南和斯里兰卡也有分布。

【采集加工】秋、冬季采收块根晒干。

【性味归经】味甘、微苦，性凉。归心、胃、肺经。

【功能主治】滋阴生津，润肺止咳。治热病津伤，心烦，口渴，咽干，肺热燥咳，肺结核咯血，咽痛，音哑，消渴，吐血，肺痿，便秘，百日咳。

【用法用量】15~30g，水煎服。

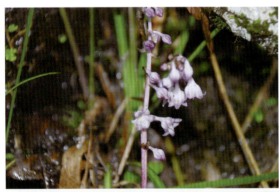

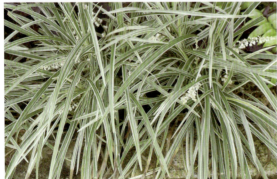

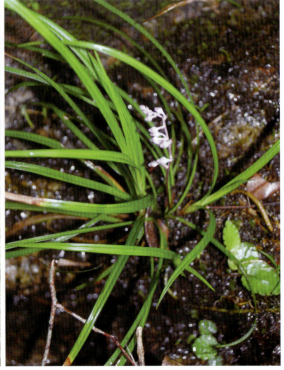

4.160.43 麦冬

OPHIOPOGONIS RADIX

【别名】沿阶草、麦门冬

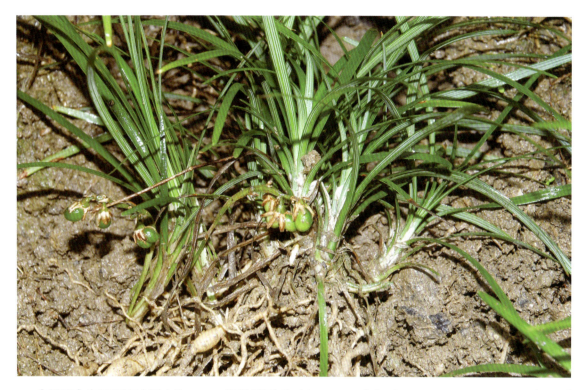

【基原】来源于百合科 Liliaceae 沿阶草属 *Ophiopogon* 麦冬 *Ophiopogon japonicus*（L. f.）Ker-Gawl. 的块根入药。

【形态特征】多年生草本，根较粗，中间或近末端常膨大成椭圆形或纺锤形的小块根；小块根长 1~1.5cm，或更长些，宽 5~10mm，淡褐黄色；地下走茎细长，直径 1~2mm，节上具膜质的鞘。茎很短，叶基生成丛，禾叶状，长 10~50cm，少数更长些，宽 1.5~3.5mm，具 3~7 条脉，边缘具细锯齿。花葶长 6~15（27）cm，通常比叶短得多，总状花序长 2~5cm，或有时更长些，具几朵至十几朵花；花单生或成对着生于苞片腋内；苞片披针形，顶端渐尖，最下面的长可达 7~8mm；花梗长 3~4mm，关节位于中部以上或近中部；花被片常稍下垂而不展开，披针形，长约 5mm，白色或淡紫色；花药三角状披针形，长 2.5~3mm；花柱长约 4mm，较粗，宽约 1mm，基部宽阔，向上渐狭。种子球形，直径 7~8mm。花期 5~8 月；果期 8~9 月。

【生境】生于溪边、密林或疏林下和灌丛中，亦常见栽培。

【分布】我国除华北、东北、西北各地，其他地区均有野生或栽培。日本、越南、印度也有分布。

【采集加工】夏季采挖。除去地上部分，抖去泥土，洗净，曝晒 3~4 天，堆置通风处使其回潮，除去须根，晒至足干。

【药材性状】本品呈纺锤形，两端渐尖，钝头，间略扭曲，长 1.5~3cm，直径 0.3~0.6cm。表面淡黄色或灰黄色，有细纵皱纹。质柔韧，折断面黄白色，半透明，中柱细小。气微香，味微甘、微苦。以粒大饱满、皮细、体重、内外色黄白、无须根者为佳。

【性味归经】味甘、微苦，性微寒。归心、胃、肺经。

【功能主治】滋阴生津，润肺清心。治热病津伤，心烦，口渴，咽干，肺热燥咳，肺结核咯血，心烦失眠，便秘、白喉。

【用法用量】6~12g，水煎服。

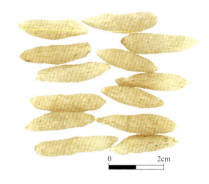

【附方】① 治咳嗽、咽痛、音哑：麦冬、天冬各500g，蜂蜜250g，熬膏，每服9~12g，温开水送服。

② 治肺胃阴伤，咽干咳嗽：麦冬12g，半夏、人参、粳米、大枣各9g，甘草6g。水煎服。

③ 治糖尿病（上消）：党参、麦冬、知母各9g，竹叶、天花粉各15g。生地黄12g，葛根、茯神各6g，五味子、甘草各3g，水煎服。

④ 治萎缩性胃炎：麦冬、党参、北沙参、玉竹、天花粉各9g，乌梅、知母、甘草各6g，水煎服。

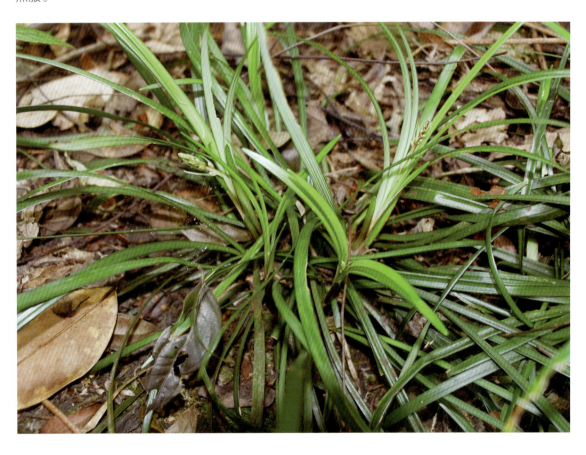

4.160.44 西南沿阶草

OPHIOPOGI MAIREI RADIX

【基原】来源于百合科 Liliaceae 沿阶草属 Ophiopogon 西南沿阶草 Ophiopogon mairei Lévl. 的块根入药。

【形态特征】根稍粗，柔软，多而长，近末端常有膨大成纺锤形的小块根。茎较短或中等长，每年稍延长，老茎上叶枯萎后残留叶鞘撕裂成的纤维，并生根，形如根状茎。叶丛生，近禾叶状或稍带剑形，长 20~40cm，宽 7~14mm，顶端急尖或钝，基部具膜质的鞘，鞘常具横皱纹，上面绿色，背面粉绿色，通常具 9 条脉，边缘具细齿，基部逐渐收狭成不明显的柄。花葶较叶短很多，长 10~15cm，下部常被嫩叶所包；总状花序长 5~7cm，密生许多花；花 1~2 朵着生于苞片腋内；苞片钻形，最下面的长 5~7~mm；花梗长 4~5mm 或更短，关节位于中部或中部偏上；花被片卵形，长 4~5mm，白色或蓝色；花丝明显；花药卵形，长约 2mm；花柱稍粗短，长约 2.5mm。种子椭圆形或卵圆形，长约 8mm，蓝灰色。花期 5~7 月；果期 9~11 月。

【生境】生于海拔 800~2100m 的山坡沟谷岩石边。

【分布】云南、贵州、重庆和湖北。

【采集加工】秋季采挖，抖去泥土，切下块根，洗净晒干。

【性味归经】味辛，性寒。归心、胃、肺经。

【功能主治】滋阴润肺，益胃生津，清心除烦，止咳。治肺燥干咳、肺痈、阴虚劳嗽、津伤口渴、消渴、心烦失眠、咽喉疼痛、肠燥便秘、血热吐衄等。

【用法用量】9~15g，水煎服。

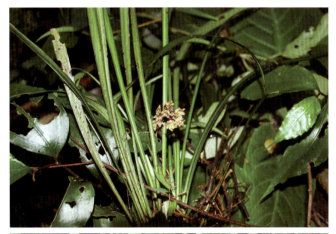
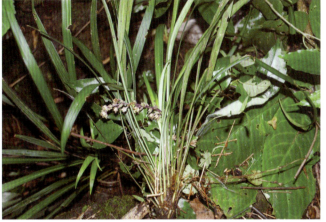
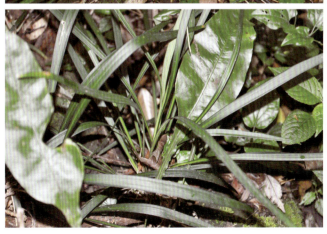

4.160.45 宽叶沿阶草

OPHIOPOGI PLATYPHYLLI HERBA

【基原】来源于百合科 Liliaceae 沿阶草属 Ophiopogon 宽叶沿阶草 Ophiopogon platyphyllus Merr. et Chun 的块根或全草入药。

【形态特征】多年生草本；根粗壮，直径达 5mm，木质化，中空。茎短，逐年延长后老茎上的叶脱落而残留叶鞘，并生出新根，形如根状茎。叶丛生，条状披针形，革质，长 30~55cm，宽 18~22mm，两侧不对称，顶端急尖或钝，基部具膜质的鞘，老时渐脱落，叶面绿色，背面粉绿色，基部收狭成不明显的柄，叶柄基部有时有棕红色斑污。花葶较叶短得多，较粗壮，长 12~16cm，总状花序长约 6cm，具 20 余朵花；花常 2~4 朵成簇着生于苞片腋内；苞片卵形，顶端长渐尖，最下面的长约 7mm；花梗长 7~9mm，关节位于中部以下；花被片披针形或狭披针形，长约 7mm，内轮三片稍宽于外轮三片，白色；花丝很短，不明显；花药线状披针形，长约 6mm，淡黄绿色；花柱细，长约 6mm。种子长圆形，长 11mm，宽 5mm。花期 5~6 月。

【生境】生于低海拔至中海拔的林中湿地上。

【分布】广东、海南、广西、湖南。

【采集加工】秋、冬季采收块根或夏、秋季采收全草晒干。

【性味归经】味甘、微苦，性凉。归心、胃、肺经。

【功能主治】滋阴生津，润肺止咳。治咳嗽，肺结核，产后恶露不净，发热口渴。

【用法用量】6~12g，水煎服。

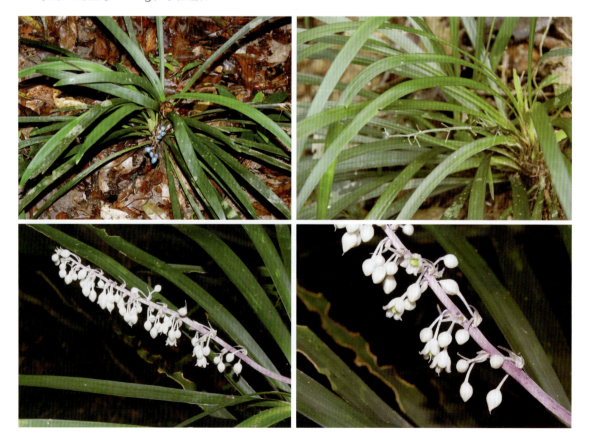

4.160.46 大盖球子草

PELIOSANTHEI MACROSTEGIAE RHIZOMA

【别名】小叶球子草、入地蜈蚣

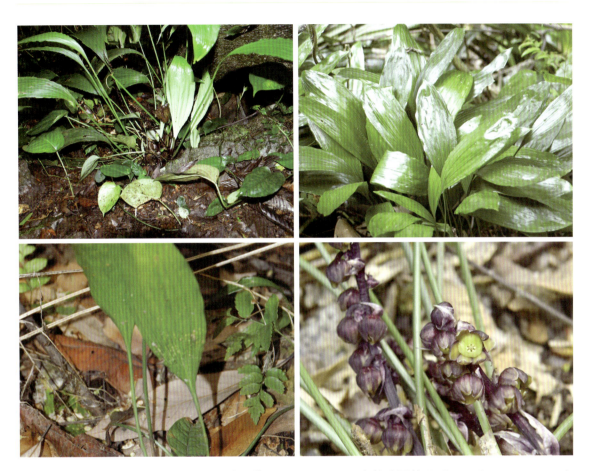

【基原】来源于百合科 Liliaceae 球子草属 Peliosanthes 大盖球子草 Peliosanthes macrostegia Hance 根状茎及根入药。

【形态特征】多年生草本。茎短，长约1cm。叶2~5枚，披针状狭椭圆形，长15~25cm，宽5~6cm，有5~9条主脉，叶柄长20~30cm。花葶长15~35cm；总状花序长9~25cm，每一苞片内着生一朵花；苞片膜质，披针形或卵状披针形，长0.6~1.5cm；小苞片1枚，长3~5mm；花紫色，直径达5.5~12mm；花被筒短，长2mm，部分与子房合生；裂片三角状卵形；花梗长5~6mm；花药长0.5~1mm；花丝合生的肉质环顶端波状；子房每室有3~4胚珠；花柱粗短，柱头三裂。种子近圆形，长约1cm，种皮肉质，蓝绿色。花期4~6月；果期7~9月。

【生境】生于密林下、溪畔或阴湿处。

【分布】香港、广东、海南、台湾、湖南、广西、贵州、云南、四川。

【采集加工】秋、冬采收根状茎及根晒干。

【性味归经】味甘、淡，性微温。

【功能主治】祛痰止咳，舒肝止痛。治咳嗽痰稠、胸痛等。

【用法用量】3~6g，水煎服。

4.160.47　卷叶黄精

POLYGONATI CIRRHIFOLII RHIZOMA

【别名】老虎姜、滇钩吻

【基原】来源于百合科 Liliaceae 黄精属 *Polygonatum* 卷叶黄精 *Polygonatum cirrhifolium* (Wall.) Royle 的根状茎入药。

【形态特征】草本。根状茎肥厚，圆柱状或连珠状，直径 1~1.5cm；茎高 30~90cm。叶 3~6 枚轮生，条形至条状披针形，长 4~9cm，宽 2~8mm，顶端弯曲成钩状，边常外卷。花序轮生，常具 2 花，总花梗长 3~10mm，花梗长 3~8mm；苞片透明膜质，无脉，长 1~2mm，位于花梗上或基部，或苞片不存在；花被淡紫色，长 8~11mm，花被筒中部稍缢狭，裂片长约 2mm；花丝长约 0.8mm，花药长 2~2.5mm；子房长约 2.5mm，花柱长约 2mm。浆果红色或紫红色，直径 8~9mm，具 4~9 颗种子。花期 5~7 月；果期 9~10 月。

【生境】生于海拔 2000~4000m 的林下或山坡草地。

【分布】西藏、云南、四川、甘肃、青海、宁夏、陕西。尼泊尔和印度也有分布。

【采集加工】春、秋季挖取根状茎，除去地上部分及须根，洗净，蒸至油润后晒干或烘干。

【性味归经】味甘，性平。归脾、肺经。

【功能主治】补气养阴，健脾，润肺，益肾。治脾胃虚弱、体倦乏力、口干食少、肺虚燥咳、精血不足、内热消渴等。

【用法用量】15~20g，水煎服。

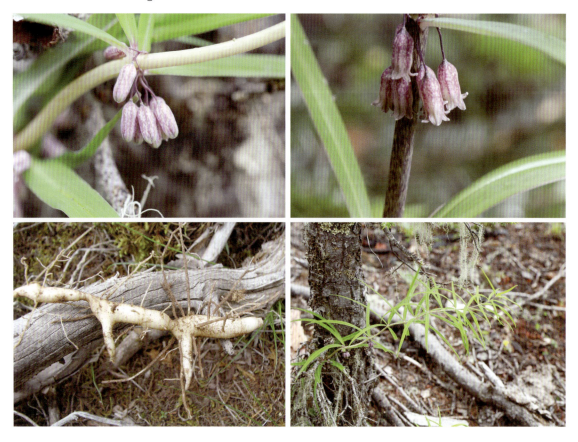

4.160.48 黄精

POLYGONATI RHIZOMA

【别名】白及黄精

【基原】来源于百合科 Liliaceae 黄精属 Polygonatum 多花黄精 Polygonatum cyrtonema Hua [P. multiflorum（L.）All. var. longifolium Merr.]、滇黄精 Polygonatum kingianum Coll. et Hemsl.、黄精 Polygonatum sibiricum Red. 的根状茎入药。

【形态特征】A. 多花黄精：多年生草本，根状茎肥厚，通常连珠状或结节成块，少有近圆柱形，直径 1~2cm。茎高 50~100cm，通常具 10~15 枚叶。叶互生，椭圆形、卵状披针形至长圆状披针形，少有稍作镰状弯曲，长 10~18cm，宽 2~7cm，顶端尖至渐尖。花序具（1）2~7（14）花，伞形，总花梗长 1~4（6）cm，花梗长 0.5~1.5（3）cm；苞片微小，位于花梗中部以下，或不存在；花被黄绿色，全长 18~25mm，裂片长约 3mm；花丝长 3~4mm，两侧扁或稍扁，具乳头状凸起至具短绵毛，顶端稍膨大乃至具囊状凸起，花药长 3.5~4mm；子房长 3~6mm，花柱长 12~15mm。浆果黑色，直径约 1cm，具 3~9 颗种子。花期 5~6 月；果期 8~10 月。

【生境】生于林下腐殖层较厚的灌丛或山坡阴处。

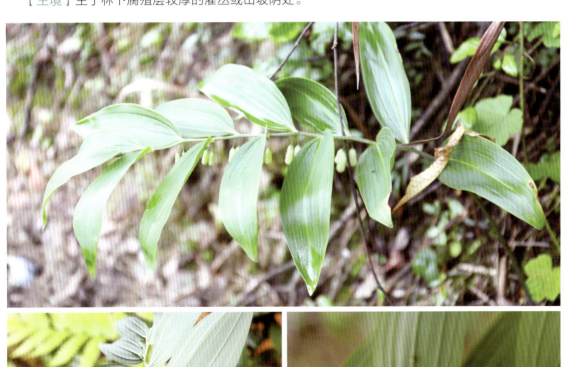

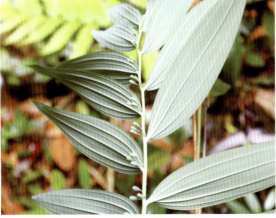

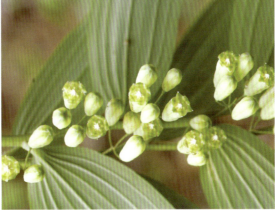

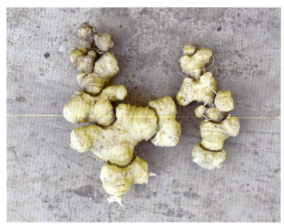
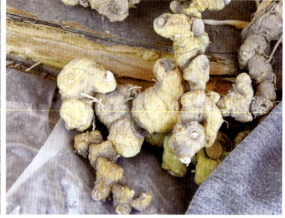

【分布】广东、福建、江西、浙江、江苏、安徽、湖南、湖北、河南、广西、贵州、四川。

【形态特征】B.滇黄精：多年生草本，根状茎近圆柱形或近连珠状，结节有时作不规则菱状，肥厚，直径1~3cm。茎高1~3m，顶端作攀援状。叶轮生，每轮3~10枚，条形、条状披针形或披针形，长6~25cm，宽3~30mm，顶端拳卷。花序具（1）2~4（6）花，总花梗下垂，长1~2cm，花梗长0.5~1.5cm，苞片膜质，微小，通常位于花梗下部；花被粉红色，长18~25mm，裂片长3~5mm；花丝长

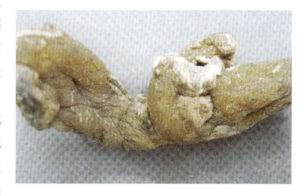

3~5mm，丝状或两侧扁，花药长4~6mm；子房长4~6mm，花柱长10~14mm。浆果红色，直径1~1.5cm，具7~12颗种子。花期3~5月；果期9~10月。

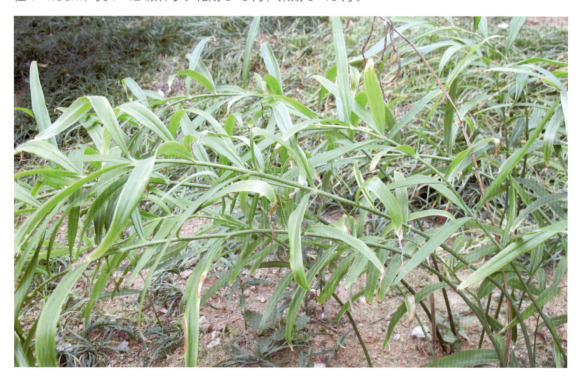

【生境】生于海拔 700~3600m 林下、灌丛或阴湿草坡，有时生岩石上。

【分布】云南、四川、贵州。越南、缅甸也有分布。

【形态特征】C. 黄精：多年生草本，根状茎圆柱状，由于结节膨大，因此"节间"一头粗、一头细，在粗的一头有短分枝（《中药志》称这种根状茎类型所制成的药材为"鸡头黄精"），直径 1~2cm。茎高 50~90cm，或达 1m 以上，有时呈攀援状。叶轮生，每轮 4~6 枚，条状披针形，长 8~15cm，宽（4）6~16mm，顶端拳卷或弯曲成钩。花序通常具 2~4 朵花，似成伞形状，总花梗长 1~2cm，花梗长（2.5）4~10mm，俯垂；苞片位于花梗基部，膜质，钻形或条状披针形，长 3~5mm，具 1 脉；花被乳白色至淡黄色，全长 9~12mm，花被筒中部稍缢缩，裂片长约 4mm；花丝长 0.5~1mm，花药长 2~3mm；子房长约 3mm，花柱长 5~7mm。浆果直径 7~10mm，黑色，具 4~7 颗种子。花期 5~6 月；果期 8~9 月。

【生境】生于海拔 800~2800m 林下、灌丛或山坡阴处。

【分布】黑龙江、吉林、辽宁、河北、山西、陕西、内蒙古、宁夏、甘肃、河南、山东、安徽、浙江。朝鲜、蒙古和俄罗斯西伯利亚东部地区也有分布。

【采集加工】春、秋季采挖根状茎，除去须根，洗净，置沸水中略烫或蒸熟后晒干。

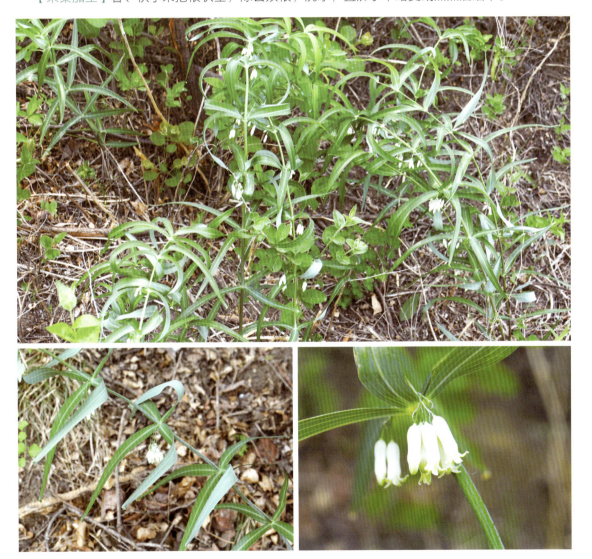

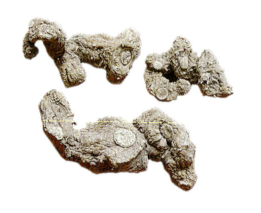

【药材性状】A. 多花黄精：根状茎肥厚，为不规则的长块或结节状条块，常数个条块相联，形略似姜，长短不等，2~18cm，宽 2~4cm，厚 1~2cm。表面灰黄色或黄褐色，每一结节上面均有一圆盘状茎痕，直径 0.8~1.5cm，疣状的根痕遍布全身。断面淡棕色，近角质。气微，味微甜，有黏性。若经蒸熟，则为黑色，味甜而气香。未经蒸制的以个大、结实、饱满者为佳。经蒸制的以内外黑色、气香、味甜者为佳。

B. 滇黄精：呈肥厚肉质的结节块状，结节长达 10cm 以上，宽 3~6cm，厚 2~3cm。表面淡黄色至黄棕色，具环节，有皱纹及须根痕，结节上侧茎痕呈圆周凹入，中部突出。质硬而韧，不易折断，断面角质，淡黄色至黄棕色。气微，味甜。以嚼之有黏性为佳。

C. 黄精：呈结节块状弯柱形，长 3~10cm，直径 0.5~1.5cm。结节长 2~4cm，略呈圆锥形，常有分枝。表面黄白色至灰黄色，半透明，有纵皱纹，茎痕圆形，直径 5~8mm。

【性味归经】味甘，性平。归脾、肺、肾经。

【功能主治】健脾，润肺，补气养阴，益肾。治肺结核干咳无痰，久病津亏口干，倦怠乏力，脾胃气虚，胃阴不足，肺虚咳嗽，精血不足，腰膝酸软，须发早白，内热消渴，糖尿病，高血压病。外用黄精流浸膏治脚癣。

【用法用量】9~18g，水煎服。

【附方】① 治肺结核咯血：黄精 500g，白及、百部各 250g，玉竹 120g。共研细粉，炼蜜为丸，每服 9g，每日 3 次。

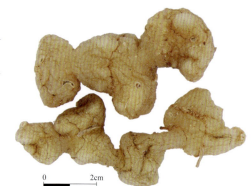

② 治冠心病心绞痛：黄精、昆布各 15g，柏子仁、菖蒲、郁金各 9g，延胡索 6g，山楂 24g，煎成膏剂，每天 1 剂，分 3 次服，4 周为 1 个疗程。

③ 治肺燥咳嗽：黄精 15g，北沙参 12g，杏仁、桑叶、麦冬各 9g，生甘草 6g。水煎服。

④ 治百日咳：黄精、百部各 9g，天冬、麦冬、射干、百合、紫菀、枳实各 6g，甘草 3g，水煎服。

4.160.49　长梗黄精

POLYGONATI FILIPIS RHIZOMA

【别名】细柄黄精、山黄精

【基原】来源于百合科 Liliaceae 黄精属 *Polygonatum* 长梗黄精 *Polygonatum filipes* Merr. 的根状茎入药。

【形态特征】多年生草本，高达 70cm。根状茎连珠状或有时"节间"稍长，直径 1~1.5cm。叶互生，椭圆形至长圆状披针形，长 6~12cm，宽 2.5~4cm，顶端尖至渐尖，基部阔楔形或近圆形，叶面脉上有短毛，背面脉上被粗毛，侧脉多数；叶柄短。花序腋生，具 2~7 花，总花梗细丝状，长 3~8cm，花梗长 0.5~1.5cm；花被淡黄绿色，全长 15~20mm，裂片长约 4mm，筒内花丝贴生部分稍具短绵毛；花丝长约 4mm，具短绵毛，花药长 2.5~3mm；子房长约 4mm，花柱长 10~14mm。浆果球形，熟时黑色，直径约 8mm，具 2~5 颗种子。花期 5~6 月；果期 7~9 月。

【生境】生于密林中。

【分布】江苏、安徽、浙江、江西、湖南、福建、广东、广西。

【采集加工】秋季采挖根状茎蒸熟后晒干。

【性味归经】味甘，性平。归肺、胃经。

【功能主治】滋润心肺，生津养胃，补精益髓。治支气管炎、肺热咳嗽、心烦口渴等。

【用法用量】9~18g，水煎服。

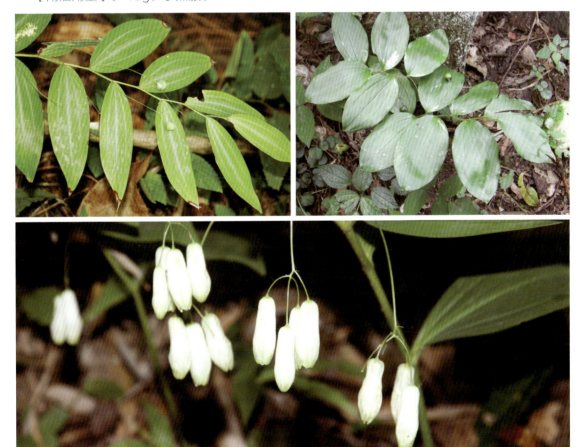

4.160.50　玉竹

POLYGONATI ODORATI RHIZOMA

【别名】玉参

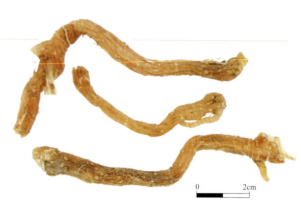

【基原】来源于百合科 Liliaceae 黄精属 Polygonatum 玉竹 Polygonatum odoratum (Mill.) Druce 的根状茎入药。

【形态特征】多年生草本，根状茎横走，圆柱形，直径 5~14mm。茎高 20~70cm，具 7~12 叶。叶互生，椭圆形至卵状长圆形，长 5~12cm，宽 3~5cm，顶端渐尖，基部阔楔形，背面带灰白色，背面脉上平滑至呈乳头状粗糙。花序具 1~4 花（在栽培情况下，可多至 8 朵），总花梗（单花时为花梗）长 1~1.5cm，无苞片或有条状披针形苞片；花被黄绿色至白色，全长 13~20mm，花被筒较直，裂片长 3~4mm；花丝丝状，近平滑至具乳头状突起，花药长约 4mm；子房长 3~4mm，花柱长 10~14mm。浆果蓝黑色，直径 7~10mm，具 7~9 颗种子。花期 5~6 月；果期 7~9 月。

【生境】栽培。

【分布】我国东北、华北、华中、华东地区广布。欧亚大陆温带地区。

【采集加工】秋季采挖，挖取根状茎，除去须根，洗净，晒至柔软后，反复用手揉搓使成直条状，曝晒至干；或蒸透后，揉至半透明，晒干。

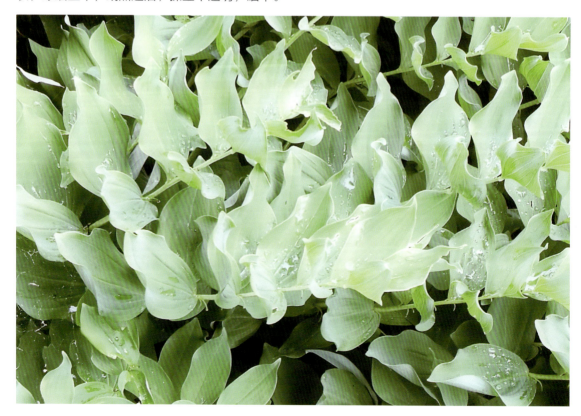

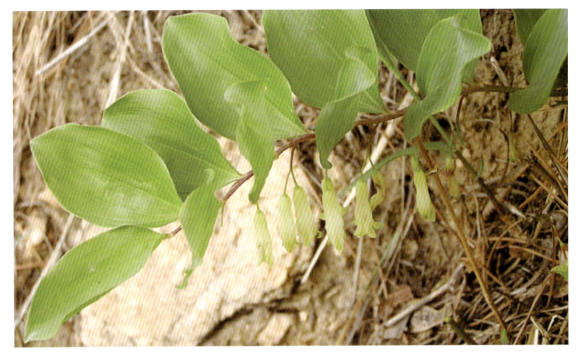

【药材性状】本品呈长圆柱形，略扁，常不分枝，长4~18cm，直径3~16mm。表面黄白色或淡黄棕色，具纵皱纹和微隆起的环节，有白色圆点状的须根痕和圆盘状茎痕。质硬而脆或稍软，易折断，断面角质样或显颗粒性。气微，味甘，嚼之发黏。以色黄、质柔软、富糖性、味清甜者为佳。

【性味归经】味甘，性微寒。归肺、胃经。

【功能主治】养阴润燥，生津止渴。治肺胃阴伤，口燥咽干，干咳少痰，心烦，肺结核咳嗽，糖尿病，冠心病心绞痛，风湿性心脏病。

【用法用量】6~12g。

【附方】① 治胃热口干：玉竹、生石膏各12g，麦冬、沙参各9g，水煎服。

② 治心脏病：玉竹15g，浓煎，分2次服，每日1剂，30日为1个疗程。

③ 治心绞痛：a. 参竹膏：玉竹12g，党参9g，制成浸膏内服。适治气阴两虚型。b. 养心汤：玉竹、黄精各12g，党参、柏子仁、红花、郁金各9g，川芎15g。水煎服，每日1剂。

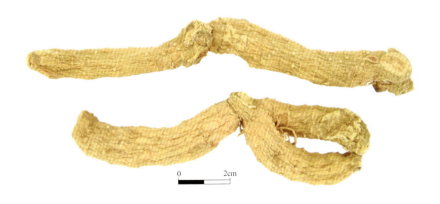

4.160.51 康定玉竹

POLYGONATI PRATTII RHIZOMA

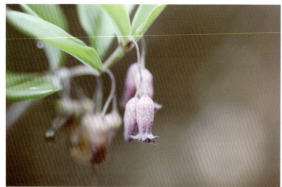
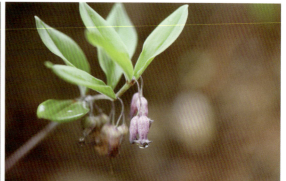
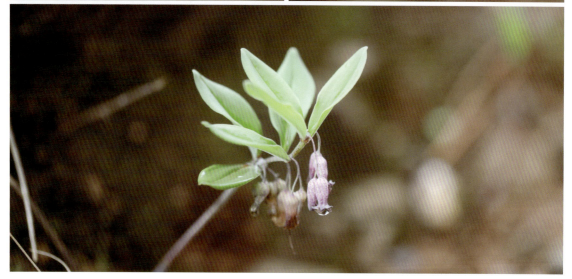

【基原】来源于百合科 Liliaceae 黄精属 Polygonatum 康定玉竹 Polygonatum prattii Baker 的根状茎入药。

【形态特征】草本。根状茎细圆柱形，近等粗，直径 3~5mm。茎高 8~30cm。叶 4~15 枚，下部的为互生或间有对生，上部的以对生为多，顶端的常为 3 枚轮生，椭圆形至矩圆形，顶端略钝或尖，长 2~6cm，宽 1~2cm。花序具 2~3 朵花，总花梗长 2~6mm，花梗长 2~5mm，俯垂；花被淡紫色，全长 6~8mm，筒里面平滑或呈乳头状粗糙，裂片长 1.5~2.5mm；花丝极短，花药长约 1.5mm；子房长约 1.5mm，具约与之等长或稍短的花柱。浆果紫红色至褐色，直径 5~7mm，具 1~2 颗种子。花期 5~6 月；果期 8~10 月。

【生境】生于海拔 2500~3300m 的林下、灌丛或山坡草地。

【分布】四川和云南。

【采集加工】秋季采挖，除去须根，洗净，晒至柔软，反复揉搓至无硬心，晒干。

【性味归经】味甘，性微寒。归肺、胃经。

【功能主治】养阴润燥，生津止渴。治肺胃阴伤、燥热咳嗽、咽干口渴、内热消渴等。

【用法用量】10~15g，水煎。

4.160.52 点花黄精

POLYGONATI PUNCTATI RHIZOMA

【别名】树吊、滇钩吻

【基原】来源于百合科 Liliaceae 黄精属 *Polygonatum* 点花黄精 *Polygonatum punctatum* Royle ex Kunth 的根状茎入药。

【形态特征】草本。根状茎念珠状，直径 1~1.5cm，密生肉质须根。茎高 30~70cm，具紫红色斑点，有时上部生乳头状突起。叶互生，卵状矩圆形至矩圆状披针形，长 6~14cm，宽 1.5~5cm，顶端尖至渐尖，具短柄。花序具 2~6 花，总花梗长 5~12mm，上举而花后平展，花梗长 2~10mm，苞片早落或不存在；花被白色，长 7~9mm，花被筒口部缢缩呈坛状，裂片长 1.5~2mm；花丝长 0.5~1mm，花药长 1.5~2mm；子房长 2~2.5mm，花柱长 1.5~2.5mm，柱头稍膨大。浆果红色，直径约 7mm，具 8~10 颗种子。花期 4~6 月；果期 9~11 月。

【生境】生于海拔 1100~2700m 的林下岩石上或附生树上。

【分布】西藏、四川、云南、贵州、广西、广东和海南。越南、尼泊尔、不丹、印度也有分布。

【采集加工】秋、冬季采挖，洗净，晒至柔软，再揉搓至无硬心，晒干。

【性味归经】味辛，性平。

【功能主治】解毒消肿，止血。治外伤出血、痈疽疔毒、疥疮、头癣、脾虚血少、头昏少食、倦怠乏力等。

【用法用量】9~15g，水煎服。

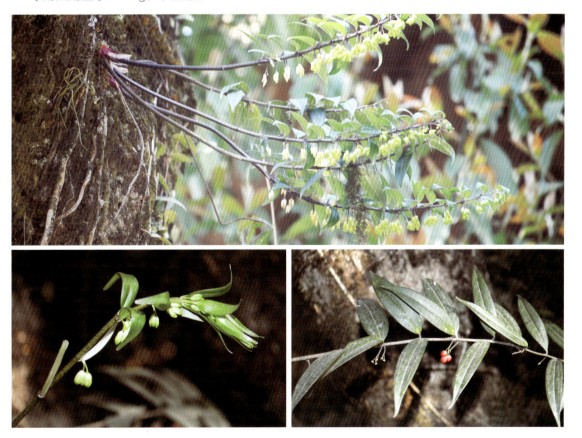

4.160.53　吉祥草

REINECKIAE CARNEAE HERBA

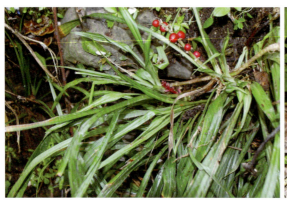
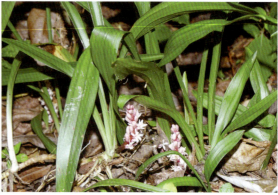

【基原】来源于百合科 Liliaceae 吉祥草属 *Reineckea* 吉祥草 *Reineckea carnea*（Andr.）Kunth 全草入药。

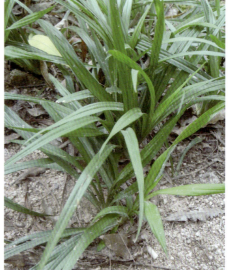

【形态特征】多年生草本。茎粗 2~3mm，蔓延于地面，逐年向前延长或发出新枝，每节上有一残存的叶鞘，顶端的叶簇由于茎的连续生长，有时似长在茎的中部，两叶簇间可相距几厘米至十几厘米。叶每簇有 3~8 枚，条形至披针形，长 10~38cm，宽 0.5~3.5cm，顶端渐尖，向下渐狭成柄，深绿色。花葶长 5~15cm；穗状花序长 2~6.5cm，上部的花有时仅具雄蕊；苞片长 5~7mm；花芳香，粉红色；裂片长圆形，长 5~7mm，顶端钝，稍肉质；雄蕊短于花柱，花丝丝状，花药近长圆形，两端微凹，长 2~2.5mm；子房长 3mm，花柱丝状。浆果直径 6~10mm，熟时鲜红色。花果期 7~11 月。

【生境】生于阴湿山坡、山谷及密林下，亦有栽培供观赏用的。

【分布】香港、广东、海南、澳门、福建、江西、浙江、江苏、安徽、湖南、湖北、河南、陕西、广西、贵州、云南、四川。

【采集加工】夏、秋采收，将全草晒干。

【性味归经】味甘，性平。

【功能主治】润肺止咳，祛风接骨。治肺结核咳嗽咯血，慢性支气管炎，哮喘，风湿性关节炎。外用治跌打损伤，骨折。

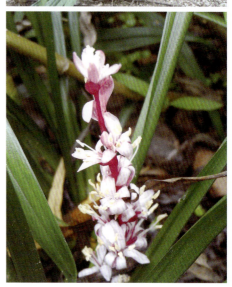

【用法用量】15~30g，水煎服。外用适量，捣烂酒炒敷患处。

4.160.54 万年青

ROHDEAE JAPONICAE HERBA

【别名】斩蛇剑、冬不凋草

【基原】来源于百合科 Liliaceae 万年青属 *Rohdea* 万年青 *Rohdea japonica*（Thunb.）Roth 的根状茎或全草入药。

【形态特征】多年生草本；根状茎粗 1.5~2.5cm。叶 3~6 枚，厚纸质，长圆形、披针形或倒披针形，长 15~50cm，宽 2.5~7cm，顶端急尖，基部稍狭，绿色，纵脉明显浮凸；鞘叶披针形，长 5~12cm。花葶短于叶，长 2.5~4cm；穗状花序长 3~4cm，宽 1.2~1.7cm；具几十朵密集的花；苞片卵形，膜质，短于花，长 2.5~6mm，宽 2~4mm；花被长 4~5mm，宽 6mm，淡黄色，裂片厚；花药卵形，长 1.4~1.5mm。浆果直径约 8mm，熟时红色。花期 5~6 月；果期 9~11 月。

【生境】生于林下潮湿处。

【分布】广东、江西、浙江、江苏、山东、湖南、湖北、广西、贵州、四川。

【采集加工】夏、秋季采收，将根状茎及全草晒干。

【性味归经】味甘、苦，性寒；有小毒。归肺、心经。

【功能主治】清热解毒，强心利尿。防治白喉，治白喉引起的心肌炎，咽喉肿痛，狂犬咬伤，细菌性痢疾，风湿性心脏病心力衰竭。外用治跌打损伤，毒蛇咬伤，烧、烫伤，乳腺炎，痈疖肿毒。

【用法用量】根状茎 9~15g，全草 3~6g，水煎服。外用适量，捣烂取汁搽患处，或捣烂敷患处。

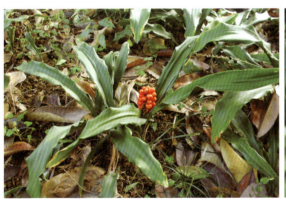
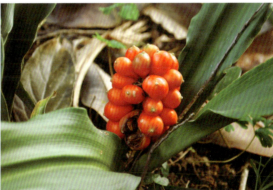
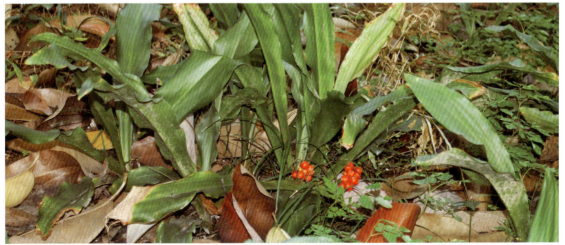

4.160.55 管花鹿药

SMILACINAE HENRYI RHIZOMA

【基原】来源于百合科 Liliaceae 鹿药属 Smilacina 管花鹿药 Smilacina henryi (Baker) Wang et Tang 的根状茎入药。

【形态特征】多年生草本。植株高 50~80cm。根状茎粗 1~2cm。茎中部以上有短硬毛或微硬毛，少有无毛。叶纸质，椭圆形、卵形或矩圆形，长 9~22cm，宽 3.5~11cm，顶端渐尖或具短尖，两面有伏毛或近无毛，基部具短柄或几无柄。花淡黄色或带紫褐色，单生，通常排成总状花序，有时基部具 1~2 个分枝或具多个分枝而成圆锥花序；花序长 3~7cm，有毛；花梗长 1.5~5mm，有毛；花被高脚碟状，筒部长 6~10mm，为花被全长的 2/3~3/4，裂片开展，长 2~3mm；雄蕊生于花被筒喉部，花丝通常极短，极少长达 1.5mm，花药长约 0.7mm；花柱长 2~3mm，稍长于子房，柱头 3 裂。浆果球形，直径 7~9mm，未成熟时绿色而带紫斑点，熟时红色，具 2~4 颗种子。花期 5~6 月；果期 8~10 月。

【生境】生于海拔 1300~4000m 的林下、灌丛下、水旁湿地或林缘。

【分布】山西、河南、陕西、甘肃、四川、云南、湖北、湖南和西藏。

【采集加工】秋季采挖，除去须根和枯枝叶，洗净，晒干。

【性味归经】味甘、微苦，性温。归肝、肾经。

【功能主治】祛风止痛，活血消肿。治风湿骨痛、神经性头痛、痈疖肿毒、跌打损伤、腹胀、急性胃炎、黄疸性肝炎等。

【用法用量】15~20g，水煎服。外用适量捣敷患处。

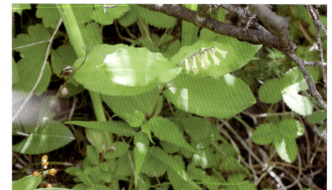
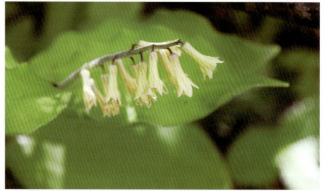
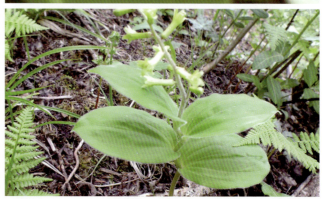
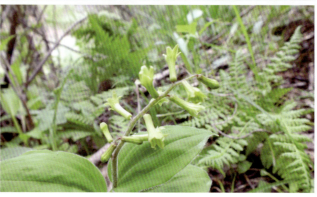

4.160.56　丽江鹿药

SMILACINAE LICHIANGENSIS RHIZOMA

【基原】来源于百合科 Liliaceae 鹿药属 Smilacina 丽江鹿药 Smilacina lichiangensis（W. W. Smith）W. W. Smith 的根状茎入药。

【形态特征】多年生草本。植株高 7~20cm。根状茎细长，粗 1~1.5mm。茎下部无毛，中部以上有硬毛，具 2~4 叶。叶纸质，卵形、宽卵形或矩圆状卵形，长 2.5~5.5cm，宽 1.6~3.3cm，顶端急尖或渐尖，基部钝或稍心形，两面有短粗毛，老叶有时近无毛；叶柄明显，长 3~10mm。花序通常总状，长 1~2cm，具 2~4 花；花梗长 2~3mm；花白色，花被片下部合生成钟状筒，筒高 2.5~3mm；上部裂片展开，近矩圆形，长 4~5mm；雄蕊生于筒的喉部；花丝三角状披针形，长约 2mm，为花药长的 3~4 倍；花柱长 2.5~3mm，明显高于雄蕊之上；柱头 3 裂；子房长 1.5~2mm，明显短于花柱。浆果球形，直径 5~6mm，熟时红色，具 1~2 颗种子。花期 6~7 月；果期 9~10 月。

【生境】生于海拔 2800~3500m 的山坡林下或灌丛下。

【分布】云南、四川和甘肃。

【采集加工】秋季采挖，除去须根和枯枝叶，洗净，晒干。

【性味归经】味甘、微苦，性温。归肝、肾经。

【功能主治】祛风止痛，活血消肿。治风湿骨痛、神经性头痛、痈疖肿毒、跌打损伤、腹胀、急性胃炎、黄疸性肝炎等。

【用法用量】15~20g，水煎服。

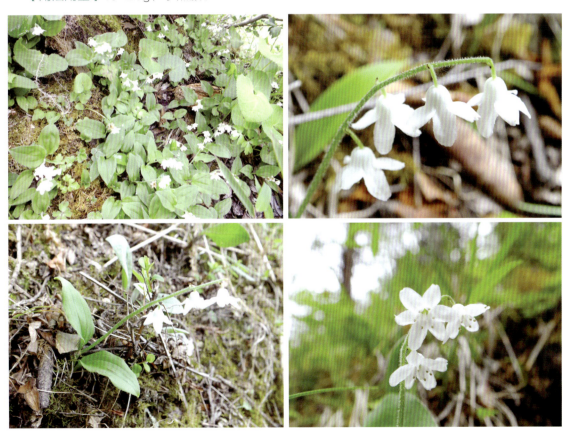

4.160.57　扭柄花

STREPTOPI OBTUSATI RADIX

【基原】来源于百合科 Liliaceae 扭柄花属 Streptopus 扭柄花 Streptopus obtusatus Fassett 的根入药。

【形态特征】多年生草本。植株高 15~35cm；根状茎纤细，粗 1~2mm；根多而密，有毛。茎直立，不分枝或中部以上分枝，光滑。叶卵状披针形或矩圆状卵形，长 5~8cm，宽 2.5~4cm，顶端有短尖，基部心形，抱茎，边缘具有睫毛状细齿。花单生于上部叶腋，貌似从叶下生出，淡黄色，内面有时带紫色斑点，下垂；花梗长 2~2.5cm，中部以上具有关节，关节处呈膝状弯曲，具一腺体；花被片近离生，长 8~9mm，宽 1~2mm，矩圆状披针形或披针形，上部呈镰刀状；雄蕊长不及花被片的一半，花药长箭形，长 3~4mm；花丝粗短，稍扁，呈三角形；子房球形，无棱；花柱长 4~5mm，柱头 3 裂至中部以下。浆果直径 6~8mm。种子椭圆形。花期 7 月；果期 8~9 月。

【生境】生于海拔 2000~3600m 的山坡针叶林下。

【分布】云南、四川、陕西和甘肃。

【采集加工】8~9 月采挖，除去茎叶，洗净，捆成小把，晒干。

【性味归经】味淡、微甘，性寒。

【功能主治】清肺止咳，健脾和胃。治肺热咳嗽、脾胃不和、心慌气短、筋骨疼痛等。

【用法用量】6~15g，水煎服。

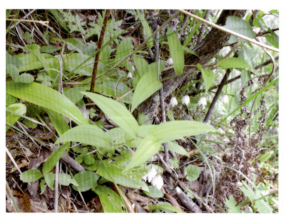
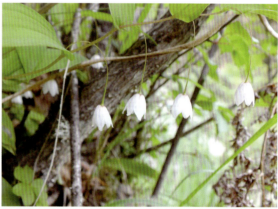
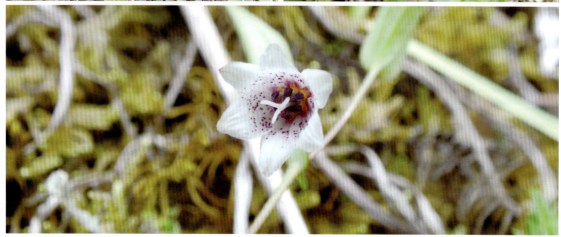

4.160.58 老鸦瓣

TULIPAE EDULIS BULBUS

【别名】山慈姑、光慈姑

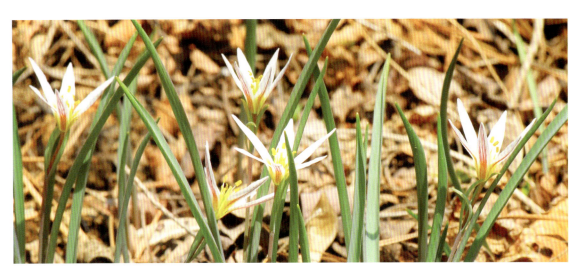

【基原】来源于百合科 Liliaceae 郁金香属 *Tulipa* 老鸦瓣 *Tulipa edulis*（Miq.）Baker 的鳞茎入药。

【形态特征】多年生细弱草本。地下鳞茎卵形，长 2~4cm，宽约 2cm，鳞茎外被多层褐色干膜质的鳞茎皮，鳞茎皮内密被褐色长柔毛，内包白色肉质鳞茎。茎长 10~25cm，常不分枝，无毛。叶 2 枚，长条形，长 10~25cm，远比花长，宽 5~9mm，少数可窄到 2mm 或宽达 12mm，上面无毛。花单朵顶生，靠近花的基部具 2 枚对生（较少 3 枚轮生）的苞片，苞片狭条形，长 2~3cm；花被片狭椭圆状披针形，长 20~30mm，宽 4~7mm，白色，背面有紫红色纵条纹；雄蕊 3 长 3 短，花丝无毛，中部稍扩大，向两端逐渐变窄或从基部向上逐渐变窄；子房长椭圆形；花柱长约 4mm。蒴果近球形，有长喙，长 5~7mm。花期 4~5 月；果期 5~6 月。

【生境】生于山坡、草地及路旁等处。

【分布】吉林、辽宁、山东、江苏、安徽、浙江、陕西、湖北、湖南、江西。

【采集加工】春、秋季采挖鳞茎，洗净，除去须根及外皮，水浸或稍蒸后晒干备用。

【性味归经】味甘、辛，性寒；有毒。归肺、肝经。

【功能主治】解毒，散结，行血，化瘀。治咽喉肿痛，瘰疬，痈疽，疮肿，产后瘀滞。

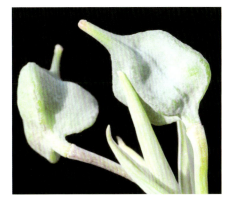

【用法用量】5~10g，水煎服。外用适量捣烂敷患处。

【附注】本品秋水仙碱的毒性很大，但毒性发生较慢，往往在用药 3~6h 后才发生，有恶心、呕吐、腹泻、衰竭、虚脱及呼吸麻痹，继续应用可能产生粒性白细胞缺乏症和再生障碍性贫血等严重后果。

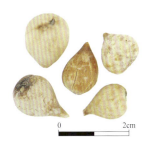

4.160.59 伊犁郁金香

TULIPAE ILIENSIS FLOS

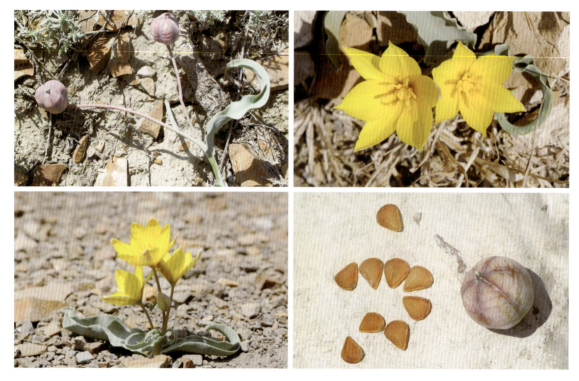

【基原】来源于百合科 Liliaceae 郁金香属 *Tulipa* 伊犁郁金香 *Tulipa iliensis* Regel 的鳞茎入药。

【形态特征】植株通常高 10~30cm。鳞茎卵圆形，直径 1~2cm，鳞茎皮黑褐色，薄革质，外面无毛，内面上部有伏生毛，有时下部也有毛。叶 3~4 枚，条形或条状披针形，彼此疏离排列或紧靠而近似轮生，伸展或反曲，边缘平展或呈微波状。花常单朵顶生，花被黄色，花被片长 25~35mm，宽 4~20mm，外花被片椭圆状菱形，背面有紫晕，内花被片长倒卵形，黄色；当花被菱谢时，颜色都变深，为暗红色或红黄色；6 枚雄蕊等长，花丝无毛，中部稍扩大，向两端逐渐变窄；子房矩圆形，几无花柱。蒴果椭圆形，长 15~25mm；种子扁平，近三角形。花期 4~5 月；果期 5 月。

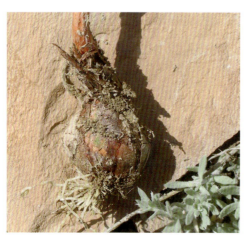

【生境】生于山前平原荒漠及低山的荒漠及干草原。

【分布】新疆。中亚也有分布。

【采集加工】春、秋、冬均可采收，挖取鳞茎，洗净，除去须根及外皮，晒干或鲜用。

【性味归经】味苦、辛，性寒；小毒。

【功能主治】清热解毒，散结，化瘀。治脾胃湿浊，胸脘满闷，呕逆腹痛，口臭苔腻。

【用法用量】3~5g，水煎服。外用适量，泡水漱口。

4.160.60　筒花开口箭

TUPISTRAE DELAVAYI RHIZOMA

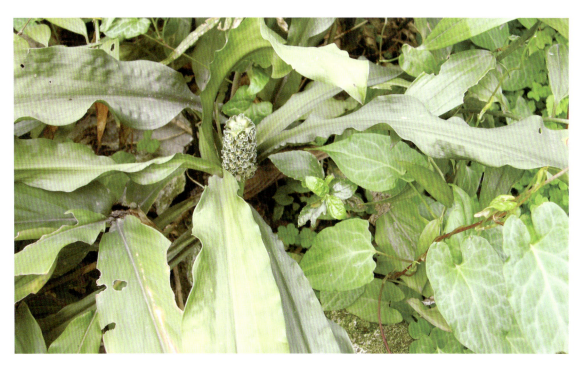

【基原】来源于百合科 Liliaceae 开口箭属 Tupistra 筒花开口箭 Tupistra delavayi Franch. 的根状茎入药。

【形态特征】根状茎圆柱形，直径 1~1.5cm，淡褐色。叶基生，3~4 枚，近两列套叠，近革质，矩圆形或长椭圆形，长 25~45cm，宽 5~9cm，边缘波状；鞘叶 2 枚，长 3.5~5cm。穗状花序密生多花，长 5~6cm，直径 1.5~2.7cm；苞片三角状披针形，长 4~7mm，宽 4~5mm；花筒状钟形，黄色或黄绿色，肉质，长 7~11mm；花被筒长 4~6mm；裂片卵形或近圆形，长 2~3mm，宽 2.5~3mm；雌蕊长 4.5~5mm，子房卵形，柱头三棱形，顶端 3 裂。浆果近球形，直径 0.6~1cm，紫红色。花期 4~5 月；果期 8~10 月。

【生境】生于海拔 1500~3500m 的灌丛中或杂木林下阴湿处。

【分布】云南、贵州、四川、湖北、湖南。

【采集加工】全年均可采收，去除叶片和须根，洗净，鲜用或切片晒干。

【性味归经】味苦、微甘，性寒；有小毒。

【功能主治】清热解毒，强心利尿，舒筋活血。治心源性水肿、毒蛇咬伤、跌打损伤、风湿痛、胃痛、支气管炎、咽喉肿痛、跌打损伤、骨折、外伤出血等。

【用法用量】2~3g，水煎服或研末冲服，每次 0.5~1g。

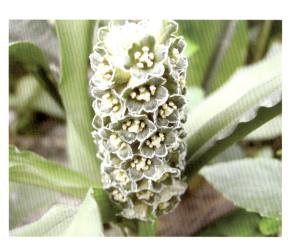

4.160.61 剑叶开口箭

TUPISTRAE ENSIFOLIAE RHIZOMA

【别名】竹节七、小万年青、岩七

【基原】来源于百合科 Liliaceae 开口箭属 *Tupistra* 剑叶开口箭 *Tupistra ensifolia* Wang et Tang 的根状茎入药。

【形态特征】根状茎圆柱形，褐色或绿色，长达 10cm。叶多数，明显成两列，带形，长 35~50cm，宽 5~12mm，基部扩大抱茎，边缘稍反卷。穗状花序密生多花，长 4~5.5cm；苞片披针形或三角状披针形，长 0.7~1.2cm，除每花有一苞片外，另有几片无花的苞片聚生于花序顶端；花筒状钟形，长 5~5.5mm；花被筒长 2~2.5mm，裂片卵形，长 2~2.5mm，宽 1.5~2mm，肉质，边缘呈啮蚀状；子房卵形，柱头钝三棱形，顶端 3 裂。浆果直径 5~8mm，红黑色。花期 5~6 月；果期 9~10 月。

【生境】生于海拔 1100~3200m 的山地阴湿林下。

【分布】云南西部与东南部。

【采集加工】夏、秋采收，去除叶片和须根，洗净，切片晒干。

【性味归经】味苦，微甘，性寒；有毒。归肺、胃、肝经。

【功能主治】清热解毒，利尿消肿，活血止痛。治喉炎、扁桃体炎、肾炎水肿、骨折肿痛、疮疖、跌打损伤、腰痛等。

【用法用量】6~15g，水煎服或泡酒服。

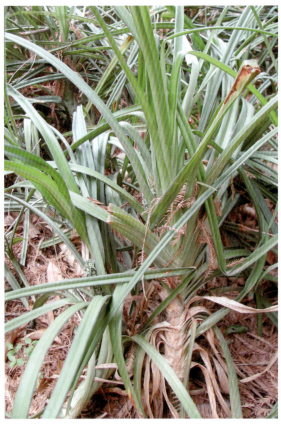
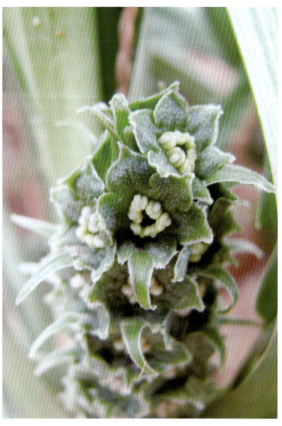

4.160.62 牯岭藜芦

VERATRI SCHINDLERI RADIX

【别名】七厘丹、天目藜芦

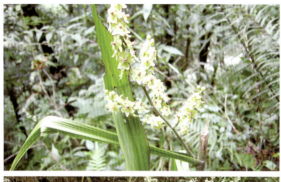
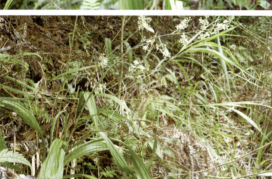
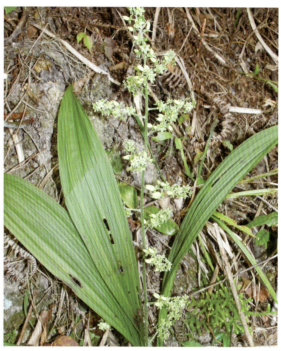

【基原】来源于百合科 Liliaceae 藜芦属 Veratrum 牯岭藜芦 Veratrum schindleri Loes. f. 的须根入药。

【形态特征】多年生草本，植株高约 1m，基部具棕褐色带网眼的纤维网。叶在茎下部的宽椭圆形，有时狭长圆形，长约 30cm，宽（2）5~10（13）cm，两面无毛，顶端渐尖，基部收狭为柄，叶柄通常长 5~10cm。圆锥花序长而扩展，具多数近等长的侧生总状花序；总轴和枝轴生灰白色绵状毛；花被片伸展或反折，淡黄绿色、绿白色或褐色，近椭圆形或倒卵状椭圆形，长 6~8mm，宽 2~3mm，顶端钝，基部无柄，全缘，外花被片背面至少在基部被毛；小苞片短于或近等长于花梗，背面生绵状毛，在侧生花序上的花梗长 6~8（14）mm；雄蕊长为花被片的 2/3；子房卵状长圆形。蒴果直立，长 1.5~2cm，宽约 1cm。花果期 6~10 月。

【生境】生于山谷或山坡。

【分布】江西、江苏、浙江、安徽、湖南、湖北、广西和福建等地。

【采集加工】秋、冬采挖须根晒干。

【性味归经】味辛、微苦，性寒；有毒。归肺、胃、肝经。

【功能主治】通窍，催吐，散瘀，消肿，止痛。治跌打损伤，积瘀疼痛，风湿肿痛，头痛鼻塞，牙痛。

【用法用量】3~5g，水煎服。

【注意】本品有毒，须慎用。

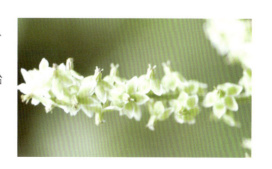

4.161 延龄草科

4.161.1 凌云重楼

PARIDIS CRONQUISTII RHIZOMA

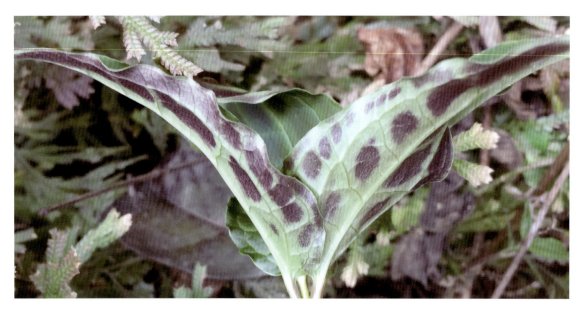

【基原】来源于延龄草科 Trilliaceae 重楼属 *Paris* 凌云重楼 *Paris cronquistii*（Takht.）H. Li 的根状茎入药。

【形态特征】多年生草本。根状茎长 2~8.5cm，粗 2~3cm，茎高 20~100cm，常呈污紫色，粗糙。叶 4~6 枚，叶片绿色，叶面具紫色斑块，背面常为紫色或绿色，具紫斑，卵形，基部心形，顶端骤狭具尾尖，长 11~17cm，宽 6~11cm，具一对基出弧形侧脉；叶柄长 2.5~7.6cm。花梗长 12~60cm，花基数 5~6，与叶数相等，偶有稍多于叶数的；雄蕊 3 轮，偶有 4 或 2 轮；萼片绿色，披针形，卵状披针形，长 3.5~11cm，宽 1.3~2cm；花瓣黄绿色，丝状，有时稍粗，长 3.2~8cm，斜伸，短于萼片，稀长于萼片；雄蕊全长 19~30mm，高出柱头；花丝长 3~10mm，花药长 10~15mm；子房绿色或淡紫色，具 5~6 棱，1 室，侧膜胎座 5~6，平坦或突起，胚珠多数，在胎座上排成 2 行，花柱基紫色或苍白色，稍下凹，角盘状，厚达 3mm，花柱青紫色，粗壮，长 2~3mm，柱头 5~6，紫色，外卷。果绿色变红色，开裂，种子近球形，外种皮红色多汁。花期 5~6 月；果期 9~11 月。

【生境】生于海拔 600~2100m 的沟谷山地常绿阔叶林中。

【分布】云南、广西、贵州、四川和重庆。

【采集加工】秋季采挖，除去茎叶，洗净晒干。

【性味归经】味苦，性微寒；有小毒。归肝经。

【功能主治】清热解毒，消肿止痛，凉肝定惊。治疗疮痈肿，咽喉肿痛，蛇虫咬伤，跌扑伤痛，惊风抽搐。

【用法用量】3~9g，水煎服。外用适量，研末调敷。

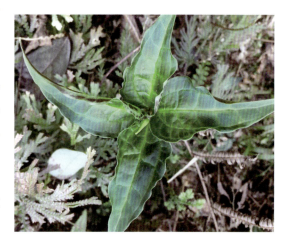

4.161.2 金线重楼

PARIDIS DELAVAYI RHIZOMA

【别名】滇王孙

【基原】来源于延龄草科 Trilliaceae 重楼属 Paris 金线重楼 Paris delavayi Franch. 的根状茎入药。

【形态特征】根状茎长 3~5cm，粗约 1.5cm，茎高 30~60cm。叶 6~8 枚，叶片绿色，常膜质，狭披针形，线状长圆形至卵状披针形，顶端渐尖，基部楔形至圆形，长 5.5~11cm，宽 2~4.2cm；叶柄长 0.6~2.5cm。花梗长 1~15cm，花基数 3~6，少于叶数；雄蕊 2 轮；萼片紫绿色或紫色，常狭小，长 1.5~4cm，宽 0.3~1cm，反折，有时斜伸；花瓣常为暗紫色，稀黄绿色，很短，长仅 0.5~1.5cm，宽 0.5~0.7mm；雄蕊 2 轮，花丝长 3~5mm，花药黄色，长 5.5~13mm，药隔凸出部分紫色，线形，锐尖或钝，长 1.5~4mm；子房常为圆锥形，绿色或上部紫色，1 室，侧膜胎座 3~6，花柱基增厚为圆锥状，渐狭为长 3~5mm 的花柱，柱头 3~6，长 1.5~7mm。果圆锥状，成熟时仍为绿色，宿存花柱紫色，常从花柱基以下横裂，种子具完全的红色多汁外种皮。花期 4~5 月；果期 9~10 月。

【生境】生于海拔 1300~2100m 的常绿阔叶林、竹林或灌丛中。

【分布】云南、四川、重庆、湖南、湖北和贵州。

【采集加工】秋季采挖，除去茎叶，洗净晒干。

【性味归经】味苦，性微寒；有小毒。归肝经。

【功能主治】清热解毒，消肿止痛，凉肝定惊。治疗疮痈肿痛，咽喉肿痛，蛇虫咬伤，跌扑伤痛，惊风抽搐。

【用法用量】3~9g，水煎服。外用适量，研末调敷患处。

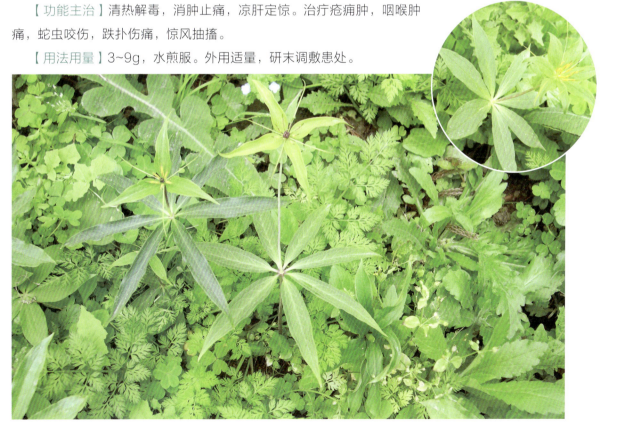

4.161.3　球药隔重楼

PARIDIS FARGESII RHIZOMA

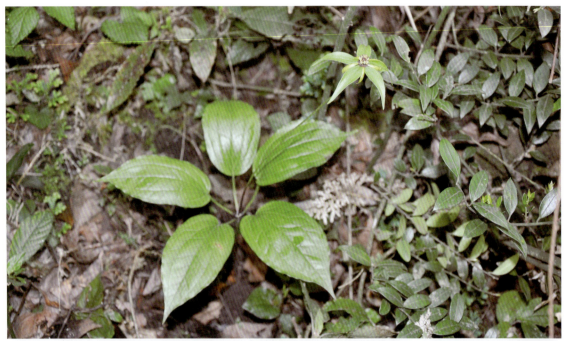

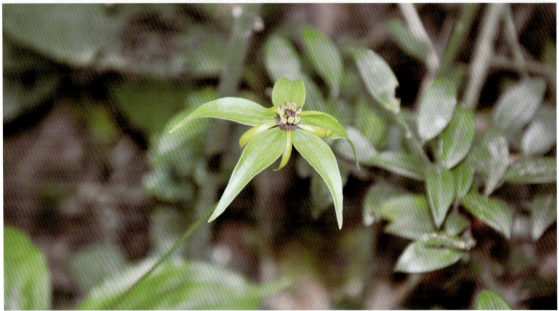

【基原】来源于延龄草科 Trilliaceae 重楼属 Paris 球药隔重楼 Paris fargesii Franch. 的根状茎入药。

【形态特征】多年生草本；根状茎粗壮，粗 1~2cm，叶 4~6 枚，绿色，偶有背面紫色，纸质，卵形、卵状披针形或卵状长圆形，顶端骤狭渐尖，基部心形或圆形，长 7.5~18cm，宽 4~11.5cm，侧脉 2~3 对，近基出，呈弧形脉；叶柄长 1.5~9.5cm。花梗长 3.3~70cm，由花期至果期逐渐伸长。花基数 4~5，雄蕊 2 轮，花基数常与叶数相等或少 1。萼片绿色，卵形、卵状披针形或披针形，长 4~6cm，顶端渐尖成尾状，基部略狭成宽爪；花瓣线形，黄绿色或紫黑色，常反垂于萼片之下，长 1.3~4.5cm，远短于萼片；果期亦不伸长。雄蕊 2 轮，通常花丝和药隔突出部分紫黑色，药淡青色变黄褐色，整个雄蕊很短，方柱形，直立，长 6~7mm，花丝长 1~3mm，花药长 2~4mm，药隔突出部分极短，长不过 1.5mm，粗厚，与花药等粗，顶面观圆形，侧面观球形或马蹄形，通常雄蕊低于雌蕊，偶有和柱头平齐的。子房明显具棱，1 室，胎座 4~5，与萼数相等，胚珠多数，着生于胎座两侧；花柱粗短，花柱基明显增厚，均黑色或紫黑色，柱头长 3~5mm，花期外卷。果近球形，种子多数，种皮多汁，直径约 3mm。花期 3~4 月；果期 9~11 月。

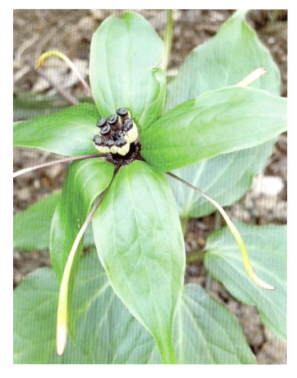

【生境】生于海拔 1550~2200m 的常绿阔叶林中。

【分布】云南、四川、重庆、贵州、广东、广西、湖南、湖北和台湾。越南也有分布。

【采集加工】秋季采挖，除去茎叶，洗净晒干。

【性味归经】味苦，性微寒；有小毒。归肝经。

【功能主治】清热解毒，消肿止痛，凉肝定惊。治疗疮痈肿，咽喉肿痛，蛇虫咬伤，跌扑伤痛，惊风抽搐。

【用法用量】3~9g，水煎服。外用适量，研末调敷。

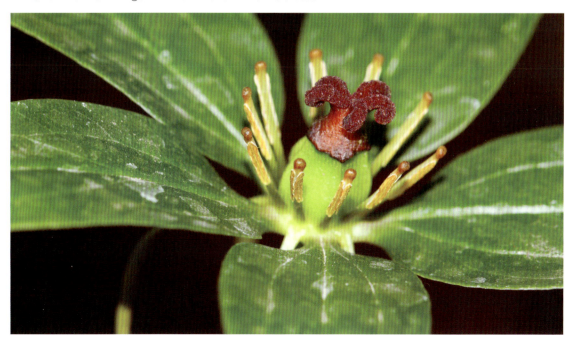

4.161.4 具柄重楼

PARIDIS FARGEGII RHIZOMA

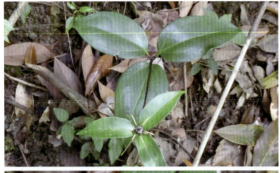

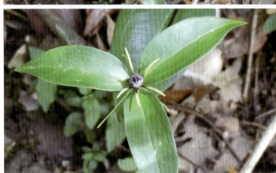

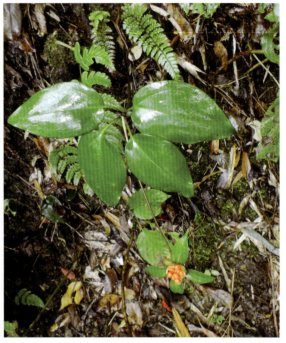

【基原】来源于延龄草科 Trilliaceae 重楼属 Paris 具柄重楼 Paris fargesii var. petiolata (Baker ex C. H. Wright) Wang et Tang 的根状茎入药。

【形态特征】多年生草本；根茎粗壮，粗 1~2cm，叶 4~6 枚，绿色，偶有背面紫色，纸质，宽卵形，顶端骤狭渐尖，基部近圆形，长 7.5~18cm，宽 4~11.5cm，侧脉 2-3 对，近基出，呈弧形脉；叶柄长 1.5~9.5cm。花梗长 3.3~70cm，由花期至果期逐渐伸长。花基数 4~5，雄蕊 2 轮，花基数常与叶数相等。萼片绿色，卵形、卵状披针形或披针形，长 4~6cm，顶端渐尖成尾状，基部略狭成宽爪；花瓣线形，黄绿色或紫黑色，长 4.5~5.5cm。雄蕊 2 轮 12 枚，长约 1.2cm，药隔突出部分为小尖头状，长 1~2mm。雌蕊各部分紫黑色或紫色，花柱和花柱基紫黑色；子房明显具棱，常呈方柱形或五角柱形，1 室，胎座 4~5，与萼数相等，胎座常向中央隆起成脊状；花柱粗短，花柱基明显增厚，方形或五角形，柱头长 3~5mm，花期渐向外卷。果近球形，开裂，种子多数，种皮多汁，径约 3mm。花期 5~6 月；果期 9~11 月。

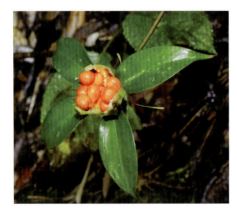

【生境】生于海拔 1200~2000m 的山坡沟谷或林下。

【分布】江西、湖北、广东、四川、重庆和贵州。

【采集加工】秋季采挖，除去茎叶，洗净晒干。

【性味归经】味苦，性微寒；有小毒。归肝经。

【功能主治】清热解毒，消肿止痛，凉肝定惊。治疗疮痈肿，咽喉肿痛，蛇虫咬伤，跌扑伤痛，惊风抽搐。

【用法用量】3~9g，水煎服。外用适量，研末调敷患处。

4.161.5 花叶重楼
PARIDIS MARMORATAE RHIZOMA

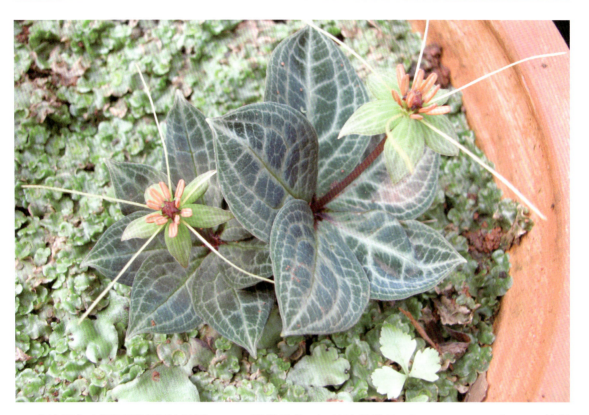

【基原】来源于延龄草科 Trilliaceae 重楼属 Paris 花叶重楼 Paris marmorata Stearn 的根状茎入药。

【形态特征】多年生直立草本,高 7~18cm;根状茎粗短,直径达 8mm。叶 5~6 枚轮生,披针形或狭披针形,长 5.5~6.5cm,宽 1.4~2.1cm,上表面深绿色,沿脉具有白色斑纹,下表面紫褐色,近无柄。花梗长 7~20mm;外轮花被片 3~4 枚,狭披针形,长 2~3cm,宽 5~10mm,顶端渐尖;内轮花被片条形,长 1.7~2cm,上部稍变宽;雄蕊 6~8 枚,花药长 1.5mm,药隔完全不突出于花药之上;子房近球形,绿色,长 3mm,宽 3.5mm,花柱粗短,上端 3 深裂。蒴果深紫色,开裂。花期 4~6 月;果期 9~10 月。

【生境】生于海拔 1800~3200m 的山地阔叶林下或林缘。

【分布】四川、重庆、云南和西藏。不丹也有分布。

【采集加工】秋季采集,去除茎叶和须根,洗净晒干。

【性味归经】味苦,性微寒;有小毒。归肝经。

【功能主治】清热解毒,消肿止痛,凉肝定惊。治肺痨,肺炎,喉炎,淋巴结核,流行性腮腺炎,脱肛,乳腺炎,无名肿毒,癌肿,哮喘。

【用法用量】9~15g,水煎服。

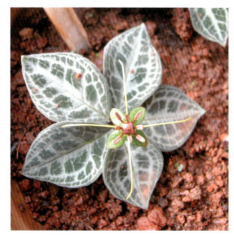

4.161.6 重楼

PARIDIS RHIZOMA

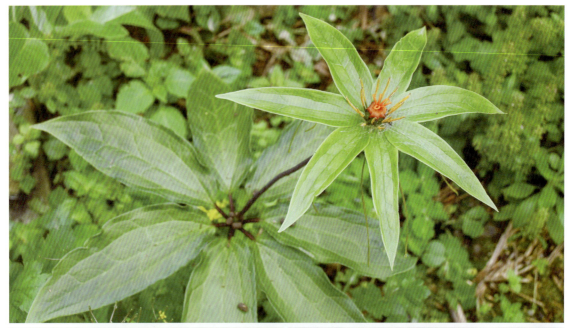

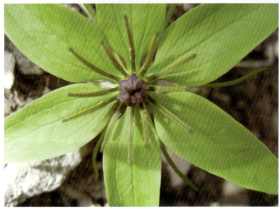

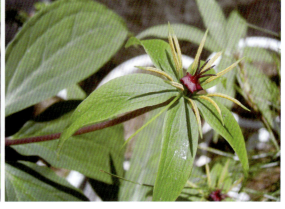

【基原】来源于延龄草科 Trilliaceae 重楼属 *Paris* 华重楼 *Paris polyphylla* Sm. var. *chinensis*（Franch.）Hara 和云南重楼 *Paris polyphylla* Sm. var. *yunnanensis*（Franch.）Hand.-Mazz. 的根状茎入药。

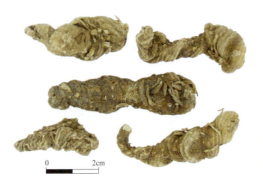

【形态特征】A. 华重楼：植株高 35~100cm，无毛；根状茎粗厚，直径达 1~2.5cm，外面棕褐色，密生多数环节和许多须根。茎通常带紫红色，直径（0.8）1~1.5cm，基部有灰白色干膜质的鞘 1~3 枚。叶（5）7~10 枚，长圆形、椭圆形或倒卵状披针形，长 7~15cm，宽 2.5~5cm，顶端短尖或渐尖，基部圆形或宽楔形；叶柄明显，长 2~6cm，带紫红色。花梗长 5~16（30）cm；外轮花被片绿色,（3）4~6 枚，狭卵状披针形，长（3）

4.5~7cm；内轮花被片狭条形，通常比外轮长；雄蕊 8~12 枚，花药短，长 5~8mm，与花丝近等长或稍长，药隔突出部分长 0.5~1（2）mm；子房近球形，具棱，顶端具一盘状花柱基，花柱粗短，具（4）5 分枝。蒴果紫色，直径 1.5~2.5cm，3~6 瓣裂开。种子多数，具鲜红色多浆汁的外种皮。花期 4~7 月；果期 8~11 月。

【生境】生于密林下。

【分布】广东、江西、江苏、湖南、湖北、广西、贵州、云南、四川、西藏。不丹、印度、尼泊尔和越南也有分布。

【形态特征】B. 云南重楼：多年生草本。高 35~100cm，无毛。根状茎粗厚，直径达 1~2.5cm，外面棕褐色，密生多数环节和许多须根。茎通常带紫红色，直径 1~1.5cm，基部有灰白色干膜质的鞘 1~3 枚。叶 7~10 枚轮生，长圆形、椭圆形或倒卵状披针形，长 7~15cm，宽 2.5~5cm，顶端短尖或渐尖，基部圆形或宽楔形；叶柄明显，长 2~6cm，带紫红色。花梗长 5~16cm；外轮花被片绿色，4~6 枚，狭卵状披针形，长 4.5~7cm；内轮花被片狭条形，通常比外轮长；雄蕊 8~12 枚，花药短，长 5~8mm，与花丝近等长或稍长，药隔突出部分长 0.5~1mm；子房近球形，具棱，顶端具一盘状花柱基，花柱粗短，具 5 分枝。蒴果紫色，直径 1.5~2.5cm，3~6 瓣裂开。种子多数，具鲜红色多浆汁的外种皮。花期 4~7 月；果期 8~11 月。

【生境】生于海拔 1800~3200m 的林下。

【分布】西藏、云南、四川、重庆和贵州。不丹、印度、尼泊尔和越南也有分布。

【采集加工】秋季采挖根状茎，除去须根，洗净，晒干。

【药材性状】本品呈结节状扁圆柱形，略弯曲，长 5~12cm，直径 1~4.5cm。表面黄棕色或灰

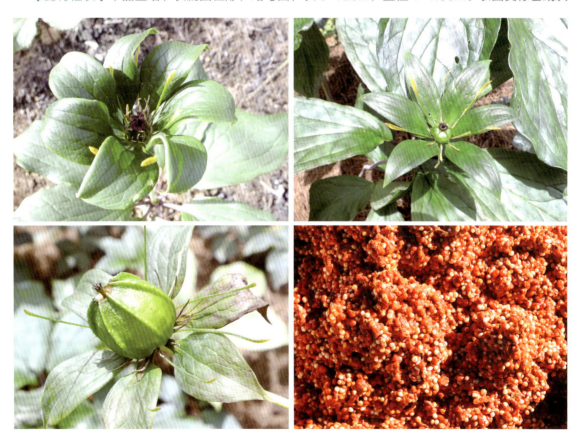

棕色，外皮脱落处呈白色，密具层状突起的粗环纹，一面结节明显，结节上有椭圆形凹陷茎痕，另一面有疏生的须根或疣状须根痕。顶端具鳞叶和茎的残基。质坚实，断面平坦，白色至浅棕色，粉性或角质。气微，味微苦、麻。

【性味归经】味苦，性微寒；有小毒。归肝经。

【功能主治】清热解毒，消肿止痛，凉肝定惊。治疗疮痈肿，咽喉肿痛，蛇虫咬伤，跌扑伤痛，惊风抽搐。

【用法用量】3~9g，水煎服。外用适量，研末调敷患处。

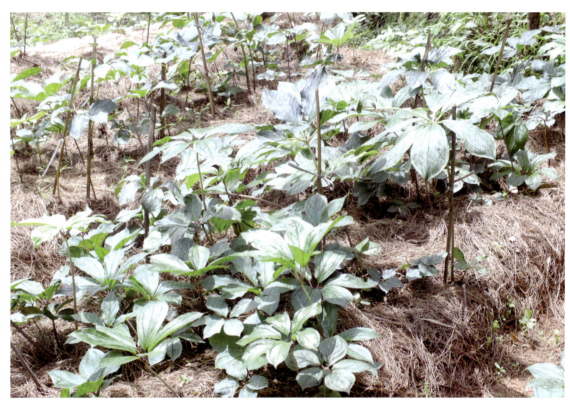

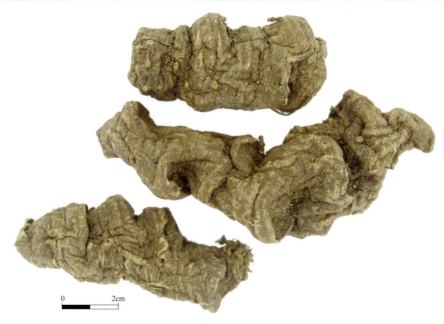

4.161.7 长药隔重楼

PARIDIS POLYPHYLLAE RHIZOMA

【基原】来源于延龄草科 Trilliaceae 重楼属 Paris 长药隔重楼 Paris polyphylla Sm. var. pseudothibetica H. Li 的根状茎入药。

【形态特征】根状茎粗壮，长达 11cm，粗 1~3cm；茎高 25~86cm，无毛。叶 5~11 枚，绿色，长圆形，倒披针形至长椭圆形，膜质至纸质，顶端锐尖至长渐尖，基部圆形，宽楔形，长 7~17cm，宽 2.2~6cm，长为宽的 2.6~5.5 倍，同一植株的叶常等长而不等宽；叶柄长 0.1~3.3cm。花梗长 1.8~3.5cm，在果期明显伸长；花基数 3~7。萼片绿色，披针形，长 2.2~8cm，宽 0.5~2cm，有时具短爪；花瓣狭线形或丝状，长 3.5~10cm，宽 0.1~0.3mm，黄绿色，有时基部黄绿色、上部紫色；雄蕊 2 轮，长 9~18mm，花丝长 3~7mm，花药长 5~10mm，药隔突出部分明显，长 3~10mm；子房绿色，具棱或翅，1 室，胎座 3~7，花柱基紫色，增厚，常角盘状，花柱紫色，长约 2mm，柱头紫色，长 4~10mm。果近球形，不规则开裂，径达 4cm，种子卵球形，有鲜红色假种皮。花期 4~6 月；果期 10~11 月。

【生境】生于海拔 1700~2700m 的常绿阔叶林、竹林、灌丛和草坡。

【分布】云南、四川、重庆、贵州和湖北。

【采集加工】秋季采挖，除去茎叶，洗净晒干。

【性味归经】味苦，性微寒；有小毒。

【功能主治】清热解毒，消肿止痛，凉肝定惊。治疗疮痈肿，咽喉肿痛，蛇虫咬伤，跌扑伤痛，惊风抽搐。

【用法用量】3~9g，水煎服。外用适量，研末调敷患处。

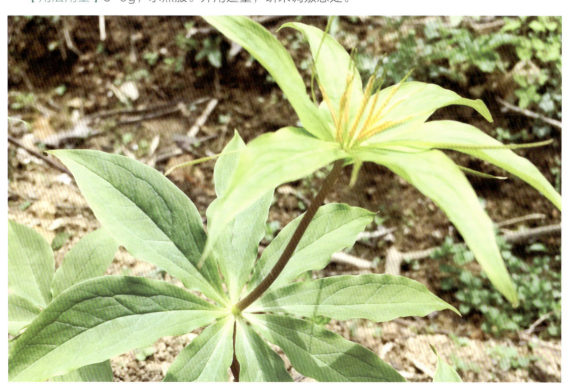

4.161.8　黑籽重楼

PARIDIS THIBETICAE RHIZOMA

【别名】独角莲、九重台、短梗重楼

【基原】来源于延龄草科 Trilliaceae 重楼属 Paris 黑籽重楼 Paris thibetica Franch. 的根状茎入药。

【形态特征】多年生草本；根状茎黄褐色，长达 12cm，粗 0.5~1.5cm，节较疏；茎绿色，无毛，高 20~47cm。叶 8~12 枚，绿色，无毛，线形、线状长圆形或披针形，顶端长渐尖，基部楔形，长 6.5~15cm，宽 1~1.6cm，通常无柄。花梗长 3.5~11cm，果期伸长幅度不大，但从基部外折。花基数 4~5，雄蕊 2 轮，花基数远低于叶数。萼片绿色，线状披针形、披针形，长 3.5~8cm，宽 1~1.8cm，伸展；花瓣淡绿色，丝状，斜伸，比萼片短，长 3~5.8cm，雄蕊 2 轮，花丝淡绿色，长 5~10mm，花药长 8~15mm，药隔凸出部分很长，淡绿色，长 8~27mm；子房长圆锥形，绿色，明显具棱；花柱基紫色，1 室，侧膜胎座 4~5，胚珠多数，白色，花柱长约 1mm，柱头绿色，长 3~7mm，星状平展。果近球形，直径 0.7~1.5cm，棱翅不明显。种子卵形，长 2~3mm，直径 2~2.5mm，亮黑色，光滑，坚硬，一侧具深红色多汁假种皮。花期 4~5 月；果期 6~8 月。

【生境】生于海拔 2400~3000m 的常绿阔叶林及灌丛内。

【分布】云南、四川至甘肃南部。

【采集加工】秋季采挖，除去茎叶，洗净晒干。

【性味归经】味苦，性微寒；有小毒。

【功能主治】清热解毒，消肿止痛，凉肝定惊。治疗疮痈肿，咽喉肿痛，蛇虫咬伤，跌扑伤痛，惊风抽搐。

【用法用量】3~9g，水煎服。外用适量，研末调敷。

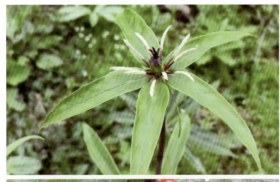
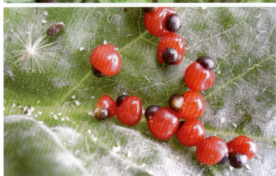
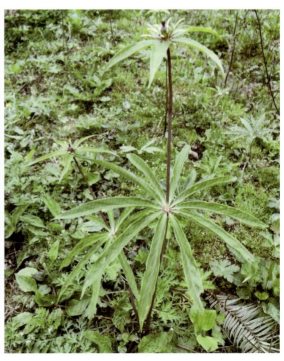

4.162 雨久花科

4.162.1 凤眼蓝

EICHHORNIAE CRASSIPIS HERBA

【别名】水葫芦、水浮莲

【基原】来源于雨久花科 Pontederiaceae 凤眼蓝属 *Eichhornia* 凤眼蓝 *Eichhornia crassipes*（Mart.）Solme 的全草入药。

【形态特征】浮水草本，高 30~60cm。茎极短，具长匍匐枝，匍匐枝淡绿色或带紫色，与母株分离后长成新植物。叶在基部丛生，莲座状排列，一般 5~10 片；叶片圆形、宽卵形或宽菱形，长 4.5~14.5cm，宽 5~14cm，顶端钝圆或微尖，基部宽楔形或在幼时为浅心形，全缘，具弧形脉，表面深绿色，光亮，质地厚实，两边微向上卷，顶部略向下翻卷；叶柄长短不等，中部膨大成囊状或纺锤形，内有许多

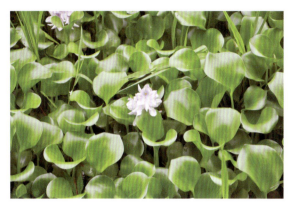

多边形柱状细胞组成的气室，维管束散布其间，黄绿色至绿色，光滑；叶柄基部有鞘状苞片，长 8~11cm，黄绿色，薄而半透明；花葶从叶柄基部的鞘状苞片腋内伸出，长 34~46cm，多棱；穗状花序长 17~20cm，通常具 9~12 朵花；花被裂片 6 枚，花瓣状，卵形、长圆形或倒卵形，紫蓝色，花冠略两侧对称，直径 4~6cm，上方 1 枚裂片较大，长约 3.5cm，宽约 2.4cm，三色即四周淡紫红色，中间蓝色，在蓝色的中央有 1 黄色圆斑，其余各片长约 3cm，宽 1.5~1.8cm，下方 1 枚裂片较狭，宽 1.2~1.5cm，花被片基部合生成筒，外面近基部有腺毛；雄蕊 6 枚，贴生于花被

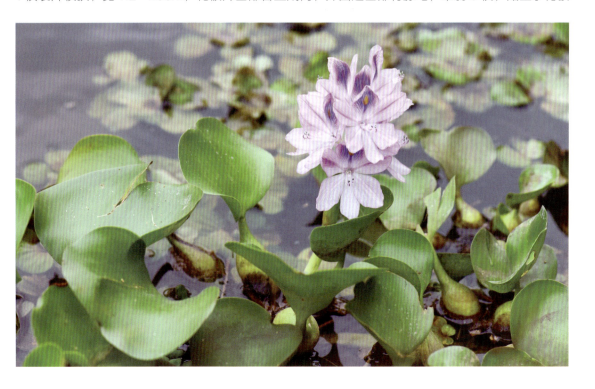

筒上，3长3短，长的从花被筒喉部伸出，长1.6~2cm，短的生于近喉部，长3~5mm；花丝上有腺毛，长约0.5mm；花药箭形，基着，蓝灰色，2室，纵裂；子房上位，长梨形，长6mm，3室。蒴果卵形。花期7~10月；果期8~11月。

【生境】生于河水、池塘或稻田中。

【分布】我国南北各地有栽培或逸为野生。原产美洲。

【采集加工】夏、秋采收，将全草晒干。

【性味归经】味淡，性凉。

【功能主治】清热解暑，利尿消肿。治中暑烦渴，肾炎水肿，小便不利。

【用法用量】15~30g，水煎服。

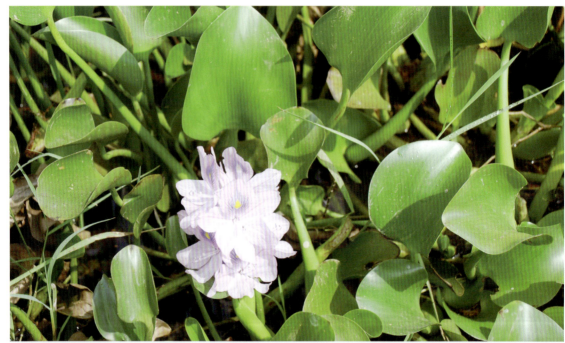

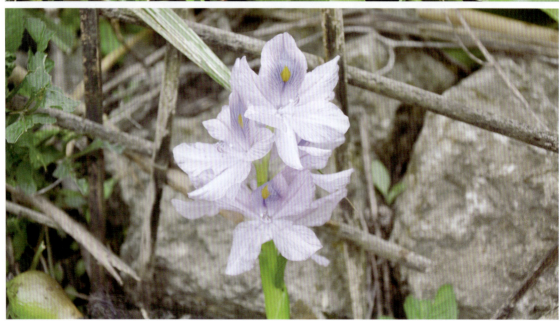

4.162.2 箭叶雨久花

MONOCHORIAE HASTATAE HERBA

【别名】烟梦花

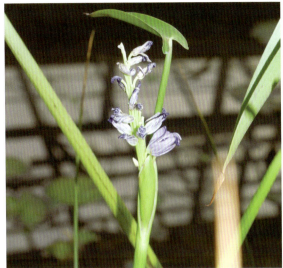
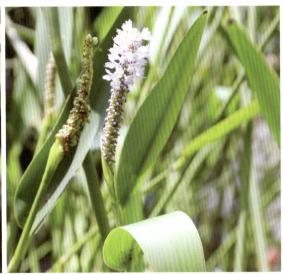

【基原】来源于雨久花科 Pontederiaceae 雨久花属 *Monochoria* 箭叶雨久花 *Monochoria hastata*（L.）Solms 的全草入药。

【形态特征】多年生水生草本；根状茎长而粗壮，匍匐，具老叶鞘残存物，纤维根多。茎直立或斜上，高 50~90（125）cm，全株无毛。基生叶三角状卵形或三角形，长 5~15（25）cm，宽 3~9cm，顶端渐尖，基部箭形或戟形，稀为心形，纸质，全缘，基部边缘两角扩展，具弧状脉；叶柄长 30~50（70）cm，下部成开裂叶鞘，鞘顶端常有 1 长形舌状体；茎生叶叶柄长 7~10cm，叶鞘增宽。总状花序腋生，有 10~40 朵花；花梗长 1~3cm，位于花序上部的较长；花直径 7~10mm；花被片卵形，长 10~14mm，淡蓝色，膜质，有 1 绿色中脉及红色斑点；雄蕊 6 枚，其中大的 1 枚花药蓝色，长 6mm，其余的花药黄色，长 3mm，花丝丝状，白色；子房表面具白色小点；花柱顶端被毛。蒴果长圆形，长约 1cm；种子多数，细小，长圆形，棕褐色，有纵棱，棱间具横条纹。花期 8 月至翌年 3 月。

【生境】生于平原至海拔 700m 的淡水池塘、沟边、稻田或海滨湿地。

【分布】香港、广东、海南、广西、贵州和云南。亚洲热带和亚热带余部也有分布。

【采集加工】夏、秋季采收，将全草晒干。

【性味归经】味苦，性寒。归肺、心、小肠经。

【功能主治】清肺止咳，消肿拔脓，利尿通淋。治痢疾肠炎，齿龈肿痛，急性扁桃体炎，喉炎，疮疖，蛇伤。

【用法用量】9~15g，水煎服。

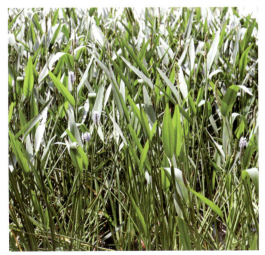

4.162.3 雨久花

MONOCHORIAE KORSAKOWII HERBA

【别名】蓝鸟花

【基原】来源于雨久花科 Pontederiaceae 雨久花属 Monochoria 雨久花 Monochoria korsakowii Regel et Maack 的全草入药。

【形态特征】一年生直立水生草本；根状茎粗壮，具柔软须根。茎直立，高 30~70cm，全株光滑无毛，基部有时带紫红色。叶基生和茎生；基生叶宽卵状心形，长 4~10cm，宽 3~8cm，顶端急尖或渐尖，基部心形，全缘，具多数弧状脉；叶柄长达 30cm，有时膨大成囊状；茎生叶叶柄渐短，基部增大成鞘，抱茎。总状花序顶生，有时再聚成圆锥花序；花 10 余朵，具 5~10mm 长的花梗；花被片椭圆形，长 10~14mm，顶端圆钝，蓝色；雄蕊 6 枚，其中 1 枚较大，花药长圆形，浅蓝色，其余各枚较小，花药黄色，花丝丝状。蒴果长卵圆形，长 10~12mm，包于宿存花被片内。种子长圆形，长约 1.5mm，有纵棱。花期 7~8 月；果期 9~10 月。

【生境】生于池塘、湖沼靠岸的浅水处及稻田中，常成单优势的大面积群落。

【分布】黑龙江、吉林、辽宁、内蒙古、山东、安徽、江苏、陕西。朝鲜、日本、俄罗斯（西伯利亚）也有分布。

【采集加工】夏、秋季采收全草，除去杂质，切段，洗净，鲜用或晒干。

【性味归经】味甘，性凉。归肺经。

【功能主治】清热解毒，止咳平喘，祛湿消肿，明目。治高热，咳喘，小儿丹毒，疔肿，痔疮。

【用法用量】10~15g，水煎服。外用鲜品适量捣烂或研末敷患处。

【附方】治小儿高热咳嗽：雨久花 10g，水煎，日服 2 次。

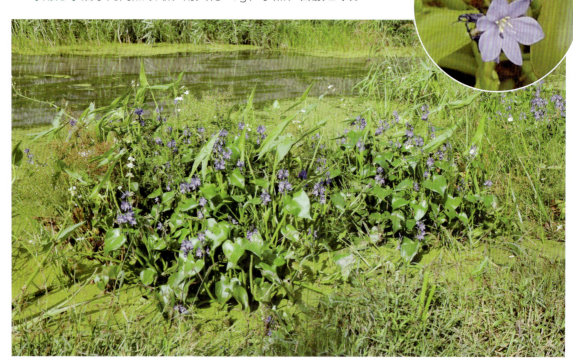

4.162.4 鸭舌草

MONOCHORIAE VAGINALIS HERBA

【别名】鸭仔菜

【基原】来源于雨久花科 Pontederiaceae 雨久花属 Monochoria 鸭舌草 Monochoria vaginalis (Burm. f.) Presl ex Kunth 的全草入药。

【形态特征】水生草本；根状茎极短，具柔软须根。茎直立或斜上，高 12~40cm，全株光滑无毛。叶基生和茎生；叶片形状和大小变化较大，由心状宽卵形、长卵形至披针形，长 2~7cm，宽 0.8~5cm，顶端短突尖或渐尖，基部圆形或浅心形，全缘，具弧状脉；叶柄长 10~20cm，基部扩大成开裂的鞘，鞘长 2~4cm，顶端有舌状体，长 7~10mm。总状花序从叶柄中部抽出，该处叶柄扩大成鞘状；花序梗短，长 1~1.5cm，基部有 1 披针形苞片；花序在花期直立，果期下弯；花通常 3~5 朵，蓝色；花被片卵状披针形或长圆形，长 10~15mm；花梗长不及 1cm；雄蕊 6 枚，其中 1 枚较大；花药长圆形，其余 5 枚较小；花丝丝状。蒴果卵形至长圆形，长约 1cm。种子多数，椭圆形，长约 1mm，灰褐色，具 8~12 纵条纹。花期 8~9 月；果期 9~10 月。

【生境】生于湿地、浅水池塘。

【分布】我国南北各地。日本、马来西亚、菲律宾、印度、尼泊尔、不丹也有分布。

【采集加工】夏、秋采收，将全草晒干。

【性味归经】味甘，性凉。归大肠经。

【功能主治】清热解毒。治痢疾，肠炎，咽喉肿痛，牙龈脓肿。外用治蛇虫咬伤、疮疖。

【用法用量】30~60g，水煎服。外用鲜品捣烂敷患处。

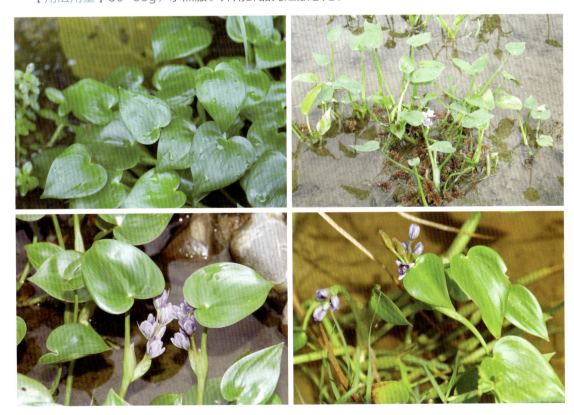

4.163 菝葜科

4.163.1 弯梗菝葜

SMILACIS ABERRANTIS RHIZOMA

【基原】来源于菝葜科 Smilacaceae 菝葜属 *Smilax* 弯梗菝葜 *Smilax aberrans* Gagnep. 的根状茎入药。

【形态特征】攀援灌木或半灌木。茎长 0.5~2m，枝条稍具槽或钝棱，无刺。叶薄纸质，椭圆形或卵状椭圆形，长 7~12cm，宽 2.5~6.5cm，顶端渐尖，基部近楔形或圆形，下面苍白色，具乳突状短柔毛，网脉上尤多，极少只呈粉尘状粗糙；叶柄长 1~1.5cm，上部常具乳突，基部较宽，具半圆形的膜质鞘，无卷须，脱落点位于上部。伞形花序常生于刚从叶腋抽出的幼枝上（生于其上幼嫩的叶腋或苞片腋部），具几朵至 20 多朵花；总花梗长 3~5cm；花序托几不膨大；雄花绿黄色或淡紫色；内外花被片相似，长 2~2.5mm，宽约 1mm；雄蕊极短，聚集于花中央。浆果直径 8~11mm，果梗下弯。花期 3~4 月；果期 10~12 月。

【生境】生于海拔 1600m 以下的林中、灌丛下。

【分布】广东、广西、重庆、贵州和云南。越南也有分布。

【采集加工】全年可采挖，除去杂质，洗净，切片晒干。

【性味归经】味甘、微苦，性平。

【功能主治】利湿去浊，祛风除痹，解毒散瘀。治小便淋浊，带下量多，风湿痹痛，疔疮痈肿。

【用法用量】10~15g，水煎服。

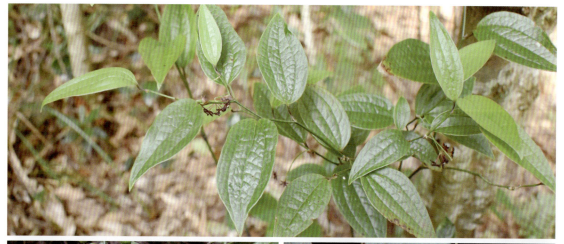

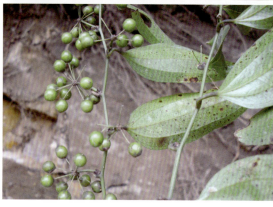

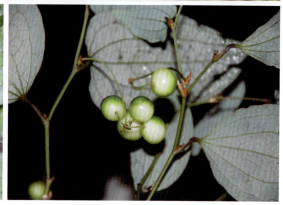

4.163.2 菝葜

SMILACIS CHINAE RHIZOMA

【别名】金刚藤、铁菱角

【基原】来源于菝葜科 Smilacaceae 菝葜属 *Smilax* 菝葜 *Smilax china* L. 的根状茎入药。

【形态特征】攀援灌木，高可达 3m。具坚硬、粗厚的根状茎，粗 2~3cm；茎有疏刺，长 1~3m。叶互生，薄革质或坚纸质，干后呈红褐色或古铜色，圆形或卵形，长 3~10cm，宽 1.5~6cm，叶背淡绿色，稀苍白色，有时具粉霜；叶柄长 5~15mm，具较粗长之卷须。伞形花序单生于叶腋，有花 10 余朵以上，球形，总花梗长 1~2cm；花绿黄色，花被片长 3.5~4.5mm；雌花有 6 枚退化雄蕊。浆果球形，直径 6~15mm，熟时红色，有粉霜。花期 2~5 月；果期 9~11 月。

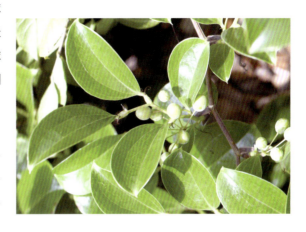

【生境】生于林下灌丛中。

【分布】香港、广东、海南、台湾、福建、江西、浙江、江苏、安徽、湖南、湖北、河南、山东、广西、贵州、云南、四川。缅甸、越南、泰国、菲律宾也有分布。

【采集加工】秋末至次春采挖，除去须根，洗净，晒干备用或趁鲜切片，干燥。

【性味归经】味甘、微苦、涩，性平。归肝、肾经。

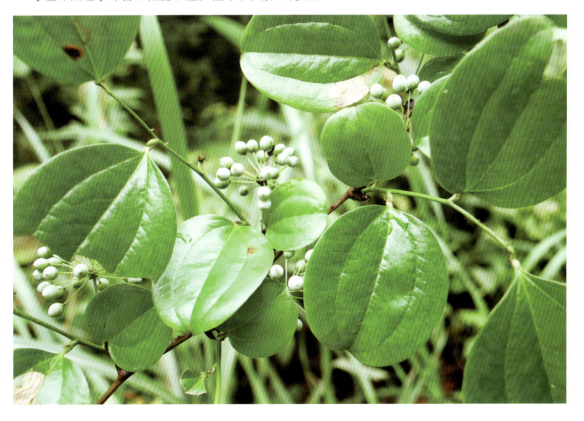

【功能主治】利湿去浊，祛风除痹，解毒散瘀。治风湿关节痛，跌打损伤，胃肠炎，痢疾，消化不良，糖尿病，乳糜尿，带下病，癌症。

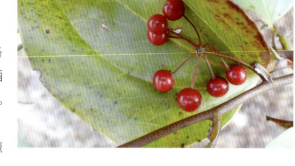

【用法用量】30~60g，水煎服。

【附方】① 治风湿关节痛：菝葜、虎杖各30g，寻骨风15g，白酒750g。前三味药泡酒7天，每次服一酒盅（约15g），早晚各服1次。

② 治胃肠炎：菝葜60g，水煎服。

③ 治乳糜尿：菝葜、楤木根各30g，水煎服。每日1剂。

④ 治黄疸性肝炎：菝葜、金樱子根各60g，半边莲15g，水煎服。

⑤ 治糖尿病：鲜菝葜60~120g，配猪胰1条，同炖服。

⑥ 治肺脓肿：菝葜60g，水煎服；或加鱼腥草15~30g，羊乳根30g，苦瓜藤9g，水煎服。

⑦ 治肠炎：菝葜30~60g，苦瓜藤9g，水煎服。

⑧ 治痛风：菝葜研粉，每次服3~5g，每日3次。

⑨ 治血尿：菝葜、算盘子根各30g，水煎服。

⑩ 治吐血：菝葜30~60g，地茶9g，水煎服。

⑪ 治银屑病：菝葜20~40g，浸泡10h后煎服。

⑫ 治牛皮癣：菝葜60g，乌梅30g，甘草15g，浸泡24h后煎服，连服40~60天。

⑬ 治子宫脱垂：菝葜30g，土黄芪15g，水煎服。

⑭ 治崩漏：菝葜、棕榈炭各30g，五味子15g，水煎服。

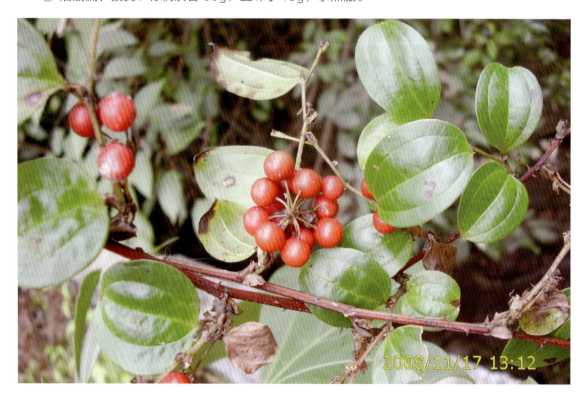

4.163.3 筐条菝葜
SMILACIS CORBULARIAE RHIZOMA

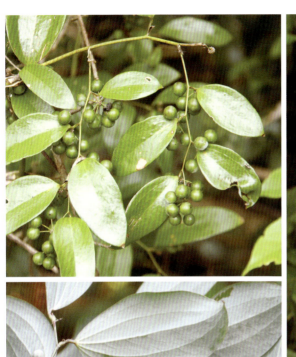
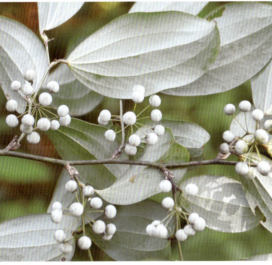
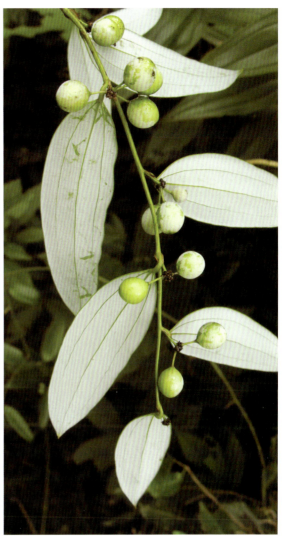

【基原】来源于菝葜科 Smilacaceae 菝葜属 *Smilax* 筐条菝葜 *Smilax corbularia* Kunth 的根状茎入药。

【形态特征】攀援灌木。茎长 3~9m，枝条有时稍带四棱形，无刺。叶革质，卵状长圆形、卵形至狭椭圆形，长 5~14cm，宽 2~4.5（7）cm，顶端短渐尖，基部近圆形，边缘多少下弯，下面苍白色，主脉 5 条，网脉在上面明显；叶柄长 8~14mm，脱落点位于近顶端，枝条基部的叶柄一般有卷须，鞘占叶柄全长的一半，并向前（与叶柄近并行的方向）延伸成一对耳，耳披针形，长 2~4（6）mm。伞形花序腋生，具 10~20 朵花；总花梗长 4~15mm，为叶柄长度的 2/3 或近等长，少有超过叶柄，稍扁；花序托膨大，具多数宿存的小苞片；花绿黄色，花被片直立，不展开；雄花外花被片舟状，长 2.5~3mm，宽约 2mm，内花被片稍短，宽约 1mm，肥厚，背面稍凹陷；花丝很短，靠合成柱；雌花与雄花大小相似，但内花被片较薄，具 3 枚退化雄蕊。浆果直径 6~7mm，熟时暗红色。花期 5~7 月；果期 12 月。

【生境】生于林下或灌丛中。

【分布】香港、广东、海南、福建、江西、浙江、湖南、广西、贵州、云南。越南和缅甸也有分布。

【采集加工】秋、冬采挖根状茎，切片晒干。

【性味归经】味甘、酸，性平。

【功能主治】祛风止痛。治跌打肿痛，风湿痛。

【用法用量】20~30g，水煎服。

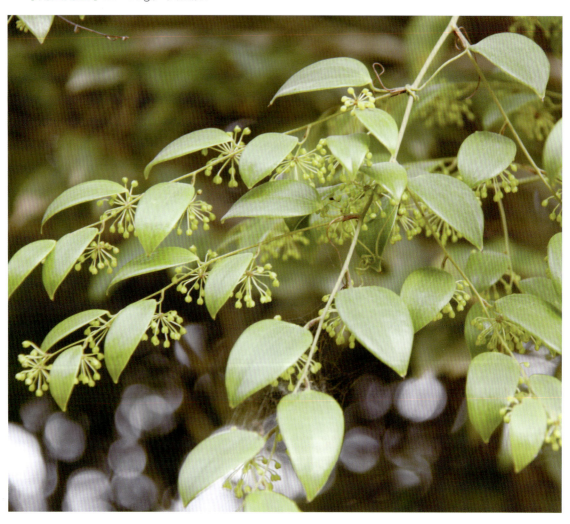

4.163.4 长托菝葜
SMILACIS FEROX RHIZOMA
【别名】刺萆薢

【基原】来源于菝葜科 Smilacaceae 菝葜属 *Smilax* 长托菝葜 *Smilax ferox* Wall. ex Kunth 根状茎入药。

【形态特征】攀援灌木。茎长可达 5m，枝条多少具纵条纹，疏生刺。叶厚革质至坚纸质，干后灰绿黄色或暗灰色，椭圆形、卵状椭圆形至长圆形，变化较大，长 3~16cm，宽 1.5~9cm，下面通常苍白色，极罕近绿色，主脉一般 3 条，很少 5 条；叶柄长 5~25mm，占全长的 1/2~3/4，具鞘，通常只有少数叶柄具卷须，少有例外，脱落点位于鞘上方。伞形花序生于叶尚幼嫩的小枝上，具几朵至 10 余朵花；总花梗长 1~2.5cm，偶尔有关节；花序托常延长而使花序多少呈总状，具多枚宿存小苞片；花黄绿色或白色；雄花外花被片长 4~8mm，宽 2~3mm，内花被片稍狭；雌花比雄花小，花被片长 3~6mm，具 6 枚退化雄蕊。浆果直径 8~15mm，熟时红色。花期 3~4 月；果期 10~11 月。

【生境】生于林下、灌丛中或山坡荫蔽处。

【分布】广东、海南、江西、浙江、陕西、湖南、湖北、广西、贵州、云南、四川。尼泊尔、不丹、印度、缅甸和越南也有分布。

【采集加工】秋、冬采挖根状茎，切片，晒干。

【性味归经】味辛、苦，性凉。

【功能主治】祛风湿，利小便，解疮毒。治风湿痹痛，小便淋浊，疮疹瘙痒，臁疮。

【用法用量】9~15g，水煎服。外用煎水洗患处。

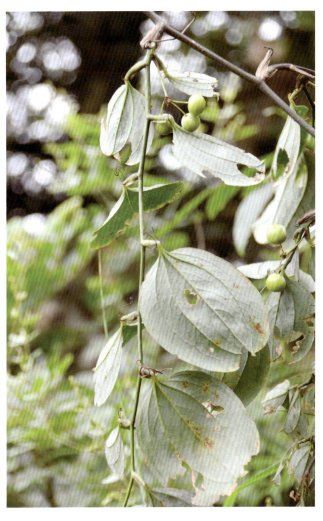

4.163.5 土茯苓

SMILACIS GLABRAE RHIZOMA

【别名】冷饭团、光叶菝葜

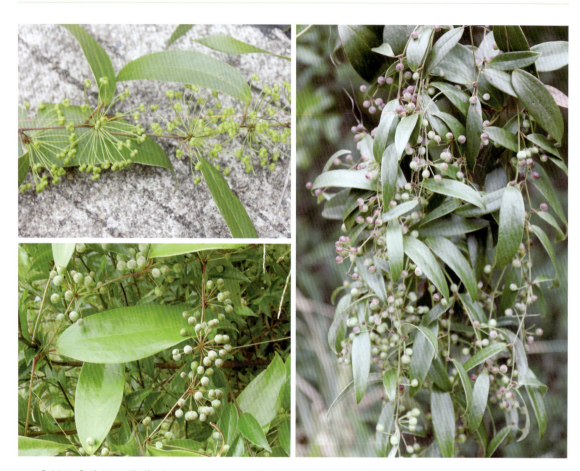

【基原】来源于菝葜科 Smilacaceae 菝葜属 Smilax 土茯苓 Smilax glabra Roxb. 的根状茎入药。

【形态特征】攀援状灌木。具根状茎，茎无刺。叶革质，椭圆形、卵状披针形或披针形，长 3~13cm，宽 1.5~6cm，顶端渐尖，基部圆钝；叶柄长 5~15（20）mm；掌状脉 5 条，最外边的一对紧贴边缘且增厚；叶柄上常有 2 条纤细的卷须。雌雄异株，伞形花序单生于叶腋；总花梗长 1~6mm，通常明显短于叶柄；花序托膨大，连同多数宿存的小苞片稍呈莲座状，宽 2~5mm；花蕾三棱形，花被 6 片，排成 2 轮，外轮的倒心形，内轮的圆形；雄蕊 6 枚，近无花丝；花丝极短；雌花中有 3 枚退化雄蕊。浆果球形，直径 7~8mm，熟时紫黑色，具粉霜。花期 7~11 月；果期 11 月至翌年 4 月。

【生境】生于林下灌丛中或河岸林缘、山坡上。

【分布】甘肃和长江流域以南各地，直到台湾、海南岛和云南。越南、泰国和印度也有分布。

【采集加工】夏、秋、冬采挖，除去须根，洗净，干燥；或趁鲜切片，干燥。

【药材性状】本品略呈圆柱形，稍扁或呈不规则条块，有结节状隆起，长 5~22cm，直径 2~5cm。表面黄棕色或灰褐色，散生有坚硬的须根残基，分枝顶端有圆形芽痕。质坚硬，难折断。

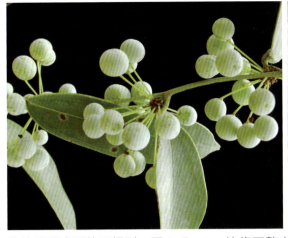
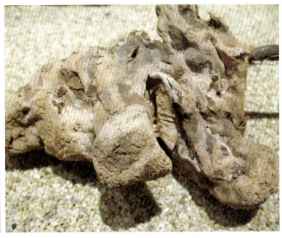

薄片圆形或形状不规则，厚1~5mm，边缘不整齐，切开面类白色至淡红棕色，粉质，可见多数发亮小点。质略韧，折断时散出粉尘，以水湿润后有黏滑感。无臭，味微甘、涩。以断面淡白色、粉性足者为佳。

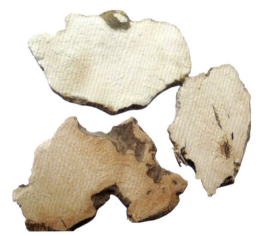

【性味归经】味甘、淡，性平。归肝、胃经。

【功能主治】清热解毒，除湿，通利关节。治钩端螺旋体病，梅毒，风湿性关节痛，痈疖肿毒，湿疹，皮炎，带下病，瘰疬，疥癣，汞粉、银朱慢性中毒。

【用法用量】15~60g，水煎服。

【注意】肾功能不全者应慎用。

【附方】① 预防钩端螺旋体病：土茯苓、鱼腥草、夏枯草、海金沙、车前草、大青、贯众、马兰各9g。流行季节，每日1剂，煎水当茶饮。

② 治钩端螺旋体病：土茯苓60g，甘草9g，水煎服，每日1剂。病情较重而体质较好者，土茯苓可加至150g。若高热、症重者可适当静脉注射葡萄糖液及维生素C。

③ 治慢性期布鲁氏菌病：土茯苓30g，防风3g，木瓜、没药、当归各9g，金银花12g。水煎，早晚各服1次，每日1剂。10日为1个疗程。隔5~7日继服第二个疗程。

④ 治痈疽疮疖：土茯苓25~50g，瘦猪肉150g，加水同炖，服食。

⑤ 治血淋：土茯苓、茶叶树根各25g，白糖为引，水煎服。

⑥ 治流行性腮腺炎：鲜土茯苓适量，洗净，与醋磨成浓汁，浸入纱布块，敷于肿胀腮腺部位，每天换纱布4次。

⑦ 治皮炎：土茯苓60g。水煎，当茶饮，肝功能不全者慎用。

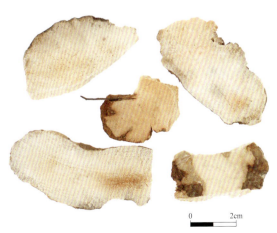

4.163.6 小叶菝葜

SMILACIS MICROPHYLLAE RHIZOME

【别名】乌鱼刺

【基原】来源于菝葜科 Smilacaceae 菝葜属 Smilax 小叶菝葜 Smilax microphylla C. H. Wright 的根状茎入药。

【形态特征】枝条多少具刺；叶纸质或薄革质、革质，披针形、卵状披针形或近条状披针形，长 3.5~9cm，宽 1~5cm，顶端急尖并具尖凸，基部钝或浅心形，干后一般暗绿色，下面苍白色；叶柄长 0.5~1.5cm，占全长的 1/2~2/3 具狭鞘，脱落点位于近顶端，一般有卷须。伞形花序具几朵或更多的花；总花梗稍扁或近圆柱形，宽约 0.5mm，常稍粗糙，明显短于叶柄；花序托膨大，连同多枚宿存的小苞片多少呈莲座状；花淡绿色；雄花外花被片长 2~2.5mm，宽约 1mm，内花被片稍狭而短；雌花比雄花稍小，具 3 枚退化雄蕊。浆果直径 5~7mm，熟时蓝黑色。花期 6~8 月；果期 10~11 月。

【生境】生于海拔 500~1600m 的林下、灌丛中或山坡阴处。

【分布】甘肃、陕西、四川、重庆、湖北、湖南、贵州和云南。

【采集加工】全年可采挖，除去杂质，洗净，切片晒干。

【性味归经】味甘、微苦，性平。归心、肾经。

【功能主治】利湿去浊，祛风除痹，解毒散瘀。治小便淋浊，带下量多，风湿痹痛，疔疮痈肿。

【用法用量】10~15g，水煎服。

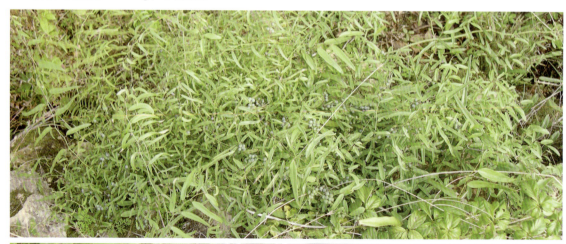

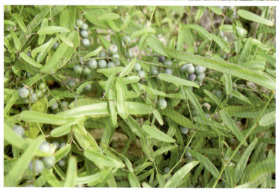

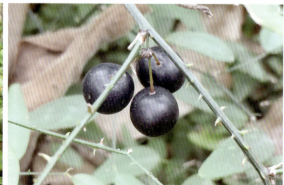

4.163.7 白背牛尾菜

SMILACIS NIPPONICAE RHIZOMA

【别名】大伸筋

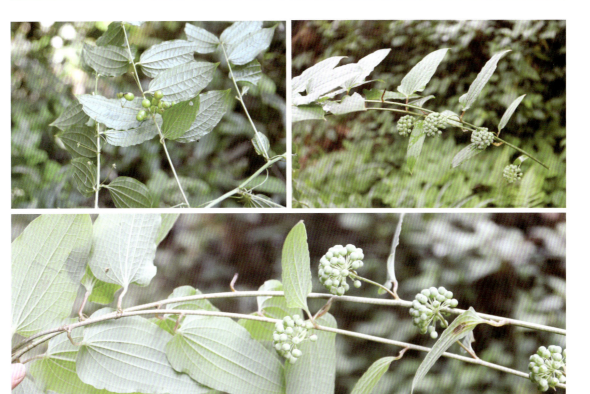

【基原】来源于菝葜科 Smilacaceae 菝葜属 Smilax 白背牛尾菜 Smilax nipponica Miq. 的根状茎及根入药。

【形态特征】一年生或多年生草本，直立或稍攀援，有根状茎。茎长 20~100cm，中空，有少量髓，干后凹瘪而具槽，无刺。叶卵形至长圆形，长 4~20cm，宽 2~14cm，顶端渐尖，基部浅心形至近圆形，下面苍白色且通常具粉尘状微柔毛，很少无毛（但主脉上无毛）；叶柄长 1.5~4.5cm，脱落点位于上部，如有卷须则位于基部至近中部。伞形花序通常有几十朵花；总花梗长 3~9cm，稍扁，有时很粗壮；花序托膨大，小苞片极小，早落；花绿黄色或白色，盛开时花被片外折；花被片长约 4mm，内外轮相似；雄蕊的花丝明显长于花药；雌花与雄花大小相似，具 6 枚退化雄蕊。浆果直径 6~7mm，熟时黑色，有白色粉霜。花期 4~5 月；果期 8~9 月。

【生境】生于林下、水旁或山坡草丛中。

【分布】广东、台湾、福建、江西、浙江、安徽、湖南、河南、山东、辽宁、贵州、四川。日本和朝鲜也有分布。

【采集加工】秋、冬采挖根状茎及根，晒干。

【性味归经】味苦，性平。

【功能主治】壮筋骨，利关节，活血止痛。治腰腿疼痛，屈伸不利，月经不调，跌打损伤。

【用法用量】6~12g，水煎服。

4.163.8 穿鞘菝葜

SMILACIS PERFOLIATAE RHIZOMA

【别名】翅柄菝葜、大托叶菝葜

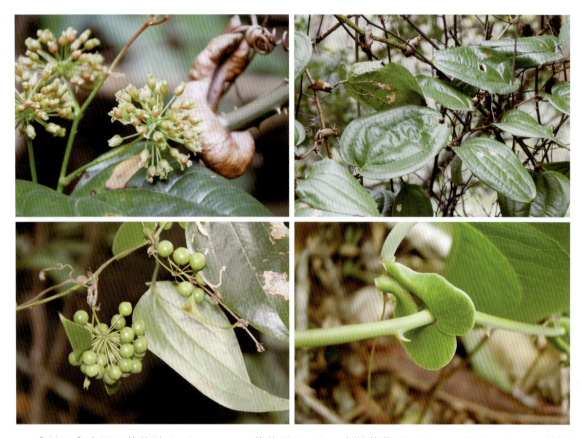

【基原】来源于菝葜科 Smilacaceae 菝葜属 *Smilax* 穿鞘菝葜 *Smilax perfoliata* Lour. 的根状茎入药。

【形态特征】攀援灌木，茎长 4~7m，常有疏刺。叶革质，卵形至椭圆形，长 9~20cm，宽 4.5~15cm，顶端短渐尖，基部宽楔形至浅心形；叶柄长 2~3.5cm，基部两侧有耳状的叶鞘，作穿茎状抱茎，有卷须，脱落点位于近中部。圆锥花序由 2~10 个伞形花序组成，长 4~10cm，基部着生点上方有鳞片叶 1 枚；伞形花序有花 10~30 朵；总花梗长 2~3cm，基部有 1 枚苞片，花序托膨大，近球形；外轮花被片黄绿色，稍带淡红色，长 5~6mm，宽约 1mm；雄蕊长 6~10mm，花丝下部合生成柱状；雌花无退化雄蕊。浆果暗红色，球形，直径 6~8mm。花期 3~6 月；果期 7~10 月。

【生境】生于山地、路旁、灌丛，攀援于树上。

【分布】广东、广西、云南、贵州。老挝、泰国、缅甸和印度也有分布。

【采集加工】秋、冬采挖根状茎，切片晒干。

【性味归经】味淡，性平。

【功能主治】健脾益胃，强筋壮骨。治风湿痹痛。

【用法用量】10~15g，水煎服。

4.163.9　牛尾菜

SMILACIS RIPARIAE RADIX

【别名】牛尾结、草菝葜

【基原】来源于菝葜科 Smilacaceae 菝葜属 *Smilax* 牛尾菜 *Smilax riparia* A. DC. 的须根入药。

【形态特征】多年生草质藤本，有许多肉质须状根。地上茎长达 2.5m，中空，有少量髓，具条纹，无刺。叶膜质或近纸质，长圆状卵形、长圆状披针形至披针形，长 6~15cm，宽 2~11cm，顶端渐尖或短渐尖，基部急尖、圆钝或截平，叶背绿色，无毛，掌状脉 3~5 条；叶柄长 0.7~2cm，常于中部有卷须。伞形花序单生于叶腋，总花梗长 2.5~10cm；小苞片在花期常不落；花被片黄绿色至白色，长 4~5mm；雄蕊的花丝长于花药；雌花略小于雄花；退化雄蕊钻形或无。浆果黑色，球形，直径 5~9mm。花期 4~7 月；果期 9~10 月。

【生境】生于海拔 100~1600m 林下、灌丛、山坡草丛或河谷沙地上。

【分布】江西、浙江、湖南、陕西、广东、广西、贵州、云南、四川等地。朝鲜、日本和菲律宾也有分布。

【采集加工】秋、冬采挖须根，晒干。

【性味归经】本品为细长弯曲的根，长 20~40cm，直径约 2mm。圆柱形，表面黄白色至棕黄色，有细纵向纹及横向裂纹，有的裂纹处显露细木质心。质韧，不易折断，断面可见中央有黄白色木心。气微，味微苦涩。

【性味归经】味甘、苦，性平。归肝、肺、脾经。

【功能主治】祛风活络，祛痰止咳。治风湿性关节炎，筋骨疼痛，跌打损伤，腰肌劳损，支气管炎，肺结核咳嗽、咯血。

【用法用量】15~30g，水煎或泡酒服。

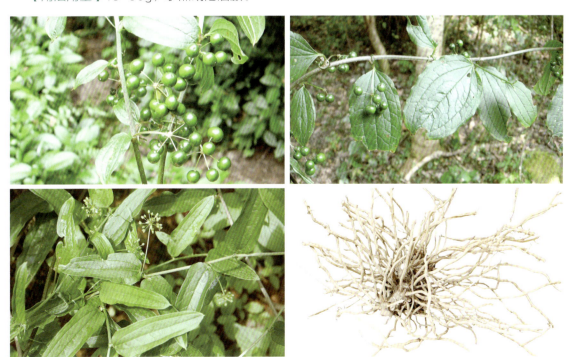

4.164 天南星科

4.164.1 菖蒲

ACORI CALAMI RHIZOMA

【别名】水菖蒲、白菖

【基原】来源于天南星科 Araceae 菖蒲属 Acorus 菖蒲 Acorus calamus L. 的根状茎入药。

【形态特征】多年生草本。根茎横走，稍扁，分枝，直径 5~10mm，外皮黄褐色，芳香，肉质根多数，长 5~6cm，具毛发状须根。叶基生，基部两侧膜质叶鞘宽 4~5mm，向上渐狭，至叶长 1/3 处渐行消失、脱落。叶片剑状线形，长 90~100cm，中部宽 1~2cm，基部宽、对褶，中部以

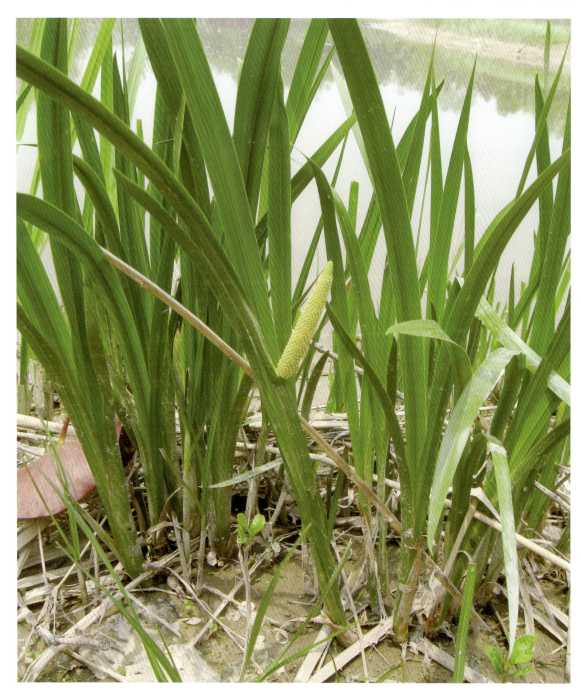

上渐狭，草质，绿色，光亮；中肋在两面均明显隆起，侧脉 3~5 对，平行，纤弱，大都伸延至叶尖。花序柄三棱形，长 40~50cm；叶状佛焰苞剑状线形，长 30~40cm；肉穗花序斜向上或近直立，狭锥状圆柱形，长 4.5~6.5cm，直径 6~12mm。花黄绿色，花被片长约 2.5mm，宽约 1mm；花丝长 2.5mm，宽约 1mm；子房长圆柱形，长 3mm，粗 1.25mm。浆果长圆形，红色。花期 6~9 月。

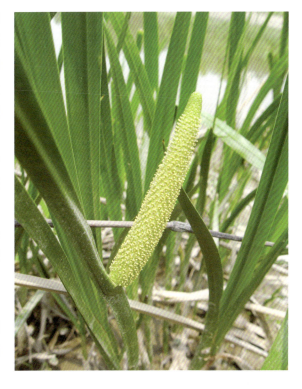

【生境】生于水边、沼泽湿地或湖泊浮岛上。

【分布】全国各地。南北两半球的温带、亚热带余部也有分布。

【采集加工】秋、冬采挖根状茎晒干。

【药材性状】本品为扁圆柱形，略弯曲，长 3~20cm，径 0.8~2cm。表面灰棕色或棕褐色，节多明显，节间长 0.5~1.5cm，具纵皱纹，一面密集圆点状根痕；叶痕斜三角形，左右交互排列，侧面茎基痕周围常残留有鳞片状叶基和毛发状须根。质坚硬，折断面淡棕色，内皮层环明显，可见众多棕色油细胞及维管束小点。气芳香，味辛。

【性味归经】味辛、苦，性温。归心、胃经。

【功能主治】开窍豁痰，辟秽杀虫。治痰涎壅闭，神志不清，慢性气管炎，痢疾，肠炎，腹胀腹痛，食欲不振。

【用法用量】3~9g，水煎服或研粉，每服 0.3~0.6g，每日 3 次。外用适量，研粉油调敷疥疮。

【附方】① 治痢疾：水菖蒲切片晒干，研粉装胶囊，每粒 0.3g，每日 3 次，每次 3 粒，温开水送服，小儿酌减。

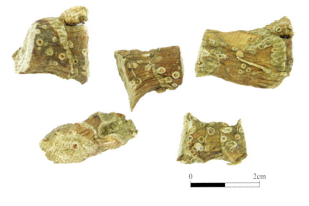

② 治慢性气管炎：水菖蒲胶囊（每粒装水菖蒲根粉 0.3g）每次 2 粒，每日 2~3 次，连服 10 天为 1 个疗程。

③ 治化脓性角膜炎：水菖蒲干根 60g，加水 300ml，文火煎至 100ml，过滤去渣，调 pH 呈中性，高压灭菌即得。a. 点眼：每日 3 次，每次 2~3 滴。b. 眼浴：每日 1 次，每次 10min。

4.164.2　金钱蒲

ACORI GRAMINEI RHIZOMA

【别名】钱蒲、石菖蒲、随手香

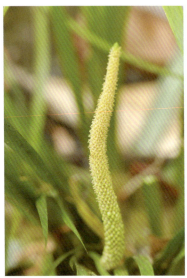 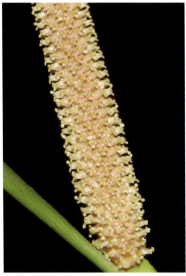 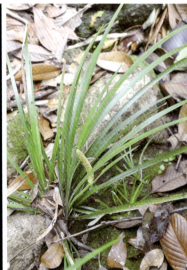

【基原】来源于天南星科 Araceae 菖蒲属 Acorus 金钱蒲 Acorus gramineus Soland. 的根状茎入药。

【形态特征】多年生草本，高 20~30cm。根状茎较短，长 5~10cm，横走或斜伸，芳香，外皮淡黄色，节间长 1~5mm；根肉质，多数，长可达 15cm；须根密集。根状茎上部多分枝，呈丛生状。叶基对折，两侧膜质叶鞘棕色，下部宽 2~3mm，上延至叶片中部以下，渐狭，脱落。叶片质地较厚，线形，绿色，长 20~30cm，极狭，宽不足 6mm，顶端长渐尖，无中肋，平行脉多数。花序柄长 2.5~9（15）cm；叶状佛焰苞短，长 3~9（14）cm，为肉穗花序长的 1~2 倍，稀比肉穗花序短、狭，宽 1~2mm；肉穗花序黄绿色，圆柱形，长 3~9.5cm，粗 3~5mm，果序粗达 1cm，果黄绿色。花期 5~6 月；果期 7~8 月。

【生境】生于溪边及潮湿的岩石上。

【分布】香港、广东、海南、江西、浙江、湖南、湖北、陕西、甘肃、广西、贵州、云南、四川、西藏。

【采集加工】秋、冬采挖根茎，晒干。

【性味归经】味辛，性温。归心、胃经。

【功能主治】理气止痛，驱风消肿。治慢性胃炎，胃溃疡，消化不良，胸腹胀闷。外用敷关节扭伤。

【用法用量】3~9g，水煎服。

全株含挥发油、细辛脑、软脂酸和酸酚类，服用过量会引起消化不良、肠胃炎、腹胀、顽固性便秘。

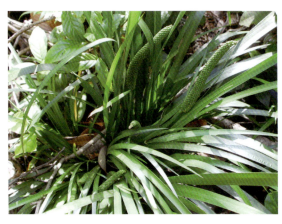

4.164.3　石菖蒲

ACORI TATARINOWII RHIZOMA

【别名】钱蒲

【基原】来源于天南星科 Araceae 菖蒲属 Acorus 石菖蒲 Acorus tatarinowii Schott [A. gramineus Soland. var. pusillus（Sieb.）Engl.] 的根状茎入药。

【形态特征】多年生草本。根状茎芳香，粗 2~5mm，外部淡褐色，节间长 3~5mm，根肉质，具多数须根，根茎上部分枝甚密，植株因而成丛生状，分枝常被纤维状宿存叶基。叶无柄，叶片薄，基部两侧膜质叶鞘宽可达 5mm，上延几达叶片中部，渐狭，脱落；叶片暗绿色，线形，长 20~30（50）cm，基部对折，中部以上平展，宽 7~13mm，顶端渐狭，无中肋，平行脉多数，稍隆起。花序柄腋生，长 4~15cm，三棱形。叶状佛焰苞长 13~25cm，为肉穗花序长的 2~5 倍或更长，稀近等长；肉穗花序圆柱状，长（2.5）4~6.5（8.5）cm，粗 4~7mm，上部渐尖，直立或稍弯；花白色。成熟果序长 7~8cm，粗可达 1cm，幼果绿色，成熟时黄绿色或黄白色。花、果期 2~6 月。

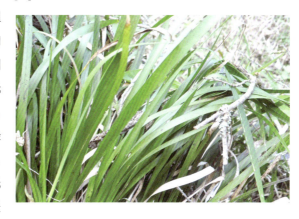

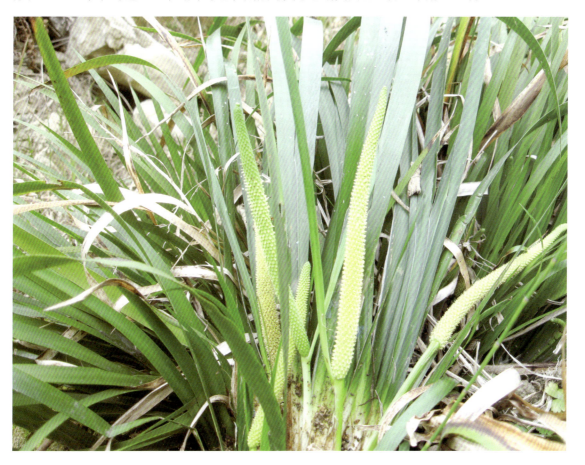

【生境】生于溪边河旁及潮湿的岩石上。

【分布】黄河以南各地。亚洲南部和东南部均有分布。

【采集加工】秋、冬季采挖，除去须根及泥沙，晒干。

【药材性状】本品呈扁圆柱形，多弯曲，常有分枝，长3~20cm，直径0.3~1cm。表面棕褐色或灰棕色，粗糙，有疏密不匀的环节，节间长0.2~0.8cm，具细纵纹，一面残留须根或圆点状根痕；叶痕呈三角形，左右交互排列，有的其上有毛鳞状的叶基残余。质硬，断面纤维性，类白色或微红色，内皮层环明显，可见多数维管束小点及棕色油细胞。气芳香，味苦、微辛。以条长、粗肥、断面类白色、纤维少者为佳。

【性味归经】味辛、苦，性温。归心、胃经。

【功能主治】开窍豁痰，醒神益智，化湿开胃。治风寒湿痹，胸腹冷痛，湿痰蒙窍，神志不清，健忘，多梦，癫痫，耳聋，胸腹胀闷。外用治痈疖。

【用法用量】3~9g，水煎服。外用适量，鲜品捣烂外敷。

【附方】① 治湿痰蒙窍、神志不清：石菖蒲、远志、郁金、半夏、茯苓各9g，胆南星6g，水煎服。

② 治胸腹胀闷、食欲不振：石菖蒲9g，陈皮、香附、草豆蔻各6g，水煎服。

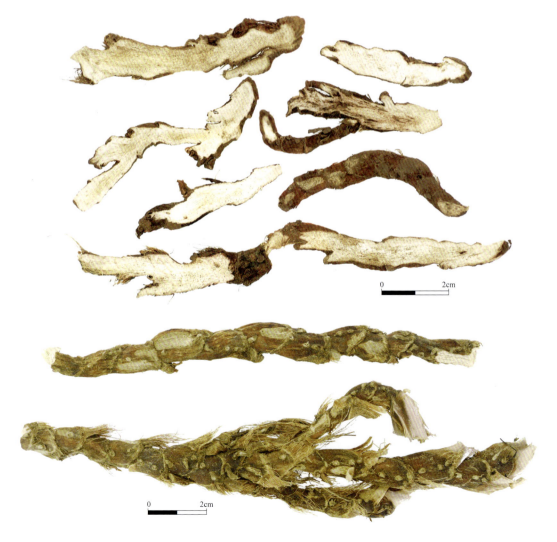

4.164.4　广东万年青

AGLAONEMATIS MODESTI RHIZOMA

【别名】大叶万年青

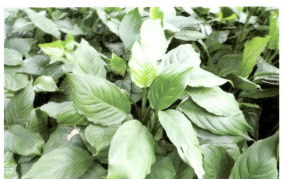
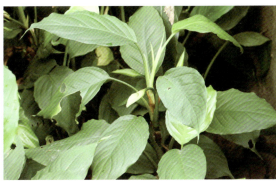

【基原】来源于天南星科 Araceae 广东万年青属 Aglaonema 广东万年青 Aglaonema modestum Schott ex Engl. 的根状茎入药。

【形态特征】多年生常绿草本，茎直立或上升，高 40~70cm，粗 1.5cm，节间长 1~2cm，上部的短缩。鳞叶草质，披针形，长 7~8cm，长渐尖，基部扩大抱茎。叶片深绿色，卵形或卵状披针形，长 15~25cm，宽 8~13cm，不等侧，顶端有长 2cm 的渐尖，基部钝或宽楔形，一级侧脉 4~5 对，上举，表面常下凹，背面隆起，二级侧脉细弱，不显；叶柄长（5）20cm，1/2 以上具鞘。花序柄纤细，长（5）10~12.5cm，佛焰苞长 6~7cm，宽 1.5cm，长圆披针形，基部下延较长，顶端长渐尖，肉穗花序长为佛焰苞的 2/3，具长 1cm 的梗，圆柱形，细长，渐尖，雌花序长 5~7.5mm，粗约 5mm；雄花序长 2~3cm，粗 3~4mm；雄蕊顶端常四方形，花药每室有 2（1）个圆形顶孔；雌蕊近球形，上部收缩为短的花柱；柱头盘状。浆果绿色至黄红色，长圆形，长 2cm，粗 8mm，冠以宿存柱头；种子 1 颗，长圆形，长 1.7cm。花期 5 月；果期 10~11 月。

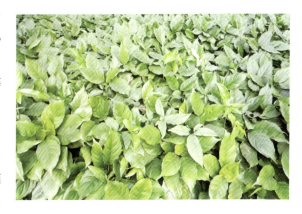

【生境】生于密林下阴湿处。

【分布】香港、广东、海南、广西、云南等地。越南、菲律宾也有分布。

【采集加工】夏、秋采收根状茎晒干。

【性味归经】本品呈圆柱形，稍扁，弯曲，直径 3~10mm，表面浅棕红色，有纵皱纹。具结节，结节处下有丛生的须根，须根长 5~10cm，淡灰色，节间相距约 10mm，节处有残茎痕迹，微凸成点状。易折断，断面不平坦，粉性，色淡白或浅红褐色。气无，味淡。

【性味归经】味辛、微苦，性寒；有小毒。归肺、胃、肾经。

【功能主治】清热解毒，消肿止痛。治蛇咬伤，咽喉肿痛，尿道炎，肠炎，肺热咳嗽。外用治痈疮肿毒。

【用法用量】10~15g，水煎服。外用适量，鲜品捣烂敷患处。

4.164.5 假海芋

ALOCASIAE CUCULLATAE CAULIS

【别名】尖尾芋

【基原】来源于天南星科 Araceae 海芋属 Alocasia 假海芋 Alocasia cucullata (Lour.) Schott 的茎入药。

【形态特征】直立草本。地上茎圆柱形，粗 3~6cm，黑褐色，具环形叶痕，由基部伸出许多短缩的芽条，发出新枝，成丛生状。叶片膜质至亚革质，深绿色，背稍淡，宽卵状心形，顶端骤狭具凸尖，长 10~16（40）cm，宽 7~18（28）cm，基部圆形；中肋和一级侧脉均较粗，侧脉 5~8 对，其中下部 2 对由中肋基部出发，下倾，然后弧曲上升；叶柄绿色，长 25~30（80）cm，由中部至基部强烈扩大成宽鞘。花序柄圆柱形，稍粗壮，常单生，长 20~30cm；佛焰苞近肉质，管部长圆状卵形，淡绿至深绿色，长 4~8cm，粗 2.5~5cm；檐部狭舟状，边缘内卷，顶端具狭长的凸尖，长 5~10cm，宽 3~5cm，外面上部淡黄色，下部淡绿色；肉穗花序比佛焰苞短，长约 10cm，雌花序长 1.5~2.5cm，圆柱形，基部斜截形，中部粗 7mm；不育雄花序长 2~3cm，粗约 3mm；能育雄花序近纺锤形，长 3.5cm，中部粗 8mm，苍黄色、黄色；附属器淡绿色、黄绿色，狭圆锥形，长约 3.5cm，下部粗 6mm。浆果近球形，直径 6~8mm，通常有种子 1。花期 5 月。

【生境】生于村边屋旁。

【分布】香港、广东、海南、福建、浙江、广西、贵州、云南、四川。孟加拉国、斯里兰卡、缅甸、泰国也有分布。

【采集加工】秋、冬采挖，晒干。

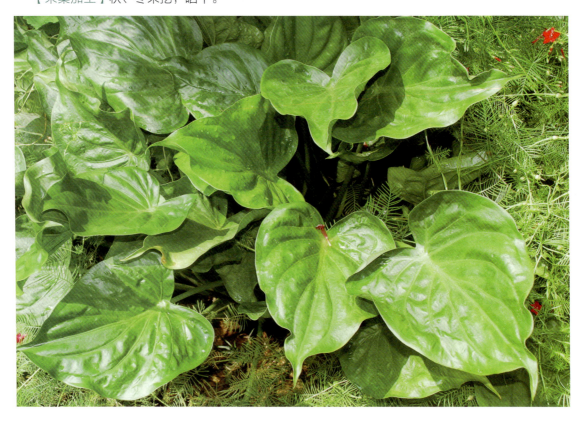

【性味归经】味辛、微苦，性寒；有大毒。

【功能主治】清热解毒，消肿止痛。治钩端螺旋体病，肠伤寒，肺结核，支气管炎。外用治毒蛇咬伤，毒蜂蜇伤，蜂窝织炎。

【用法用量】3~9g，水煎服，久煎后毒性降低剂量可适当增加。外用适量，鲜品捣烂敷患处。

【附方】① 治毒蜂蜇伤：假海芋适量，刮去粗皮捣烂敷患处，每次 5~10min。

② 治钩端螺旋体病：鲜假海芋60g，切片晒干，加大米饭或生大米炒至无水发黑为止。久煎，3 次分服，每日 1 剂。

【附注】本品久煎 4h 以上可避免中毒；万一出现中毒，可用甘草、土防风、莲须煎服解毒。

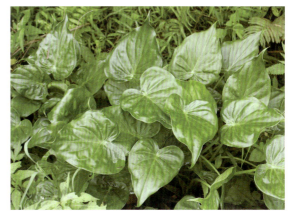

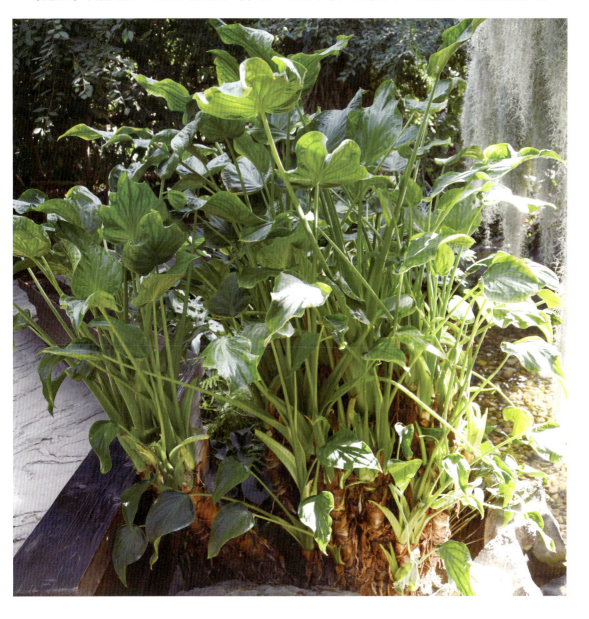

4.164.6 广东狼毒

ALOCASIAE MACRORRHIZAE CAULIS

【别名】野芋头、痕芋头、狼毒

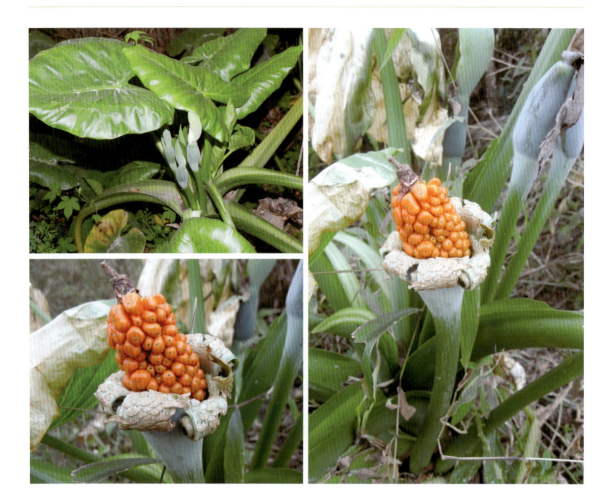

【基原】来源于天南星科 Araceae 海芋属 Alocasia 海芋 Alocasia macrorrhiza（L.）Schott [A. odora（Roxb.）k. Koch] 的茎入药。

【形态特征】大型常绿草本植物，具匍匐根茎，有直立的地上茎，高达 3~5m，粗 10~30cm，基部长出不定芽条。叶多数，叶片草绿色，箭状卵形，边缘波状，长 50~90cm，宽 40~90cm，有的长宽都在 1m 以上，后裂片联合 1/10~1/5，幼株叶片联合较多；前裂片三角状卵形，顶端锐尖，一级侧脉 9~12 对，下部的粗如手指，向上渐狭；后裂片多少圆形，弯缺锐尖，有时几达叶柄；叶柄和中肋变黑色、褐色或白色；叶柄绿色或污紫色，螺状排列，粗厚，长可达 1.5m，基部连鞘宽 5~10cm，展开。花序柄 2~3 枚丛生，圆柱形，长 12~60cm，通常绿色，有时污紫色；佛焰苞管部绿色，长 3~5cm，粗 3~4cm，卵形或短椭圆形；檐部蕾时绿色，花时黄绿色、绿白色，凋萎时变黄色、白色，舟状，长圆形，略下弯，顶端喙状，长 10~30cm，周围 4~8cm；肉穗花序芳香，雌花序白色，长 2~4cm，不育雄花序绿白色，长（2.5）5~6cm，能育雄花序淡黄色，长 3~7cm；附属器淡绿色至乳黄色，长 3~5.5cm，粗 1~2cm，圆锥状，嵌以不规则的槽纹。浆果红色，卵状，长 8~10mm，粗 5~8mm，种子 1~2。花期四季。

【生境】生于山谷、水沟边或村庄附近。

【分布】香港、广东、海南、台湾、福建、江西、湖南、广西、云南、贵州、四川等地。孟加拉国、印度、马来半岛、中南半岛余部、菲律宾、印度尼西亚也有分布。

【采集加工】全年均可采收。挖出根状茎,除去鳞片及须根,洗净,切片,晒干。

【药材性状】本品为近圆形或不规则条形薄片或小块,卷曲或皱缩,厚1~3mm。外皮薄,棕黄色,有的有残存的鳞叶;切开面白色或黄白色,有颗粒状突起及皱纹。质脆,易折断,富粉性。气微,味淡,嚼之麻舌而刺喉。以断面色黄白、粉性足者为佳。

【性味归经】味微辛、涩,性寒;有大毒。归心、肝、脾、胃、大肠经。

【功能主治】清热解毒,消肿。治肺结核,流行性感冒,肠伤寒;虫、蛇咬伤,疮疡肿毒。

【用法用量】6~9g,水煎服,久煎后方能内服。外用适量,鲜品捣烂敷患处(不能敷正常皮肤)。

【附方】治肺结核:海芋根状茎干片300g,加水5kg,久煎至1.5kg时过滤,再浓缩至0.5kg,加入适量的糖及防腐剂。每次服10~15ml,每日3次,小儿酌减。15~30天为1个疗程。

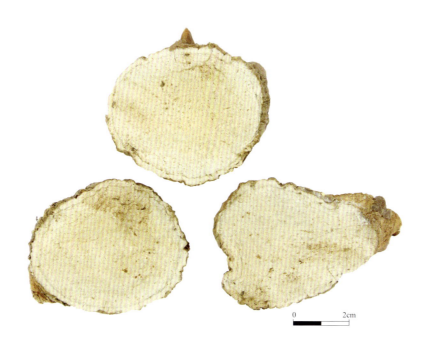

4.164.7 天南星

ARISAEMATIS RHIZOMA

【别名】虎掌南星、胆南星

【基原】来源于天南星科 Araceae 天南星属 Arisaema 东北天南星 Arisaema amurense Maxim.、一把伞南星 Arisaema erubescens（Wall.）Schott [Arisaema consanguineum Schott] 和异叶天南星 Arisaema heterophyllum Bl. 的干燥块茎。

【形态特征】A. 东北天南星：多年生草本。高 35~60cm。块茎近球状或扁球状，直径约 2.5cm，上方须根放射状分布。叶 1 片，鸟趾状全裂，裂片 5 枚（一年生裂片 3 枚），倒卵形或广倒卵形，长 11~15cm，宽 6~8cm，基部楔形，全缘或有不规则牙齿。花序柄长 20~40cm，较叶低；佛焰苞全长 11~14cm，下部筒状，口缘平截，绿色或带紫色；花序轴顶端附属物棍棒状。浆果红色。花期 7~8 月。

【生境】生于山沟或阴湿的林下。

【分布】黑龙江、吉林、辽宁、河北、江西、湖北、四川等地。

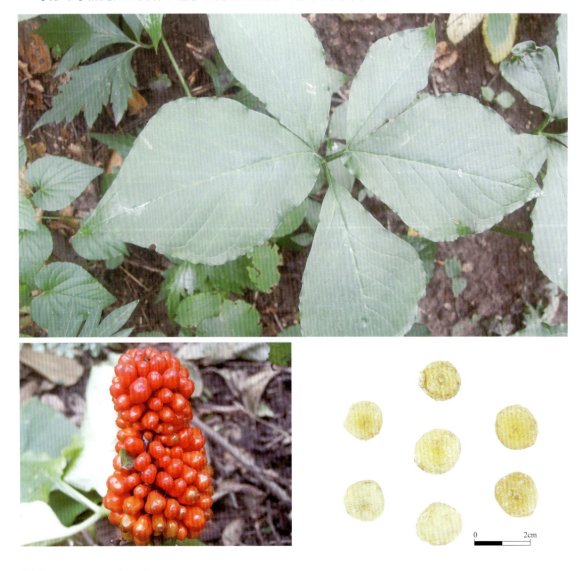

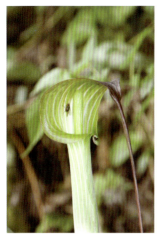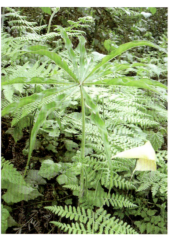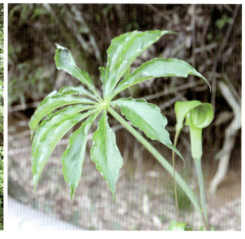

【形态特征】B. 一把伞南星：多年生草本。块茎扁球形，直径可达 6cm，外皮黄褐色。叶 1 枚基生，叶片放射状分裂，裂片无定数，披针形、长圆形至椭圆形，长 8~24cm，顶端具线形长尾尖；叶柄长 40~80cm。总花梗比叶柄短，佛焰苞绿色或紫色，有时具白色条纹；肉穗花序单性，雌花序具棒状附属器，下具多数中性花；子房卵圆形；雄花序的附属器下部光滑或有少数中性花；雄蕊 2~4 枚，药室近球形，顶孔开裂。浆果红色，球形。花期 5~7 月。

【生境】生于山沟或阴湿的林下。

【分布】除内蒙古、黑龙江、吉林、辽宁、山东、江苏、新疆外，我国其他各地均有分布。自印度北部和东北部、尼泊尔至缅甸、泰国北部也有分布。

【形态特征】C. 异叶天南星：多年生宿根草本。高 15~30cm。块茎扁球形，直径 2~4cm。叶常单 1，叶片鸟趾状分裂，裂片 13~19，长圆形、倒披针形或长圆状倒卵形，顶端骤狭渐尖，基部楔形，全缘，侧裂片长 7.7~24.2cm，宽 2~6.5cm，中央裂片最小。花柄长 30~55cm，从叶鞘中抽出；佛焰苞绿色，下部管状，上部下弯近成盔状；肉穗状花序两性和单性，单性花序雄花在下部；两性花序下部为雌花，上部疏生雄花，花序轴顶端的附属体鼠尾状，伸出。浆果熟时红色。花期 4~5 月；果期 7~9 月。

【生境】生于山沟或阴湿的林下。

【分布】黑龙江、吉林、辽宁、浙江、江苏、江西、广东、广西、湖北、四川、陕西等地。

【采集加工】秋、冬二季茎叶枯萎时采收，除去须根及外皮，晒干或焙干。

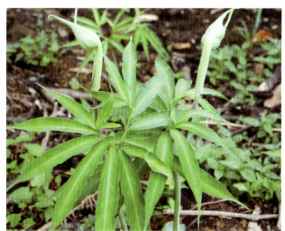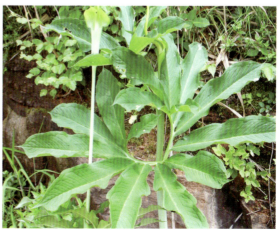

【药材性状】东北天南星、一把伞南星和异叶天南星的药材均为块茎,形态较难区别。本品呈扁球形,高 1~2cm,直径 1.5~6.5cm。表面类白色或淡棕色,较光滑或有皱纹,顶端中央有凹陷的茎痕,周围散生麻点状根痕,有时有球状侧芽。质坚硬,不易破碎,断面不平坦,色白,粉质。气微辛,味麻辣。以个大、色白、粉性足者为佳。

【性味归经】味苦、辛,性温;有毒。归肺、肝、脾经。

【功能主治】祛风定惊,化痰散结。治顽痰难咳,湿痰咳嗽,胸膈胀闷,风痰眩晕,中风痰壅而见口眼㖞斜,面神经麻痹,半身不遂,小儿惊风,破伤风,癫痫。外用治疗疮肿毒,毒蛇咬伤。

【用法用量】2.4~4.5g。外用适量,研粉醋调敷患处。

【附方】① 治小儿发热惊风,痰涎壅盛:天南星 30g,茯苓 15g,全蝎 4.5g,僵蚕 9g,天竺黄 4.5g。共研细粉兑入牛黄 1.2g,琥珀、雄黄各 7.5g,朱砂 4.5g,麝香 0.6g。上药和匀炼蜜为丸,每丸重 1.5g,朱砂为衣,蜡皮封固。每服 1 丸,每日 2 次,温开水送下。小儿 3 岁以下者酌情递减。

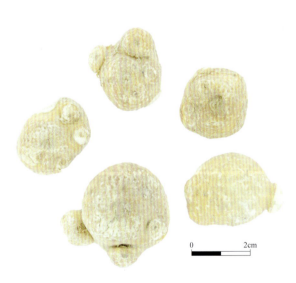

② 治面神经麻痹:鲜天南星、醋各适量,磨醋取汁,于睡前搽患侧颊部,覆盖纱布,次晨除去,每晚 1 次。慢性面神经麻痹并用黄花豨莶草 30g,射干 9g,水煎服。

③ 治破伤风:天南星、羌活、大黄、川芎、草乌、防风、蜈蚣、全蝎、天麻、僵蚕、蝉蜕、甘草各 9g,制白附子 12g。水煎成 600ml,3 次分服,每日 1 剂。另以琥珀 6g,朱砂 3g,研粉,分 3 包,每次冲服 1 包。共服 3~6 剂。并肌注破伤风抗毒素 3 万 ~6 万单位。必要时使用少量镇静剂。

④ 治神经性皮炎:天南星适量,研粉加入煤油调成糊状。涂搽患处,每日 1~2 次。

【附注】本品有大毒,内服需经炮制,宜火煎,不宜过量。

4.164.8　棒头南星

ARISAEMATIS CLAVATI RHIZOMA

【别名】蛇包谷

【基原】来源于天南星科 Araceae 天南星属 Arisaema 棒头南星 Arisaema clavatum Buchet 的块茎入药。

【形态特征】多年生草本。块茎近球形或卵球形，直径 2~4cm。鳞叶 3，膜质，外面的长 1~2cm，内面的长 10~20cm，下部筒状，上部披针形。叶 2 枚，叶柄长 40~60cm，下部 1/2 鞘状；叶片鸟足状分裂，裂片 11~15，纸质，长圆形至披针形，基部楔形，无柄。花序柄比叶柄短，长 30~46cm。佛焰苞长 7.5~16cm，绿色，管部带紫色，檐部内面有 5 条苍白色条纹，居中的 1 条向顶端隐失，管部圆柱形或长漏斗状，长 3.5~8cm，上部粗 1.3~2.5cm，喉部边缘斜截形或浑圆，不外卷；檐部近菱形或短椭圆形，宽 1.5~3cm，基部略狭缩。肉穗花序单性，雄花序圆柱形，长 1.2~1.7cm，向上稍狭；雌花序椭圆状，长 2~2.5cm，粗 7~8mm；附属器长 6~7cm，向上渐狭。雄花紫色，花药 2~3；子房淡绿色，倒卵圆形，花柱长约 1mm，柱头半球状。花期 2~4 月；果期 4~6 月。

【生境】生于海拔 650~1400m 的林下或湿润地。

【分布】四川、重庆、湖北、贵州。

【采集加工】地上部分近枯黄时采收，去除茎叶和须根，加工干燥。

【性味归经】味苦、辛，性温；有毒。

【功能主治】燥湿化痰，祛风止痉，散结消肿。治顽痰咳嗽，风疾眩晕，中风痰壅，口眼㖞斜，半身不遂，癫痫，惊风，破伤风；外治痈肿，蛇虫咬伤。

【用法用量】6~9g，水煎服。外用鲜品适量捣敷患处。

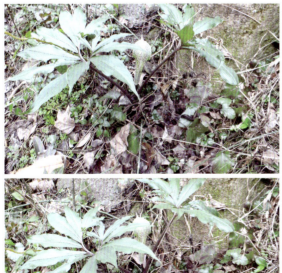
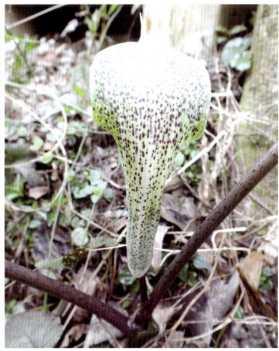

4.164.9　缘毛南星

ARISAEMATIS CILIATI RHIZOMA

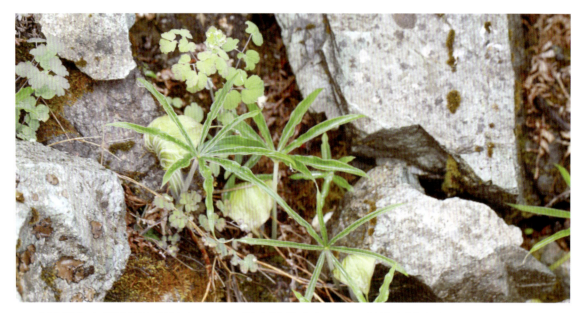

【基原】来源于天南星科 Araceae 天南星属 Arisaema 缘毛南星 Arisaema ciliatum H. Li 的块茎入药。

【形态特征】多年生草本。块茎圆球形，直径约 2.5cm；鳞叶 3，膜质，下部圆筒状，上部长圆形，最内面的长 10~14cm。叶 1，叶柄长 20~27cm，下部 12~15cm，呈鞘状。叶片放射状分裂，裂片 14，椭圆形，长 4~7.5cm，宽 1.2~1.4cm，基部狭楔形，顶端长渐尖。花序柄比叶柄短，佛焰苞长约 10cm，紫色，具淡绿色纵条纹，管部圆筒状，喉部边缘无耳；檐部长圆披针形，近直立，长 4.0~4.5cm，宽 1.7~2.1cm，青紫色。肉穗花序单性，雄花序长圆锥形，长 2.0~2.3cm，基部粗约 3mm，花较疏，雄花具短柄。附属器细棒状，直立，青紫色，长 5~5.5cm，粗约 2mm，基部略狭，具钻形中性花，顶端钝。花期 6 月；果期 8~9 月。

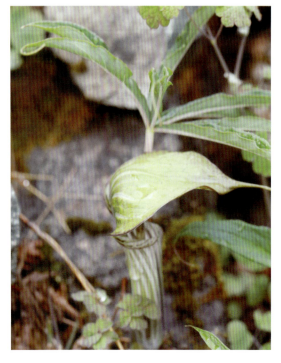

【生境】生于海拔 3000m 左右的松林中。

【分布】我国特有，分布于云南丽江。

【采集加工】夏、秋季采挖，除去须根及茎叶，洗净，鲜用或晒干。

【性味归经】味苦、辛，性温；有毒。

【功能主治】燥湿，化痰，祛风，消肿，散结。治咳嗽痰多、中风口眼㖞斜、半身不遂、小儿惊风、痈肿、毒蛇咬伤等。

【用法用量】3~6g，水煎服。

4.164.10 长行天南星

ARISAEMATIS CONSANGUINEI RHIZOMA

【别名】白南星、半边伞、打蛇棒

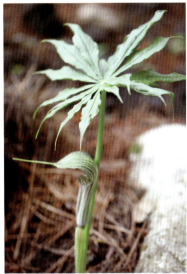
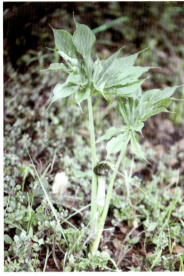
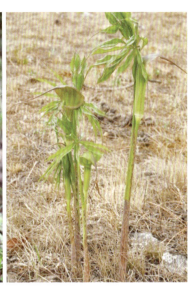

【基原】来源于天南星科 Araceae 天南星属 Arisaema 长行天南星 Arisaema consanguineum Schott 的块茎入药。

【形态特征】多年生草本。块茎扁球形，直径达 6cm，表皮黄色或淡红紫色。鳞叶绿白色，有紫褐色斑纹。叶 1~2 枚，叶柄长 40~80cm，中部以下具鞘；叶片放射状分裂，裂片多达 20 枚，常 1 枚上举，其余放射状平展，披针形至椭圆形，长 8~24cm，宽 6~35mm，具线形长尾。佛焰苞绿色，背面有白色条纹，管部圆筒形，长 4~8mm，粗 9~20mm。肉穗花序单性，雄花序长 2~2.5cm，花密；雌花序长约 2cm，粗 6~7mm；附属器棒状或圆柱形，中部稍膨大，长 2~4.5cm，中部粗 2.5~5mm；雄花序的附属器下部光滑或有少数中性花；雌花序上具多数中性花。雄花具短柄，紫色至暗褐色，雄蕊 2~4。雌花子房卵圆形，柱头无柄。浆果红色，种子 1~2，球形，淡褐色。花期 5~7 月；果期 9 月。

【生境】生于海拔 3200m 以下的林下、灌丛、草坡或荒地。

【分布】除内蒙古、黑龙江、吉林、辽宁、山东、江苏、新疆外的我国各地。印度、尼泊尔、缅甸、泰国也有分布。

【采集加工】秋、冬季茎叶枯萎时采挖，除去须根及外皮，干燥。

【性味归经】味苦、辛，性温；有毒。

【功能主治】燥湿化痰，祛风定惊，消肿散结。治中风痰壅，口眼㖞斜，半身不遂，癫痫，惊风，破伤风，风痰眩晕，喉痹，瘰疬，蛇虫咬伤。

【用法用量】4~8g，水煎服。

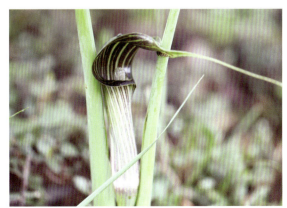

4.164.11 野芋

COLOCASIAE ANTIQUORAE HERBA

【别名】野芋头、山芋

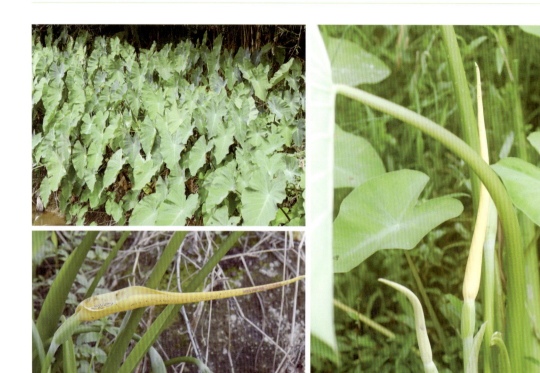

【基原】来源于天南星科 Araceae 芋属 Colocasia 野芋 Colocasia antiquorum Schott 的全草及块茎入药。

【形态特征】多年生、湿生草本。块茎球形，有多数须根；匍匐茎常从块茎基部外伸，长或短，具小球茎。叶柄肥厚，直立，长可达 1.2m；叶片薄革质，表面略发亮，盾状卵形，基部心形，长达 50cm 以上；前裂片宽卵形，锐尖，长稍胜于宽，Ⅰ级侧脉 4~8 对；后裂片卵形，钝，长为前裂片的 1/2 或 2/3~3/4 甚至完全联合，基部弯缺为宽钝的三角形或圆形，基脉相交成 30°~40° 的锐角。花序柄比叶柄短许多。佛焰苞苍黄色，长 15~25cm；管部淡绿色，长圆形，为檐部长的 1/5~1/2；檐部呈狭长的线状披针形，顶端渐尖。肉穗花序短于佛焰苞；雌花序与不育雄花序等长，各长 2~4cm；能育雄花序和附属器各长 4~8cm。子房具极短的花柱。

【生境】生于山谷水旁等阴湿地。

【分布】长江以南各地。

【采集加工】秋季采挖全草及块茎，切片，晒干备用或鲜用。

【性味归经】味辛，性寒；有小毒。

【功能主治】解毒，消肿止痛。治痈疖肿毒，急性颈淋巴结炎，指头疔，创伤出血，虫蛇咬伤。

【用法用量】外用适量，鲜品或干品捣烂敷患处。

4.164.12 芋

COLOCASIAE ESCULENTAE HERBA

【别名】芋头

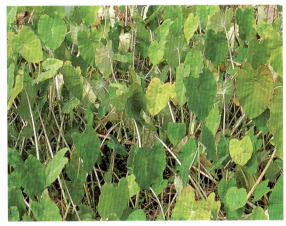
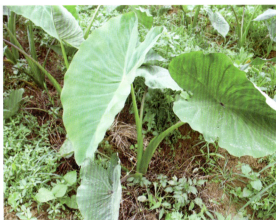

【基原】来源于天南星科 Araceae 芋属 Colocasia 芋 Colocasia esculenta（L.）Schott 的块茎、叶、叶柄、花入药。

【形态特征】多年生、湿生草本。块茎通常卵形，常生多数小球茎，均富含淀粉。叶2~3枚或更多。叶柄长于叶片，长20~90cm，绿色，叶片卵状，长20~50cm，顶端短尖或短渐尖，侧脉4对，斜伸达叶缘，后裂片浑圆，合生长度达1/3~1/2，弯缺较钝，深3~5cm，基脉相交成30°角，外侧脉2~3，内侧1~2条，不显。花序柄常单生，短于叶柄。佛焰苞长短不一，一般为20cm左右；管部绿色，长约4cm，粗2.2cm，长卵形；檐部披针形或椭圆形，长约17cm，展开成舟状，边缘内卷，淡黄色至绿白色。肉穗花序长约10cm，短于佛焰苞；雌花序长圆锥状，长3~3.5cm，下部粗1.2cm；中性花序长3~3.3cm，细圆柱状；雄花序圆柱形，长4~4.5cm，粗7mm，顶端骤狭；附属器钻形，长约1cm，粗不及1mm。花期（云南）2~4月，（秦岭）8~9月。

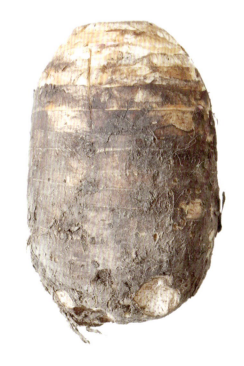

【生境】栽培。

【分布】我国南方各地广泛栽培。原产亚洲南部，现广植于热带各地。

【采集加工】秋季采挖块茎、叶、叶柄、花晒干。

【性味归经】味辛，性平；有小毒。归胃经。

【功能主治】宽胃肠，破宿血，去死肌，调中补虚，行气消胀，壮筋骨，益气力。块茎：治血热烦渴，头上软疖。茎、叶：治胎动不安、蛇虫咬伤、痈肿毒痛、蜂蜇、黄水疮等。花：治子宫脱垂、小儿脱肛、痔核脱出及吐血等。叶柄：治过敏性紫癜，无名肿毒。

【用法用量】12~15g，水煎服。

4.164.13　曲苞芋

GONATANTHI PUMILI HERBA

【别名】野木鱼、岩芋

【基原】来源于天南星科 Araceae 曲苞芋属 Gonatanthus 曲苞芋 Gonatanthus pumilus（D. Don）Engl. 的全草入药。

【形态特征】草本。块茎小，球形，直径 1~2cm，外皮黄棕色；匍匐茎（芽条）细长，常达 20~30cm，分枝，芽鳞线形，顶端下弯。鳞叶多数，长披针形，长 2~3cm，常纤维状撕裂、宿存。叶柄圆柱形，绿色，长 25~40cm，下部 1/3 具鞘；叶片革质，表面暗绿色，背面淡绿色或青紫色，卵形或长圆状卵形，顶端锐尖，基部心形，长 8~20cm，宽 7~12cm，前裂片长为宽的 2 倍；Ⅰ级侧脉 3~4 对，稍弯拱；后裂片半卵形、浑圆，长 3~5cm，3/4 联合；后基脉相交成 30°~40°的锐角。花序柄圆柱形，长 6~10cm，淡绿色。佛焰苞管部绿色，长圆卵形，长 1.2~1.5cm，直径 1cm；檐部 2 面淡黄色或黄绿色，先直立，花时后倾，最下部 1~2cm 肿胀成管状；花期半展开，向上缩缢，膝曲过渡为扁舟状的长檐，长 13~19cm，平展宽 1.8~2.5cm，长圆披针形，向顶端长渐尖。肉穗花序：雌花序浅绿色、短，长 6~8mm，为下部佛焰苞管长的 1/2；不育雄花序黄色、细，长 4~5mm；能育雄花序短棒状、钝、青紫色，长 1cm，宽 4mm。花粉黄色。不育雄花菱形或长方形，扁平。雌花：子房绿色，无花柱，柱头扁球形；胚珠多数，卵状长圆形，珠柄细长，基生。花期 5~7 月。

【生境】生于海拔 1450~2400m 的密林或灌丛中，常生长于石灰岩上。

【分布】云南、西藏。印度、泰国也有分布。

【采集加工】夏、秋季采收，全草鲜用或切段晒干。

【性味归经】味辛，性温；有毒。归肝经。

【功能主治】消肿止痛。治痈疮肿痛，风湿性关节疼痛，跌打损伤。

【用法用量】6~12g，水煎服。外用适量鲜品敷患处。

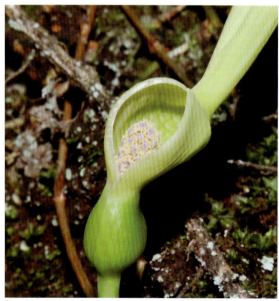
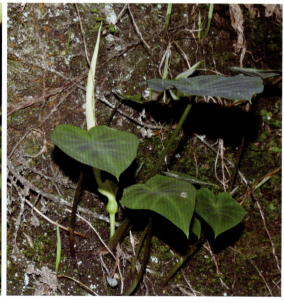

4.164.14　千年健

HOMALOMENAE RHIZOMA

【别名】香芋、团芋、假苏芋

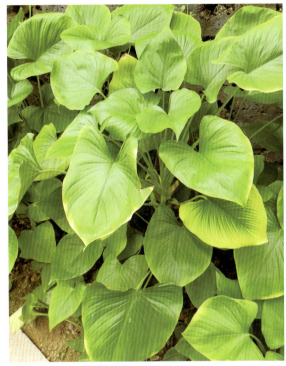
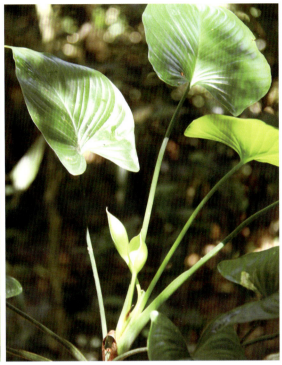

【基原】来源于天南星科 Araceae 千年健属 Homalomena 千年健 Homalomena occulta (Lour.) Schott 的根状茎入药。

【形态特征】多年生草本。根茎匍匐，粗 1.5cm，肉质根圆柱形，粗 3~4mm，密被淡褐色短茸毛，须根稀少，纤维状。常具高 30~50cm 的直立的地上茎。鳞叶线状披针形，长 15~16cm，基部宽 2.5cm，向上渐狭，锐尖。叶柄长 25~40cm，下部具宽 3~5mm 的鞘；叶片膜质至纸质，箭状心形至心形，长 15~30cm，宽 15~28cm，有时更大，顶端骤狭渐尖；Ⅰ级侧脉 7 对，其中 3~4 对基出，向后裂片下倾而后弧曲上升，上部的斜伸，Ⅱ、Ⅲ级侧脉极多数，近平行，细弱。花序 1~3，生鳞叶之腋，序柄短于叶柄，长 10~15cm。佛焰苞绿白色，长圆形至椭圆形，长 5~6.5cm，花前席卷成纺锤形，粗 3~3.2cm，盛花时上部略展开成短舟状，人为展平宽 5~6cm，具长约 1cm 的喙。肉穗花序具短梗或否，长 3~5cm；雌花序长 1~1.5cm，粗 4~5mm；雄花序长 2~3cm，粗 3~4mm。子房长圆形，基部一侧具假雄蕊 1 枚，柱头盘状；子房 3 室，胚珠多数，着生于中轴胎座上。种子褐色，长圆形。花期 7~9 月。

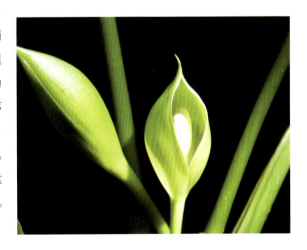

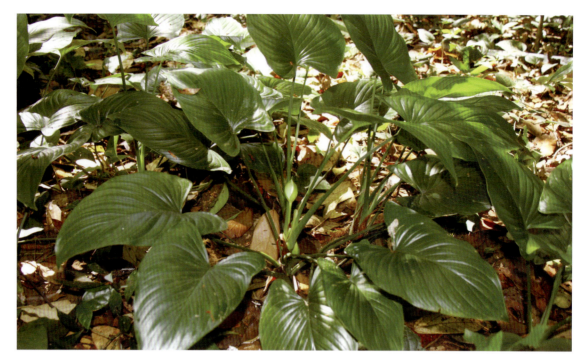

【生境】生于林下或山谷湿地。

【分布】海南、广东、广西、云南。中南半岛余部也有分布。

【采集加工】春、秋二季采挖取，洗净，除去皮，晒干。

【药材性状】本品呈圆柱形，稍弯曲，有的略扁，长15~40cm，直径0.8~1.5cm。表面黄棕色或红棕色，粗糙，可见多数扭曲的纵沟纹、圆形根痕及黄色针状纤维束。质硬而脆，断面红褐色，黄色针状纤维束多而明显，相对另一断面呈多数针眼状小孔及有少数黄色针状纤维束，可见深褐色具光泽的油点。气香，味辛、微苦。

【性味归经】味辛、苦，性温。归肝、肾经。

【功能主治】祛风湿，壮筋骨，活血止痛。治风湿痹痛，筋骨痛，胃痛，四肢麻木，筋脉拘挛，跌打肿痛。

【用法用量】5~10g，水煎服。

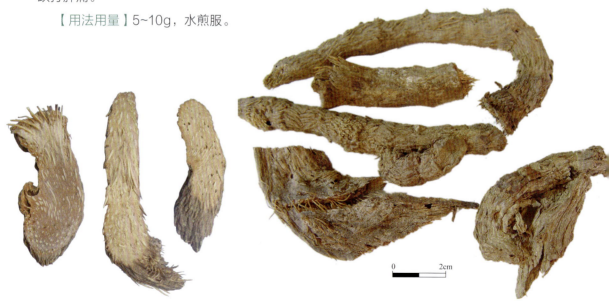

4.164.15　簕慈姑

LASIAE SPINOSAE RHIZOMA

【别名】刺茨菇

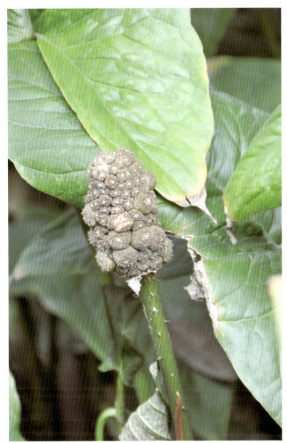
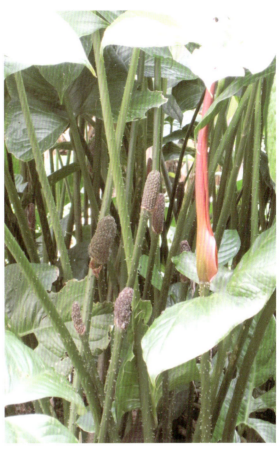

【基原】来源于天南星科 Araceae 刺芋属 *Lasia* 刺芋 *Lasia spinosa*（L.）Thwait. 的根状茎入药。

【形态特征】多年生有刺草本，高达 1m。茎灰白色，圆柱形，直径达 4cm，横走，多少具皮刺；节间长 2~5cm，生圆柱形肉质根，须根纤维状，多分枝；节环状，多少膨大。叶柄长于叶片，长 20~50cm；叶片形状多变：幼株上的戟形，长 6~10cm，宽 9~10cm，至成年植株过渡为鸟足羽状深裂，长宽 20~60cm，表面绿色，背面淡绿且脉上疏生皮刺；基部弯缺宽短，稀截平；侧裂片 2~3，线状长圆形，或长圆状披针形，多少渐尖，向基部渐狭，最下部的裂片再 3 裂，小裂片长 15~20cm，宽 2~3cm。花序柄长 20~35cm，粗 0.75~1cm，佛焰苞长 15~30cm，管部长 3~5cm，檐部长 25cm，上部螺状旋转。肉穗花序圆柱形，钝，长 2~3（4）cm，粗

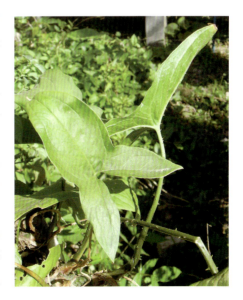

0.75cm，黄绿色。果序长 6~8cm，粗 3~3.5cm。浆果倒卵圆状，顶部四角形，长 1cm，顶端通常密生小疣状突起。种子长 5mm，粗 3.5mm。花期 9 月；果翌年 2 月成熟。

【生境】生于林下或山谷湿地。

【分布】香港、广东、云南、广西、台湾。孟加拉国、印度、中南半岛余部至印度尼西亚也有分布。

【采集加工】秋季采挖根状茎切片晒干。

【药材性状】本品呈条片状或斜切片状，长 6~8cm，宽 1~1.5cm，厚 2~6mm，皱缩卷曲。表皮棕褐色，有结节及锐利的硬刺，切面红棕色。易折断，断面露出黄白色的稀疏纤维，质韧。气无，味苦辛。

【性味归经】味辛，性平。

【功能主治】消炎，止痛，消食，健胃。治慢性胃炎，消化不良，风湿性关节炎；外治毒蛇咬伤，淋巴腺炎，淋巴结结核。

【用法用量】15~60g，水煎服。外用适量捣烂敷患处。

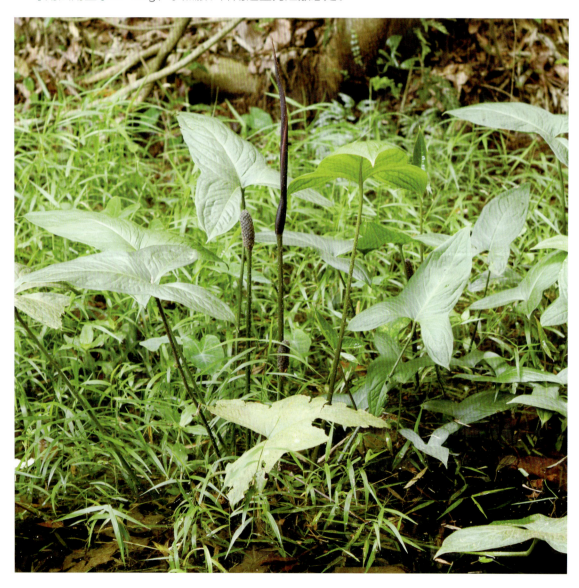

4.164.16 滴水珠

PINELLIAE CORDATAE RHIZOMA

【别名】心叶半夏

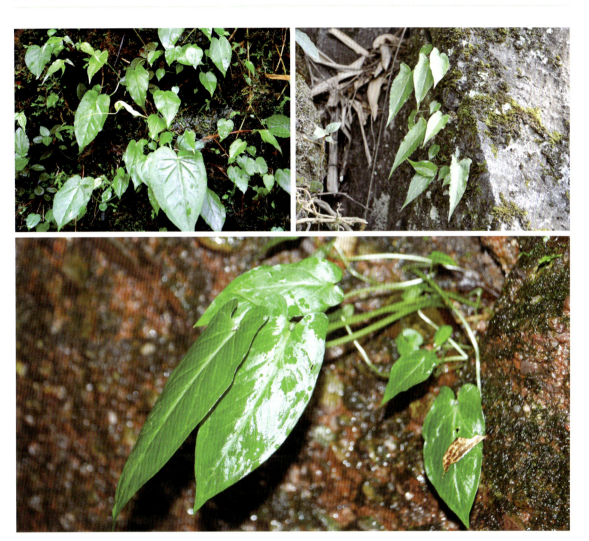

【基原】来源于天南星科 Araceae 半夏属 *Pinellia* 滴水珠 *Pinellia cordata* N. E. Brown 的块茎入药。

【形态特征】多年生小草本。块茎球形、卵球形至长圆形，长 2~4cm，粗 1~1.8cm，表面密生多数须根。叶 1 片，叶柄长 12~25cm，常紫色或绿色具紫斑，几无鞘，下部及顶头各有珠芽 1 枚；幼株叶片心状长圆形，长 4cm，宽 2cm；多年生植株叶片心形、心状三角形、心状长圆形或心状戟形，表面绿色、暗绿色，背面淡绿色或红紫色，二面沿脉颜色均较淡，顶端长渐尖，有时成尾状，基部心形；长 6~25cm，宽 2.5~7.5cm；后裂片圆形或锐尖，稍外展。花序柄短于叶柄，长 3.7~18cm；佛焰苞绿色，淡黄带紫色或青紫色，长 3~7cm，管部长 1.2~2cm，粗 4~7mm，不明显过渡为檐部；檐部椭圆形，长 1.8~4.5cm，钝或锐尖，直立或稍下弯，人为展平宽 1.2~3cm；肉穗花序：雌花序长 1~1.2cm，雄花序长 5~7mm；附属器青绿色，长 6.5~20cm，渐狭为线形，略成"之"字形上升。花期 3~6 月；果 8~9 月成熟。

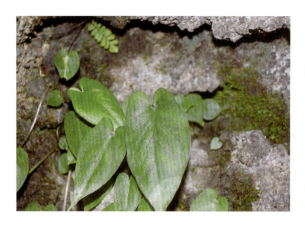

【生境】生于村边、阴湿草丛或岩石上。

【分布】浙江、安徽、江西、广东、福建、湖北、湖南、广西、贵州等地。

【采集加工】秋季采挖块茎，晒干。

【性味归经】味辛，性温；有小毒。

【功能主治】解毒止痛，消肿散结。治毒蛇咬伤，乳痈，头痛，胃痛，腰痛，漆疮，过敏性皮炎，颈淋巴结结核，腰痛。外用治痈疮肿毒，跌打损伤。

【用法用量】研粉装胶囊，每次 0.3~0.6g，或 1~3 粒吞服（不可嚼碎）。外用适量，鲜块茎捣烂敷患处。

【附方】① 治毒蛇咬伤：鲜滴水珠块茎 0.6g，切碎，装胶囊内，用温开水吞服（不可嚼碎），另取鲜品捣烂外敷伤口周围。

② 治头痛、神经痛、胃痛、腹痛、腰痛、漆疮、过敏性皮炎：滴水珠研末装胶囊，每次服 0.5g，每日 3 次。

③ 治颈淋巴结结核、乳痈：滴水珠、紫背天葵各等份，共研细末，以猪油调匀，外涂敷患处。

④ 治深部脓肿：滴水珠 1.5g，草乌 0.3g，鲜天南星半个，共捣烂外敷。

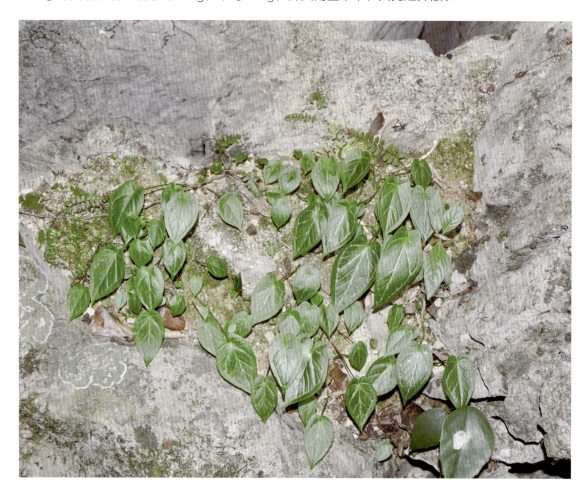

4.164.17 虎掌

PINELLIAE PEDATISECTAE RHIZOMA

【别名】掌叶半夏、虎掌南星

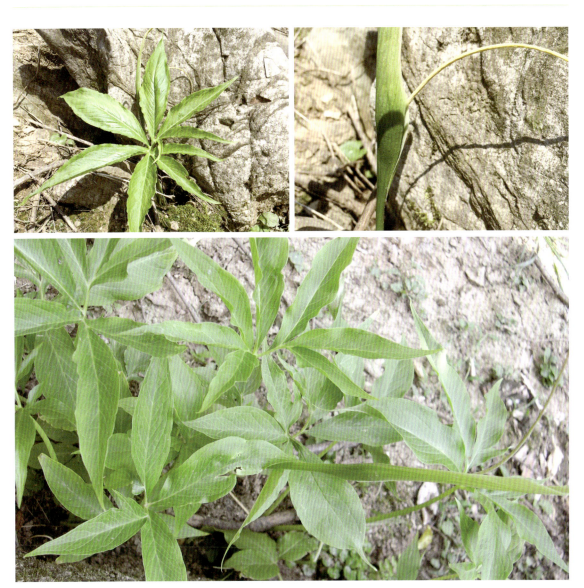

【基原】来源于天南星科 Araceae 半夏属 *Pinellia* 虎掌 *Pinellia pedatisecta* Schott 的块茎入药。

【形态特征】块茎近圆球形,直径可达 4cm,根密集,肉质,长 5~6cm;块茎四旁常生若干小球茎。叶 1~3 或更多,叶柄淡绿色,长 20~70cm,下部具鞘;叶片鸟足状分裂,裂片 6~11,披针形,渐尖,基部渐狭,楔形,中裂片长 15~18cm,宽约 3cm,两侧裂片依次渐短小,最外的长仅 4~5cm;侧脉 6~7 对,离边缘 3~4mm 处弧曲,联结为集合脉,网脉不明显。花序柄长 20~50cm,直立。佛焰苞淡绿色,管部长圆形,长 2~4cm,直径约 1cm,向下渐收缩;檐部长披针形,锐尖,长 8~15cm,基部展平宽约 1.5cm。肉穗花序:雌花序长 1.5~3cm;雄花序长 5~7mm;附属器黄绿色,细线形,长达 10cm,直立或略呈"S"形弯曲。浆果卵圆形,绿色至黄白色，藏于宿存的佛焰苞管部内。花期6~7月；果期9~11月。

【生境】生于海拔1000m以下的林下、山谷或河谷阴湿处。

【分布】北京、河北、山西、陕西、山东、江苏、上海、安徽、浙江、福建、河南、湖北、湖南、广西、四川、重庆、贵州、云南。

【采集加工】秋季采挖块茎，晒干、切片。

【性味归经】味苦、辛，性温；有小毒。归肺、肝、脾经。

【功能主治】燥湿化痰，祛风止痉，散结消肿。治顽痰咳嗽，风痰眩晕，中风痰壅，口眼㖞斜，半身不遂，癫痫，惊风，破伤风。生用外治痈肿，蛇虫咬伤。

【用法用量】6~9g，水煎服。外用生品适量，研末以醋或酒调敷患处。

【注意】本品有毒，严格控制剂量；孕妇慎用。

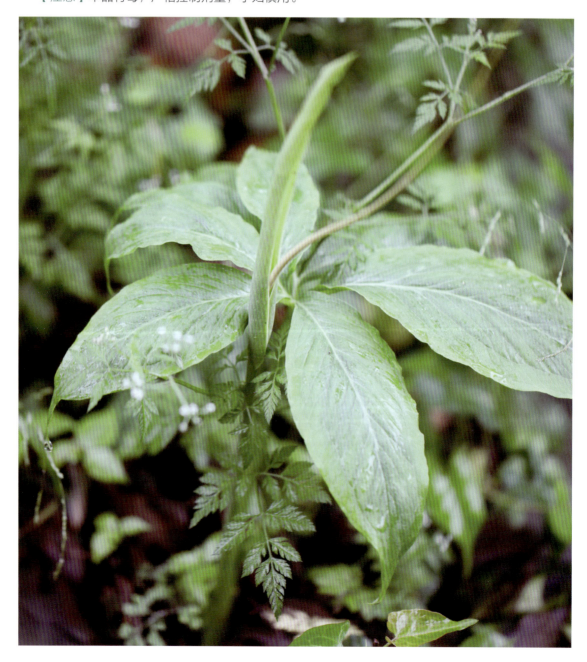

4.164.18　半夏

PINELLIAE RHIZOMA

【别名】三叶半夏、燕子尾、地慈姑、球半夏、尖叶半夏

【基原】来源于天南星科 Araceae 半夏属 *Pinellia* 半夏 *Pinellia ternata*（Thunb.）Breit. [*P. tuberifera* Ten.] 的块茎入药。

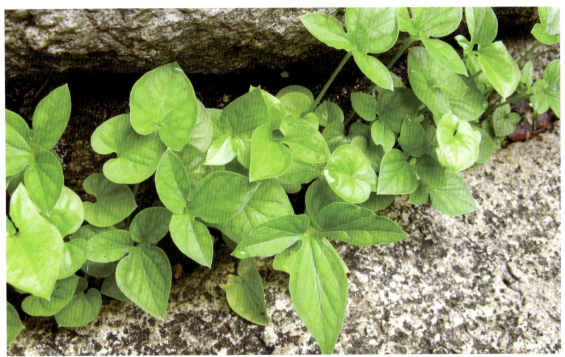

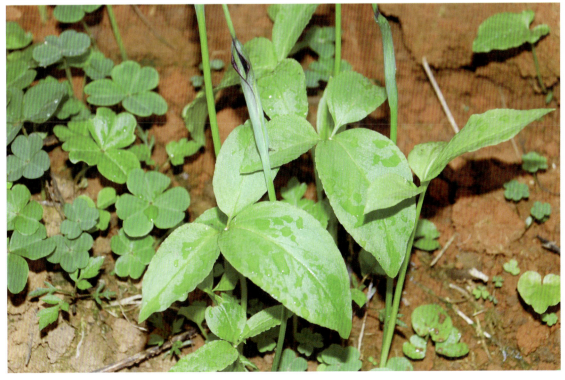

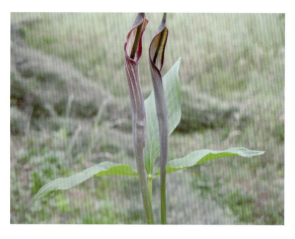

【形态特征】块茎圆球形，直径1~2cm，具须根。叶2~5枚，有时1枚。叶柄长15~20cm，基部具鞘，鞘内、鞘部以上或叶片基部（叶柄顶头）有直径3~5mm的珠芽，珠芽在母株上萌发或落地后萌发；幼苗叶片卵状心形至戟形，为全缘单叶，长2~3cm，宽2~2.5cm；老株叶片3全裂，裂片绿色，背淡，长圆状椭圆形或披针形，两头锐尖，中裂片长3~10cm，宽1~3cm；侧裂片稍短；全缘或具不明显的浅波状圆齿，侧脉8~10对，细弱，细脉网状，密集，集合脉2圈。花序柄长25~30(35)cm，长于叶柄。佛焰苞绿色或绿白色，管部狭圆柱形，长1.5~2cm；檐部长圆形，绿色，有时边缘青紫色，长4~5cm，宽1.5cm，钝或锐尖。肉穗花序：雌花序长2cm，雄花序长5~7mm，其中间隔3mm；附属器绿色变青紫色，长6~10cm，直立，有时呈"S"形弯曲。浆果卵圆形，黄绿色，顶端渐狭为明显的花柱。花期5~7月；果期8月成熟。

【生境】生于阴湿的沃土上。

【分布】除内蒙古、新疆、青海、西藏外，全国各地均有。朝鲜、日本也有分布。

【采集加工】夏、秋季采挖，抖去泥土，洗净，除去外皮及须根，晒干。

【药材性状】本品呈类球形，直径0.7~1.6cm。表面白色或淡黄色，顶端有凹陷的茎痕，围绕茎痕密布棕色麻点状的根痕，底部钝圆，较光滑。质坚实，断面白色，富粉性。气微，味辛辣、麻舌而刺喉，以个大、色白、大小均匀、坚实、富粉性者为佳。

【性味归经】味辛，性温；有毒。归脾、胃、肺经。

【功能主治】燥湿化痰，降逆止吐，消痞散结。治咳嗽痰多，风痰眩晕，痰厥头痛，胸闷胀满，恶心呕吐。外用治疔肿、蛇伤（生用）。

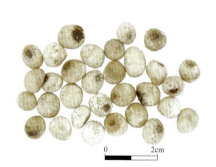

【用法用量】内服一般炮制后使用，用量3~9g，水煎服。外用鲜品捣烂敷患处。

【附方】① 治咳嗽，呕吐：清半夏、陈皮、茯苓各9g，炙甘草3g。水煎服。

② 治神经性呕吐：半夏、茯苓、生姜各9g，反酸烧心加黄连3g、吴茱萸1g，舌红苔少加麦冬、枇杷叶各9g，水煎服。

③ 治急性乳腺炎：鲜半夏3~6g，葱白2~3根。共捣烂，揉成团塞于患乳对侧鼻孔，每日2次，每次塞半小时。

④ 治急、慢性化脓性中耳炎：鲜半夏1份，研成细粉，加白酒或75%乙醇3份，浸泡24h，取上层清液（下层粉末不用），将患耳洗净后滴入耳内数滴，每日1~2次。

4.164.19　大藻

PISTIAE STRATIOTIS HERBA

【别名】水浮莲、水浮萍

【基原】来源于天南星科 Araceae 大藻属 Pistia 大藻 Pistia stratiotes L. 的全草入药。

【形态特征】水生漂浮草本。有长而悬垂的根多数，须根羽状，密集。叶簇生成莲座状，叶片常因发育阶段不同而形异：倒三角形、倒卵形、扇形，以至倒卵状长楔形，长 1.3~10cm，宽 1.5~6cm，顶端截头状或浑圆，基部厚，二面被毛，基部尤为浓密；叶脉扇状伸展，背面明显隆起成皱折状。佛焰苞白色，长 0.5~1.2cm，外被茸毛；花单性；雌花序具单花；雄花序有花 2~8 朵，轮状排列；雄花有雄蕊 2 枚，雄蕊极短，彼此合生；子房卵圆形，斜生于肉穗花序轴上，1 室。种子圆柱形。花期 5~11 月。

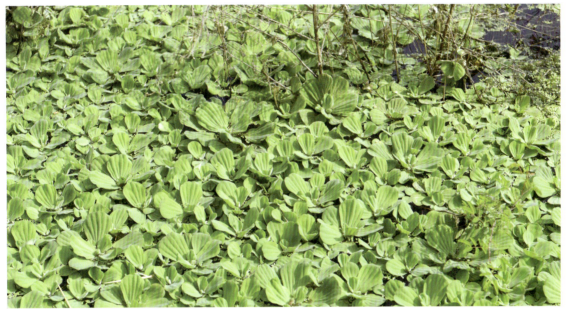

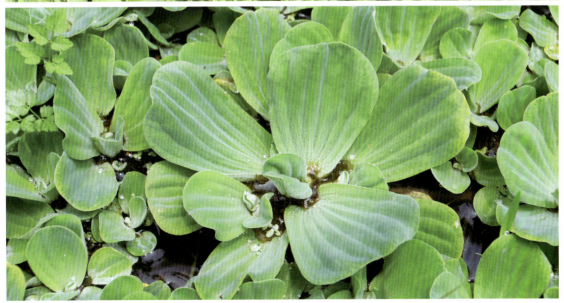

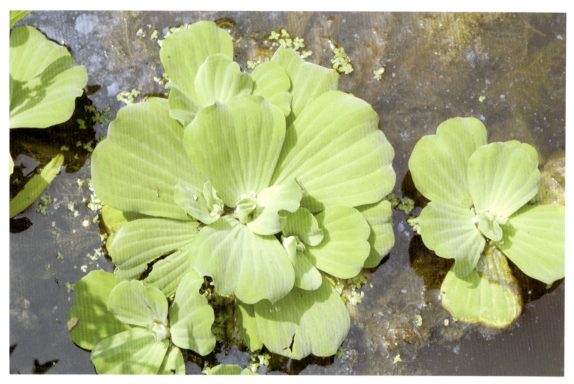

【生境】生于池塘中。

【分布】香港、广东、海南、台湾、福建、江西、江苏、浙江、安徽、湖南、湖北、山东、广西、云南、四川。全球热带及亚热带余部地区。

【采集加工】夏季叶片茂盛时捞取，除去须根，晒干。

【药材性状】全株皱缩成团块状，无茎。叶簇生，展开后叶片倒卵状扇形，长3~10cm，宽3~4cm，淡绿色至黄绿色，柔软而稍韧，两面均有柔毛。叶脉自基部扇状伸展。下部有时留有须根残迹。气微，味咸。以叶片大、青绿色、除净须根者为佳。

【性味归经】味辛，性凉。归肺、膀胱经。

【功能主治】祛风发汗，疏风解表，祛湿止痒，利尿解毒。治感冒，水肿，小便不利，风湿痛，皮肤瘙痒，荨麻疹，麻疹不透；外用治汗斑，湿疹。

【用法用量】9~15g，水煎服。外用适量，鲜品捣汁涂或煎水洗患处。（本品根有微毒，内服应去须根）

【注意】孕妇忌服。

【附方】治荨麻疹：大薸、胡麻子、皂角刺、刺蒺藜、海桐皮各9~15g，水煎服。

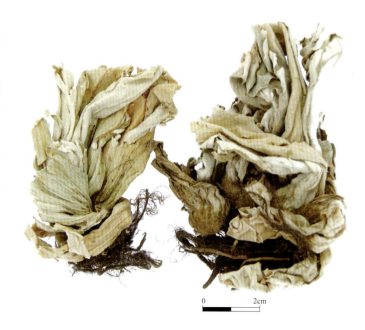

4.164.20 石柑子

POTHORIS CHINENSIS HERBA

【别名】藤桔

【基原】来源于天南星科 Araceae 石柑属 Pothos 石柑子 Pothos chinensis (Raf.) Merr. 的全株入药。

【形态特征】附生藤本，长可达 6m。茎亚木质，淡褐色，近圆柱形，具纵条纹，直径 2cm，节间长 1~4cm，节上常束生长 1~3cm 的气生根；叶纸质，椭圆形、披针状卵形至披针状长圆形，长 6~13cm，宽 1.5~5.6cm，顶端渐尖至长渐尖，有芒状尖头，基部钝，侧脉 4 对，最下一对基出，弧形上升，细脉多数，近平行；叶柄倒卵状长圆形或楔形，长 1~4cm。总花梗长 0.8~2cm；佛焰苞绿色，卵形，长 8mm，展开宽 10~15mm，顶端急尖；肉穗花序淡绿色或淡黄色，椭圆形至近圆球形，长 7~11mm，花序梗长 3~8mm。浆果黄绿色至红色，卵形或长圆形，长约 1cm。花、果期全年。

【生境】生于林下及溪边的岩石上。

【分布】香港、广东、台湾、湖北、广西、贵州、云南、四川等地。越南、老挝、泰国也有分布。

【采集加工】夏、秋季采收，将全草切段晒干备用。

【性味归经】味淡，性平；有小毒。归肝经。

【功能主治】祛风除湿，活血散瘀，消积，止咳。治跌打损伤，晚期血吸虫病肝脾肿大，风湿性关节炎，小儿疳积，咳嗽，骨折，中耳炎，鼻窦炎。

【用法用量】15~30g，水煎服或泡酒服。外用鲜品捣烂敷患处或捣烂取汁，滴患处。

【注意】孕妇忌服。

【附方】治晚期血吸虫病肝脾肿大：石柑子 30g。水煎服，每日 1 剂。10 剂为 1 个疗程。

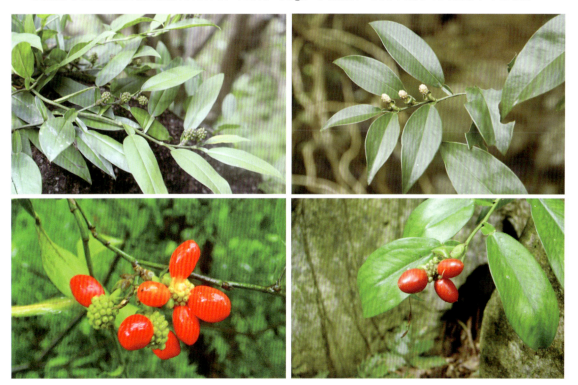

4.164.21 狮子尾

RHAPHIDOPHORAE HONGKONGENSIS HERBA

【别名】岩角藤、水底蜈蚣

【基原】来源于天南星科 Araceae 崖角藤属 Rhaphidophora 狮子尾 Rhaphidophora hongkongensis Schott 全株入药。

【形态特征】附生藤本，匍匐于地面、石上或攀援于树上。茎稍肉质，粗壮，圆柱形，粗 0.5~1cm，节间长 1~4cm，生气生根。叶片纸质或亚革质，常镰状椭圆形，有时为长圆状披针形或倒披针形，长 20~35cm，宽 5~6（14）cm，顶端锐尖至长渐尖，从中部向叶基渐狭，叶面绿色，背面淡绿色，中肋表面平坦，背面隆起，基部宽可达 3mm，一、二级侧脉多数，细弱，斜伸，与中肋成 45 度锐角，近边缘处向上弧曲；叶柄长 5~10cm，腹面具槽，两侧叶鞘达关节，关节长 4~10mm。幼株叶片斜椭圆形，长 4.5~9cm，宽 2~4cm，顶端锐尖，基部一侧狭楔形，另一侧圆形。花序顶生和腋生。花序柄圆柱形，长 4~5cm，顶部粗达 1cm；佛焰苞绿色至淡黄色，卵形，渐尖，长 6~9cm，蕾时席卷，花时脱落；肉穗花序圆柱形，向上略狭，顶钝，长 5~8cm，粗 1.5~3cm，粉绿色或淡黄色；子房顶部近六边形，截平，长约 4mm，宽 2mm，柱头黑色，近头状，略凸起。浆果黄绿色。花期 4~8 月；果期翌年成熟。

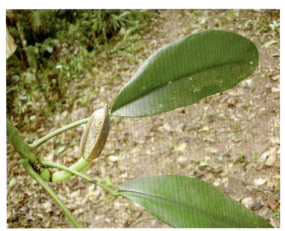

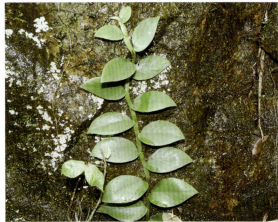

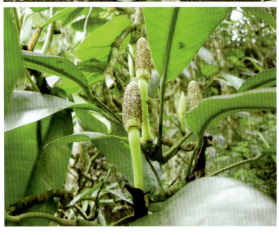

【生境】生于林中或灌丛中，攀援于树干或石崖上。

【分布】香港、广东、海南、福建、广西、贵州、云南。缅甸、越南、老挝、泰国以至加里曼丹岛也有分布。

【采集加工】秋季采挖全株切片晒干。

【性味归经】味淡，性凉；有毒。

【功能主治】消炎止痛，接骨生肌，散痞块，凉血，止咳。治脾脏肿大，跌打损伤，胃痛，胀痛，支气管炎，百日咳。外用治骨折，蜂虫刺咬，毒蛇咬伤，烧、烫伤。

【用法用量】15~30g，水煎或泡酒服。外用适量，鲜品捣烂敷患处。

4.164.22　毛过山龙

RHAPHIDOPHORAE HOOKERI CAULIS

【别名】大岩藤、龙咀草

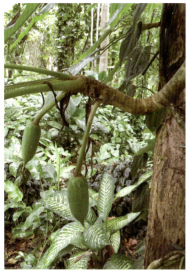
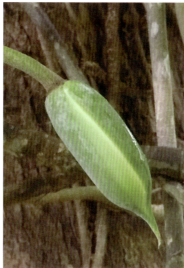
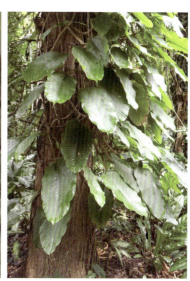

【基原】来源于天南星科 Araceae 崖角藤属 Rhaphidophora 毛过山龙 Rhaphidophora hookeri Schott 的藤茎入药。

【形态特征】攀援藤本。茎圆柱形，粗 8~12mm，节间短，长 0.5~1cm。叶片纸质，不等侧的长圆形，长 27.5~45cm，宽 15~30cm，顶端渐尖头，基部圆形或微心形，两面无毛，背面中肋常被柔毛；中肋表面下凹，背面隆起。叶柄长 12~30cm；腹面具浅槽，关节以下具鞘。花序柄粗短，长 3~5cm，基部有 1~2 个卵形或卵状披针形的苞片，长 3~6cm。佛焰苞肉质，外面绿色，内面黄色，长圆状卵形，长 5~6cm。肉穗花序无柄，倒卵状或椭圆形，黄色，长 4.5~5.5cm，粗 1.5~1.75cm。子房长约 6mm，柱头长圆形，黄色。雄蕊花丝长约 2mm，花药长圆形，比花丝略短，花序上部的子房基部常有长不及 1mm 的假雄蕊 4 枚。花期 3~7 月；果期 6~10 月。

【生境】生于海拔 280~2200m 的山谷密林中，多攀援于大乔木上。

【分布】云南、四川、贵州、广西、广东等地。印度、孟加拉国至泰国、越南也有分布。

【采集加工】全年可采集藤茎，去除叶片，切片晒干。

【性味归经】味苦，性寒。

【功能主治】接骨消肿，活血祛瘀，润肺止咳，止痛，接骨。治跌打损伤，骨折，蛇咬伤，痈疮疖肿，顿咳，咽喉肿痛，风湿腰腿痛。

【用法用量】10~20g，水煎服。

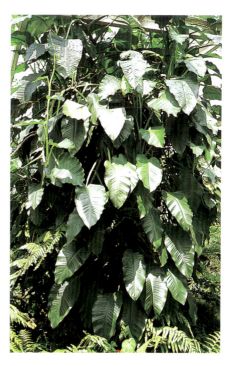

4.164.23　犁头尖

TYPHONII BLUMEI HERBA

【别名】犁头七

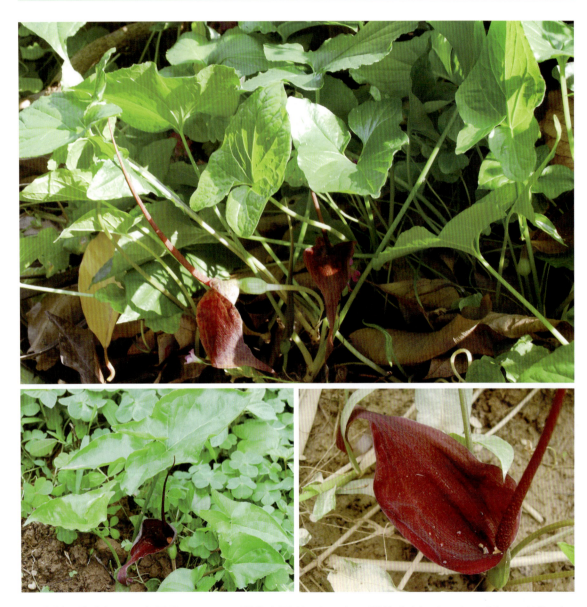

【基原】来源于天南星科 Araceae 犁头尖属 Typhonium 犁头尖 Typhonium blumei Nicols. & Sivadasan [T. divaricatum（L.）Decne.] 全草入药。

【形态特征】多年生草本。块茎近球形、头状或椭圆形，直径 1~2cm，褐色，具环节，节间有黄色根迹，颈部生长 1~4cm 的黄白色纤维状须根，散生疣凸状芽眼。幼株叶 1~2，叶片深心形、卵状心形至戟形，长 3~5cm，宽 2~4cm，多年生植株有叶 4~8 枚，叶片绿色，背淡，戟状三角形，前裂片卵形，长 7~10cm，宽 7~9cm；叶柄长 20~24cm，基部 4cm 鞘状、鸢尾式排列，淡绿色，上部圆柱形，绿色。花序单一，从叶腋抽出，长 9~11cm，淡绿色，圆柱形，粗 2mm，直立；佛焰苞管部绿色，卵形，长 1.6~3cm，粗 0.8~1.5cm；檐部绿紫色，卷成长角状，长 12~18cm，下部粗 6mm，盛花时展开，后仰，卵状长披针形，宽 4~5cm，中部以上骤狭成带状下垂，顶端旋曲，内面深紫色，外面绿紫色；肉穗花序无柄，雌花序圆锥形，长 1.5~3mm，粗 3~4mm；中性花序长 1.7~4cm，下部 7~8mm 长，具花；雄花序长 4~9mm，粗约 4mm，橙黄色；附属器深紫色，具强烈的粪臭味，长 10~13cm，基部斜截形，明显具细柄，粗 4mm，向上渐狭成鼠尾状，近直立，下部 1/3 具疣皱，向上平滑；雄花近无柄，雄蕊 2 枚，药 2 室。雌花：子房卵形，黄色，柱头无柄，盘状具乳突，红色。中性花同型，线形，长约 4mm，上升或下弯，两头黄色，腰部红色。花期 5~7 月。

【生境】生于村边路旁、园地、草坡或石隙中。

【分布】香港、海南、广东、福建、江西、浙江、湖南、广西、云南、四川。印度、缅甸、越南、泰国至印度尼西亚、日本也有分布。

【采集加工】夏季采挖，洗净，晒干或鲜用。

【性味归经】味辛、苦，性温；有毒。归肝、脾经。

【功能主治】解毒消肿，散结，止血。治毒蛇咬伤，痈疖肿毒，血管瘤，淋巴结结核，跌打损伤，外伤出血。

【用法用量】外用适量，块茎磨汁或敷患处。本品有毒，不作内服。

【附方】① 治毒蛇咬伤：犁头尖鲜块茎 3~9g，捣敷伤口周围。

② 治痈疖肿痛：犁头尖块茎适量研末，加少许雄黄，研末，加醋捣成糊状外敷。

③ 治血管瘤：鲜犁头尖块茎，用米酒（或烧酒）磨汁，外涂，每天 3~4 次。

④ 治淋巴结结核：犁头尖鲜全草适量，配醋、糯米饭各少许共捣烂敷患处，日换 2 次。

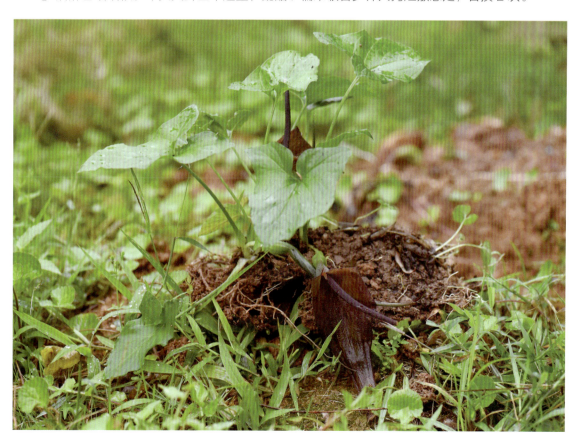

4.164.24 白附子

TYPHONII RHIZOMA

【别名】滴水参、天南星、野芋

【基原】来源于天南星科 Araceae 犁头尖属 *Typhonium* 独角莲 *Typhonium giganteum* Engl. 的块茎入药。

【形态特征】多年生草本；块茎倒卵形、卵球形或卵状椭圆形，大小不等，直径 2~4cm，外被暗褐色小鳞片，有 7~8 条环状节，颈部周围生多条须根。通常 1~2 年生的只有 1 叶，3~4 年生的有 3~4 叶。叶与花序同时抽出。叶柄圆柱形，长约 60cm，密生紫色斑点，中部以下具膜质叶鞘；叶片幼时内卷如角状，后即展开，箭形，长 15~45cm，宽 9~25cm，顶端渐尖，基部箭状，后裂片叉开成 70 度的锐角，钝；中肋背面隆起，Ⅰ级侧脉 7~8 对，最下部的两条基部重叠，集合脉与边缘相距 5~6mm。花序柄长 15cm；佛焰苞紫色，管部圆筒形或长圆状卵形，长约 6cm，粗

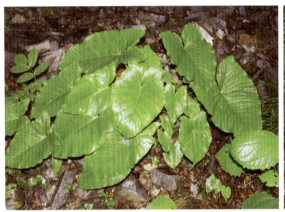
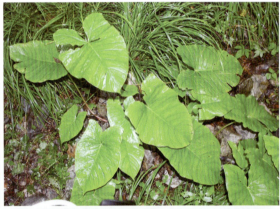
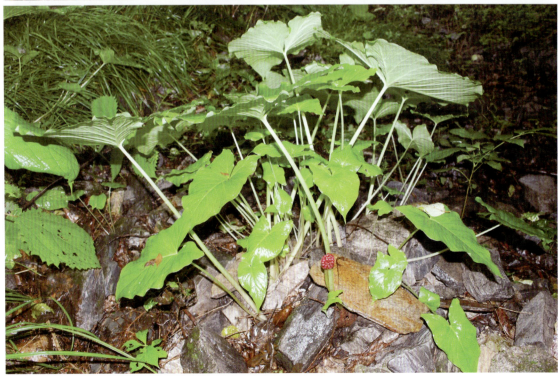

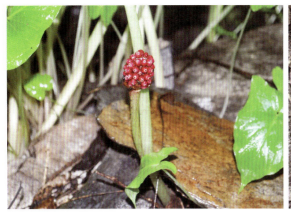
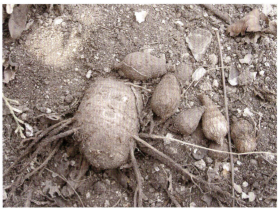

3cm；檐部卵形，展开，长达15cm，顶端渐尖常弯曲；肉穗花序几无梗，长达14cm，雌花序圆柱形，长约3cm，粗1.5cm；中性花序长3cm，粗约5mm；雄花序长2cm，粗8mm；附属器紫色，长（2）6cm，直径5mm，圆柱形，直立，基部无柄，顶端钝。雄花：无柄，药室卵圆形，顶孔开裂。雌花：子房圆柱形，顶部截平，胚珠2颗；柱头无柄，圆形。花期6~8月；果期7~9月。

【生境】生于海拔1500m以下的荒地、山坡、水沟旁。

【分布】广东、广西、湖北、湖南、河南、河北、山东、辽宁、吉林、陕西、甘肃、四川至西藏南部。

【采集加工】秋季采挖，除须根和外皮，晒干。

【药材性状】本品呈椭圆形或卵圆形，长2~5cm，直径1~3cm。表面白色至黄白色，略粗糙，有环纹及须根痕，顶端有茎痕或芽痕。质坚硬，断面白色，粉性。气微，味淡、麻辣刺舌。

【性味归经】味辛，性温；有毒。归胃、肝经。

【功能主治】祛风痰，定惊搐，解毒镇痛。治中风痰壅，偏头痛，破伤风，毒蛇咬伤，瘰疬结核，痈肿。

【用法用量】3~6g，水煎服。外用鲜品捣烂敷患处。

【注意】孕妇慎用；生品内服宜慎。

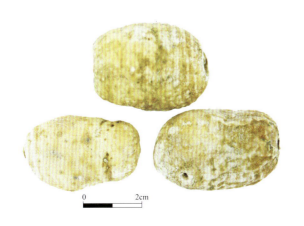
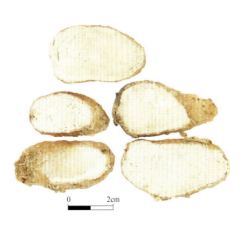

4.165 浮萍科

4.165.1 浮萍

LEMNAE MINORIS HERBA

【别名】青萍、水浮萍

【基原】来源于浮萍科 Lemnaceae 浮萍属 *Lemna* 浮萍 *Lemna minor* L. 全草入药。

【形态特征】漂浮小植物。叶状体对称，表面绿色，背面浅黄色或绿白色或常为紫色，近圆形，倒卵形或倒卵状椭圆形，全缘，长 1.5~5mm，宽 2~3mm，上面稍凸起或沿中线隆起，脉 3 条，不明显，背面垂生丝状根 1 条，根白色，长 3~4cm，根冠钝头，根鞘无翅。叶状体背面一侧具囊，新叶状体于囊内形成浮出，以极短的细柄与母体相连，随后脱落。雌花具弯生胚珠 1 枚，果实无翅，近陀螺状，种子具凸出的胚乳并具 12~15 条纵肋。

【生境】生于水田、池塘、沼泽、湖泊或静水中。

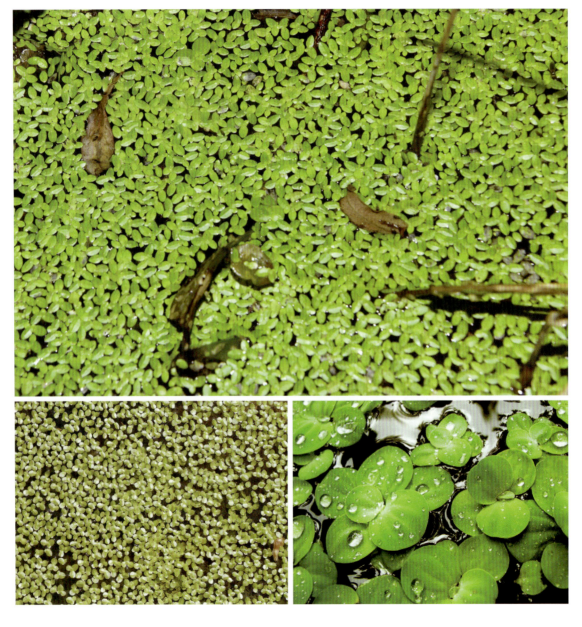

【分布】我国南北各地。全球温暖地区。

【采集加工】6~9月采收，洗净，除去杂质，晒干。

【性味归经】味辛，性寒。归肺经。

【功能主治】疏风发汗，透疹，利尿。治风热感冒，麻疹不透，荨麻疹，水肿。

【用法用量】3~9g，水煎服。外用适量，煎水熏洗。

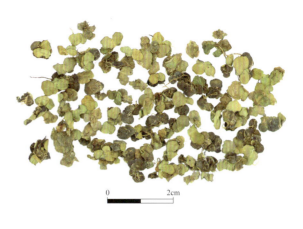

【附方】① 治风热感冒：浮萍、防风各9g，牛蒡子、薄荷、紫苏叶各6g。水煎服。

② 治浮肿小便不利：浮萍9g，泽泻、车前子各12g。水煎服。

③ 治麻疹透发不快：浮萍6g，水煎代茶饮；或用浮萍适量，水煎，趁热洗胸背及手足。

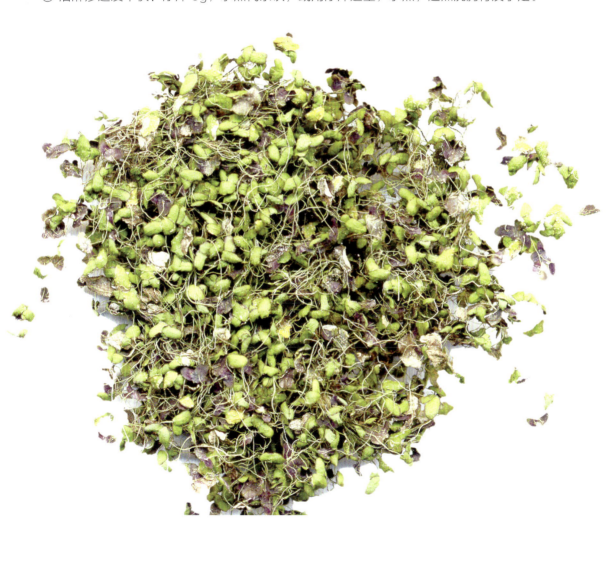

4.165.2 紫萍

SPIRODELAE HERBA

【别名】浮萍、红浮萍

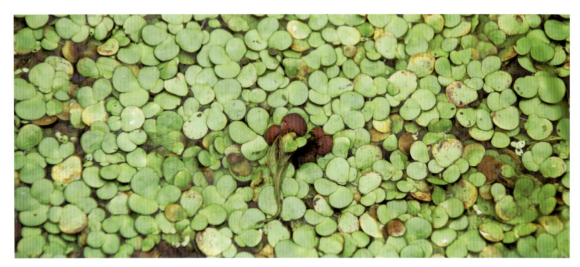

【基原】来源于浮萍科 Lemnaceae 紫萍属 Spirodela 紫萍 Spirodela polyrrhiza（L.）Schleid. 全草入药。

【形态特征】漂浮小植物。叶状体扁平，阔倒卵形，长5~8mm，宽4~6mm，顶端钝圆，叶面绿色，背面紫色，具掌状脉5~11条，背面中央生5~11条根，根长3~5cm，白绿色，根冠尖，脱落；根基附近的一侧囊内形成圆形新芽，萌发后，幼小叶状体渐从囊内浮出，由一细弱的柄与母体相连。肉穗花序有2朵雄花和1朵雌花。

【生境】生于水田、池塘、沼泽、湖泊或静水中。

【分布】我国南北各地区。全球温带及热带余部地区。

【采集加工】夏、秋采收，洗净，除去杂质，晒干。

【药材性状】本品扁平叶状，卵形或卵圆形，长2~5mm，单一或2~3个连生。上面淡绿色至灰绿色，一侧有一小凹陷，边缘整齐或微卷曲。下面紫绿色至紫棕色，着生数条须根。体轻，质松软，手捻易碎。气微，味淡。以上面色绿、背面紫色者为佳。

【性味归经】味辛，性寒。归肺经。

【功能主治】祛风，发汗，透疹，利尿，消肿。治风热感冒，皮肤瘙痒，麻疹不透，荨麻疹，水肿。

【用法用量】3~9g，水煎服。外用适量，煎水熏洗。

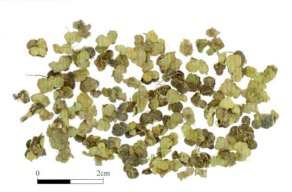

【附方】① 治风热感冒：浮萍、防风各9g，牛蒡子、薄荷、紫苏叶各6g。水煎服。

② 治水肿小便不利：浮萍9g，泽泻、车前子各12g。水煎服。

③ 治麻疹透发不快：浮萍6g，水煎代茶饮；或用浮萍适量，水煎，趁热洗胸背及手足。

4.166 黑三棱科

4.166.1 三棱

SPARGANII RHIZOMA

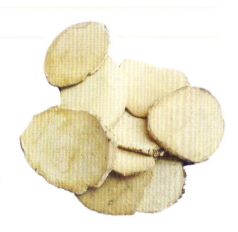

【基原】来源于黑三棱科 Sparganiaceae 黑三棱属 Sparganium 黑三棱 Sparganium stoloniferum Buch.-Ham. 的根状茎入药。

【形态特征】多年生水生或沼生草本。块茎膨大，比茎粗 2~3 倍，或更粗；根状茎粗壮。茎直立，粗壮，高 0.7~1.2m，或更高，挺水。叶片长（20）40~90cm，宽 0.7~16cm，具中脉，上部扁平，下部背面呈龙骨状凸起，或呈三棱形，基部鞘状。圆锥花序开展，长 20~60cm，具 3~7 个侧枝，每个侧枝上着生 7~11 个雄性头状花序和 1~2 个雌性头状花序，主轴顶端通常具 3~5 个雄性头状花序，或更多，无雌性头状花序；花期雄性头状花序呈球形，直径约 10mm；雄花花被片匙形，膜质，顶端浅裂，早落，花丝长约 3mm，丝状，弯曲，褐色，花药近倒圆锥形，长 1~1.2mm，宽约 0.5mm；雌花花被长 5~7mm，宽 1~1.5mm，着生于子房基部，宿存，柱头分叉或否，长 3~4mm，向上渐尖，花柱长约 1.5mm，子房无柄。果实长 6~9mm，倒圆锥形，上部通常膨大呈冠状，具棱，褐色。花、果期 5~10 月。

【生境】生于湖泊、河流、沼泽浅水中。

【分布】东北、华北、华东、西南及陕西、甘肃、青海、新疆、河南、湖北、湖南。

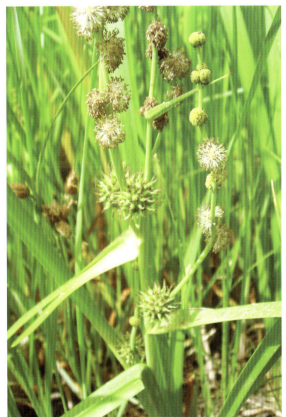

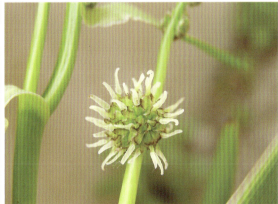

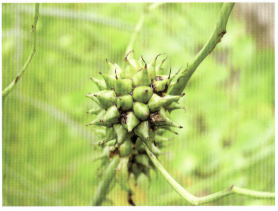

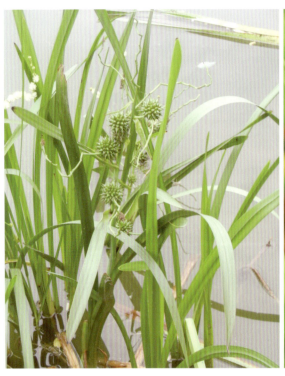
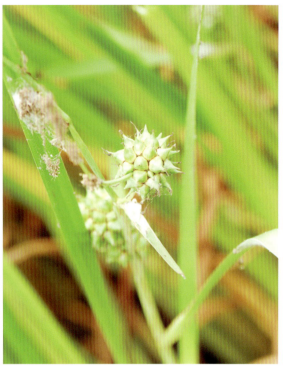

【采集加工】冬季至次年春季采挖根状茎,洗净,削去外皮,晒干。

【药材性状】本品呈圆锥形,略扁,长2~6cm,直径2~4cm。表面黄白色或灰黄色,有刀削痕,须根痕小点状,略呈横向环状排列。体重,质坚实。气微,味淡,嚼之微有麻辣感。

【性味归经】味辛、苦,性平。归肝、脾经。

【功能主治】破血行气,消积止痛。治瘀滞经闭,痛经,食积胀痛,跌打损伤。

【用法用量】5~10g,水煎服。

【注意】气虚体弱、血枯经闭、月经过多者及孕妇禁服。

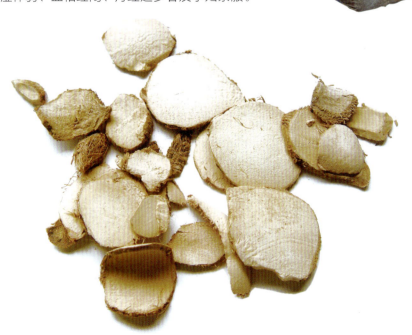

4.167 香蒲科

4.167.1 蒲黄

TYPHAE POLLEN

【别名】水蜡烛

【基原】来源于香蒲科 Typhaceae 香蒲属 Typha 水烛 Typha angustifolia L. 和香蒲 Typha orientalis Presl. 的干燥花粉入药。

【形态特征】A. 水烛：多年生草本。高 1.5~3m。具多节、粗壮的根状茎。叶狭条形，长 50~120cm，宽 5~9mm，渐尖，基部鞘状抱茎。穗状花序圆柱状，长 30~60cm，雌雄花序不连接。雄花序在上，长 20~30cm；雄花有 2~3 枚雄蕊，毛比花药长；雌花序在下，长 10~30cm，成熟时直径 10~25mm，雌花小苞片比柱头短。小坚果长椭圆形，具褐色斑点，纵裂。花、果期夏、秋季。

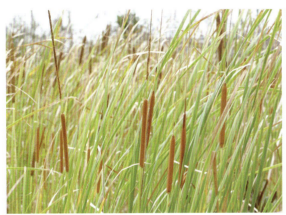
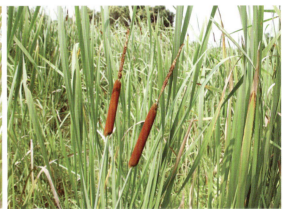

【生境】生于水边及池塘、沼泽中。

【分布】我国东北、华北、华东及河南、湖北、四川、云南、陕西、甘肃、青海等地。尼泊尔、印度、巴基斯坦、日本、欧洲、美洲及大洋洲也有分布。

【形态特征】B. 香蒲：多年生草本。高 1.5~2m。具多节、粗壮的根状茎。叶狭条形，长 40~70cm，宽 5~9mm，渐尖，基部鞘状抱茎。穗状花序圆柱状，雌雄花序连接，雄花序在上部，长 4~6cm，花小，无花被；雄花有 2~4 枚雄蕊，花粉单粒；雌花序在下，长 6~15cm，雌花无小苞片，密生长 6~7mm 的白色柔毛；柱头匙形。小坚果长约 1mm。花期夏、秋季。

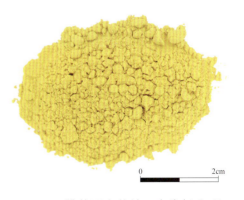

【生境】生于水旁或沼泽中。

【分布】广东、台湾、福建、江西、安徽、江苏、浙江、河南、河北、陕西、山西、内蒙古、辽宁、吉林、黑龙江。菲律宾、日本、俄罗斯及大洋洲也有分布。

【采集加工】夏季采收花序上部的黄色雄花序，晒干后碾碎，筛取花粉。

【药材性状】水烛和香蒲的药材是花粉，特征细微，难以区别种类。本品为黄色粉末。体轻，放水中则漂浮水面。手捻有滑腻感，易附着手指上。气微，味淡。以粉细、体轻、色鲜黄、滑腻感

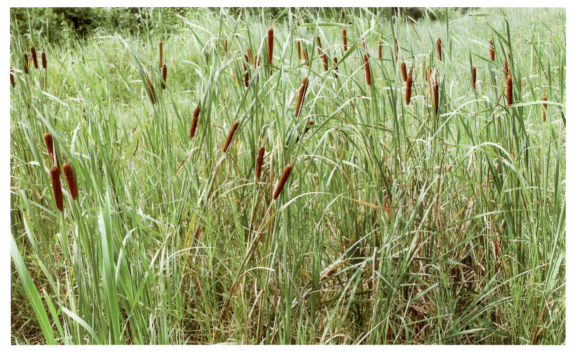

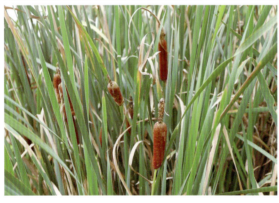
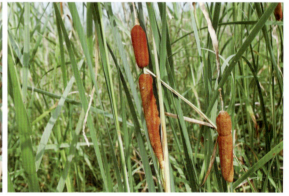

强者为佳。

【性味归经】味甘，性平。归肝、心包经。

【功能主治】生用行血，消瘀，止痛；炒用止血。治吐血，咯血，衄血，血痢，便血，崩漏，外伤出血，心腹疼痛，产后瘀痛，跌打损伤，血淋涩痛，带下，重舌，口疮，阴下湿痒。

【用法用量】3~10g。生用散瘀止痛，炒炭可收敛止血，治血瘀出血则生熟各半。外用适量，研粉搽敷。

【附方】① 治心腹诸痛、产后瘀血腹痛：（失笑散）蒲黄、五灵脂各等量，共研细粉，每服 3g，每日 2 次，黄酒或米醋为引，送服。

② 治功能性子宫出血：蒲黄炭 9g，熟地黄 12g，侧柏叶（炒黄）15g，水煎服。

4.167.2 小香蒲

TYPHAE MINIMAE POLLEN

【别名】水蜡烛、水烛

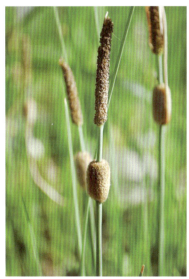 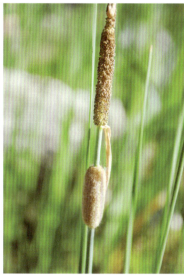 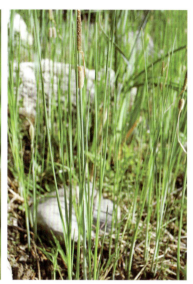

【基原】来源于香蒲科 Typhaceae 香蒲属 Typha 小香蒲 Typha minima Funk 的花粉入药。

【形态特征】多年生沼生草本。根状茎姜黄色或黄褐色，顶端乳白色。地上茎直立，高 30~80cm。叶基生，鞘状，叶片长 15~40cm，宽 1~2mm，短于花葶，叶鞘边缘膜质，叶耳长 0.5~1cm。雌雄花序远离，雄花序长 3~8cm，花序轴无毛，基部具 1 枚叶状苞片，长 4~6cm，宽 4~6mm；雌花序长 1.6~4.5cm，叶状苞片明显宽于叶片；雄花无被，雄蕊通常 1 枚单生，花药长约 1.5mm，花粉粒成四合体，纹饰颗粒状；雌花具小苞片；孕性雌花柱头条形，长约 0.5mm，花柱长约 0.5mm，子房长 0.8~1mm，纺锤形，子房柄长约 4mm；不孕雌花子房长 1~1.3mm，倒圆锥形；白色丝状毛顶端膨大呈圆形，着生于子房柄基部。小坚果椭圆形，纵裂，果皮膜质。种子黄褐色，椭圆形。花、果期 5~8 月。

【生境】生于池塘、水沟边浅水处，常见于一些水体干枯后的湿地及低洼处。

【分布】黑龙江、吉林、辽宁、内蒙古、河北、河南、山东、山西、陕西、甘肃、新疆、湖北、四川、重庆、贵州等地。巴基斯坦、欧洲等地均有分布。

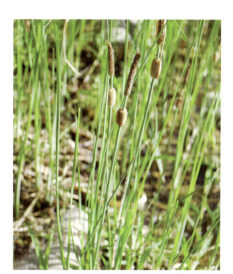

【采集加工】夏季采收蒲棒上部的黄色雄花序，晒干后碾轧，筛取花粉。

【性味归经】味甘，性平。归肝、心包经。

【功能主治】止血，化瘀，通淋。治吐血、衄血、咯血、崩漏、外伤出血、经闭痛经、脘腹刺痛、跌扑肿痛、血淋涩痛等。

【用法用量】10~20g，水煎服。外用研末撒或调敷。

4.168 石蒜科

4.168.1 镰叶韭

ALLII CAROLINIANI HERBA

【别名】扁葱、多叶葱

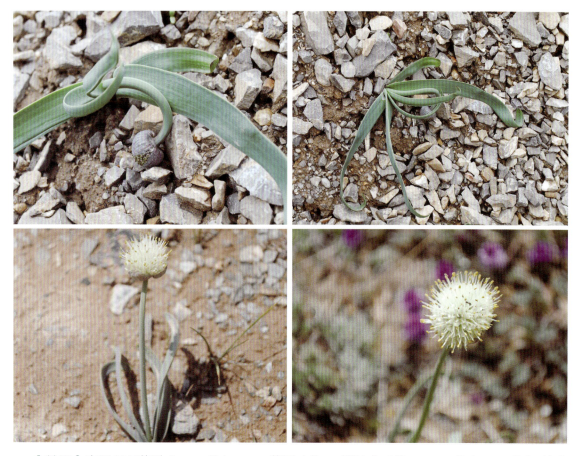

【基原】来源于石蒜科 Amaryllidaceae 葱属 Allium 镰叶韭 Allium carolinianum DC. 的全草入药。

【形态特征】多年生草本。鳞茎粗壮，单生或 2~3 枚聚生，狭卵状至卵状圆柱形，粗 1~2.5cm；鳞茎外皮褐色至黄褐色。叶宽条形，扁平，光滑，呈镰状弯曲，宽 5~15mm。花葶粗壮，高 20~40cm，粗 2~4mm，下部被叶鞘；总苞带紫色，2 裂；伞形花序球状，具多而密集的花；花紫红色或淡紫色；花被片狭矩圆形至矩圆形，长 6~8mm，宽 1.5~3mm，内轮的稍长；花丝锥形，比花被片长；子房近球状，腹缝线基部具凹陷的蜜穴；花柱伸出花被外。花、果期 6~9 月。

【生境】生于海拔 2500~5000m 的砾石山坡、向阳的林下和草地。

【分布】甘肃、青海、新疆和西藏。俄罗斯、阿富汗至尼泊尔也有分布。

【采集加工】夏、秋季采挖全草，去除枯叶，洗净，晒干。

【性味归经】味辛，性温。

【功能主治】活血散瘀，止血止痛，散寒。治伤风感冒、头痛鼻塞、脘腹冷痛、消化不良、跌打骨折、瘀血肿痛、衄血等。

【用法用量】9~15g，水煎服。

4.168.2 薤白

ALLII MACROSTEMONIS BULBUS

【别名】藠头、薤

【基原】来源于石蒜科 Amaryllidaceae 葱属 *Allium* 藠头 *Allium chinense* G. Don 和薤白 *Allium macrostemon* Bunge 的鳞茎入药。

【形态特征】A. 藠头：一年生草本，鳞茎数枚聚生，狭卵状，粗（0.5）1~2cm；鳞茎外皮白色或带红色，膜质，不破裂。叶 2~5 枚，具 3~5 棱的圆柱状，中空，近与花葶等长，粗 1~3mm。花葶侧生，圆柱状，高 20~40cm，下部被叶鞘；总苞 2 裂，比伞形花序短；伞形花序近半球状，较松散；小花梗近等长，比花被片长 1~4 倍，基部具小苞片；花淡紫色至暗紫色；花被片宽椭圆形至近圆形，顶端钝圆，长 4~6mm，宽 3~4mm，内轮的稍长；花丝等长，约为花被片长的 1.5 倍，仅基部合生并与花被片贴生，内轮的基部扩大，扩大部分每侧各具 1 齿，外轮的无齿，锥形；子房倒卵球状，腹缝线基部具有帘的凹陷蜜穴；花柱伸出花被外。花果期 10~11 月。

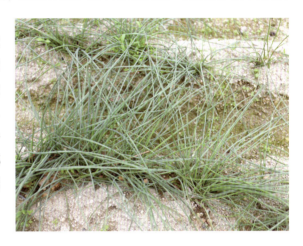

【生境】栽培。

【分布】长江流域及以南各地广泛栽培。原产中国，日本、越南、老挝、柬埔寨和美国也有栽培。

【形态特征】B. 薤白：多年生草本。鳞茎近球形，粗 1~2cm，鳞茎外皮灰黑色，纸质，花葶圆柱形，高 30~60cm，1/4~1/3 具叶鞘。叶 3~5 枚半圆柱形或条形，中空，上面具凹槽，长

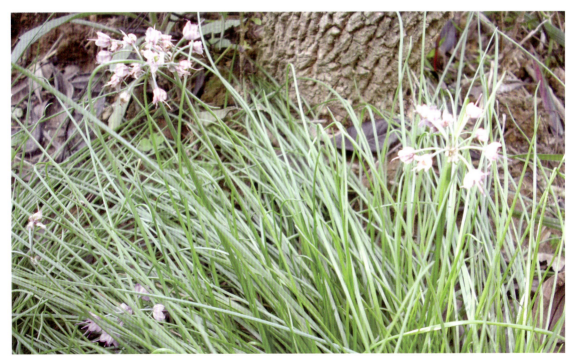

15~30cm。总苞约为花序的 1/2 长，宿存；伞形花序半球形或球形，具多而密集的花，间或密聚珠芽或有时全为珠芽；花梗等长，为花被的 3~4 倍长，基部具苞片；花被宽钟状，红色至粉红色；花被片具 1 深色脉，长 4~5mm，长圆形至长圆状披针形，钝头；花丝比花被片长 1/4~1/3，基部三角形向上渐狭成锥形，仅基部合生并与花被贴生，内轮基部比外轮基部宽 1.5 倍；花柱伸出花被。花果期 5~7 月。

【生境】生于山坡、草地及田边地埂。

【分布】全国各地均有分布。

【采集加工】夏、秋二季采挖，洗净，除去须根，蒸透或置沸水中烫透，晒干。

【药材性状】A. 荞头：呈略扁的长卵形，高 1~3cm，直径 3~12mm。表面淡黄棕色或棕褐色，具浅纵皱纹。质较软，断面可见鳞叶 2~3 层。嚼之粘牙。

B. 薤白：呈不规则卵圆形，高 5~15mm，直径 5~18mm。表面黄白色或淡黄棕色，皱缩，半透明，有类白色膜质鳞片包被，底部有突起的鳞茎盘。质硬，角质样。有蒜臭，味微辣。

【性味归经】味辛、苦，性温。归心、肺、胃、大肠经。

【功能主治】通阳散结，行气导滞。治胸痛，胸闷，心绞痛，胁肋刺痛，咳嗽，慢性支气管炎，慢性胃痛，痢疾。

【用法用量】9~15g，水煎服。

【附方】① 治心绞痛：a. 薤白、三棱各 18g，赤芍、川芎、红花、延胡索、降香各 15g，鸡血藤 30g，急性子 12g。为 1 日量，制成冲服剂或浸膏内服。b. 薤白、瓜蒌、郁金、当归、赤芍各 9g，丹参 30g，生槐花 15g，红花 4.5g，白檀香 1.5g，水煎服。

② 治慢性支气管炎：薤白研粉，每服 3g，每日 3 次，白糖送下。

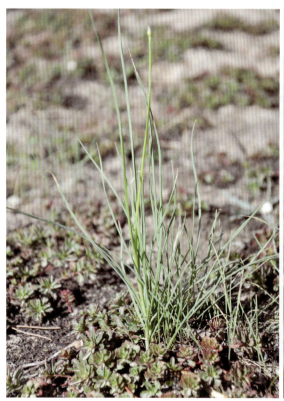
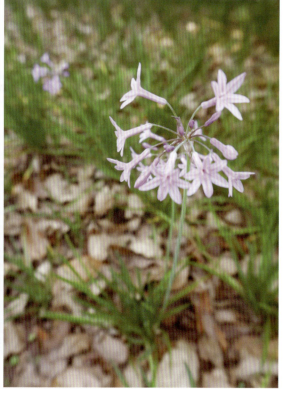

4.168.3 葱

ALLII FISTULOSI HERBA

【别名】大葱、葱白

【基原】来源于石蒜科 Amaryllidaceae 葱属 Allium 葱 Allium fistulosum L. 的鳞茎或全草入药。

【形态特征】一年生草本，鳞茎单生，圆柱状，稀为基部膨大的卵状圆柱形，粗 1~2cm，有时可达 4.5cm；鳞茎外皮白色，稀淡红褐色，膜质至薄革质，不破裂。叶圆筒状，中空，向顶端渐狭，约与花葶等长，粗在 0.5cm 以上。花葶圆柱状，中空，高 30~50（100）cm，中部以下膨大，向顶端渐狭，约在 1/3 以下被叶鞘；总苞膜质，2 裂；伞形花序球状，多花，较疏散；小花梗纤细，与花被片等长，或为其 2~3 倍长，基部无小苞片；花白色；花被片长 6~8.5mm，近卵形，顶端渐尖，具反折的尖头，外轮的稍短；花丝为花被片长度的 1.5~2 倍，锥形，在基部合生并与花被片贴生；子房倒卵状，腹缝线基部具不明显的蜜穴；花柱细长，伸出花被外。花果期 4~7 月。

【生境】栽培。

【分布】全国各地广泛栽培。广布温带至亚热带。

【采集加工】全年可采，鳞茎或全草鲜用。

【性味归经】味辛，性温。归肺、胃经。

【功能主治】发汗解表，通阳，利尿。治感冒头痛，鼻塞。外用治小便不利，痈疖肿痛。

【用法用量】9~30g，水煎服。外用适量，捣烂敷脐部或患处。

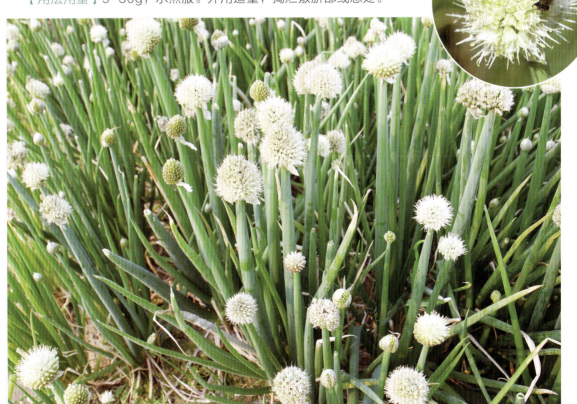

4.168.4　太白韭

ALLII PRATTII HERBA

【别名】野葱、野蒜、太白山葱

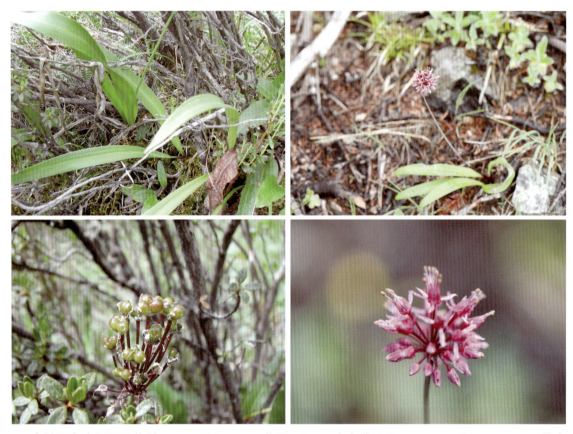

【基原】来源于石蒜科 Amaryllidaceae 葱属 Allium 太白韭 Allium prattii C. H. Wright 的全草入药。

【形态特征】多年生草本。鳞茎单生或 2~3 枚聚生，近圆柱状；鳞茎外皮灰褐色至黑褐色。叶 2 枚，紧靠或近对生状，条形至椭圆状倒披针形，宽 0.5~4cm，顶端渐尖，基部渐狭成柄。花葶圆柱状，高 10~60cm，下部被叶鞘；伞形花序半球状，花密集；花紫红色至淡红色，内轮花被片披针状矩圆形至狭矩圆形，长 4~7mm，宽 1~1.5mm，顶端钝或凹缺，外轮花被片狭卵形或矩圆形，长 3.2~5.5mm，宽 1.4~2mm，顶端钝或凹缺；花丝基部合生，内轮的狭卵状长三角形，外轮的锥形；子房具 3 圆棱，每室 1 胚珠。花、果期 6~9 月。

【生境】生于海拔 2000~4900m 的阴湿山坡、沟边、灌丛或林下。

【分布】西藏、云南、四川、青海、甘肃、陕西、河南和安徽。印度、尼泊尔和不丹也有分布。

【采集加工】夏、秋季采挖全草，去除枯叶，洗净，晒干。

【性味归经】味辛，性温。归肺、胃、肾经。

【功能主治】发汗，散寒，健胃，接骨，消肿。治伤风感冒、头痛鼻塞、脘腹冷痛、消化不良、跌打骨折等。

【用法用量】9~15g，水煎服。

4.168.5 大蒜

ALLII SATIVI BULBUS

【别名】蒜

【基原】来源于石蒜科 Amaryllidaceae 葱属 *Allium* 蒜 *Allium sativum* L. 的鳞茎入药。

【形态特征】一年生草本，鳞茎球状至扁球状，通常由多数肉质、瓣状的小鳞茎紧密地排列而成，外面被数层白色至带紫色的膜质鳞茎外皮。叶宽条形至条状披针形，扁平，顶端长渐尖，比花葶短，宽可达 2.5cm。花葶实心，圆柱状，高可达 60cm，中部以下被叶鞘；总苞具长 7~20cm 的长喙，早落；伞形花序密具珠芽，间有数花；小花梗纤细；小苞片大，卵形，膜质，具短尖；花常为淡红色；花被片披针形至卵状披针形，长 3~4mm，内轮的较短；花丝比花被片短，基部合生并与花被片贴生，内轮的基部扩大，扩大部分每侧各具 1 齿，齿端成长丝状，长超过花被片，外轮的锥形；子房球状；花柱不伸出花被外。花期 7 月。

【生境】栽培。

【分布】我国南北有栽培。原产西亚、欧洲。

【采集加工】夏季叶枯时采挖，除去须根和泥沙放于通风处晾晒至外皮干燥。

【药材性状】本品呈类球形，直径 3~6cm。表面被白色、淡紫色或紫红色的膜质鳞皮。顶端略尖，中间有残留花葶，基部多数须根痕。剥去外皮，可见独头或 6~16 个瓣状小鳞茎，着生于残留花茎基部周围。鳞茎瓣略呈卵圆形，外皮膜质，顶端略尖，一面弓状隆起，剥去皮膜，白色，肉质。气特异，味辛辣，具刺激性。

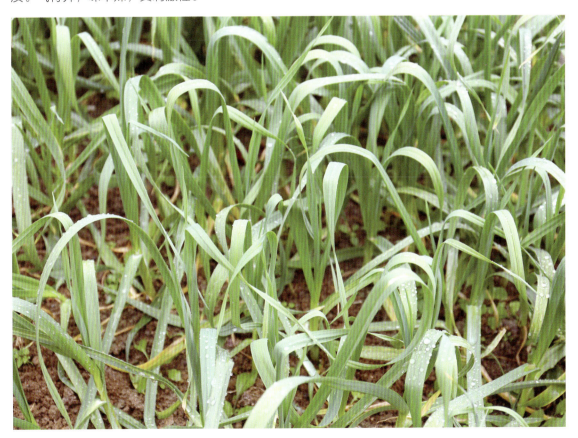

【性味归经】味辛，性温。归脾、胃、肺经。

【功能主治】解毒消肿，杀虫，止痢。预防流行性感冒，流行性脑脊髓膜炎。治肺结核，百日咳，食欲不振，消化不良，细菌性痢疾，阿米巴痢疾，肠炎，蛲虫病，钩虫病。外用治阴道滴虫，急性阑尾炎。

【用法用量】9~15g，水煎服。外用鲜品捣烂敷患处。

【附方】① 预防流行性感冒：大蒜捣烂取汁，加 10 倍水，滴鼻。

② 预防流行性脑脊髓膜炎：a.大蒜（去皮）5g，15 岁以下儿童减半，每天 1 次，在进餐时同服，连服 3 天。b. 大蒜 15g，捣烂加水 40ml，泡后取液，加入 10% 的白糖，分 2 次服，连服 5 天。

③ 治百日咳：紫皮大蒜 30g，捣烂，加冷开水 1 小碗浸泡 5~6h，取出浸出液，加糖适量。3 岁以下每服半匙，3~5 岁每服 1 匙，每日 3 次。

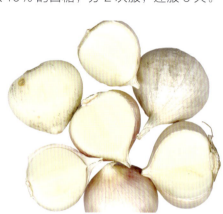

④ 治细菌性痢疾、阿米巴痢疾：大蒜 9~15g，捣烂用白糖水冲服或制成大蒜糖浆，每次服 5~20ml。亦可用 5% 的大蒜液保留灌肠。

⑤ 治急性阑尾炎：大蒜 12 头，芒硝、大黄末各 60g，醋适量。将大蒜去皮洗净，同芒硝捣成糊状，先用醋在压痛处涂搽，再将药敷上，周围以纱布围成圈，以防药液外流；2h 后去掉，以温水洗净，再用醋调大黄末敷 12h。

⑥ 治蛲虫病：大蒜汁灌肠，取大蒜 90g，捣碎用冷开水浸 24h 过滤取汁，每晚睡前用 20~30ml 作保留灌肠，7 天为一疗程。

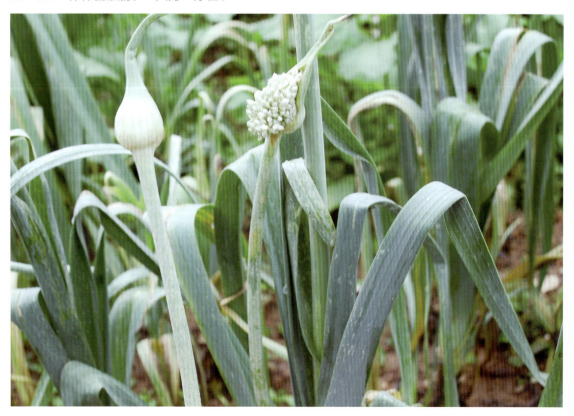

4.168.6 高山韭

ALLII SIKKIMENSIS HERBA

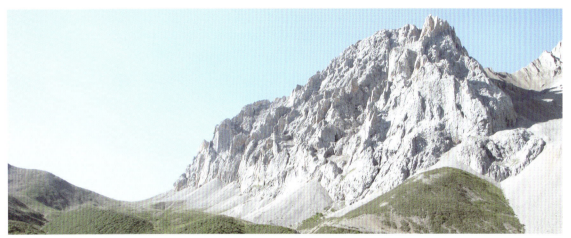

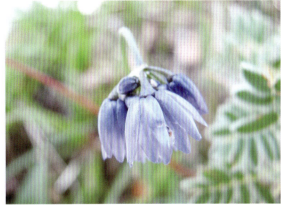
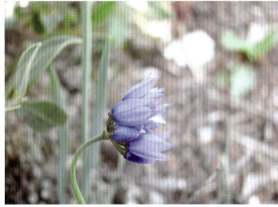

【基原】来源于石蒜科 Amaryllidaceae 葱属 Allium 高山韭 Allium sikkimense Baker 的全草入药。

【形态特征】多年生草本。鳞茎数枚聚生，圆柱状，直径 3~5mm；鳞茎外皮暗褐色，破裂成纤维状。叶狭条形，扁平，比花葶短，宽 2~5mm。花葶圆柱状，高 15~40cm，下部被叶鞘；总苞单侧开裂，早落；伞形花序半球状，花密集；小花梗近等长，比花被片短或与其等长，基部无小苞片；花钟状，天蓝色；花被片卵形或卵状矩圆形，长 6~10mm，宽 3~4.5mm，内轮的边缘常具 1 至数枚疏离的不规则小齿，且常比外轮的稍长而宽；花丝等长，基部约 1mm 合生，基部扩大；子房近球状，腹缝线基部具明显的有窄帘的凹陷蜜穴；花柱比子房短或近等长。花、果期 7~9 月。

【生境】生于海拔 2400~5000m 的山坡草地、林缘或灌丛下。

【分布】宁夏、陕西、甘肃、青海、四川、西藏和云南。印度、尼泊尔和不丹也有分布。

【采集加工】夏、秋季采挖全草，去除枯叶，洗净，晒干。

【性味归经】味辛，性温。

【功能主治】散寒解表，健胃，接骨。治伤风感冒、头痛鼻塞、脘腹冷痛、消化不良、跌打骨折等。

【用法用量】9~15g，水煎服。

4.168.7 韭菜子

ALLII TUBEROSI SEMEN

【别名】韭、起阳草、懒人菜、长生韭、壮阳草、扁菜

【基原】来源于石蒜科 Amaryllidaceae 葱属 Allium 韭菜 Allium tuberosum Rottl. 的干燥成熟种子入药。

【形态特征】多年生草本，具倾斜的横生根状茎。鳞茎簇生，近圆柱状；鳞茎外皮暗黄色至黄褐色，破裂成纤维状，呈网状或近网状。叶条形，扁平，实心，比花葶短，宽 1.5~8mm，边缘平滑。花葶圆柱状，常具 2 纵棱，高 25~60cm，下部被叶鞘；总苞单侧开裂，或 2~3 裂，宿存；伞形花序半球状或近球状，具多但较稀疏的花；小花梗近等长，比花被片长 2~4 倍，基部具小苞

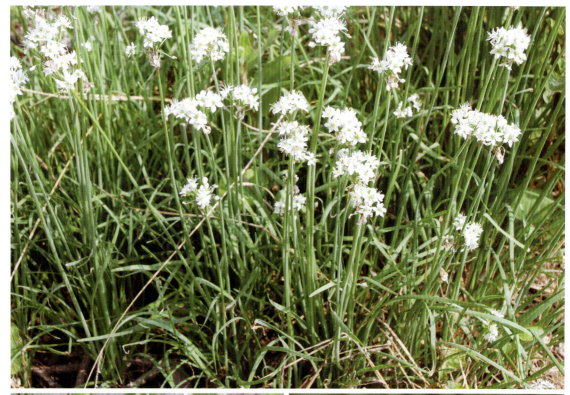

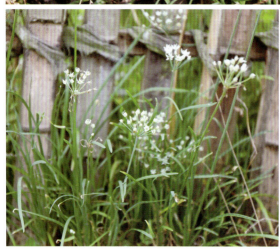

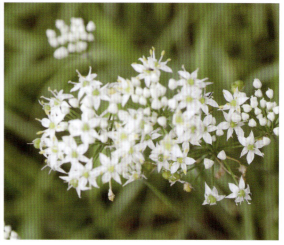

片，且数枚小花梗的基部又为 1 枚共同的苞片所包围；花白色；花被片常具绿色或黄绿色的中脉，内轮的长圆状倒卵形，稀为长圆状卵形，顶端具短尖头或钝圆，长 4~7(8)mm，宽 2.1~3.5mm，外轮的常较窄，长圆状卵形至长圆状披针形，顶端具短尖头，长 4~7（8）mm，宽 1.8~3mm；花丝等长，为花被片长度的 2/3~4/5，基部合生并与花被片贴生，合生部分高 0.5~1mm，分离部分狭三角形，内轮的稍宽；子房倒圆锥状球形，具 3 圆棱，外壁具细的疣状突起。花果期 7~9 月。

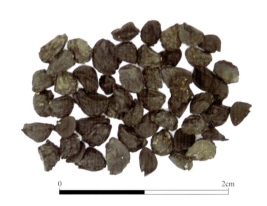

【生境】栽培。

【分布】全国各地广泛栽培。原产亚洲东南部。

【采集加工】秋季果实成熟时采收果序，晒干，搓出种子，除去杂质备用。

【药材性状】本品呈半圆形或半卵圆形，略扁，长 2~4mm，宽 1.5~3mm。表面黑色，一面突起，粗糙，有细密的网状皱纹，另一面微凹，皱纹不明显。顶端钝，基部稍尖，有点状突起的种脐。质硬。气特异，味微辛。

【性味归经】味辛、甘，性温。归肝、肾经。

【功能主治】温补肝肾，壮阳固精。治阳痿遗精，遗尿尿频，白带过多。

【用法用量】3~9g，水煎服。

【附方】治肾虚遗精、腰膝无力：韭菜子、菟丝子、沙苑子、枸杞子各 9g，补骨脂 6g，水煎服。

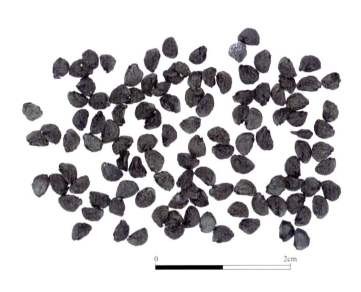

4.168.8 茖葱

ALLII VICTORIALIS BULBUS

【别名】寒葱、山葱、鹿耳葱、格葱、天韭

【基原】来源于石蒜科 Amaryllidaceae 葱属 Allium 茖葱 Allium victorialis L. 的鳞茎入药。

【形态特征】多年生草本，鳞茎单生或 2~3 枚聚生，近圆柱状；鳞茎外皮灰褐色至黑褐色，破裂成纤维状，呈明显的网状。叶 2~3 枚，倒披针状椭圆形至椭圆形，长 8~20cm，宽 3~9.5cm，基部楔形，沿叶柄稍下延，顶端渐尖或短尖，叶柄长为叶片的 1/5~1/2。花葶圆柱状，高 25~80cm，1/4~1/2 被叶鞘；总苞 2 裂，宿存；伞形花序球状，具多而密集的花；小花梗近等长，比花被片长 2~4 倍；果期伸长，基部无小苞片；花白色或带绿色，极稀带红色；内轮花被片椭圆状卵形，长（4.5）5~6mm，宽 2~3mm，顶端钝圆，常具小齿；外轮的狭而短，舟状，长 4~5mm，宽 1.5~2mm，顶端钝圆；花丝比花被片长 1/4~1 倍，基部合生并与花被片贴生，内轮的狭长三角形，基部宽 1~1.5mm，外轮的锥形，基部比内轮的窄；子房具 3 圆棱，基部收狭成短柄，柄长约 1mm，每室具 1 胚珠。花期 6~7 月；果期 7~8 月。

【生境】生于阴湿山坡、山地林下、林缘草甸及灌丛等处。

【分布】黑龙江、吉林、辽宁、河北、山西、陕西、甘肃、四川、湖北等。朝鲜、日本、蒙古、俄罗斯远东地区、欧洲余部、北美洲也有分布。

【采集加工】春、秋季采挖鳞茎，剪掉须根，除去泥土，洗净，晒干。

【性味归经】味辛，性微温。归肺经。

【功能主治】止血，散瘀，镇痛。治瘀血、衄血、跌打损伤等。

【用法用量】9~15g，水煎服。外用鲜品捣烂敷患处。

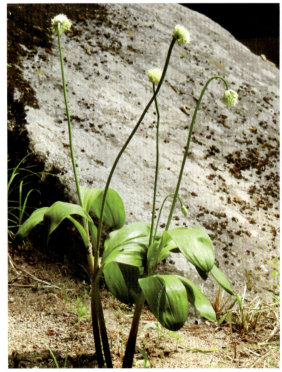

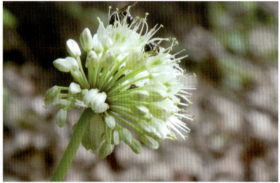

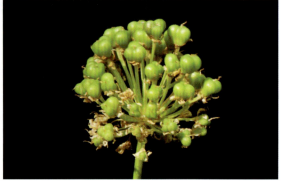

4.168.9　文殊兰

CRINI ASIATICI BULBUS ET FOLIUM

【别名】十八学士、文珠兰

【基原】来源于石蒜科 Amaryllidaceae 文殊兰属 *Crinum* 文殊兰 *Crinum asiaticum* L. var. *sinicum*（Roxb. ex Herb.）Baker 的叶和鳞茎入药。

【形态特征】多年生粗壮草本，高达 1.3m。鳞茎长柱形。叶 20~30 枚，多列，带状披针形，长可达 1m，宽 7~12cm 或更宽，顶端渐尖，具 1 急尖的尖头，边缘波状，暗绿色。花茎直立，几与叶等长，伞形花序有花 10~24 朵，佛焰苞状总苞片披针形，长 6~10cm，膜质，小苞片狭线形，长 3~7cm；花梗长 0.5~2.5cm；花高脚碟状，芳香；花被管纤细，伸直，长 10cm，直径 1.5~2cm，绿白色，花被裂片线形，长 4.5~9cm，宽 6~9cm，向顶端渐狭，白色；雄蕊淡红色，花丝长 4~5cm，花药线形，顶端渐尖，长 1.5cm 或更长；子房纺锤形，长不及 2cm。蒴果近球形，直径 3~5cm；通常种子 1 枚。花期夏季。

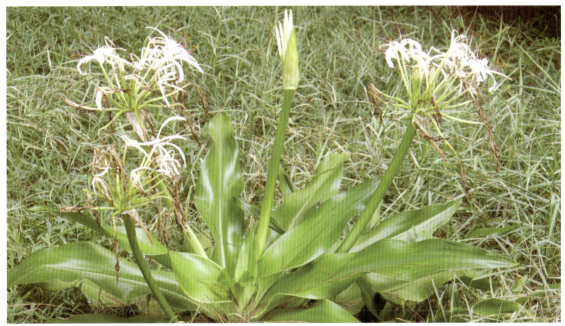

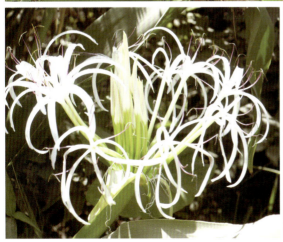

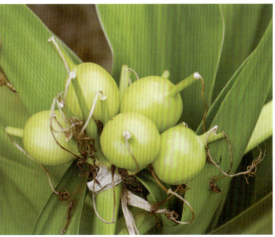

【生境】常生于海滨地区或河旁沙地。

【分布】香港、广东、海南、台湾、福建、广西等地。

【采集加工】全年可采，叶、鳞茎鲜用或晒干。

【性味归经】味辛，性凉；有小毒。

【功能主治】行血散瘀，消肿止痛。治咽喉炎，跌打损伤，痈疖肿毒，蛇咬伤。

【用法用量】3~6g，水煎服。外用适量，鲜品捣烂敷患处。

【附方】治闭合性骨折、软组织损伤：文殊兰、一点红、柏树、黑面叶、鸭脚艾、了哥王各等量。捣烂，加面粉少许，别取小鸡1只去内脏，捣烂酒炒，与上药混合外敷。

【附注】本品全株有毒，以鳞茎最毒，内服宜慎。中毒症状：腹部疼痛，先便秘，后剧烈下泻，脉搏增速，呼吸不整，体温上升。解救方法：早期可洗胃，服浓茶或鞣酸，应特别注意避免发生休克。亦可用白米醋120g，生姜汁60g，轻者含漱，重者内服。

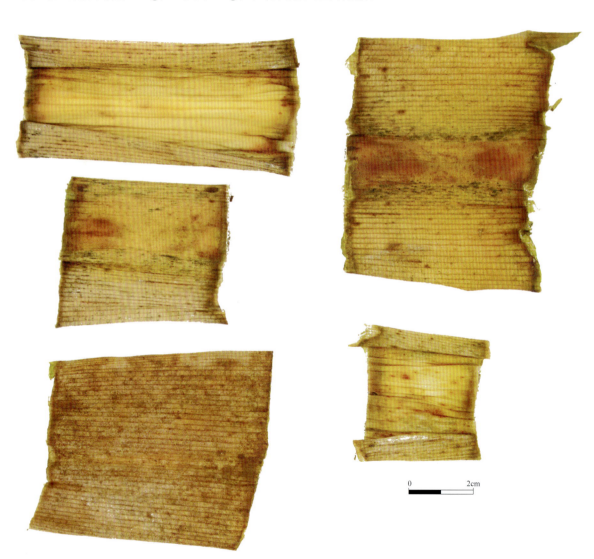

4.169 鸢尾科

4.169.1 西红花

CROCI STIGMA

【别名】藏红花、番红花

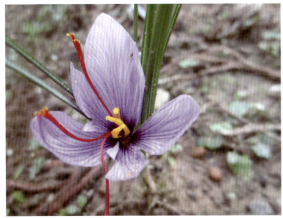
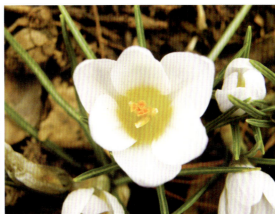
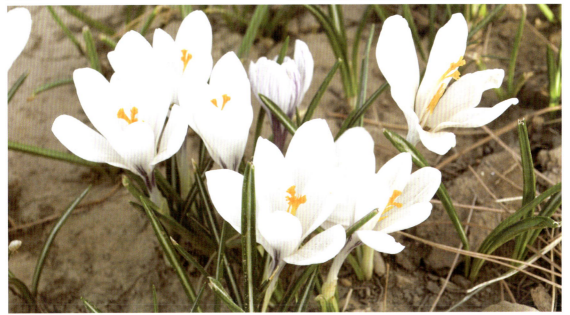

【基原】来源于鸢尾科 Iridaceae 番红花属 Crocus 番红花 *Crocus sativus* L. 的干燥柱头入药。

【形态特征】多年生草本。鳞茎扁球形，大小不一，直径 0.5~10cm，外被褐色膜质鳞叶。自鳞茎生出 2~14 株丛，每丛有叶 2~13 片，叶基生，线形，长 15~35cm，宽 2~4mm，边缘反卷，具细毛。花顶生；花被片 6 枚，倒卵圆形，淡紫色，花筒细管状；雄蕊 3 枚，花药基部箭形；子房下位，3 室，花柱细长，黄色，柱头 3 枚，膨大呈漏斗状，伸出花被筒外而下垂，深红色。蒴果长圆形，具三钝棱。种子多数，球形。花期 10~11 月。

【生境】栽培。

【分布】北京、上海、浙江、江苏等地有引种栽培。原产欧洲南部地区。

【采集加工】9~10 月选晴天早晨采收花朵，摘下柱头，烘干，即为干红花。若再加工，使油润光亮，则为湿红花。以干红花品质较佳。置阴凉干燥处，密闭保存。

【药材性状】本品呈线形，三分枝，长约 3cm。暗红色，上部较宽而略扁平，顶端边缘显不整齐的齿状，内侧有一短裂隙，下端有时残留一小段黄色花柱。体轻，质松软，无油润光泽，干燥后质脆易断。气特异，微有刺激性，味微苦。

【性味归经】味甘，性平。归心、肝经。

【功能主治】活血化瘀，凉血解毒，解郁安神。治经闭下癥瘕，产后瘀阻，温毒发斑，忧郁痞闷，惊悸发狂。

【用法用量】1~3g，水煎服或沸水泡服。

【附方】① 治各种痞结：西红花每服一朵，冲汤服下。忌食油荤、盐，宜食淡粥。

② 治吐血（不论虚实、何经所吐之血）：西红花一朵，无灰酒一盏。将花入酒内，隔汤炖出汁服用。

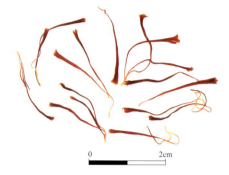

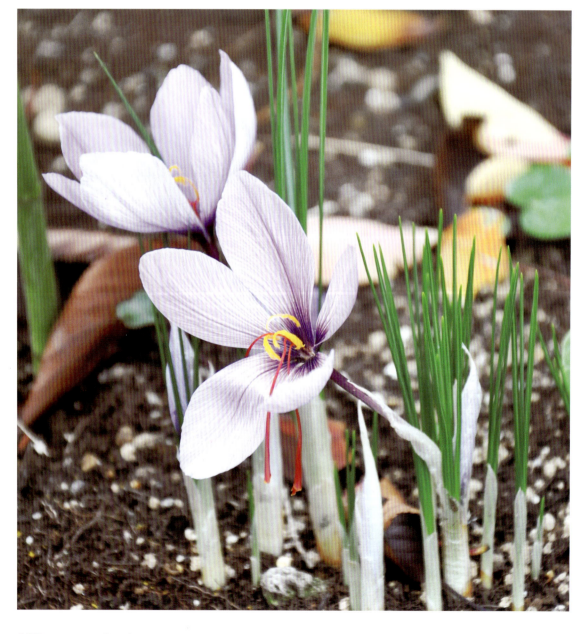

4.169.2 射干

BELAMCANDAE RHIZOMA

【别名】射干鸢尾

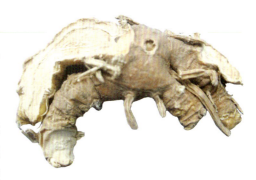

【基原】来源于鸢尾科 Iridaceae 射干属 Belamcanda 射干 Belamcanda chinensis（L.）DC. 的根状茎入药。

【形态特征】多年生草本。根状茎为不规则的块状，黄色或黄褐色。茎高 1~1.5m，实心。叶互生，嵌叠状排列，剑形，长 20~60cm，宽 2~4cm，基部鞘状抱茎，顶端渐尖。花序顶生，叉状分枝，每分枝的顶端聚生有数朵花；花梗细，长约 1.5cm；花梗及花序的分枝处均包有膜质的苞片，苞片披针形或卵圆形；花橙红色，散生紫褐色的斑点，直径 4~5cm；花被裂片 6，2 轮排列，外轮花被裂片倒卵形或长椭圆形，长约 2.5cm，宽约 1cm，顶端钝圆或微凹，内轮较外轮花被裂片略短而狭；雄蕊 3，长 1.8~2cm，花药条形，外向开裂，花丝近圆柱形；花柱上部稍扁，顶端 3 裂，裂片边缘略向外卷，子房下位，倒卵形，3 室，中轴胎座，胚珠多数。蒴果倒卵形或长椭圆形，长 2.5~3cm，直径 1.5~2.5cm，顶端无喙，常残存有凋萎的花被，成熟时室背开裂，果瓣外翻；种子圆球形，黑紫色，有光泽，直径约 5mm。花期 7~8 月；果期 8~9 月。

【生境】生于干山坡、草甸草原及向阳草地等处。

【分布】黑龙江、吉林、辽宁、内蒙古、河北、山东、河南、安徽、江苏、浙江、福建、江西、台湾、山西、陕西、湖北、湖南、广东、广西、甘肃、四川、贵州、云南、西藏；朝鲜、俄罗斯（远东地区）、日本、印度、越南也有分布。

【采集加工】春初刚发芽或秋末茎叶枯萎时采挖根状茎，剪去须根，除去泥沙，洗净，晒干，切片，生用。

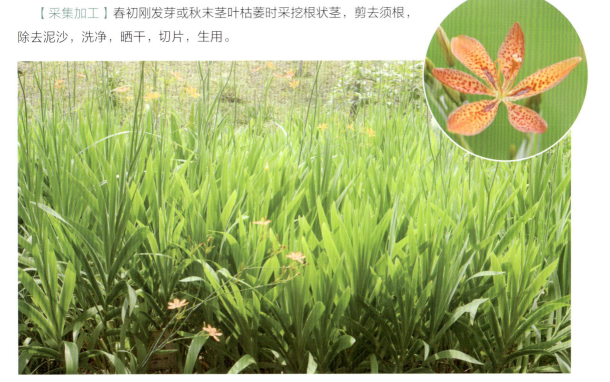

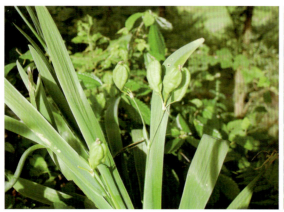
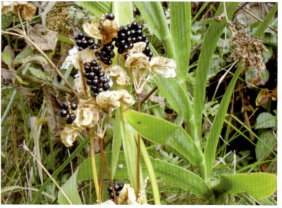

【药材性状】本品呈不规则结节状，长3~10cm，直径1~2cm，表面黄褐色、棕褐色或黑褐色，皱缩，有较密的环纹。上面有数个圆盘状凹陷的茎痕，偶有茎基残存，下面有残留细根及根痕。质硬，断面黄色，颗粒性。气微，味苦、微辛。

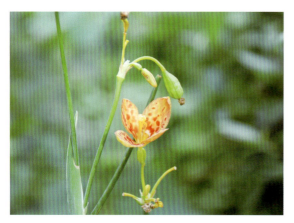

【性味归经】味苦，性寒。归肺经。

【功能主治】清热解毒，消痰利咽。治咽喉肿痛、痰咳气喘、痰涎阻塞、乳蛾、痄腮红肿、牙根肿烂、便秘、闭经、跌打损伤、水田皮炎等。

【用法用量】3~10g，水煎服。外用鲜品适量捣烂敷患处。

【注意】无实火及脾虚便溏者不宜服用，孕妇忌服。

【附方】① 治咽喉肿痛：射干10g，水煎服；或射干、山豆根各10g，桔梗、金银花、玄参各15g，水煎服。

② 治水田皮炎：射干0.75kg，加水13kg，煎1h，加食盐200g，保持药液温度在30~40℃，搽患部。

③ 治肝昏迷：射干、虎杖各25g，猪胆3个，酿酒200g。前两药水煎，取药液加猪胆汁，用酿酒冲匀，每日1剂，分4次灌服。

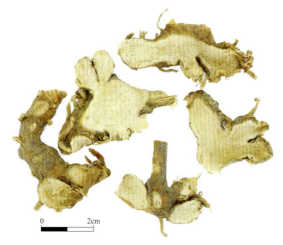
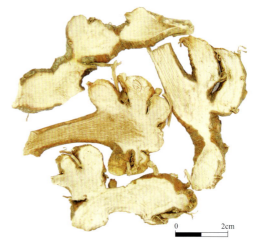

4.169.3 西南鸢尾

IRIDIS BULLEYANAE RHIZOMA

【别名】空茎鸢尾

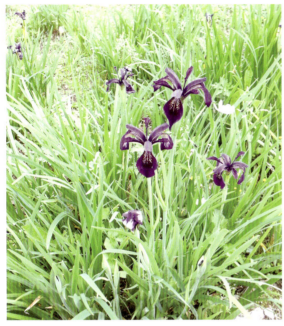
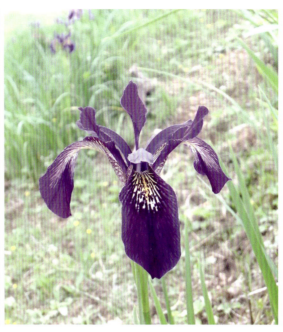

【基原】来源于鸢尾科 Iridaceae 鸢尾属 Iris 西南鸢尾 Iris bulleyana Dykes 的根状茎入药。

【形态特征】多年生草本。根状茎粗壮，斜伸，节密集，包有红褐色的残留叶鞘及膜质鞘状叶。叶基生，条形，长 15~45cm，宽 0.5~1cm，基部鞘状，略带红色。花茎中空，光滑，高 20~35cm，直径 4~6mm，生有 2~3 片茎生叶，基部围有少量红紫色的鞘状叶；苞片 2~3 枚，边缘略带红褐色，内含 1~2 朵花；花天蓝色，直径 6.5~7.5cm；花被管三棱状柱形，长 1~1.2cm，外花被裂片倒卵形，长 4.5~5cm，宽约 2.5cm，中央下陷呈沟状，具蓝紫色的斑点及条纹，内花被裂片直立，披针形或宽披针形，长约 4cm，宽约 1.5cm，淡蓝紫色，花盛开时略向外倾；花柱分枝片状，深蓝紫色，子房绿色，钝三角形，长约 2cm。蒴果三棱状柱形，长 4~5.5cm，直径 1.5~1.8cm。花期 6~7 月；果期 8~10 月。

【生境】生于海拔 2300~3500m 的山坡草地或溪流旁的湿地上。

【分布】四川、云南和西藏。

【采集加工】秋季采收，去除枯茎叶和须根，洗净，切碎鲜用或晒干。

【性味归经】味辛、苦，性寒；有毒。

【功能主治】消积，破瘀，行水，解毒。治食滞胀满、癥瘕积聚、臌胀、肿毒、痔瘘、跌打损伤等。

【用法用量】6~15g，水煎服。

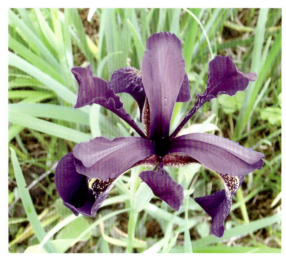

4.169.4 川射干

IRIDIS TECTORI RHIZOMA

【别名】蓝蝴蝶

【基原】来源于鸢尾科 Iridaceae 鸢尾属 *Iris* 鸢尾 *Iris tectorum* Maxim. 的根状茎入药。

【形态特征】多年生草本,植株基部有残留的叶鞘及纤维。根状茎粗壮,二歧分枝,直径约 1cm。叶基生,宽剑形,长 15~50cm,宽 1.5~3.5cm,基部鞘状。花茎高 20~40cm,顶部有 1~2 个短侧枝,中下部有 1~2 枚茎生叶;苞片披针形或长卵圆形,长 5~7.5cm,宽 2~2.5cm,内含 1~2 朵花;花蓝紫色,直径约 10cm;花被管长约 3cm,上端膨大成喇叭形;花柱分枝扁平,淡蓝色,长约 3.5cm,顶端裂片近四方形;子房纺锤状圆柱形,长 1.8~2cm。蒴果长椭圆形或倒卵形,长 4.5~6cm,直径 2~2.5cm,成熟时自上而下 3 瓣裂;种子黑褐色。花期 4~5 月;果期 6~8 月。

【生境】生于向阳坡地、林缘及水边湿地。

【分布】山西、安徽、江苏、浙江、福建、湖北、湖南、江西、广西、陕西、甘肃、四川、重庆、贵州、云南和西藏。

【采集加工】全年可采根状茎,除去须根及泥沙,干燥。

【药材性状】本品呈不规则条状或圆锥形,略扁,有分枝,长 3~10cm,直径 1~2.5cm,表面灰黄褐色或棕色,有环纹和纵沟。有残存的须根及凹陷或圆点状突起的须根痕。质松脆,易折断,断面黄白色或黄棕色。气微,味甘、苦。

【性味归经】味苦,性寒。归肺经。

【功能主治】清热解毒,祛痰,利咽。治风痰郁结,咽喉肿痛,痰涎壅盛,咳嗽气喘。

【用法用量】6~10g,水煎服。

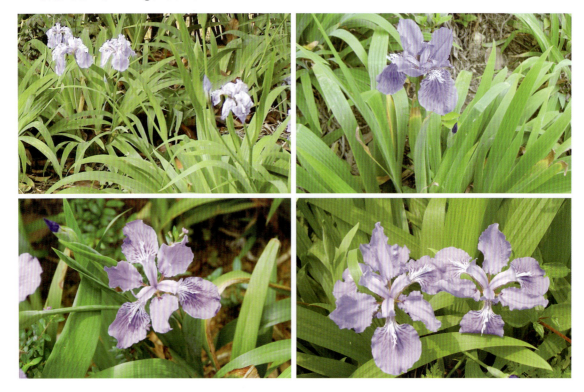

4.169.5 细叶鸢尾

IRIDIS TENUIFOLIAE RHIZOMA

【别名】老牛拽、细叶马蔺、丝叶马蔺

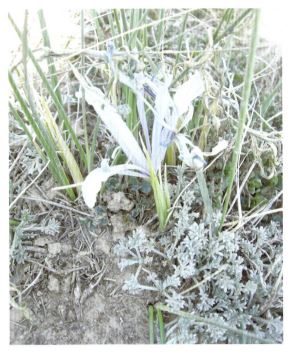
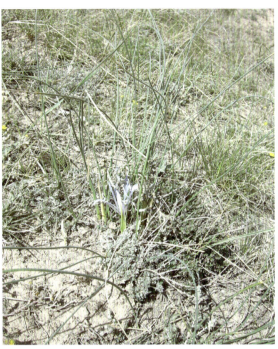

【基原】来源于鸢尾科 Iridaceae 鸢尾属 Iris 细叶鸢尾 Iris tenuifolia Pall. 的根状茎或根入药。

【形态特征】多年生密丛草本，高 10~35cm。植株基部存留有红褐色或黄棕色折断的老叶叶鞘。根状茎块状，短而硬，黑褐色。根坚硬，细长，分枝少。叶基生；叶片细条状至丝状，坚韧，长 20~70cm，宽 1.5~2cm；无明显的中脉。花茎长 10~20cm，具鞘状退化叶；苞片 4 枚，披针形，长 5~10cm，内有花 2~3 朵；花梗细，长 3~4mm；花蓝紫色，直径约 7cm，花被裂片 6 枚，长 4.5~5.5cm，花被管细长；雄蕊 3 枚；子房下位，花柱 3 分枝，花瓣状，顶端 2 裂；子房细圆柱形，长 0.7~1.2cm，直径约 2mm。蒴果卵圆状，长 3.5~4.5cm，直径 1.2~1.8cm；种子深棕褐色。花期 4~5 月；果期 8~9 月。

【生境】生于沙丘、沙砾、草原或山坡。

【分布】黑龙江、吉林、辽宁、内蒙古、河北、山西、陕西、甘肃、宁夏、青海、新疆、西藏。俄罗斯、蒙古、阿富汗、土耳其也有分布。

【采集加工】8~9 月采收，除去杂质，晒干。

【性味归经】味甘、淡，性凉。

【功能主治】清热解毒，利尿止血。治咽喉肿痛，湿热黄疸，小便不利，吐血，衄血，崩漏。

【用法用量】3~10g，水煎服或入丸、散服。

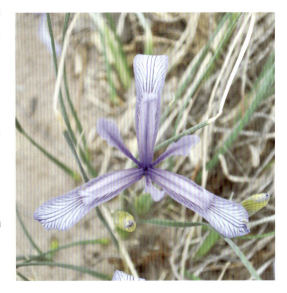

4.170 百部科

4.170.1 细花百部

STEMONAE PARVIFLORAE RADIX

【别名】小花百部、披针叶百部

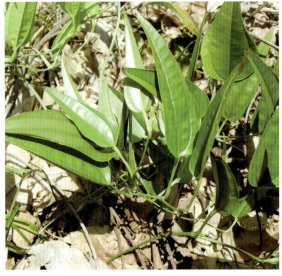
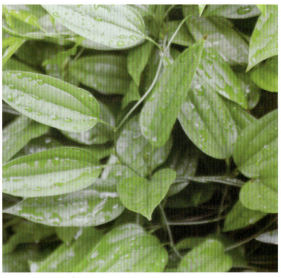

【基原】来源于百部科 Stemonaceae 百部属 Stemona 细花百部 Stemona parviflora C. H. Wright 的块根入药。

【形态特征】藤本植物，块根肉质，长纺锤形，长达 9cm。茎长 40~70cm，多分枝，攀援状，下部木质化，分枝细而坚韧，具细纵条纹。叶互生，披针形，长 5~9.5cm，宽 0.6~4.5cm，顶端长渐尖，边缘微波状，上面亮绿，下面淡绿；主脉 5 条，基出，近平行，在下面隆起，横脉细密而平行，在下面不甚明显；叶柄细，长 1~1.2cm，有时弯曲状。总状花序腋生，总花柄长约 4mm，具 2~6 朵小花；花柄纤细，长约 5mm，中部具 1 关节；苞片小，钻状；花紫红色，花被片宽卵状披针形，长约 1cm，宽 3mm，顶端急尖，具 7~9 条脉；雄蕊较花被片稍短；花丝细而短；药细小，长 2mm，药隔在药之上的延生物长约为花药的 1 倍；柱头无柄；子房卵形，长约 1.5mm，宽约 1mm，具 3 颗直立的胚珠。花期 4~5 月。

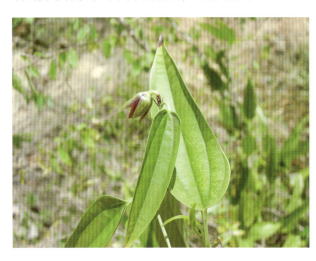

【生境】生于山坡灌丛中。

【分布】仅见于海南。广东有栽培。

【采集加工】秋季采挖块根晒干。

【性味归经】味甘、苦，性微温。归肺经。

【功能主治】温肺润肺，下气止咳，杀虫。治肺结核，久咳，百日咳。

【用法用量】3~9g，水煎服。

4.170.2 百部

STEMONAE RADIX

【别名】大百部

【基原】来源于百部科 Stemonaceae 百部属 *Stemona* 蔓生百部 *Stemona japonica*（Blume）Miq.、直立百部 *Stemona sessilifolia*（Miq.）Miq. 或对叶百部 *Stemona tuberosa* Lour. 的块根入药。

【形态特征】A. 蔓生百部：块根肉质，成簇，常长圆状纺锤形，粗1~1.5cm。茎长达1m，常有少数分枝，下部直立，上部攀援状。叶2~4（5）枚轮生，纸质或薄革质，卵形、卵状披针形或卵状长圆形，长4~10cm，宽1.5~4.5cm，顶端渐尖或锐尖，边缘微波状，基部圆或截形，很少浅心形和楔形；主脉通常5条，有时达9条，横脉细密而平行；叶柄细，长1~4cm。花单生或数朵排成聚伞状花序，花柄纤细，长0.5~4cm；苞片线状披针形，长约3mm；花被片淡绿色，披针形，长1~1.5cm，宽2~3mm，顶端渐尖，基部较宽，具5~9脉；雄蕊紫红色。蒴果卵形、扁的，赤褐色，长1~1.4cm，宽4~8mm，顶端锐尖，熟果2片开裂。种子椭圆形，稍扁平，长约6mm，宽3~4mm，深紫褐色，表面具纵槽纹。花期5~7月；果期7~10月。

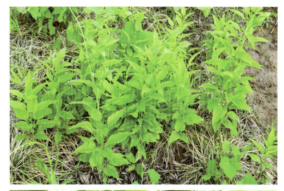

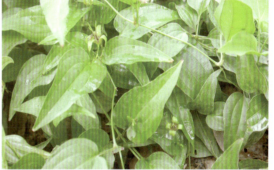

【生境】生于海拔200~400m的山坡草丛、路旁和林下。

【分布】浙江、江苏、安徽、江西等地。日本有栽培。

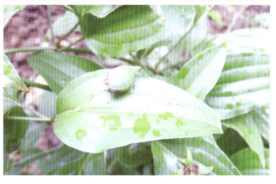

【形态特征】B. 直立百部：亚灌木。块根纺锤状，粗约1cm。茎直立，高30~60cm，不分枝，具细纵棱。叶薄革质，通常每3~4枚轮生，很少为5或2枚的，卵状椭圆形或卵状披针形，长3.5~6cm，宽1.5~4cm，顶端短尖或锐尖，基部楔形，具短柄或近无柄。花单朵腋生，通常出自茎下部鳞片腋内；鳞片披针形，长约8mm；花柄向外平展，长约1cm，中上部具关节；花向上斜升或直立；花被片长1~1.5cm，宽2~3mm，淡绿色；雄蕊紫红色；花丝短；花药长约3.5mm，其顶端的附属物与花药等长或稍短，药隔伸延物约为花药长的2倍；子房三角状卵形。蒴果有种子数粒。花期3~5月；果期6~7月。

【生境】生于林下，也见于药圃栽培。

【分布】浙江、江苏、安徽、江西、山东、河南等地。日本有栽培。

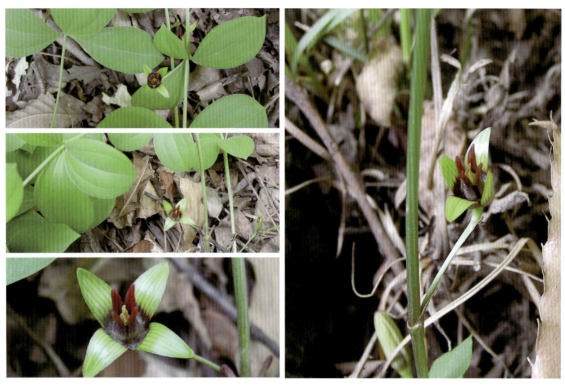

【形态特征】C. 对叶百部：多年生攀援状草本。长达数米。块根通常纺锤状，长达 30cm。茎常具少数分枝，攀援状，下部木质化，分枝表面具纵槽。叶对生或轮生，极少兼有互生，卵状披针形、卵形或宽卵形，长 6~24cm，宽 5~17cm，顶端渐尖至短尖，基部心形，边缘稍波状，纸质或薄革质；叶柄长 3~10cm。花单生或 2~3 朵排成总状花序，生于叶腋或偶尔贴生于叶柄上，花柄或花序柄长 2.5~5cm；苞片小，披针形，长 5~10mm；花被片黄绿色带紫色脉纹，长 3.5~7.5cm，宽 7~10mm，顶端渐尖，内轮比外轮稍宽，具 7~10 脉；雄蕊紫红色，短于或几等长于花被；花丝

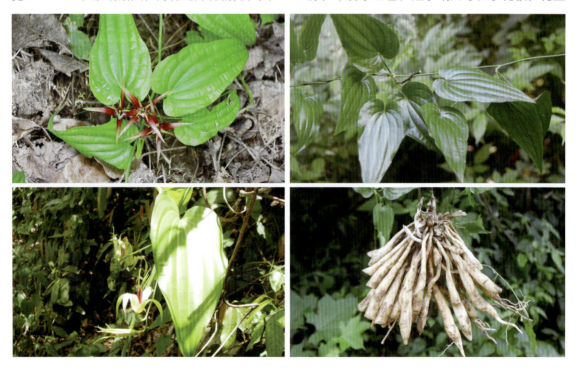

粗短，长约 5mm；花药长 1.4cm，其顶端具短钻状附属物；药隔肥厚，向上延伸为长钻状或披针形的附属物；子房小，卵形，花柱近无。蒴果光滑，具多数种子。花期 4~7 月；果期 7~8 月。

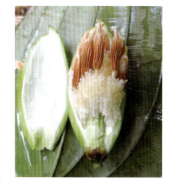

【生境】生于山坡林下、路旁和溪边。

【分布】长江流域以南各地。中南半岛、菲律宾和印度也有分布。

【采集加工】春、秋季取挖，除去地上茎叶及须根，洗净，置沸水中烫或蒸至无白心时即取出，晒干。

【药材性状】A. 蔓生百部：两端稍狭细，表面多不规则皱褶和横皱纹。气微，味微甜带苦。

B. 直立百部：呈纺锤形，上端较细长，皱缩弯曲，长 5~12cm，直径 0.5~1cm。表面黄白色或淡棕黄色，有不规则深纵沟，间或有横皱纹。质脆，易折断，断面平坦，角质样，淡黄棕色或黄白色，皮部较宽，中柱扁缩。气微，味甘、苦。

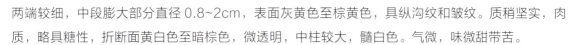

C. 对叶百部：块根常 10 余条簇生于短根头上。商品常为单条，长纺锤形或长条形，略弯曲，长 8~24cm，两端较细，中段膨大部分直径 0.8~2cm，表面灰黄色至棕黄色，具纵沟纹和皱纹。质稍坚实，肉质，略具糖性，折断面黄白色至暗棕色，微透明，中柱较大，髓白色。气微，味微甜带苦。

【性味归经】味甘、苦，性微温。归肺经。

【功能主治】润肺、下气、止咳，杀虫，止痒。治慢性支气管炎，肺结核，百日咳，阿米巴痢疾，钩虫病、蛔虫病、蛲虫病，皮肤瘙痒，湿疹，皮炎；并可治灭虱、灭蛆。

【用法用量】3~9g；外用适量，水煎、酒浸洗或研末调涂。

【附方】① 治慢性气管炎：a. 百部、麻黄、杏仁各等量，研末，加炼蜜制成丸，每丸 6g。每次服 1 丸，重症者 2 丸，每日 3 次，10 天为 1 个疗程。b. 百部 500g，五味子、干姜各 120g，麻黄 60g，蜂蜜 150g。前四味药煎水取汁，加蜂蜜炼成流浸膏，每次服 1 匙，每日 3 次。

② 治百日咳：a. 生百部、瓜蒌子、麦冬各 9g，黄芩、陈皮各 6g。水煎服。b. 百部 15g，蜂窝草、葫芦茶、车前草、布渣叶各 30g，鹅不食草 9g（后下）均用鲜品。上药洗净切碎，加水 2 碗煎至半碗，分 2 次服。每日 1 剂。（若再加挑四缝穴，使黄液流出，则效果更好）

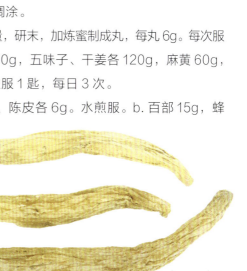

③ 治阿米巴痢疾：百部 3~9g，水煎服。

④ 治蛲虫病：百部 120g，苦楝皮 60g，乌梅 9g，加水 800ml，煎至 400ml，每晚睡前用 20~30ml 灌肠。

4.171 薯蓣科

4.171.1 参薯

DIOSCOREAE ALATAE RADIX

【别名】大薯

【基原】来源于薯蓣科 Dioscoreaceae 薯蓣属 *Dioscorea* 参薯 *Dioscorea alata* L. 的块根入药。

【形态特征】缠绕草质藤本。野生的块茎多数为长圆柱形，栽培的变异大，有长圆柱形、圆锥形、球形等，或有各种分枝，通常圆锥形或球形的块茎外皮为褐色或紫黑色，断面白色带紫色，其余的外皮为淡灰黄色，断面白色，有时带黄色。茎右旋，无毛，通常有4条狭翅，基部有时有刺。单叶，在茎下部的互生，中部以上的对生；叶片绿色或带紫红色，纸质，卵形至卵圆形，长6~15（20）cm，宽4~13cm，顶端短渐尖、尾尖或凸尖，基部心形、深心形至箭形，有时为戟形，两耳钝，两面无毛；叶柄绿色或带紫红色，长4~15cm。叶腋内有大小不等的珠芽，珠芽为球形、卵形或倒卵形，有时扁平。雌雄异株。雄花序为穗状花序，长1.5~4cm，通常2至数个簇生或单生于花序轴上，排列呈圆锥花序，圆锥花序长可达几十厘米；花序轴明显地呈"之"字状曲折；雄花的外轮花被片为宽卵形，长1.5~2mm，内轮倒卵形；雄蕊6枚；雌花序为穗状花序，1~3个着生于叶腋；雌花的外轮花被片为宽卵形，内轮为倒卵状长圆形，较小而厚；退化雄蕊6枚。蒴果不反折，三棱状扁圆形，有时为三棱状倒心形，长1.5~2.5cm，宽2.5~4.5cm；种子着生于每室中轴中部，四周有膜质翅。花期11月至翌年1月；果期12月至翌年1月。

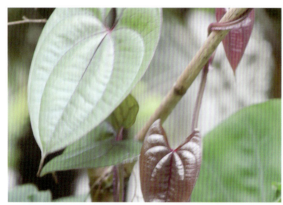

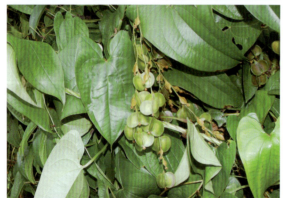

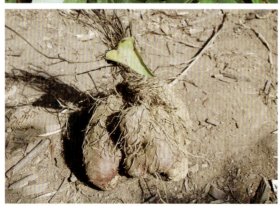

【生境】栽培或野生。

【分布】香港、广东、台湾、福建、江西、浙江、湖南、湖北、广西、贵州、云南、四川、西藏等地常有栽培。

【采集加工】秋、冬采挖块根晒干。

【性味归经】味甘、微涩，性平。归脾、肺、胃经。

【功能主治】健脾止泻，补肺，涩精气，消肿止痛。治脾虚泄泻，肾虚遗精，带下病，尿频，虚劳咳嗽，消渴，疮疡溃烂，烧、烫伤。

【用法用量】9~15g，水煎服。

4.171.2 黄独

DIOSCOREAE BOLBIFERAE RHIZOMA

【别名】黄药子、零余薯、金线吊虾蟆

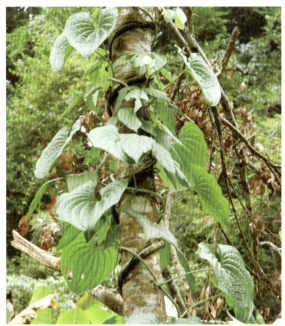 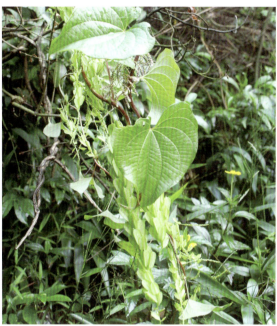

【基原】来源于薯蓣科 Dioscoreaceae 薯蓣属 Dioscorea 黄独 Dioscorea bulbifera L. 的根状茎入药。

【形态特征】缠绕草质藤本。块茎卵圆形或梨形，直径 4~10cm，通常单生，每年由去年的块茎顶端抽出，稀分枝，外皮棕黑色，表面密生须根。茎左旋，浅绿色稍带红紫色，光滑无毛。叶腋内有紫棕色、球形或卵圆形珠芽，大小不一，最重者可达 300g，表面有圆形斑点。单叶互生；叶片宽卵状心形或卵状心形，长 15（26）cm，宽 2~14（26）cm，顶端尾状渐尖，边缘全缘或微波状，两面无毛。雄花序穗状，下垂，常数个丛生于叶腋，有时分枝呈圆锥状；雄花单生，密集，基部有卵形苞片 2 枚；花被片披针形，新鲜时紫色；雄蕊 6 枚，着生于花被基部，花丝与花药近等长。雌花序与雄花序相似，常 2 至数个丛生叶腋，长 20~50cm；退化雄蕊 6 枚，长仅为花被片的 1/4。蒴果反折下垂，三棱状长圆形，长 1.5~3cm，宽 0.5~1.5cm，两端浑圆，成熟时草黄色，表面密被紫色小斑点，无毛；种子深褐色，扁卵形，通常两两着生于每室中轴顶部，种翅栗褐色，向种子基部延伸呈长圆形。花期 7~10 月；果期 8~11 月。

【生境】生于山谷阴沟或林缘。

【分布】香港、广东、台湾、福建、江西、浙江、安徽、江苏、湖南、湖北、河南、甘肃、陕西、广西、贵州、云南、四川、西藏。日本、朝鲜、印度、缅甸以及大洋洲、非洲也有分布。

【采集加工】夏末至冬初采挖根状茎，洗净，趁鲜切片，晒干或烘干。

【药材性状】本品为圆形或椭圆形厚片，直径 2~7cm，厚 0.5~1.5cm，外皮深褐色，具纵深皱纹，密布灰白色圆点状须根痕，有时有残存的短小须根；切开面淡黄色至黄褐色，密布橙黄色麻点。质硬而脆，易折断，断面黄白色，粉性。气微，味苦。以厚薄均匀，切开面黄色、味苦者为佳。

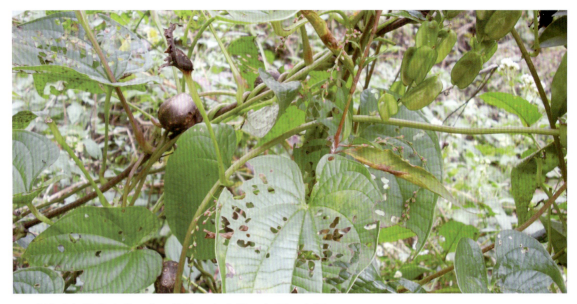

【性味归经】味苦、辛,性凉;有小毒。归肝、心经。

【功能主治】解毒消肿,化痰散结,凉血止血。治甲状腺肿大,淋巴结结核,咽喉肿痛,吐血,咯血,百日咳,癌肿;外用治疮疖。

【用法用量】9~15g,水煎服。外用适量,捣烂或磨汁涂敷患处。

【附方】① 治甲状腺肿大:黄药子200g,以白酒1000ml浸泡1周后,去渣备用。每日100ml,分3~4次服。

② 治慢性气管炎:复方黄独注射液,每天1次,每次2ml,肌内注射,10天为1个疗程,疗程之间可间隔3~5天。

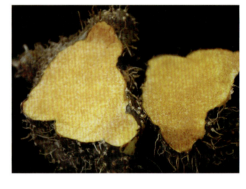

③ 治食管癌、贲门癌:抗癌乙丸,每丸重6g,每日服2次,每次1~2丸,温开水送服。抗癌乙片每片0.5g,每日服3次,每次3~4片,温开水送服。

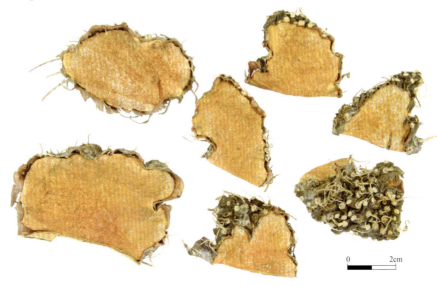

4.171.3 薯莨

DIOSCOREAE CIRRHOSAE RHIZOMA

【别名】山猪薯、红孩儿

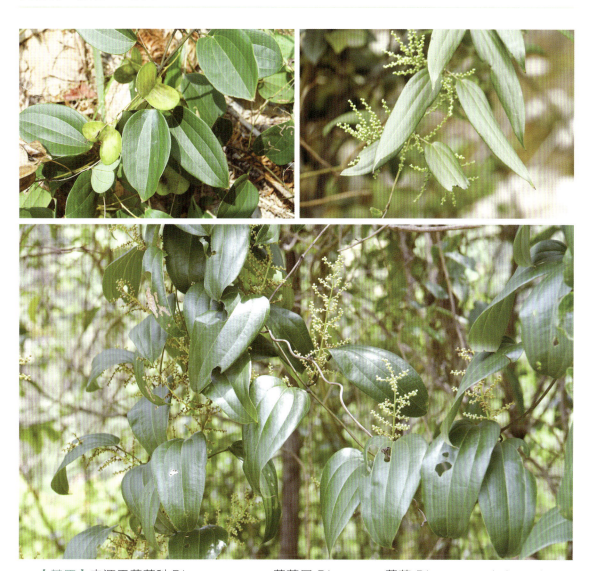

【基原】来源于薯蓣科 Dioscoreaceae 薯蓣属 Dioscorea 薯莨 Dioscorea cirrhosa Lour. 的根状茎入药。

【形态特征】藤本，粗壮，长可达 20m。块茎一般生长在表土层，为卵形、球形、长圆形或葫芦状，外皮黑褐色，凹凸不平，断面新鲜时红色，干后紫黑色，直径大的甚至可达 20cm。茎绿色，无毛，右旋，有分枝，下部有刺。单叶，在茎下部的互生，中部以上的对生；叶片革质或近革质，长椭圆状卵形至卵圆形，或为卵状披针形至狭披针形，长 5~20cm，宽（1）2~14cm，顶端渐尖或骤尖，基部圆形，有时呈三角状缺刻，全缘，两面无毛，表面深绿色，背面粉绿色，3~5 基出脉，网脉明显；叶柄长 2~6cm。雌雄异株。雄花序为穗状花序，长 2~10cm，通常排列呈圆锥花序，圆锥花序长 2~14cm 或更长，有时穗状花序腋生；雄花的外轮花被片为宽卵形或卵圆形，长约 2mm，内轮倒卵形，小；雄蕊 6 枚，稍短于花被片。雌花序为穗状花序，单生于叶腋，长达 12cm；雌花的外轮花被片为卵形，厚，较内轮大。蒴果不反折，近三棱状扁圆形，长 1.8~3.5cm，宽 2.5~5.5cm；种子着生于每室中轴中部，四周有膜质翅。花期 4~6 月；果期 7 月至翌年 1 月仍不脱落。

【生境】生于山谷阳处、疏林下或灌丛中。

【分布】我国西南、华南、华中和香港、台湾、浙江等地。

【采集加工】秋、冬采挖根状茎切片晒干。

【药材性状】本品为不规则圆形或长卵形薄片，直径 1.5~10cm，厚 0.2~0.7cm，外皮深褐色或褐棕色，凸凹不平，可见突起的须根残痕；切开面暗红色或棕红色，有多数黄色斑点或斑纹。质坚实，断面多呈颗粒状，显暗红与黄色交错的花纹，有的可见发亮的星点。气微，味涩、苦。

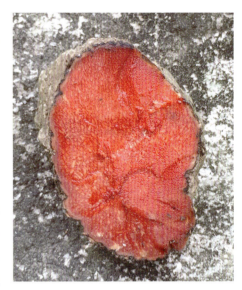

【性味归经】味苦、微酸、涩，性微寒。归肝、胃、大肠经。

【功能主治】活血补血，收敛固涩。治功能性子宫出血，产后出血，咯血，吐血，尿血，上消化道出血，腹泻。外用治烧伤。

【用法用量】9~15g，水煎服。外用适量。

【附方】① 治功能性子宫出血、产后出血、上消化道出血、咯血：a. 薯莨 500g，加水 5000ml，煎成 2500ml，每次服 20ml，每日 3 次。b. 薯莨止血片：每服 4 片，每日 3 次。

② 治痢疾：a. 薯莨 9g，水煎服；或研末，每服 0.5~1.2g，每日 3 次。b. 薯莨、地榆各 9g，水煎服。

③ 治烧伤：薯莨切片晒干，研成细粉，以凡士林配成 20% 软膏，再制成薯莨凡士林软膏纱布备用。将软膏纱布一层覆于创面上，加消毒纱布包扎。

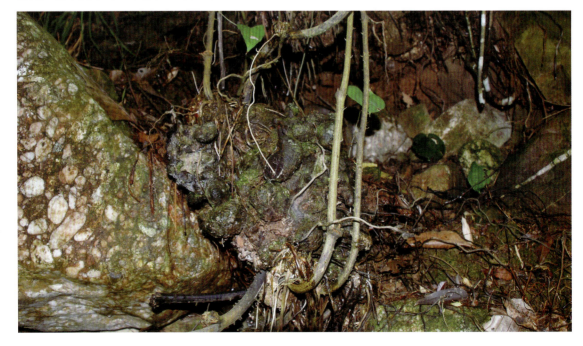

4.171.4 绵萆薢

DIOSCOREAE SPONGIOSAE RHIZOMA

【别名】猴骨草

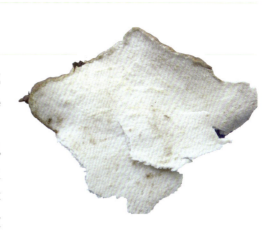

【基原】来源于薯蓣科 Dioscoreaceae 薯蓣属 Dioscorea 福州薯蓣 Dioscorea futschauensis Uline ex R. Knuth 的根状茎入药。

【形态特征】缠绕草质藤本。根状茎横生，不规则长圆柱形，外皮黄褐色。茎左旋，无毛。单叶互生，微革质，茎基部叶为掌状裂叶，7 裂，大小不等，基部深心形，中部以上叶为卵状三角形，边缘波状或全缘，顶端渐尖，基部深心形或广心形，背面网脉明显，两面沿叶脉疏生白色刺毛。花单性，雌雄异株。雄花序总状，通常分枝呈圆锥花序，单生或 2~3 个簇生于叶腋；雄花有梗，花被新鲜时橙黄色，干后黑色，长 4~5mm，基部联合，顶端 6 裂，裂片卵圆形；雄蕊 6 枚，有时仅 3 枚发育，着生于花被管基部，有退化雌蕊。雌花序与雄花序相似；雌花花被 6 裂，退化雄蕊花药不完全或仅存有花丝。蒴果三棱形，每棱翅状，半圆形，长 1.5~1.8cm，宽 1~1.2cm；种子扁圆形，直径 4~5mm，着生于每室中轴中部，成熟时四周有薄膜状翅。花期 6~7 月；果期 7~10 月。

【生境】常生于溪边、山坡、灌木丛中。

【分布】福建、浙江、湖南、广西。

【采集加工】秋、冬采挖，除去须根，洗净，切片，晒干备用。

【药材性状】本品为不规则的斜切片，边缘不整齐，大小不一，厚 2~5mm。外皮黄棕色至黄褐色，有稀疏的须根残基，呈圆锥状突起。质疏松，略呈海绵状，切面灰白色至浅灰棕色，黄棕色点状维管束散生。气微，味微苦。

【性味归经】味苦，性平。归肾、胃经。

【功能主治】祛风除痹，利湿去浊。治膏淋，白浊，白带过多，风湿痹痛，关节不利，腰膝疼痛。

【用法用量】9~18g，水煎服。

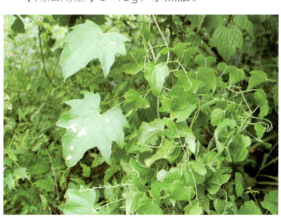
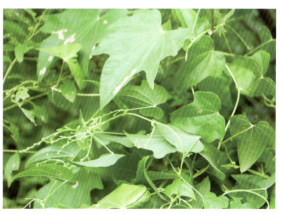

4.171.5　日本薯蓣

DIOSCOREAE JAPONICAE RADIX

【别名】野山药

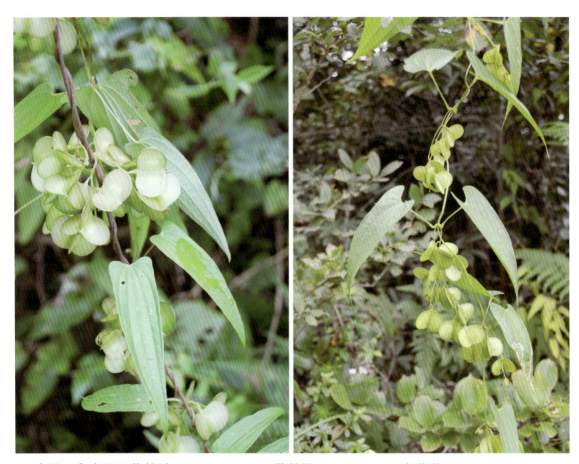

【基原】来源于薯蓣科 Dioscoreaceae 薯蓣属 *Dioscorea* 日本薯蓣 *Dioscorea japonica* Thunb. 的块根入药。

【形态特征】缠绕草质藤本。块茎长圆柱形，垂直生长，直径达 3cm 左右，外皮棕黄色，干时皱缩，断面白色，或有时带黄白色。茎绿色，有时带淡紫红色，右旋。单叶，在茎下部的互生，中部以上的对生；叶片纸质，变异大，通常为三角状披针形、长椭圆状狭三角形至长卵形，有时茎上部的为线状披针形至披针形，下部的为宽卵心形，长 3~11（19）cm，宽（1）2~5（18）cm，顶端长渐尖至锐尖，基部心形至箭形或戟形，有时近截形或圆形，全缘，两面无毛；叶柄长 1.5~6cm。叶腋内有各种大小形状不等的珠芽。雌雄异株。雄花序为穗状花序，长 2~8cm，近直立，2 至数个或单个着生于叶腋；雄花绿白色或淡黄色，花被片有紫色斑纹，外轮为宽卵形，长约 1.5mm，内轮为卵状椭圆形，稍小；雄蕊 6 枚。雌花序为穗状花序，长 6~20cm，1~3 个着生于叶腋；雌的花被片为卵形或宽卵形，6 个退化雄蕊与花被片对生。蒴果不反折，三棱状扁圆形或三棱状圆形，长 1.5~2（2.5）cm，宽 1.5~3（4）cm；种子着生于每室中轴中部，四周有膜质翅。花期 5~10 月；果期 7~11 月。

【生境】生于向阳山坡林下或灌丛中。

【分布】广东、台湾、福建、江西、浙江、江苏、安徽、湖南、湖北、广西、贵州、云南、四川。日本、朝鲜也有分布。

【采集加工】秋、冬采挖块根切片晒干。

【性味归经】味甘，性平。

【功能主治】健脾补肺，益胃补肾，固肾益精，助五脏，强筋骨。治脾胃亏损、气虚衰弱、消化不良、慢性腹泻、遗精遗尿等。

【用法用量】9~18g，水煎服。

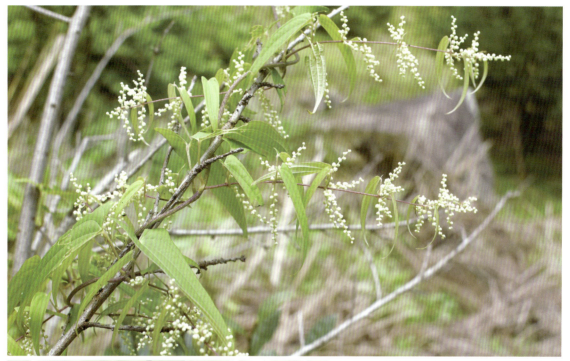

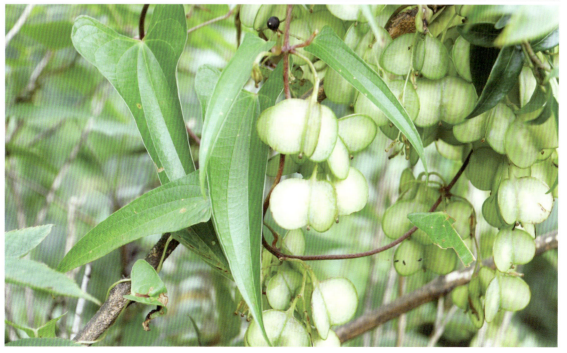

4.171.6 穿山龙

DIOSCOREAE NIPPONICAE RHIZOMA

【别名】穿地龙

【基原】来源于薯蓣科 Dioscoreaceae 薯蓣属 *Dioscorea* 穿龙薯蓣 *Dioscorea nipponica* Makino 的根状茎入药。

【形态特征】缠绕草质藤本。根状茎横生，圆柱形。茎左旋，长达 5m。单叶互生，叶柄长 10~20cm；叶片掌状心形，茎基部叶长 10~15cm，宽 9~13cm，边缘作不等大的三角状浅裂、中裂或深裂，顶端叶片小，近于全缘，叶表面黄绿色，有光泽，无毛或有稀疏的白色细柔毛，尤以脉上较密。花雌雄异株。雄花序为腋生的穗状花序，花序基部常由 2~4 朵集成小伞状，至花序顶端常为单花；苞片披针形，顶端渐尖，短于花被；花被 6 裂，裂片顶端钝圆；雄蕊 6 枚，着生于花被裂片的中央，花药内向。雌花序穗状，单生；雌花具有退化雄蕊，有时雄蕊退化仅留有花丝；雌蕊柱头 3 裂，裂片再 2 裂。蒴果成熟后枯黄色，三棱形，顶端凹入，基部近圆形，每棱翅状，大小不一，一般长约 2cm，宽约 1.5cm；种子每室 2 枚，有时仅 1 枚发育，着生于中轴基部，四周有不等的薄膜状翅，上方呈长方形，长约比宽大 2 倍。花期 6~7 月；果期 9~10 月。

【生境】生于林缘、灌丛及沟谷等处。

【分布】黑龙江、吉林、辽宁、内蒙古、河北、河南、江西、山东、山西、陕西、四川、甘肃、宁夏、青海。朝鲜、俄罗斯远东地区、日本也有分布。

【采集加工】春、秋季采挖，剪掉须根和外皮，除去泥土，切段，洗净，鲜用或晒干。

【药材性状】本品呈类圆柱形，稍弯曲，长 15~20cm，直径 1~1.5cm。表面黄白色或棕黄色，有不规则纵沟、刺状残根及偏于一侧

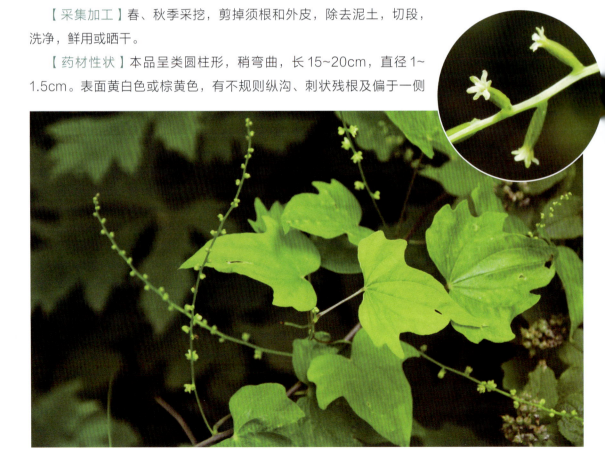

的突起茎痕。质坚硬，断面平坦，白色或黄白色，散有淡棕色维管束小点。气微，味苦涩。

【性味归经】味苦、甘，性温。归肝、肾、肺经。

【功能主治】祛风除湿，舒筋活血，止咳平喘，活血止痛。治风寒湿痹，筋骨麻木，劳损扭伤，闪腰岔气，痈肿恶疮，咳嗽痰喘，跌打损伤。

【用法用量】9~15g，水煎服。外用适量捣烂敷患处。

【附方】① 治风湿热、风湿关节痛：穿山龙15g，水煎服。

② 治风湿性关节炎：穿山龙100g，白酒0.5kg，泡7天，每服10~15ml，每日2~3次。

③ 治腰腿酸痛、筋骨麻木：鲜穿山龙100g，水一壶，可煎5~6次，加红糖效力更佳（东北民间方）。

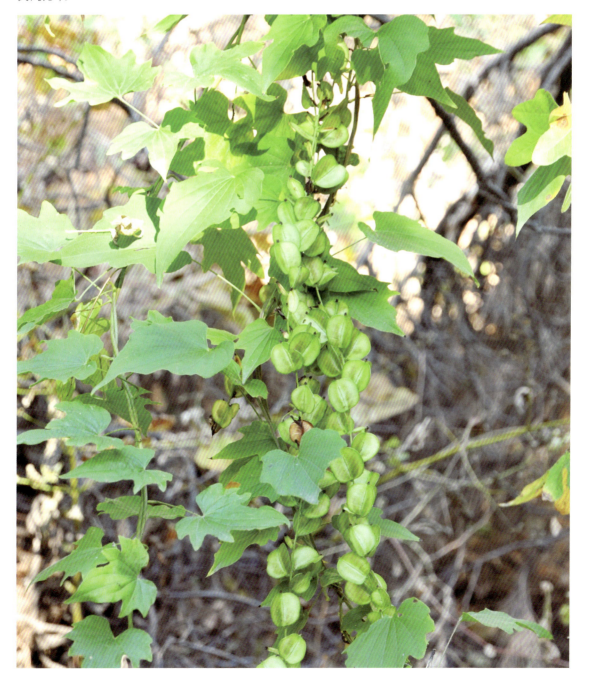

4.171.7 山药

DIOSCOREAE RHIZOMA

【别名】淮山

【基原】来源于薯蓣科 Dioscoreaceae 薯蓣属 *Dioscorea* 薯蓣 *Dioscorea opposita* Thunb. 的根茎入药。

【形态特征】缠绕草质藤本。块茎长圆柱形，垂直生长，长可达 1m，断面干时白色。茎通常带紫红色，右旋，无毛。单叶，在茎下部的互生，中部以上的对生，稀 3 叶轮生；叶片变异大，卵状三角形至宽卵形或戟形，长 3~9（16）cm，宽 2~7（14）cm，顶端渐尖，基部深心形、宽心形或近截形，边缘常 3 浅裂至 3 深裂，中裂片卵状椭圆形至披针形，侧裂片耳状，圆形、近方形至长圆形；幼苗时一般叶片为宽卵形或卵圆形，基部深心形。叶腋内常有珠芽。雌雄异株。雄花序为穗状花序，长 2~8cm，近直立，2~8 个着生于叶腋，偶尔呈圆锥状排列；花序轴明显地呈"之"字状曲折；苞片和花被片有紫褐色斑点；雄花的外轮花被片为宽卵形，内轮卵形，较小；雄蕊 6 枚。雌花序为穗状花序，1~3 个着生于叶腋。蒴果不反折，三棱状扁圆形或三棱状圆形，长 1.2~2cm，宽 1.5~3cm，外面有白粉；种子着生于每室中轴中部，四周有膜质翅。花期 6~9 月；果期 7~11 月。

【生境】生于山谷林缘或灌丛中。

【分布】全国各地栽培或野生。朝鲜、日本也有分布。

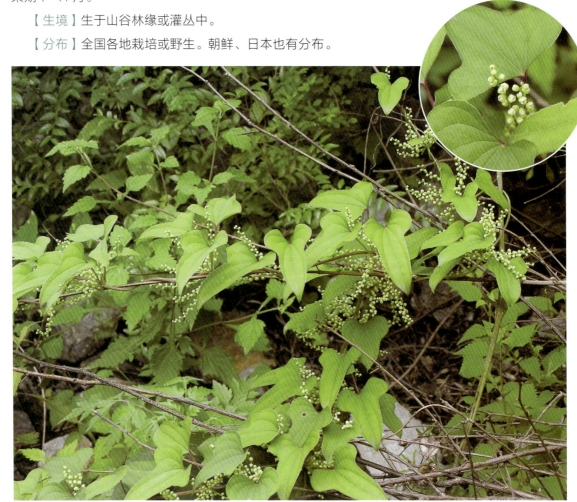

【采集加工】冬季茎叶枯萎后采挖,切去根头,洗净,除去外皮和须根,干燥,习称"毛山药";或除去外皮,趁鲜切厚片,干燥,称为"山药片";也有选择肥大顺直的干燥山药,置清水中,浸至无干心,闷透,切齐两端,用木板搓成圆柱状,晒干,打光,习称"光山药"。

【药材性状】毛山药:本品略呈圆柱形,弯曲而稍扁,长15~30cm,直径1.5~6cm。表面黄白色或淡黄色,有纵沟、纵皱纹及须根痕,偶有浅棕色外皮残留。体重,质坚实,不易折断,断面白色,粉性。气微,味淡、微酸,嚼之发黏。

山药片:为不规则的厚片,皱缩不平,切面白色或黄白色,质坚脆,粉性。气微,味淡、微酸。

光山药:呈圆柱形,两端平齐,长9~18cm,直径1.5~3cm。表面光滑,白色或黄白色。

【性味归经】味甘、性平。归脾、肺、肾经。

【功能主治】健脾止泻,生津益肺,补肾涩精。治脾虚久泻,慢性肠炎,肺虚喘咳,慢性肾炎,糖尿病,遗精,遗尿,带下病,尿频,虚热消渴。

【用法用量】15~30g,水煎服。

【附方】① 治脾虚久泻:山药、党参各12g,白术、茯苓各9g,六神曲6g,水煎服。

② 治小儿腹泻(水泻):山药、白术各9g,滑石粉、车前子各3g,甘草1.5g,水煎服。

③ 治糖尿病:山药、天花粉、沙参各15g,知母、五味子各9g,水煎服。

④ 治脾胃虚弱,不思饮食:山药、白术各30g,人参1g。研末,煮白面糊为丸,如小豆大小,每服30丸,饭前温米汤送服。

⑤ 治痰气喘急:鲜山药捣烂半碗,入甘蔗汁半碗,和匀,顿热服。

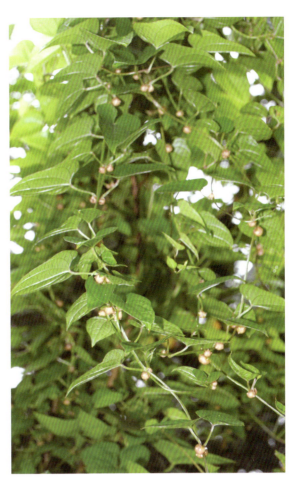

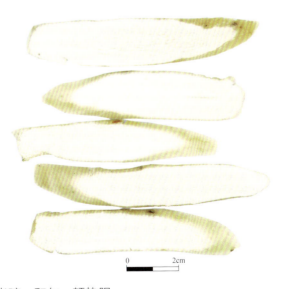

4.171.8　马肠薯蓣

DIOSCOREAE SIMULANTIS RHIZOMA

【来源】来源于薯蓣科 Dioscoreaceae 薯蓣属 *Dioscorea* 马肠薯蓣 *Dioscorea simulans* Prain et Burkill 的块茎入药。

【形态特征】缠绕草质藤本。根状茎横生，长圆柱形，不规则分枝，表皮黑褐色，粗糙，有时外皮块状剥离。茎左旋，纤细，质硬，有纵长条纹，有时微带紫色，光滑无毛。叶两面光滑无毛，背面网脉明显，通常有3种类型，第一种从茎基部至顶端全为单叶，叶片心形或三角状卵形；第二种茎基部为单叶，中部以上为3~5中裂至3~5全裂叶；第三种从茎基部至顶端为3全裂至3小叶，其中间小叶片或全裂叶的裂片为披针形，长5~16cm，宽1.5~5cm，顶端骤凸，基部较狭而圆钝，外侧小叶基部稍歪斜，斜卵形，较中间小叶小。花单性，雌雄异株；雄花序穗状或总状，有时分枝，1~4个腋生，雄花单生或2~4朵簇生，稀疏排列于花序轴上；花被紫色，基部连合成短管，顶端6裂，裂片长卵圆形，花开时平展；雄蕊6枚，着生于花被管上，花丝短，花药3大、3小，花开时花药常聚生成瓶状；雌花序与雄花序相似。蒴果三棱形，顶端平截或微凹，基部较狭，每棱翅状，近半圆形，长1~1.5cm，宽0.5~1cm，成熟后深棕色，富有光泽。花期5~8月；果期7~10月。

【生境】生于海拔600m以下山坡稀疏灌丛或路边岩石缝中。

【分布】广东、广西、湖南。

【采集加工】夏、秋采挖，切片晒干或鲜用。

【性味归经】味苦，性微寒；有毒。

【功能主治】解毒，散瘀消肿。治痈疮，无名肿毒，跌打损伤。

【用法用量】6~12g，水煎服。外用鲜品捣烂敷患处。

【注意】孕妇禁用。

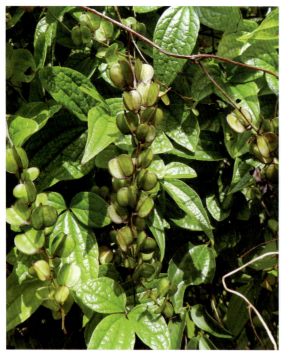
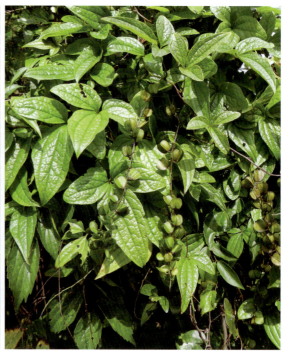

4.172 龙舌兰科

4.172.1 血竭

DRACONIS SANGUIS

【别名】云南龙血树、小花龙血树

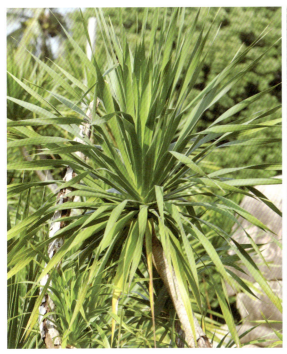
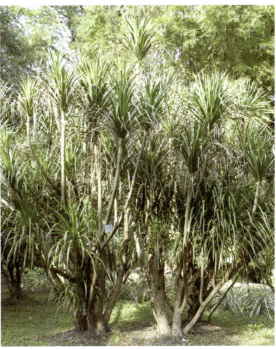

【基原】来源于龙舌兰科 Agavaceae 龙血树属 Dracaena 血竭 Dracaena cambodiana Pierre ex Gagnep. 的木材粉碎后的乙醇提取物入药。或棕榈科植物麒麟竭 Daemonorops draco Bl. 果实渗出的树脂经加工入药。

【形态特征】乔木状，高 3~5m。茎不分枝或分枝，树皮带灰褐色，幼枝有密环状叶痕。叶聚生于茎、枝顶端，几乎互相套叠，剑形，薄革质，长达 70cm，宽 1.5~3cm，向基部略变窄而后扩大，抱茎，无柄。圆锥花序长在 30cm 以上；花序轴无毛或近无毛；花每 3~7 朵簇生，绿白色或淡黄色；花梗长 5~7mm，关节位于上部 1/3 处；花被片长 6~7mm，下部 1/5~1/4 合生成短筒；花丝扁平，宽约 0.5mm，无红棕色疣点；花药长约 1.2mm；花柱稍短于子房。浆果直径约 1cm。花期 7~8 月。

【生境】生于石灰岩山地。

【分布】海南、广西、云南。老挝、越南、柬埔寨、缅甸也有分布。

【采集加工】全年可采，木材粉碎后用乙醇提取。

【性味归经】味甘、咸，性平。归心、肝经。

【功能主治】活血散瘀，定痛止血，敛疮生肌。治跌打肿痛，瘀血作痛，衄血，尿血，便血，痔疮出血，妇女气血凝滞，外伤出血，臁疮久不收口。

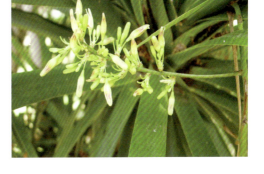

【用法用量】研末，1~2g，或入丸剂。外用研末撒或入膏药用。

4.173 棕榈科

4.173.1 槟榔

ARECAE SEMEN

【别名】槟榔子

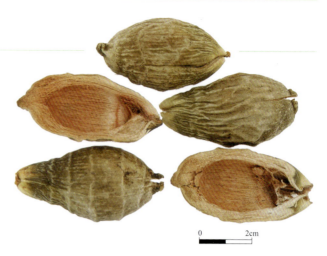

【基原】来源于棕榈科 Palmae 槟榔属 Areca 槟榔 Areca catechu L. 的种仁入药。

【形态特征】茎直立，乔木状，高10m，最高可达30m，有明显的环状叶痕。叶簇生于茎顶，长1.3~2m，羽片多数，两面无毛，狭长披针形，长30~60cm，宽2.5~4cm，上部的羽片合生，顶端有不规则齿裂。雌雄同株，花序多分枝，花序轴粗壮压扁，分枝曲折，长25~30cm，上部纤细，着生1列或2列的雄花，而雌花单生于分枝的基部；雄花小，无梗，常单生，很少成对着生，萼片卵形，

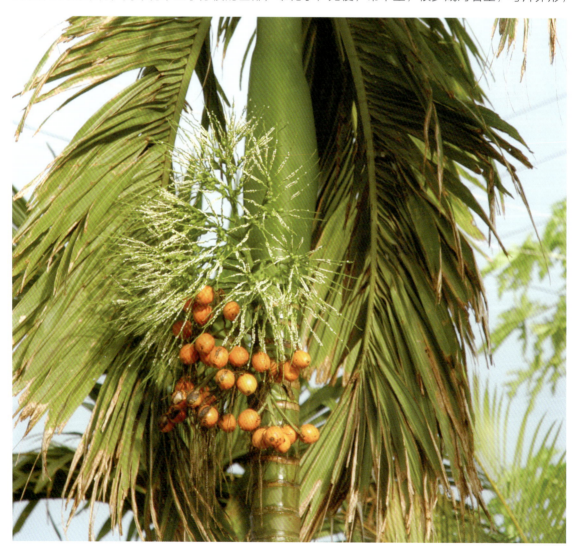

长不到 1mm，花瓣长圆形，长 4~6mm，雄蕊 6 枚，花丝短，退化雌蕊 3 枚，线形；雌花较大，萼片卵形，花瓣近圆形，长 1.2~1.5cm，退化雄蕊 6 枚，合生；子房长圆形。果实长圆形或卵球形，长 3~5cm，橙黄色，中果皮厚，纤维质。种子卵形，基部截平，胚乳嚼烂状，胚基生。花果期 3~4 月。

【生境】栽培。

【分布】广东、海南、广西、云南、台湾有栽培。原产马来西亚。

【采集加工】春末至秋初采收成熟的果实，用水煮后，干燥，除去果皮，取出种子干燥。

【药材性状】本品呈圆锥形或扁球形，高 1.5~3.5cm，基部直径 1.5~3cm，顶端圆锥形，底部中央微凹陷，可见瘢痕状的种脐。表面淡红棕色或淡黄棕色，粗糙，有明显凹陷沟纹。质坚硬，不易破碎，断面可见棕色种皮与白色胚乳相间排列的大理石样花纹。气微，味涩而微苦。以个大、体重、坚实、无空泡、无枯烂者为佳。

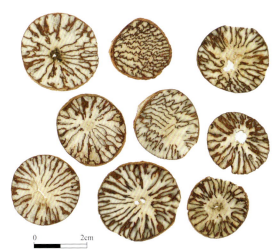

【性味归经】味苦、辛，性温。归胃、大肠经。

【功能主治】杀虫，消积，利水，行气，截疟。治绦虫、蛔虫、姜片虫病，虫积腹痛，积滞泻痢，里急后重，水肿脚气，疟疾。

【用法用量】3~10g，驱绦虫、姜片虫 30~60g。

【附注】a. 槟榔花亦入药，功能健胃，止渴。b. 槟榔未成熟的果实，于沸水中煮透，用文火焙干，即榔干。其中圆而大的称榔硬，其药用功效同槟榔；小面略不正整的称榔软，主作副食，多不入药。又榔硬去果皮，称枣槟肉，亦入药，功效同槟榔。c. 本品的干燥果皮称大腹皮（ARECAE PERICARPIUM）。味辛，性微温。归脾、胃、大肠、小肠经。功能行气宽中，利水消肿。d. 槟榔煮后干燥，剥取果皮，取出用木棒打松，晒干，称大腹毛，功能同大腹皮。

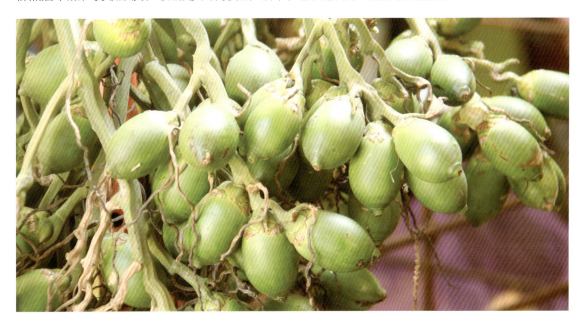

4.173.2 蒲葵子

LIVISTONAE CHINENSIS SEMEN

【别名】葵树子

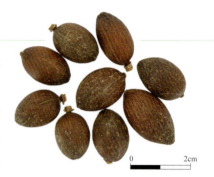

【基原】来源于棕榈科 Palmae 蒲葵属 Livistona 蒲葵 Livistona chinensis（Jacq.）R. Br. 的种子入药。

【形态特征】乔木状，高 5~20m，直径 20~30cm，基部常膨大。叶阔肾状扇形，直径达 1m 余，掌状深裂至中部，裂片线状披针形，基部宽 4~4.5cm，顶部长渐尖，2 深裂成长达 50cm 的丝状下垂的小裂片，两面绿色；叶柄长，1~2m，下部两侧有黄绿色（新鲜时）或淡褐色（干后）下弯的短刺。花序呈圆锥状，粗壮，长约 1m，总梗上有 6~7 个佛焰苞，约 6 个分枝花序，长达 35cm，每分枝花序基部有 1 个佛焰苞，分枝花序具 2 次或 3 次分枝，小花枝长 10~20cm。花小，两性，长约 2mm；花萼裂至近基部成 3 个宽三角形近急尖的裂片，裂片有宽的干膜质的边缘；花冠约 2 倍长于花萼，裂至中部成 3 个半卵形急尖的裂片；雄蕊 6 枚，其基部合生成杯状并贴生于花冠基部，花丝稍粗，宽三角形，突变成短钻状的尖头，花药阔椭圆形；子房的心皮上面有深雕纹，花柱突变成钻状。果实椭圆形，长 1.8~2.2cm，直径 1~1.2cm，黑褐色。种子椭圆形，长 1.5cm，直径 9mm，胚约位于种脊对面的中部稍偏下。花、果期 4 月。

【生境】栽培。

【分布】我国南部。中南半岛余部也有分布。

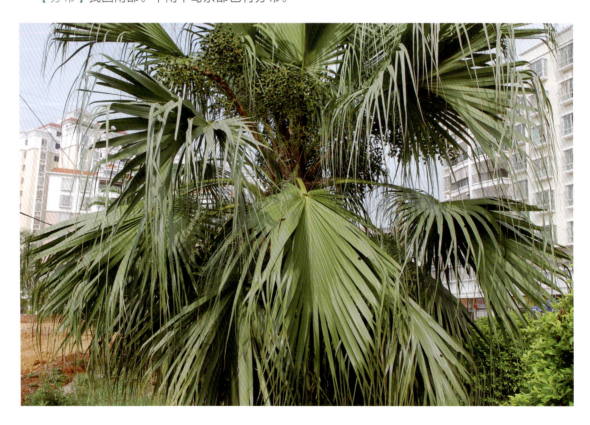

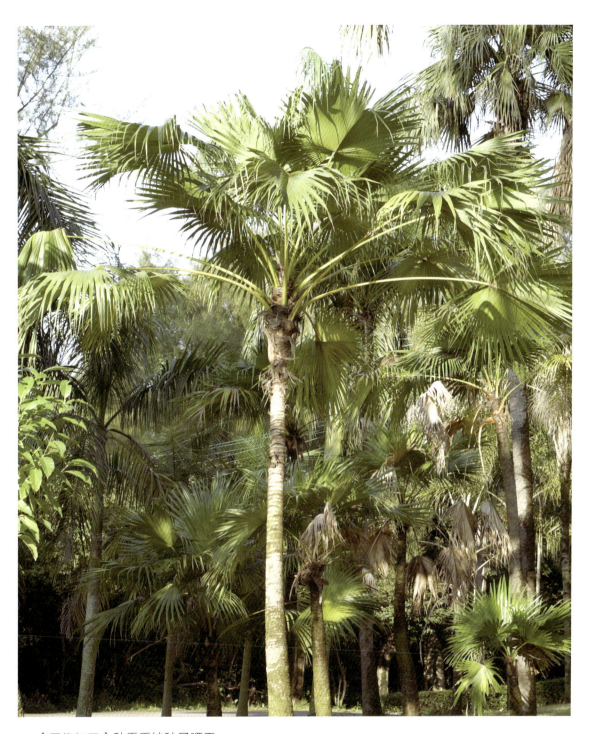

【采集加工】秋季采挖种子晒干。

【药材性状】本品呈卵圆形或椭圆形，长15~20mm，直径约10mm。表面光滑，棕褐色，一端有果柄脱落残痕或残留短果柄。质坚实，剖开内有种仁1粒，白色，与果壳分离。种脐偏向一侧，近干枯状，呈棕黑色。气无，味淡。

【性味归经】味甘、涩，性凉。归胃、脾、肝经。

【功能主治】活血化瘀，软坚散结。治食管癌，绒毛膜上皮癌，恶性葡萄胎，白血病。

【用法用量】15~30g，水煎服。

4.173.3 棕榈

TRACHYCARPI PETIOLUS

【别名】栟榈、棕树

【基原】来源于棕榈科 Palmae 棕榈属 *Trachycarpus* 棕榈 *Trachycarpus fortunei*（Hook. f.）H. Wendl. 的叶柄入药。

【形态特征】乔木，高达 15m。叶簇生杆顶，团扇状，直径 50~70cm，掌状深裂几达基部，裂片线形或略带披针形，宽 1.5~3cm，厚革质，顶端 2 裂；叶柄边缘常有小锯齿，叶鞘纤维质。肉穗花序圆锥状，雄花序的分枝密而短小，雌花序的分枝疏而粗长；佛焰苞管状，棕红色；花小，单性，黄白色，雄花常密集着生于花序分枝上；萼片阔卵形，基部合生；花瓣近圆形；雄蕊 6，生于花瓣基部；雌花单生或成对生于花序分枝上；萼片阔卵形或近圆形；心皮 3，被长毛。核果球状肾形，长约 8mm，蓝黑色。花期 4 月；果期 10~12 月。

【生境】栽培。

【分布】我国长江以南各地。印度、缅甸和日本也有分布。

【采集加工】采割时割取旧叶柄下延部分和鞘片，除去纤维状的棕毛，晒干。

【药材性状】本品为长条板状，一端较窄而厚，另一端较宽而稍薄，大小不等。表面红棕色，粗糙，有纵直皱纹，一面有明显的凸出纤维，纤维的两侧着生多数棕色茸毛。质硬而韧，不易折断，断面纤维性。气微，味淡。

【性味归经】味苦、涩，性平。归肝、肺、大肠经。

【功能主治】收敛止血。治鼻衄，吐血，尿血，便血，功能性子宫出血，带下病，痢疾。

【用法用量】3~9g，水煎服。一般炮制后用。

【附方】治功能性子宫出血：棕榈炭、血余炭各 6g，荷叶 30g。水煎服。

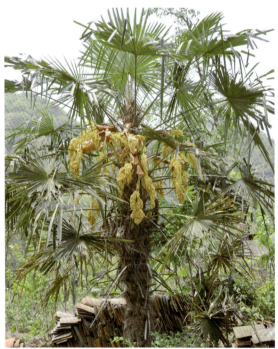 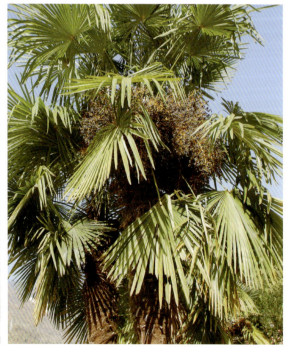

4.174 露兜树科

4.174.1 露兜根

PANDANI TECTORII RADIX

【别名】猪姆锯、假菠萝、山菠萝

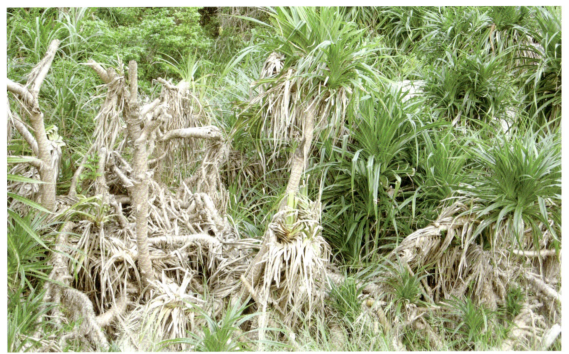

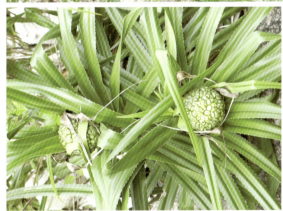

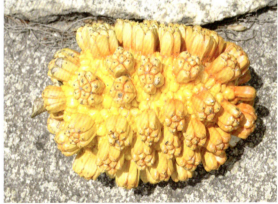

【基原】来源于露兜树科 Pandanaceae 露兜树属 *Pandanus* 露兜簕 *Pandanus tectorius* Sol. 的根入药。

【形态特征】灌木或小乔木。高 2~4m，茎干上常生气生根。叶簇生枝顶，革质，带状，长达 1m，宽 3~5cm，顶端渐狭成一长尾尖，边缘和中脉上有锐刺。雌雄异株，芳香，无花被，组成长约 50cm 的肉穗花序；雄花多数；雄蕊数枚簇生于柱状体上；雌花序头状，单生于枝顶，圆球形；佛焰苞多枚，乳白色，长 15~30cm，宽 1.4~2.5cm，边缘具疏密相间的细锯齿，心皮 5~12 枚合为一束，中下部联合，上部分离，子房上位，5~12 室，每室有 1 颗胚珠。聚合果头状，由 40~80 个核果束组成，成熟时红色，核果束顶端稍凸起，宿存柱头呈乳头状、耳状或马蹄状。花期 1~5 月。

【生境】生于海边沙地或引种作绿篱。

【分布】香港、广东、海南、台湾、福建、广西、贵州、云南等地。亚洲热带余部、澳大利亚均有分布。

【采集加工】全年可采挖。挖取根部,除去叶及须根,洗净,根用槌打扁,截成长段,晒干。

【药材性状】本品呈长条形,略弯曲,常因槌扁加工而折裂,长 30~50cm,直径 1~3cm。表面灰黄色,有纵皱纹及凹陷的小皮孔,表皮薄而浮离,易剥落;韧皮部为苎麻状的细纤维,灰棕色;木质部坚硬,灰白色,常与韧皮部分离;质韧,不易折断。气微,味甘淡。

【性味归经】味甘、淡、微涩,性凉。归肝、肾经。

【功能主治】发汗解表,清热解毒,利水化痰。治感冒发热,肾炎水肿,筋骨疼痛,泌尿系感染,尿路结石,肝炎,肝硬化腹水,小儿夏季热,眼结膜炎。

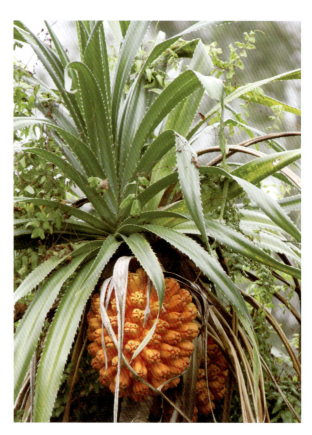

【用法用量】15~30g,水煎服。

【附方】肾炎水肿:露兜根 30g,猪瘦肉适量,水煎服,每日 1 剂。

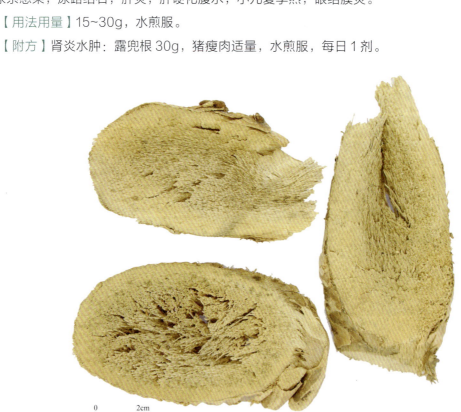

4.175 仙茅科

4.175.1 仙茅

CURCULIGINIS RHIZOMA

【别名】独脚丝茅、地棕

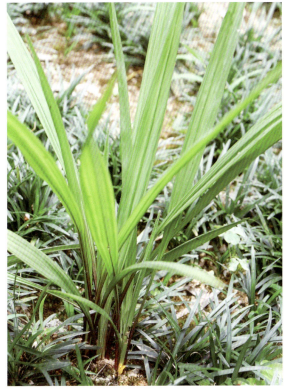 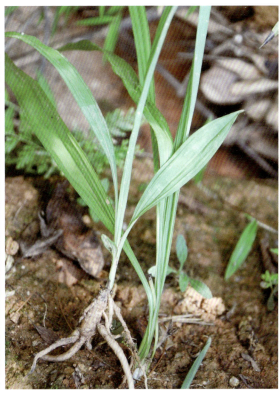

【基原】来源于仙茅科 Hypoxidaceae 仙茅属 *Curculigo* 仙茅 *Curculigo orchioides* Gaertn. 的根状茎入药。

【原植物】多年生草本。高15~40cm。根状茎肉质，粗壮，圆柱形，长达30cm，表皮红褐色；地上茎不明显，常包藏于叶鞘内。叶基生，3~6片，披针形或线形，长15~40cm，宽1.3~2.5cm，顶端渐尖，基部狭而下延，初时两面疏被长柔毛，后变无毛；平行脉明显；叶柄短或近无柄，基部扩大。花两性或兼有单性，3~5朵排成短总状花序，隐藏于叶丛中；花被管延伸呈喙状，喙长约2.5cm，花被裂片披针形，长约9mm，疏被长柔毛；雄蕊6枚，着生于花被裂片的基部并与其对生，花药长过花丝。蒴果纺锤形，长约1.2cm；种子黑色，有光泽。花、果期4~9月。

【生境】生于疏林下草地或荒坡上。

【分布】香港、广东、海南、台湾、福建、江西、浙江、湖南、广西、贵州、云南、四川。东南亚各国至日本也有分布。

【采集加工】秋、冬二季采挖。除去根头和须根，洗净，干燥。

【药材性状】本品呈圆柱形，略弯曲，长3~10cm，直径4~12mm，表面凹凸不平，棕色至褐色，粗糙，有点状须根痕及横皱纹；质硬而脆，易折断，断面不平坦，灰白色至棕褐色，近中心处色较深。气微香，味微苦、辛。以粗壮、棕褐色、坚硬者为佳。

【性味归经】味辛，性热；有毒。归肾、肝、脾经。

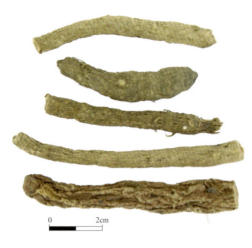

【功能主治】补肾壮阳，散寒除湿，强筋骨。治肾虚，阳痿，遗精，遗尿，慢性肾炎，腰膝酸痛，筋骨软弱，风湿性关节炎，胃腹冷痛，更年期高血压病。

【用法用量】3~9g，水煎服。

【附方】① 治阳痿：仙茅6g，淫羊藿15g，枸杞子、菟丝子各9g，水煎服。

② 治妇女绝经期综合征：仙茅、淫羊藿、当归、巴戟天、知母、黄柏；偏阳虚者仙茅、淫羊藿可各用9g；偏阴虚者可加龟甲、生地黄，而巴戟天可不用；头昏耳鸣可加女贞子、枸杞子；头痛可加蔓荆子、沙苑子；失眠加首乌藤（夜交藤）、合欢皮；气短无力汗多者加党参、茯苓、白术；泛恶者加陈皮、姜半夏、姜竹茹；水肿加茯苓、薏苡仁、车前子等。加减药的剂量一般为9g。

③ 治血清胆固醇过高症：仙茅、徐长卿、五指毛桃、何首乌各15g，楤木9g。水煎2次分服，每日1剂。或制成片剂，每片0.16g，每次10片，每日3次。30日为1个疗程，必要时可连服2个疗程。

④ 治硬皮病：仙茅、淫羊藿、桂枝、红花、芍药各9g，鸡血藤、丹参各30g，全当归、郁金各15g，川芎12g，生、熟地黄各3g，炙甘草3g，煎服，每日1剂，常用丸药有右归丸、附桂八味丸或全鹿丸均6g，日服3次，温开水送服。

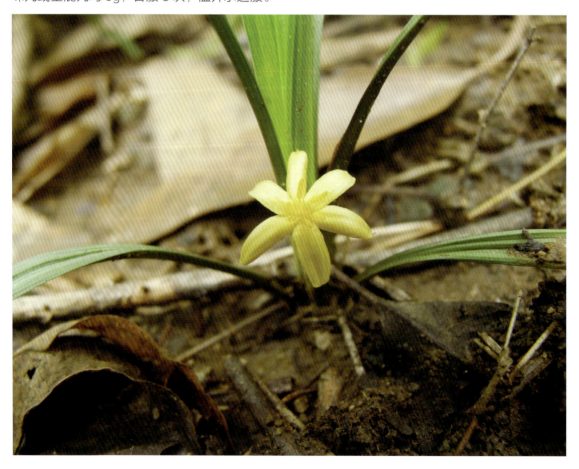

4.176 兰科

4.176.1 金线风

ANOECTOCHILI ROXBURGHII HERBA

【别名】金线兰、金蚕

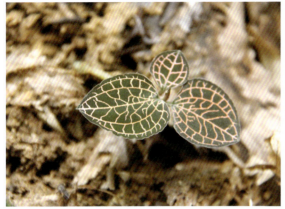
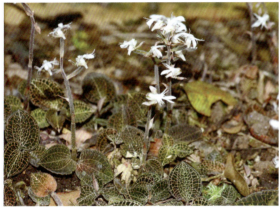
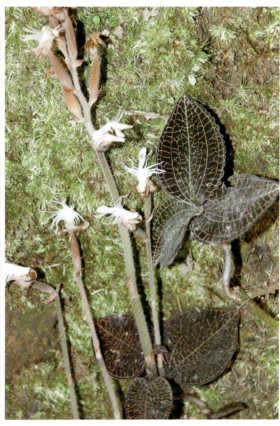

【基原】来源于兰科 Orchidaceae 开唇兰属 Anoectochilus 花叶开唇兰 Anoectochilus roxburghii（Wall.）Lindl. 的干燥全草入药。

【形态特征】小草本，高 8~18cm。根状茎匍匐，肉质，具节，节上生根。茎直立，肉质，圆柱形，具 3~4 枚叶。叶片卵圆形或卵形，长 1.3~3.5cm，宽 0.8~3cm，叶面暗紫色或黑紫色，具金红色带有绢丝光泽的美丽网脉，背面淡紫红色，顶端近急尖或稍钝，基部近截形或圆形，骤狭成柄；叶柄长 4~10mm，基部扩大成抱茎的鞘。总状花序有花 3~5 朵；苞片淡红色，卵状披针形；萼片淡紫色，被短柔毛，中萼片卵形，长约 6mm；花瓣白色，质地较薄，近镰形，与中萼片靠合呈兜状，唇瓣长约 12mm，顶端 2 裂，裂片舌状线形，长约 6mm，中部以下两侧各具 6 条长 4~6mm 的流苏，基部具长 6~7mm 的距；子房线形。花期 8~12 月。

【生境】生于密林下或山沟边阴湿处。

【分布】海南、广东、福建、江西、浙江、湖南、广西、云南、四川、西藏东南部。日本、泰国、老挝、越南、印度、不丹至尼泊尔、孟加拉国也有分布。

【采集加工】全年可采，夏、秋季较多，采集后抖净泥沙，晒干。

【药材性状】本品为干缩卷曲的全草，展直后长 4~10cm；根状茎 3~5 条，肉质；茎有节，顶部常有残存花莛。叶互生，皱缩，展平后呈卵形，长 1.5~3.5cm，顶端短尖，基部圆形，上面灰绿色，下面紫褐色，叶脉金黄色，故名金线兰。气微，味淡。

【性味归经】味甘、淡，性平。归肺、脾、肾经。

【功能主治】清热润肺，消炎解毒。治肺结核、肺热咳嗽、风湿性关节炎、跌打损伤、膀胱炎、肾炎、吐血、毒蛇咬伤、慢性胃炎等。

【用法用量】3~6g，水煎服。外用适量。

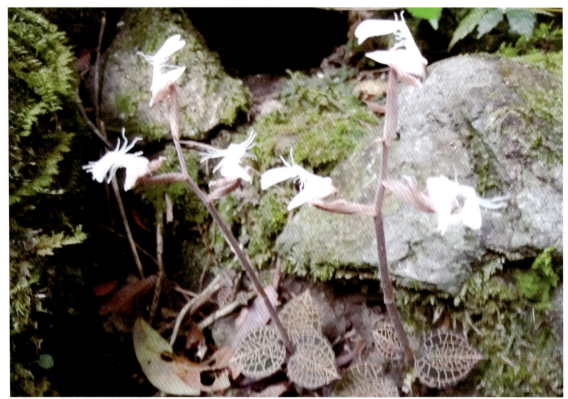

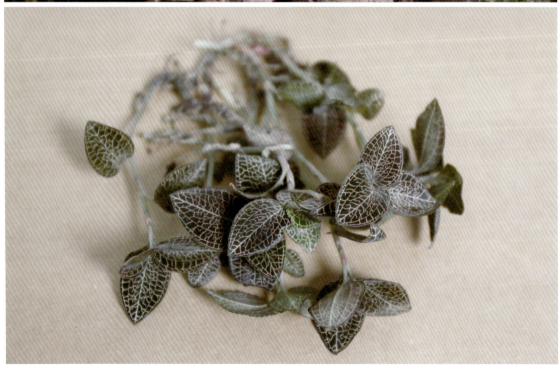

4.176.2 白及

BLETILLAE RHIZOMA

【别名】白根、地螺丝

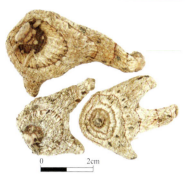

【基原】来源于兰科 Orchidaceae 白及属 Bletilla 白及 Bletilla striata（Thunb.）Reichb. f. 的块茎入药。

【形态特征】多年生草本。高 18~60cm。假鳞茎扁球形，上面具荸荠似的环带，富黏性。茎粗壮，劲直。叶 4~6 枚，狭长圆形或披针形，长 8~29cm，宽 1.5~4cm，顶端渐尖，基部收狭成鞘并抱茎。花序具 3~10 朵花，常不分枝或极罕分枝；花序轴或多或少呈"之"字状曲折；花苞片长圆状披针形，长 2~2.5cm，开花时常凋落；花大，紫红色或粉红色；萼片和花瓣近等长，狭长圆形，长 25~30mm，宽 6~8mm，顶端急尖；花瓣较萼片稍宽；唇瓣较萼片和花瓣稍短，倒卵状椭圆形，长 23~28mm，白色带紫红色或紫红色，具紫色脉；唇盘上面具 5 条纵褶片，从基部伸至中裂片近顶部，仅在中裂片上面为波状；蕊柱长 18~20mm，柱状，具狭翅，稍弓曲。花期 4~5 月。

【生境】生于高山坡地、山谷、沟旁的草丛中。

【分布】香港、广东、福建、江西、浙江、安徽、江苏、湖南、湖北、陕西、甘肃、广西、贵州和四川等地。朝鲜半岛和日本也有分布。

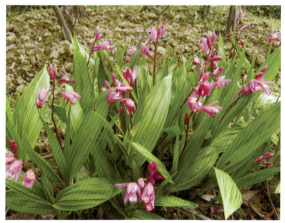

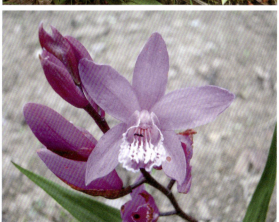

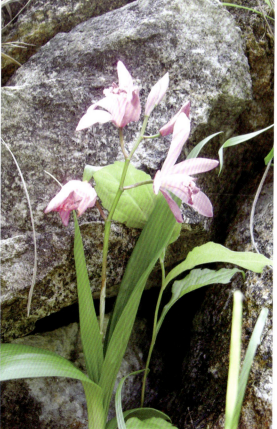

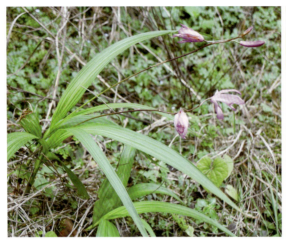
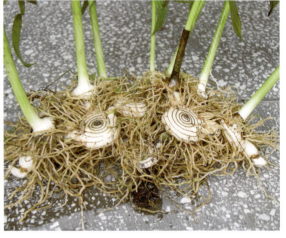

【采集加工】夏、秋季采挖,除去地上残茎及须根,洗净泥土,置沸水中煮或蒸至内无白心时取出,晒至半干,撞去外皮,再晒至足干。

【药材性状】块茎呈不规则扁圆形,有2~3个爪状分枝,长1.5~6cm,厚0.5~3cm。表面灰白色至灰棕色或黄白色,常有细皱纹,茎残痕突起,围绕茎痕有2~3圈棕红色同心环纹,其上有棕色点状须根痕。质坚硬,不易折断,断面类白色,半透明,散生点状维管束。气无,味苦,嚼之有黏性。以个大、饱满、色白、半透明,去净粗皮,质坚实者为佳。

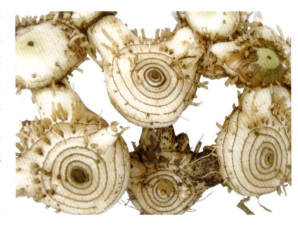

【性味归经】味苦、甘、涩,性微寒。归肺、肝、胃经。

【功能主治】收敛止血,消肿生肌。治肺结核咯血,支气管扩张咯血,胃溃疡吐血,尿血,便血;外用治外伤出血,烧、烫伤。

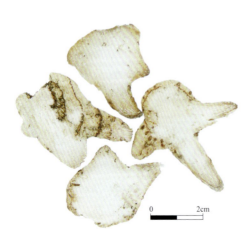

【用法用量】6~15g,水煎服或研粉3~6g水冲服;外用适量,研粉或鲜品捣烂敷患处。

【附方】① 治肺结核咯血:白及、川贝母、百合各等量,共研细粉,每次服3g,每日2~3次。

② 治支气管扩张咯血、肺结核咯血:白及、海螵蛸、三七各180g,共研细粉,每服9g,每日3次。

③ 治咯血、吐血、便血:白及、地榆各1000g,仙鹤草5000g。将白及、地榆研粉,仙鹤草熬膏,混合,制成颗粒压片,每片0.3g。每次3片,每日3次。

④ 治胃肠道出血:白及研粉,每服6g,每日3次。

4.176.3 广东石豆兰

BULBOPHYLLI KWANGTUNGENSIS HERBA

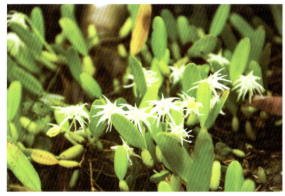 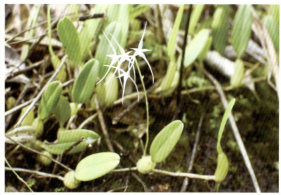

【基原】来源于兰科 Orchidaceae 石豆兰属 Bulbophyllum 广东石豆兰 Bulbophyllum kwangtungense Schltr. 的全草入药。

【形态特征】根状茎粗约 2mm，当年生的常被筒状鞘，在每相隔 2~7cm 处生 1 个假鳞茎。假鳞茎直立，圆柱状，长 1~2.5cm，中部粗 2~5mm，顶生 1 枚叶，幼时被膜质鞘。叶革质，长圆形，长约 2.5cm，最长达 4.7cm，中部宽 5~14mm，顶端圆钝并且稍凹入，基部具长 1~2mm 的柄。花葶 1 个，从假鳞茎基部或靠近假鳞茎基部的根状茎节上发出，直立，纤细，远高出叶外，长达 9.5cm，总状花序缩短呈伞状，具 2~4 朵花；花序柄疏生 3~5 枚鞘；花苞片狭披针形，比花梗连同子房短或有时稍长；花淡黄色；萼片离生，狭披针形，长 8~10mm，基部上方宽 1~1.3mm，顶端长渐尖，中部以上两侧边缘内卷，具 3 条脉；侧萼片比中萼片稍长，基部 1/5~2/5 贴生于蕊柱足上；花瓣狭卵状披针形，长 4~5mm，中部宽约 0.4mm，逐渐向顶端变狭，顶端长渐尖，具 1 条脉或不明显的 3 条脉；唇瓣肉质，狭披针形，向外伸展，长约 1.5mm，中部宽 0.4mm，顶端钝，中部以下具凹槽，上面具 2~3 条小的龙骨脊，其在唇瓣中部以上汇合成 1 条粗厚的脊；蕊柱长约 0.5mm；蕊柱齿牙齿状，长约 0.2mm；蕊柱足长约 0.5mm，其分离部分长约 0.1mm；药帽前端稍伸长，顶端截形并且多少向上翘起，上面密生细乳突。花期 5~8 月。

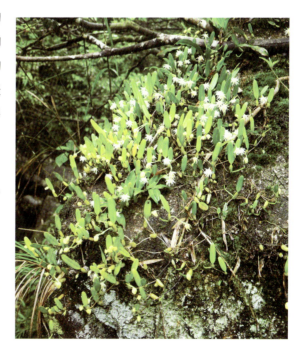

【生境】附生于岩石上。

【分布】香港、广东、江西、福建、浙江、湖南、湖北、广西、贵州、云南。

【采集加工】夏、秋采收，将全草晒干。

【性味归经】味甘、淡，性凉。

【功能主治】清热止咳，祛风。治风热咽痛，肺热咳嗽，风湿性关节痛，跌打损伤。

【用法用量】6~12g，水煎服。

4.176.4　黄草石斛

DENDROBII ADUNCI CAULIS

【别名】石斛、中黄草、小黄草

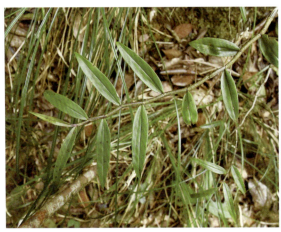
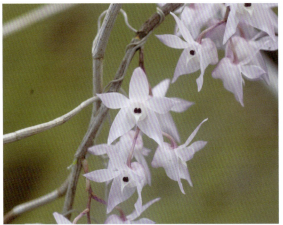

【基原】来源于兰科 Orchidaceae 石斛属 Dendrobium 钩状石斛 Dendrobium aduncum Wall. ex Lindl. [Dendrobium faulhaberianum Schltr.]、束花石斛 Dendrobium chrysanthum Wall. ex Lindl. 和重唇石斛 Dendrobium hercoglossum Reichb. f. 的茎入药。

【形态特征】A. 钩状石斛：多年生附生草本。茎下垂，圆柱形，长 50~100cm，直径 2~5mm，不分枝，具多个节，节间长 3~3.5cm，干后淡黄色。叶长圆形或狭椭圆形，长 7~10.5cm，宽 1~3.5cm，顶端急尖并且钩转，基部具抱茎的鞘。总状花序通常数个，出自落了叶或具叶的老茎上部，花序轴纤细，长 1.5~4cm，1~6 朵花；花序柄长 5~10mm，基部被 3~4 枚长 2~3mm 的膜质鞘；花苞片膜质，卵状披针形，长 5~7mm，顶端急尖；花梗和子房长约 1.5cm；花开展，萼片和花瓣淡粉红色；中萼片长圆状披针形，长 1.6~2cm，宽 7mm，顶端锐尖，具 5 条脉；侧萼片斜卵状三角形，与中萼片等长而宽得多，顶端急尖，具 5 条脉，基部歪斜；萼囊明显坛状，长约 1cm；花瓣长圆形，长 1.4~1.8cm，宽 7mm，顶端急尖，具 5 条脉；唇瓣白色，朝上，凹陷呈舟状，展开时为宽卵形，长 1.5~1.7cm，前部骤然收狭而顶端为短尾状并且反卷，基部具长约 5mm 的爪，上面除爪和唇盘两侧外密布白色短毛，近基部具 1 个绿色方形的胼胝体；蕊柱白色。花期 5~6 月。

【生境】生于山谷或林缘的岩石或树干上。

【分布】广东、海南、广西、云南、贵州等地。印度东北部至中南半岛余部也有分布。

【形态特征】B. 束花石斛：多年生附生草本。茎肉质，下垂或弯垂，圆柱形，长 50~200cm，不分枝，具多节，节间长 3~4cm，干后浅黄色或黄褐色。叶两列，互生于整个茎上，纸质，长圆状披针形，通常长 13~19cm，宽 1.5~4.5cm，顶端渐尖，基部具鞘。伞状花序近无花序柄，

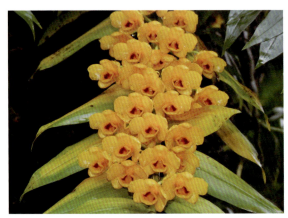

每 2~6 花为一束，侧生于具叶的茎上部；花苞片膜质，卵状三角形，长约 3mm；花梗和子房稍扁，长 3.5~6cm，粗约 2mm；花黄色，质地厚；中萼片多少凹的，长圆形或椭圆形，长 15~20mm，宽 9~11mm，顶端钝，具 7 条脉；侧萼片稍凹的斜卵状三角形，长 15~20mm，基部稍歪斜而较宽，宽 10~12mm，顶端钝，具 7 条脉；萼囊宽而钝，长约 4mm；花瓣稍凹的倒卵形，长 16~22mm，宽 11~14mm，顶端圆形，全缘或有时具细啮蚀状，具 7 条脉；唇瓣凹的，不裂，肾形或横长圆形，长约 18mm，宽约 22mm，顶端近圆形，基部具 1 个长圆形的胼胝体并且骤然收狭为短爪，上面密布短毛，下面除中部以下外亦密布短毛；唇盘两侧各具 1 个栗色斑块，具 1 条宽厚的脊从基部伸向中部；蕊柱长约 4mm。花期 9~10 月。

【生境】生于山谷或林缘的岩石或树干上。

【分布】分布于广西、贵州、云南东南部至西藏东南部等地。亚洲热带余部均有分布。

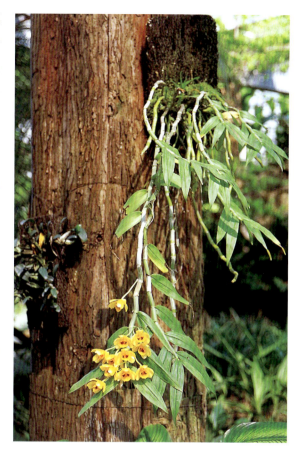

【形态特征】C. 重唇石斛：多年生草本。茎下垂，通常长 8~40cm，直径 2~5mm，具少数至多数节，节间长 1.5~2cm，干后淡黄色。叶薄革质，狭长圆形或长圆状披针形，长 4~10cm，宽 4~8mm，顶端钝并且不等侧 2 圆裂，基部具紧抱于茎的鞘。总状花序通常数个，从落了叶的老茎上发出，常具 2~3 朵花；花序轴瘦弱，长 1.5~2cm，有时稍回折状弯曲；花序柄绿色，长 6~10mm，基部被 3~4 枚短筒状鞘；花苞片小，干膜质，卵状披针形，长 3~5mm，顶端急尖；

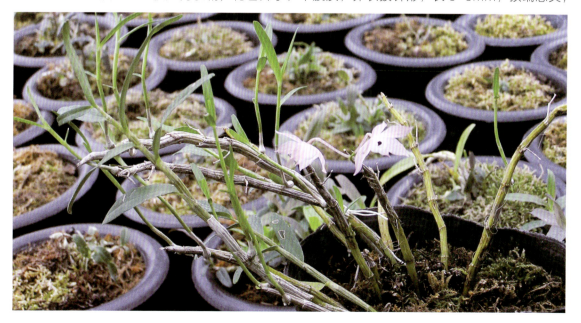

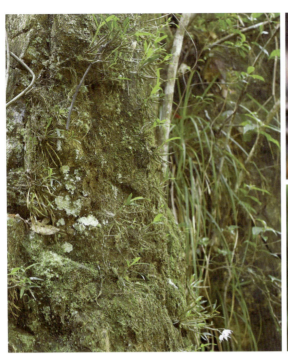
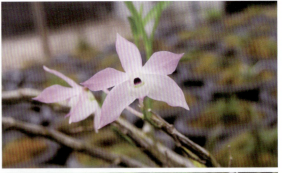
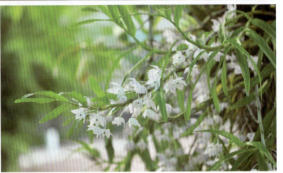

花梗和子房淡粉红色，长 12~15mm；花开展，萼片和花瓣淡粉红色；中萼片卵状长圆形，长 1.3~1.8cm，宽 5~8mm，顶端急尖，具 7 条脉；侧萼片稍斜卵状披针形，与中萼片等大，顶端渐尖，具 7 条脉，萼囊很短；花瓣倒卵状长圆形，长 1.2~1.5cm，宽 4.5~7mm，顶端锐尖，具 3 条脉；唇瓣白色，直立，长约 1cm，分前后唇；后唇半球形，前端密生短流苏，内面密生短毛；前唇淡粉红色，较小，三角形，顶端急尖，无毛；蕊柱白色，长约 4mm，下部扩大，具长约 2mm 的蕊柱足；蕊柱齿三角形，顶端稍钝；药帽紫色，半球形，密布细乳突，前端边缘啮蚀状。花期 5~6 月。

【生境】生于山谷或林缘的岩石或树干上。

【分布】广东、海南、台湾、江西、广西、贵州、云南等地。

【采集加工】全年可采，去净须根、叶和叶鞘，置沸水中略烫，晒干或烘干。

【药材性状】A. 钩状石斛：茎呈圆柱形，长 50~200cm，直径 2~5mm，不分枝，具多个节，节间长 3~3.5cm，干后淡黄色。

B. 束花石斛：茎呈圆柱状，长 50~200cm，不分枝，具多个节，节间长 3~4cm，干后浅黄色或黄褐色。体轻，略结实，易折断，断面轮廓为圆形，有多数小棱角，中间散布白色小点。气微，味微苦，嚼之有黏性。以大小长短匀称、色金黄、富粉质者为佳。

C. 重唇石斛：茎呈圆柱形，长 8~40cm，直径 2~5mm，具少数至多个节，节间长 1.5~2cm，干后淡黄色。

【性味归经】味甘、淡，性平。归胃、肾经。

【功能主治】滋阴补肾，除烦止渴，益胃生津，清热。治阴伤津亏，口干燥渴，肺结核，胃酸缺乏，食欲不振，遗精，病后虚弱，腰膝酸软无力，目暗不明，热病津伤。

【用法用量】6~15g，水煎服。

【附方】治热病阴伤口渴：石斛、麦冬各 12g，鲜地黄 30g，天花粉、桑叶、沙参各 9g，水煎服。

4.176.5 矮石斛

DENDROBII BELLATULI CAULIS

【别名】小美石斛、矮石斛

【基原】来源于兰科 Orchidaceae 石斛属 Dendrobium 矮石斛 Dendrobium bellatulum Rolfe. 的茎入药。

【形态特征】附生草本。茎直立或斜立，粗短，纺锤形或短棒状，长 2~11cm，具 3~6 节，节间长 1.5~2cm，中部粗 3~18mm，具许多波状纵条棱。叶 2~4 枚，近顶生，革质，舌形、卵状披针形或长圆形，长 15~35mm，宽 10~18mm，顶端钝圆并且不等侧 2 裂，基部下延为抱茎的鞘，两面和叶鞘均密被黑色短毛，至少幼时如此。总状花序顶生或近茎顶端发出；花序具 1~3 朵花；花序柄长 2~3mm，基部具 2~3 枚披针形的鞘；花苞片膜质，卵状披针形，长 7~10mm；花梗和子房长约 2.5cm；花开展，除唇瓣的中裂片金黄色和侧裂片的内面橘红色外，均为白色；中萼片卵状披针形，长约 2.5cm，宽约 1cm，顶端急尖，具 7 条脉；侧萼片斜卵状披针形，长 2.5cm，宽 1cm，顶端急尖，具 7~8 条脉；萼囊宽圆锥形，长 10~12mm；花瓣倒卵形，等长于中萼片而较宽，顶端近圆形，具 5 条脉；唇瓣近提琴形，长约 3cm，3 裂；侧裂片近半卵形；中裂片近肾形，下弯，顶端浅 2 裂；唇盘具 5 条脊突，在脊突上和脊突之间具有不规则的疣突；蕊柱长约 5mm；药帽圆锥形，密被乳突。果绿色，长圆形，长 1.5cm，直径 1.4cm，果柄长 2.5cm。花期 4~6 月；果期 10 月。

【生境】附生于海拔 1250~2100m 的山地疏林中树干上。

【分布】分布于云南。印度、缅甸、泰国、老挝、越南也有分布。

【采集加工】取石斛的茎部烘焙，通过专业工具扭成螺旋形称为枫斗。

【性味归经】味甘、淡，性微寒。归肺、胃、肾经。

【功能主治】生津益胃，清热养阴。治热病津伤，口干烦渴，病后虚热，胃痛干呕。

【用法用量】20~40g，水煎服。

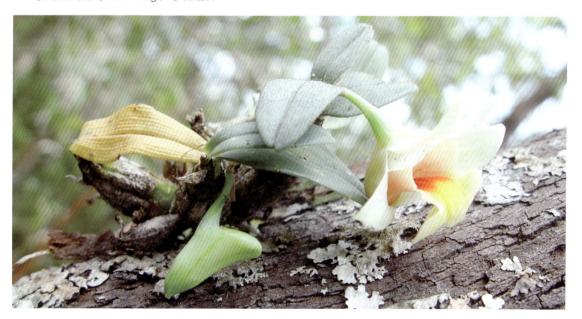

4.176.6 鼓槌石斛

DENDROBII CAULIS

【别名】粗黄草、金弓石斛

【基原】来源于兰科 Orchidaceae 石斛属 *Dendrobium* 鼓槌石斛 *Dendrobium chrysotoxum* Lindl. 的茎入药。

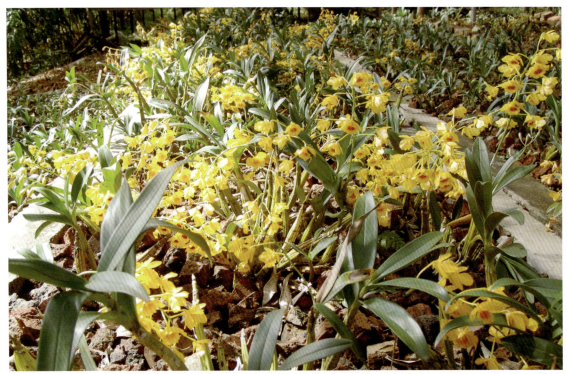

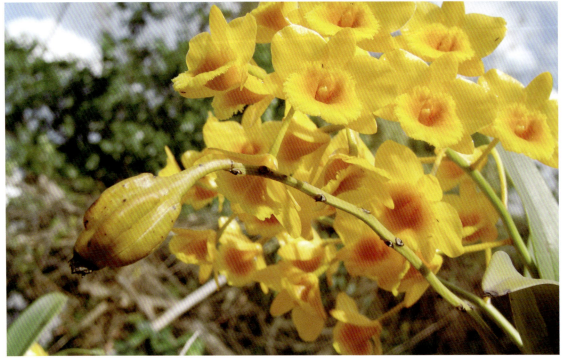

【形态特征】附生草本。茎直立，肉质，纺锤形，长 6~30cm，中部直径 1.5~5cm，具 2~5 节间，具多数圆钝的条棱，干后金黄色，近顶端具 2~5 枚叶。叶革质，长圆形，长达 19cm，宽 2~3.5cm 或更宽，顶端急尖而钩转，基部收狭，但下不延为抱茎的鞘。总状花序近茎顶端发出，斜出或稍下垂，长达 20cm；花序轴粗壮，疏生多数花；花序柄基部具 4~5 枚鞘；花苞片小，膜质，卵状披针形，长 2~3mm，顶端急尖；花梗和子房黄色，长达 5cm；花质地厚，金黄色，稍带香气；中萼片长圆形，长 1.2~2cm，中部宽 5~9mm，顶端稍钝，具 7 条脉；侧萼片与中萼片近等大；萼囊近球形，宽约 4mm；花瓣倒卵形，等长于中萼片，宽约为萼片的 2 倍，顶端近圆形，具约 10 条脉；唇瓣的颜色比萼片和花瓣深，近肾状圆形，长约 2cm，宽 2.3cm，顶端浅 2 裂，基部两侧多少具红色条纹，边缘波状，上面密被短茸毛；唇盘通常呈"∧"隆起，有时具"U"形的栗色斑块；蕊柱长约 5mm；药帽淡黄色，尖塔状。花期 3~5 月。

【生境】附生于海拔 520~1620m 的阳光充足的常绿阔叶林中树干上或疏林下岩石上。

【分布】云南。印度、缅甸、泰国、老挝、越南也有分布。

【采集加工】取石斛的茎部烘焙，通过专业工具扭成螺旋形称为枫斗。

【性味归经】味甘，性微寒。归胃、肾经。

【功能主治】养阴生津，止渴，润肺。治热病津伤，口干烦渴，病后虚热。

【用法用量】20~40g，水煎服。

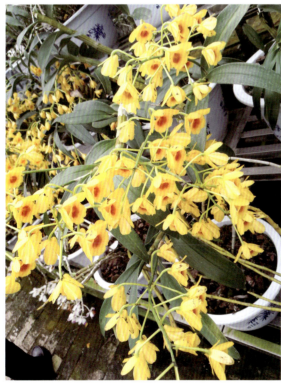
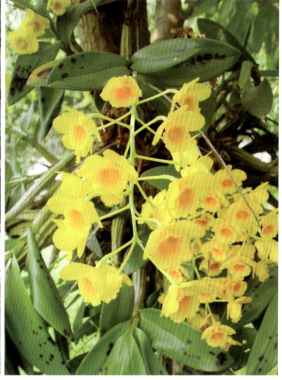

4.176.7 金黄泽石斛

DENDROBII DENSIFLORI BULBUS

【别名】上树虾

【基原】来源于兰科 Orchidaceae 石斛属 *Dendrobium* 密花石斛 *Dendrobium densiflorum* Lindl. 或聚石斛 *Dendrobium lindleyi* Stendel 的假鳞茎入药。

【形态特征】A. 密花石斛：多年生附生草本。茎粗壮，常棒状或纺锤形，长 25~40cm，直径达 2cm，下部常收狭为细圆柱形，不分枝，具数个节和 4 个纵棱，有时棱不明显，干后淡褐色并且带光泽；叶 3~4 枚，近顶生，革质，长圆状披针形，长 8~17cm，宽 2.6~6cm，顶端急尖，基部不下延为抱茎的鞘。总状花序从去年或 2 年生具叶的茎上端发出，下垂，密生许多花，花序柄基部被 2~4 枚鞘；花苞片纸质，倒卵形，长 1.2~1.5cm，宽 6~10mm，顶端钝，具约 10 条脉，干后多少席卷；花梗和子房白绿色，长 2~2.5cm；花开展，萼片和花瓣淡黄色；中萼片卵形，长 1.7~2.1cm，宽 8~12mm，顶端钝，具 5 条脉，全缘；侧萼片卵状披针形，近等大于中萼片，顶端近急尖，具 5~6 条脉，全缘；萼囊近球形，宽约 5mm；花瓣近圆形，长 1.5~2cm，宽 1.1~1.5cm，基部收狭为短爪，中部以上边缘具啮齿，具 3 条主脉和许多支脉；唇瓣金黄色，圆状菱形，长 1.7~2.2cm，宽达 2.2cm，顶端圆形，基部具短爪，中部以下两侧围抱蕊柱，上面和下面的中部以上密被短茸毛；蕊柱橘黄色，长约 4mm；药帽橘黄色，前后压扁的半球形或圆锥形，前端边缘截形，并且具细缺刻。花期 4~5 月。

【生境】附生于密林中树上或岩石上。

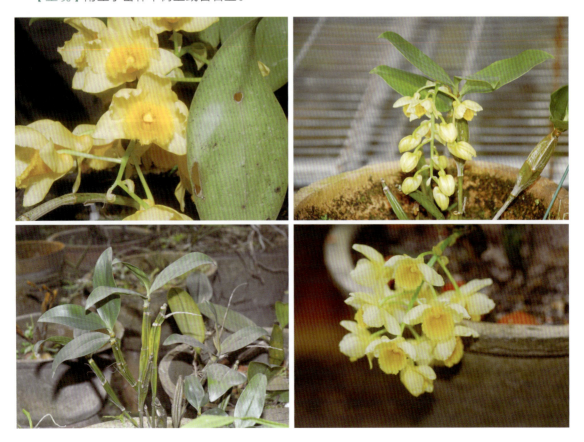

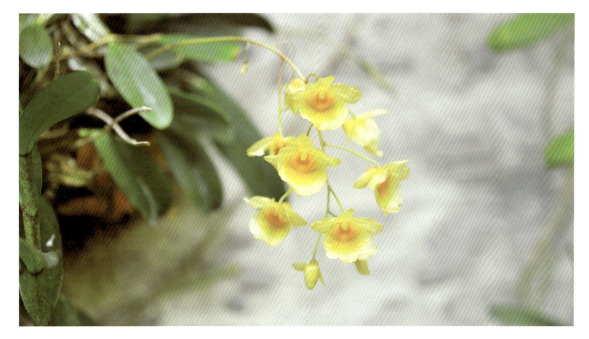

【分布】广东、海南、广西、云南南部和西藏东南部等地。尼泊尔、印度等地也有分布。

【形态特征】B. 聚石斛：多年生附生草本。假鳞茎密集或丛生，多少两侧压扁状，纺锤形或卵状长圆形，长 1~5cm，直径 5~15mm，顶生 1 枚叶，基部收狭，具 4 棱和 2~5 节，干后淡黄褐色且具有光泽；节间长 1~2cm，被白色膜质鞘。叶革质，长圆形，长 3~8cm，宽 6~30mm，顶端钝并且微凹，基部收狭，但不下延为鞘，边缘多少波状。总状花序从茎上端发出，远比茎长，长达 27cm，疏生数朵至 10 余朵花；花苞片小，狭卵状三角形，长约 2mm；花梗和子房黄绿色带淡紫色，长 3~5.5cm；花橘黄色，开展，薄纸质；中萼片卵状披针形，长约 2cm，宽 7~8mm，顶端稍钝；侧萼片与中萼片近等大；萼囊近球形，长约 5mm；花瓣宽椭圆形，长 2cm，宽 1cm，顶端圆钝；唇瓣横长圆形或近肾形，通常长约 1.5cm，宽 2cm，不裂，中部以下两侧围抱蕊柱，顶端通常凹缺，唇盘在中部以下密被短柔毛；蕊柱粗短，长约 4mm；药帽半球形，光滑，前端边缘不整齐。花期 4~5 月。

【生境】附生于树上。

【分布】香港、广东、海南、广西、贵州等地。不丹、印度、缅甸、泰国、老挝、越南也有分布。

【采集加工】全年可采，茎用火烘软，搓去外表粗皮，晒干备用，或蒸熟晒干。

【药材性状】A. 密花石斛：茎粗壮，常棒状或纺锤形，长 25~40cm，直径达 2cm。下部常收狭为细圆柱形，不分枝，具数个节和 4 个纵棱，有时棱不明显，干后淡褐色且有光泽。气微，味淡。以个大、金黄色有光泽者为佳。

B. 聚石斛：假鳞茎密集，两侧压扁状，纺锤形或卵状长圆形，长 1~5cm，直径 5~15mm。基部收狭，具 4 棱和 2~5 节，干后淡黄褐色且有光泽，节间长 1~2cm。气微，味淡。以个大、金黄色有光泽者为佳。

【性味归经】味甘、淡，性微寒。归肺、胃、肾经。

【功能主治】滋阴补肾，清热除烦，益胃生津。治热病津少，肺痿咳嗽，阴虚痨咳，肺痨潮热。

【用法用量】10~15g，水煎服。

4.176.8 细叶石斛

DENDROBII HANCOCKII CAULIS

【别名】万丈须

【基原】来源于兰科 Orchidaceae 石斛属 Dendrobium 细叶石斛 Dendrobium hancockii Rolfe 的茎入药。

【形态特征】多年生草本。茎直立，质地较硬，圆柱形或有时基部上方有数个节间膨大而形成纺锤形，长达 80cm。叶通常 3~6 枚，互生，狭长圆形，长 3~10cm，宽 3~6mm，顶端钝并且不等侧 2 裂，基部具革质鞘。总状花序长 1~2.5cm，具 1~2 朵花，花序柄长 5~10mm；花苞片膜质，卵形，长约 2mm，顶端急尖；花梗和子房淡黄绿色，长 12~15mm，子房稍扩大；花质地厚，稍具香气，开展，金黄色，仅唇瓣侧裂片内侧具少数红色条纹；中萼片卵状椭圆形，长 1~2.4cm，宽 5~8mm，顶端急尖，具 7 条脉；侧萼片卵状披针形，与中萼片等长，但稍较狭，顶端急尖，具 7 条脉；萼囊短圆锥形，长约 5mm；花瓣斜倒卵形或近椭圆形，与中萼片等长而较宽，顶端锐尖，具 7 条脉，唇瓣长宽相等，1~2cm，基部具 1 个胼胝体，中部 3 裂；侧裂片围抱蕊柱，近半圆形，顶端圆形；中裂片近扁圆形或肾状圆形，顶端锐尖；唇盘通常浅绿色，从两侧裂片之间到中裂片上密布短乳突状毛。花期 5~6 月。

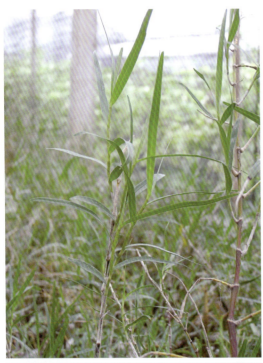

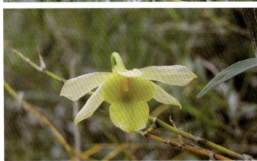

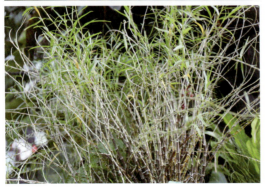

【生境】生于山谷或林缘的岩石或树干上。

【分布】陕西、甘肃、河南、湖北、湖南、广西、四川、云南。

【采集加工】全年可采，茎用火烘软，搓去外表粗皮，晒干备用，或蒸熟晒干。

【性味归经】味甘，性微寒。归肺、胃、肾经。

【功能主治】养胃生津，滋阴清热，润肺益肾，明目强腰。治热病津伤，口干烦渴，胃阴不足，胃痛干呕，肺燥干咳，虚热不退，阴伤目暗，腰膝软弱。

【用法用量】6~15g，水煎服。温热病早期阴未伤者、湿温病未化燥者、脾胃虚寒者均禁服。

4.176.9 环钗石斛

DENDROBII LODDIGESII CAULIS

【别名】环钗

【基原】来源于兰科 Orchidaceae 石斛属 Dendrobium 美花石斛 Dendrobium loddigesii Rolfe、细茎石斛 Dendrobium moniliforme（L.）Sw. 和广东石斛 Dendrobium wilsonii Rolfe 的茎入药。

【形态特征】A. 美花石斛：多年生附生草本。茎柔弱，常下垂，细圆柱形，长10~45cm，直径约3mm，有时分枝，具多节；节间长1.5~2cm，干后金黄色。叶纸质，两列，互生于整个茎上，舌形，长圆状披针形或稍斜长圆形，通常长2~4cm，宽1~1.3cm，顶端锐尖而稍钩转，基部具鞘，干后上表面的叶脉隆起呈网格状；叶鞘膜质，干后鞘口常张开。花白色或紫红色，每束1~2朵侧生于具叶的老茎上部；花序柄长2~3mm，基部被1~2枚短的、杯状膜质鞘；花苞片膜质，卵形，长约2mm，顶端钝；花梗和子房淡绿色，长2~3cm；中萼片卵状长圆形，长1.7~2cm，宽约7mm，顶端锐尖，具5条脉；侧萼片披针形，长1.7~2cm，宽6~7mm，顶端急尖，基部歪斜，具5条脉；萼囊近球形，长约5mm；花瓣椭圆形，与中萼片等长，宽8~9mm，顶端稍钝，全缘，具3~5条脉；唇瓣近圆形，直径1.7~2cm，上面中央金黄色，周边淡紫红色，稍凹，边缘具短流苏，两面密布短柔毛；蕊柱白色，正面两侧具红色条纹，长约4mm；药帽白色，近圆锥形，密布细乳突状毛，前端边缘具不整齐的齿。花期4~5月。

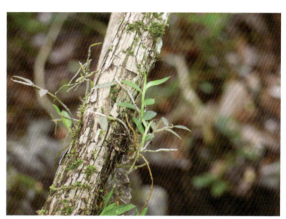

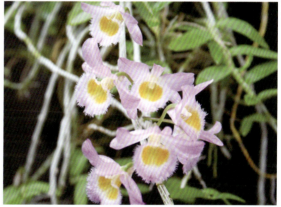

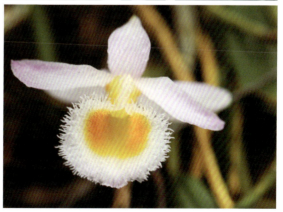

【生境】附生于山地密林中的大树上或石壁上。

【分布】香港、广东、海南、广西、贵州、云南等地。印度、老挝、越南也有分布。

【形态特征】B. 细茎石斛：多年生附生草本。茎直立，细圆柱形，通常长10~20cm，具多节，节间长2~4cm，干后金黄色或黄色带深灰色。叶数枚，两列，常互生于茎的中部以上，披针形或长圆形，长3~4.5cm，宽5~10mm，顶端钝并且稍不等侧2裂，基部下延为抱茎的鞘；总状花

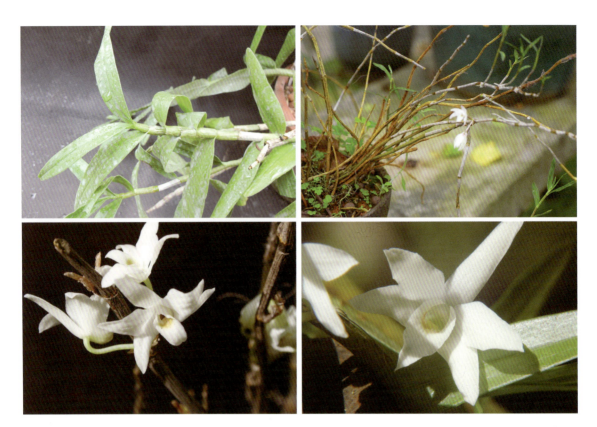

序 2 至数个，生于茎中部以上具叶和落了叶的老茎上，通常具 1~3 花；花序柄长 3~5mm；花苞片干膜质，浅白色带褐色斑块，卵形，长 3~4mm，宽 2~3mm，顶端钝；花梗和子房纤细，长 1~2.5cm；花黄绿色、白色或白色带淡紫红色，有时芳香；萼片和花瓣相似，卵状长圆形或卵状披针形，长 1.3~1.7cm，宽 3~4mm，顶端锐尖或钝，具 5 条脉；侧萼片基部歪斜而贴生于蕊柱足；萼囊圆锥形，长 4~5mm，宽约 5mm，末端钝；唇瓣白色、淡黄绿色或绿白色，带淡褐色或紫红色至浅黄色斑块，整体轮廓卵状披针形，比萼片稍短，基部楔形，3 裂；侧裂片半圆形，直立，围抱蕊柱，边缘全缘或具不规则的齿；中裂片卵状披针形，顶端锐尖或稍钝，全缘，无毛；唇盘在两侧裂片之间密布短柔毛，基部常具 1 个椭圆形胼胝体，近中裂片基部通常具 1 个紫红色、淡褐或浅黄色的斑块；蕊柱白色，长约 3mm。花期 3~5 月。

【生境】生于山谷或林缘的岩石或树干上。

【分布】台湾、福建、江西、浙江、安徽、湖南、河南、陕西、甘肃、广东、广西、贵州、云南、四川等地。印度东北部、朝鲜半岛南部、日本也有分布。

【形态特征】C. 广东石斛：多年生附生草本。细圆柱形，通常长 10~30cm，具少数至多节，节间长 1.5~2.5cm，干后淡黄色带污黑色。叶革质，两列、数枚，互生于茎的上部，狭长圆形，长 3~5cm，宽 6~12mm，顶端钝并且稍不等侧 2 裂，基部具抱茎的鞘；叶鞘革质，老时呈污黑色，干后鞘口常呈杯状张开。总状花序 1~4 个，从落了叶的老茎上部发出，具 1~2 朵花；花序柄长 3~5mm，基部被 3~4 枚宽卵形的膜质鞘；花苞片干膜质，浅白色，中部或顶端栗色，长 4~7mm，顶端渐尖；花梗和子房白色，长 2~3cm；花大，乳白色，有时带淡红色，开展；中萼片长圆状披针形，长 2.5~4cm，宽 7~10mm，顶端渐尖，具 5~6 条主脉和许多支脉；侧萼片三角状披针形，与中萼片等长，宽 7~10mm，顶端渐尖，基部歪斜而较宽，具 5~6 条主脉和许多支脉；

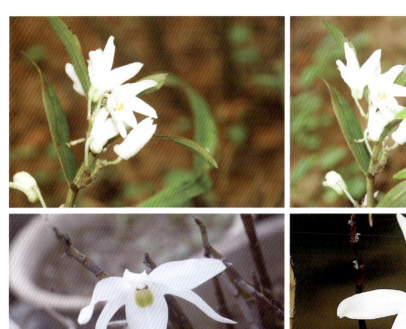
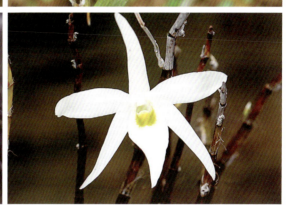

萼囊半球形，长 1~1.5cm；花瓣近椭圆形，长 2.5~4cm，宽 1~1.5cm，顶端锐尖，具 5~6 条主脉和许多支脉；唇瓣卵状披针形，比萼片稍短而宽得多，3 裂或不明显 3 裂，基部楔形，其中央具 1 个胼胝体；侧裂片直立，半圆形；中裂片卵形，顶端急尖；唇盘中央具 1 个黄绿色的斑块，密布短毛；蕊柱长约 4mm；蕊柱足长约 1.5cm，内面常具淡紫色斑点；药帽近半球形，密布细乳突。花期 4~5 月。

【生境】附生于树上和石上。

【分布】福建、湖南、湖北、广东、广西、贵州、云南、四川等地。

【采集加工】全年可采，置沸水中略烫，取出，边晒边搓，使弯曲缠结成团状。

【药材性状】A. 美花石斛：茎呈细圆柱状，柔弱，长 10~45cm，粗约 3mm，有时分枝，具多节；节间长 1.5~2cm，干后金黄色。表面金黄色，有光泽，具细纵皱纹。质柔韧而密实，有黏性。断面较平整，黄白色，显颗粒状。气微，味淡。以茎细瘦，卷曲，节间短，色金黄，质密实而柔韧，嚼之有黏性者为佳。环钗是石斛中的优质品种，质量仅次于霍山石斛。

B. 细茎石斛：茎呈细圆柱形，通常长 10~20cm，具多节，节间长 2~4cm，干后金黄色或黄色带深灰色。

C. 广东石斛：茎呈细圆柱形，长 10~30cm，具少数至多数节，节间长 1.5~2.5cm，干后淡黄色。

【性味归经】味甘、淡，性平。归肺、胃、肾经。

【功能主治】滋阴补肾，除烦止渴，益胃生津，清热。治阴伤津亏，口干燥渴，肺结核，胃酸缺乏，食欲不振，遗精，病后虚弱，腰膝酸软无力，目暗不明。

【用法用量】6~15g，水煎服。

【附方】热病阴伤口渴：石斛、麦冬各 12g，鲜地黄 30g，天花粉、桑叶、沙参各 9g，水煎服。

4.176.10 金钗石斛

DENDROBII CAULIS

【别名】川金钗、扁金钗、石斛

【基原】来源于兰科 Orchidaceae 石斛属 Dendrobium 金钗石斛 Dendrobium nobile Lindl. 的茎入药。

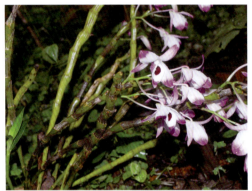

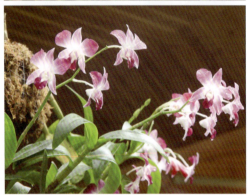

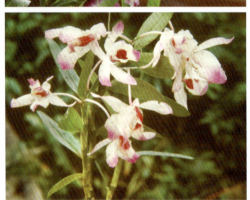

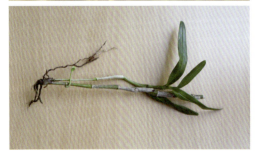

【形态特征】多年生附生草本。茎丛生，高 20~40cm，直径 1~1.3cm，有沟纹，节间长 3~4cm。叶互生，长圆形或线状长圆形，长 5~10cm，顶端微凹，两侧不等，无柄，基部有关节及鞘。春末开花，花 1~4 朵自茎上部的节上生出，直径 4~6cm，花被片白色而顶端带紫色，萼片 3，长 3.5~4.5cm，具 7 条脉，萼囊短；花瓣椭圆形，比萼片宽；唇瓣倒卵状长圆形，长约 4.5cm，顶端不裂，下半部向上反卷，被微柔毛，上面有一紫色斑块，基部围抱蕊柱，边缘稍外反；蕊柱高 7mm。蒴果椭圆形，长 3~4cm，有直棱。花期 4~5 月。

【生境】附生于树上或岩石上。

【分布】香港、广东、海南、台湾、湖北、广西、贵州、云南、四川、西藏等地。印度、尼泊尔、不丹、缅甸、泰国、老挝、越南也有分布。

【采集加工】全年可采，茎用火烘软，搓去外表粗皮，晒干，或蒸熟晒干。

【药材性状】本品呈扁柱形，长 20~40cm，直径 4~6mm，节间长 2.5~3cm，表面金黄色或黄中带绿色，上部节间粗而扁，弯曲成蛇矛状，弯曲处有深纵沟。质硬而脆，可折断，断面较平整近白色。气微，味微苦。以体长、中上部扁而弯、色金黄、有光泽、质坚实者为佳。

【性味归经】味甘，性微寒。归胃、肾经。

【功能主治】滋阴补肾，除烦止渴，益胃生津，清热。治阴伤津亏，口干燥渴，肺结核，胃酸缺乏，食欲不振，遗精，病后虚弱，腰膝酸软无力，目暗不明，热病津伤。

【用法用量】6~15g，水煎服。

【附方】治热病阴伤口渴：石斛、麦冬各 12g，鲜地黄 30g，天花粉、桑叶、沙参各 9g，水煎服。

4.176.11 铁皮石斛

DENDROBII OFFICINALIS CAULIS

【别名】黑节草

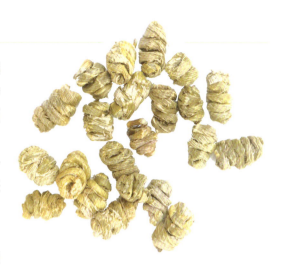

【基原】来源于为兰科 Orchidaceae 石斛属 Dendrobium 铁皮石斛 Dendrobium officinale Kimura et Migo [D. candidum Wall. ex Lindl.] 的茎入药。

【形态特征】多年生草本。茎圆柱形，长 9~35cm，直径 2~4mm，不分枝，具多节，节间长 1.3~1.7cm，常在中部以上互生 3~5 枚叶；叶两列，纸质，长圆状披针形，长 3~4cm，宽 9~11mm，顶端钝并且多少钩转，基部下延为抱茎的鞘，边缘和中肋常带淡紫色；叶鞘常具紫斑，老时其上缘与茎松离而张开，并且与节留下 1 个环状铁青的间隙。总状花序常从落了叶的老茎上部发出，具 2~3 朵花；花序柄长 5~10mm，基部具 2~3 枚短鞘；花序轴回折状弯曲，长 2~4cm；花序苞片干膜质，浅白色，卵形，长 5~7mm，顶端稍钝；花梗和子房长 2~2.5cm；萼片和花瓣黄绿色，近相似，长圆状披针形，长约 1.8cm，宽 4~5mm，顶端锐尖，具 5 条脉；侧萼片基部较宽阔，宽约 1cm；萼囊圆锥形，长约 5mm，末端

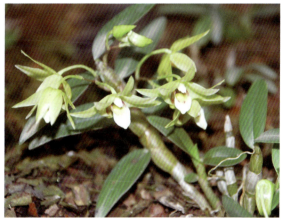

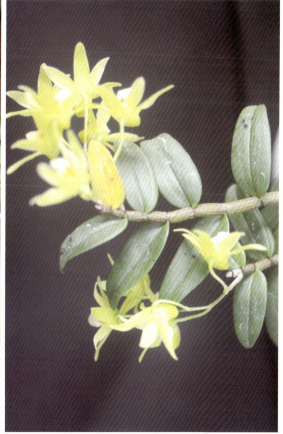

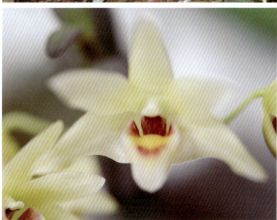

圆形；唇瓣白色，基部具1个绿色或黄色的胼胝体，卵状披针形，比萼片稍短，中部反折，顶端急尖，不裂或不明显3裂，中部以下两侧具紫红色条纹，边缘多少波状；唇盘密布细乳突状的毛，并且在中部以上具1个紫红色斑；蕊柱黄绿色，长约3mm，顶端两侧各具1个紫点；蕊柱足黄绿色带紫红色条纹，疏生毛；药帽白色，长卵状三角形，长约2.3mm，顶端近锐尖并且2裂。花期3~6月。

【生境】生于陡峭的岩石上或附生于树上。现部分地区有栽培。

【分布】香港、广东、海南、湖南、广西、贵州、云南等地。不丹、印度东北部、缅甸、泰国、越南也有分布。

【采集加工】全年可采，茎用火烘软，搓去外表粗皮，晒干，或蒸熟晒干。

【药材性状】本品呈螺旋形或弹簧状，通常为2~6个旋纹，茎拉直后长3~8cm，直径0.2~0.4cm。表面黄绿色或略带金黄色，有细纹皱纹，节明显，节上有时可见残留的灰白色叶鞘；一端可见茎基部留下的短须根。质坚实，易折断，断面平坦，灰白色至灰绿色，略角质状。气微，味淡，嚼之有黏性。以无须根、色金黄、质坚实者为佳。

【性味归经】味甘，性微寒。归胃、肾经。

【功能主治】生津养胃，滋阴清热，润肺益肾，明目强腰。治热病津伤、口干烦渴、胃阴不足、食少干呕、虚热不退、阴虚火旺、阴伤目暗、腰膝软弱等。

【用法用量】6~15g，水煎服。

【注意】温热病早期阴未伤者、湿温病未化燥者、脾胃虚寒者均禁服。

【附方】治热病阴伤口渴：石斛、麦冬各12g，鲜地黄30g，天花粉、桑叶、沙参各9g，水煎服。

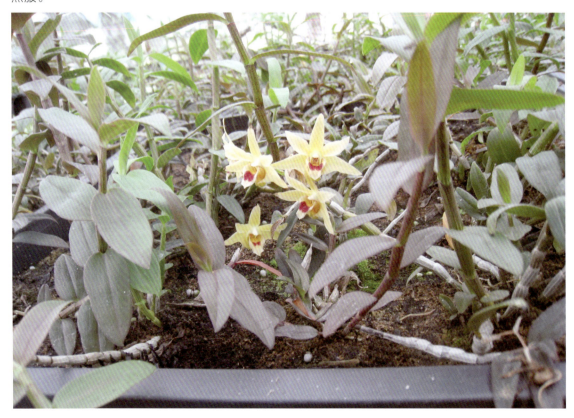

4.176.12 有爪石斛

FLICKINGERIAE FIMBRIATAE CAULIS

【别名】石斛

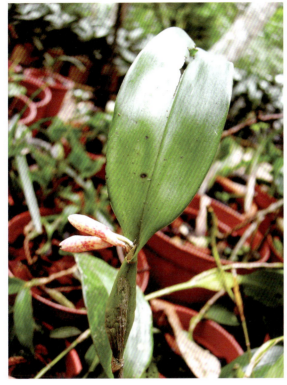
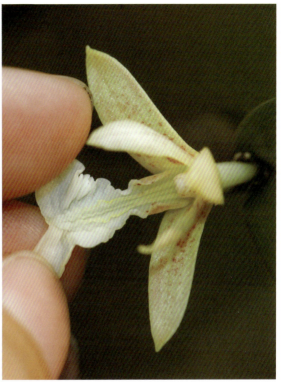

【基原】来源于兰科 Orchidaceae 金石斛属 Flickingeria 流苏金石斛 Flickingeria fimbriata (Blume) Hawkes [Ephemerantha fimbriata (Blume) P. F. Hunt et Summerhayes] 的茎入药。

【形态特征】多年生草本。具分枝的匍匐茎；茎坚挺，高 30~50cm，分枝顶端节间膨大成假鳞茎（俗称瓜）；假鳞茎扁纺锤形，长约 5cm。叶 1 片顶生，几无柄，叶片长圆状披针形或狭椭圆形，长 10~20cm。4~6 月间开花，花 1 至数朵集生于假鳞茎顶端，垂悬，奶黄色而具粉红斑纹，有香味；花梗长约 1cm；萼片 3，中萼片披针形，长约 9mm，侧萼片较长，萼囊圆锥状；花瓣与中萼片等长，唇瓣长约 1.5cm，3 裂，基部有爪，中裂片倒三角形，两侧边缘深浅不等的撕裂，上面具 2~3 条鸡冠状纵褶片；侧裂片半倒卵形，唇囊钝；蕊柱粗短。果为蒴果。花期 4~6 月。

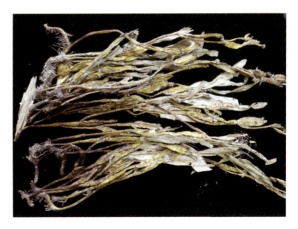

【生境】生于树上或林下岩石上。

【分布】广东、海南、广西、云南、贵州、四川等地。马来西亚和印度尼西亚也有分布。

【采集加工】全年可采，去净须根、叶和叶

鞘，置沸水中略烫，晒干或烘干。

【药材性状】本品茎呈圆柱形，下部竹枝状，有较密的节，分枝节间膨大成纺锤形、压扁、表面具深纵沟的假鳞茎。全体金黄色，有光泽。体轻，含较多纤维，不易折断，切断面灰白色。气微，味淡。以假鳞茎大而密、去净毛衣及须根、色金黄色者为佳。

【性味归经】味甘，性微寒。归胃、肾经。

【功能主治】滋阴补肾，除烦止渴，益胃生津，清热。治阴伤津亏，口干燥渴，肺结核，胃酸缺乏，食欲不振，遗精，病后虚弱，腰膝酸软无力，目暗不明，热病伤津。

【用法用量】6~15g，水煎服。

【附方】治热病阴伤口渴：石斛、麦冬各 12g，鲜地黄 30g，天花粉、桑叶、沙参各 9g，水煎服。

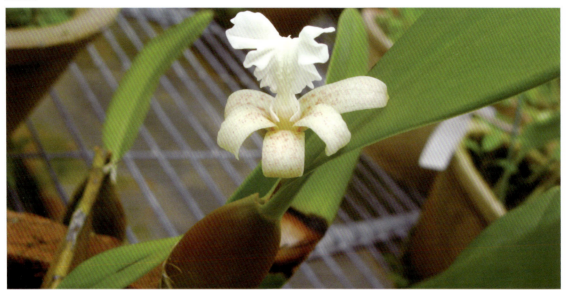

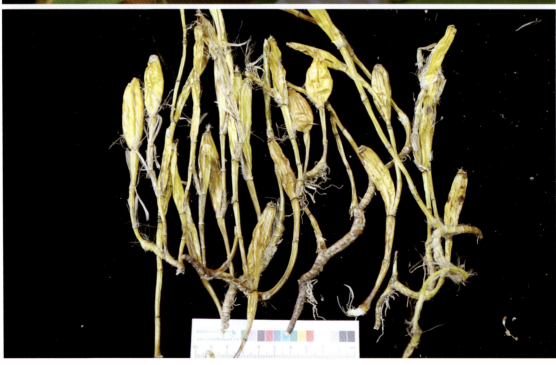

4.176.13 天麻

GASTRODIAE RHIZOMA

【别名】赤箭

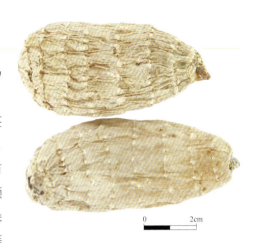

【基原】来源于兰科 Orchidaceae 天麻属 Gastrodia 天麻 Gastrodia elata Blume 的干燥块茎入药。

【形态特征】腐生植物草本。高达 1m。根状茎球茎状，长椭圆形或圆柱状长椭圆形，偶有哑铃形，肉质，常平卧，长 8~10cm，直径 3~5cm；节间短，节上有阔卵形的鳞片；地上茎直立，下部节上有筒状的鞘，颜色多种。总状花序顶生，长 30~50cm，有花 30~50 朵或更多；花颜色多种，苞片长圆状披针形，约与子房等高；萼片和花瓣合生成长约 1cm 的花被管，檐部均 3 裂，唇瓣长圆状卵圆形，长约 7mm，上部边缘流苏状，狭窄的基部有一对胼胝体。蒴果倒卵状椭圆形，长约 1.5cm。花、果期 5~7 月。

【生境】常生林缘。现多为栽培。

【分布】台湾、江西、浙江、江苏、安徽、广东、湖南、湖北、河南、河北、山西、陕西、甘肃、内蒙古、吉林、辽宁、四川、贵州、云南、西藏。尼泊尔、不丹、印度、日本、朝鲜至西伯利亚也有分布。

【采集加工】立冬后至次年清明前采挖，立即洗净，蒸透，敞开，低温干燥。

【药材性状】本品呈长椭圆形或长条形，常压扁，多少弯曲，长 3~15cm，宽 1.5~6cm，厚 0.5~2cm。表面黄白色至黄棕色，略透明，有纵皱纹和由潜伏芽排列而成的横环纹多轮。质坚硬，不易折断，断面较平坦，黄白色至淡棕色。气微，味甘。以个大、质坚实、色黄白、断面半透明、无空心者为佳。

【性味归经】味甘，性平。归肝经。

【功能主治】息风止痉，平抑肝阳，祛风通络。治高血压病，眩晕，头痛，手足不遂，肢体麻木，口眼㖞斜，风湿痹痛，小儿惊厥。

【用法用量】3~10g，水煎服。

【附方】①治高血压病，眩晕、失眠：（天麻钩藤饮）天麻、黄芩、川牛膝各 9g，钩藤、茯神、

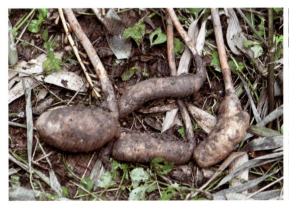

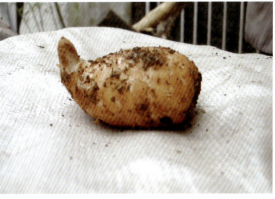

桑寄生、杜仲、益母草、首乌藤各12g，石决明15g，栀子6g，水煎服。

② 治小儿高热惊厥：天麻、全蝎各3g，桑叶9g，菊花6g，钩藤12g，水煎服。

③ 治中风手足不遂、筋骨疼痛、行步艰难、腰膝沉重：天麻60g，地榆30g，没药1g（研末），玄参、乌头（炮制，去皮、脐）各30g，麝香0.3g（研末）。上6味药，除麝香、没药细研外，同捣筛为末，与研药拌匀，炼蜜和丸如梧桐子大。每服20丸，温酒下，空心晚食前服。

④ 治妇人风痹，手足不遂：天麻、牛膝、附子、杜仲各60g。上药细锉，以生绢袋盛，用好酒1500ml，浸经7天，每服温饮下一小盏。

⑤ 治小儿风痰搐搦、急慢惊风、风痫：天麻120g（酒洗，炒），胆南星90g，僵蚕60g（俱炒），天竺黄30g，明雄黄15g。俱研细，总和匀，半夏曲60g，为末，打糊丸如弹子大。用薄荷、生姜泡浓汤，调化1丸，或2、3丸。

⑥ 治小儿诸惊：天麻15g，全蝎（去毒，炒）30g，天南星（炮，去皮）15g，僵蚕（炒，去丝）6g。共研末，酒煮面糊为丸，如天麻子大。1岁每服10~15丸。荆芥汤下，此药性温，可以常服。

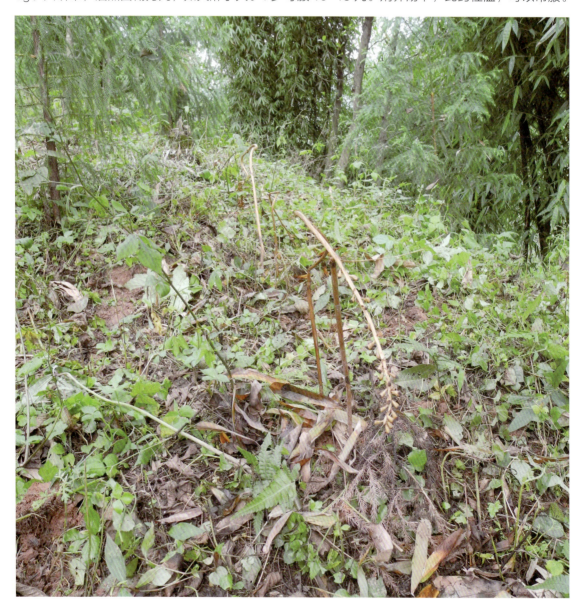

4.177 灯心草科

4.177.1 灯心草

JUNCI MEDULLA

【别名】秧草、水灯心

【基原】来源于灯心草科 Juncaceae 灯心草属 Juncus 灯心草 Juncus effusus L. 的茎髓入药。

【形态特征】多年生草本，高 27~91cm，有时更高；根状茎粗壮横走，具黄褐色稍粗的须根。茎丛生，直立，圆柱形，淡绿色，具纵条纹，直径 1~4mm，茎内充满白色的髓心。叶全部为低出叶，呈鞘状或鳞片状，包围在茎的基部，长 1~22cm，基部红褐色至黑褐色；叶片退化为刺芒状。聚伞花序假侧生，含多花，排列紧密或疏散；总苞片圆柱形，生于顶端，似茎的延伸，直立，长 5~28cm，顶端尖锐；小苞片 2 枚，宽卵形，膜质，顶端尖；花淡绿色；花被片线状披针形，长 2~12.7mm，宽约 0.8mm，顶端锐尖，背脊增厚突出，黄绿色，边缘膜质，外轮者稍长于内轮；雄蕊 3 枚（偶有 6 枚），长约为花被片的 2/3；花药长圆形，黄色，长约 0.7mm，稍短于花丝；雌蕊具 3 室子房；花柱极短；柱头 3 分叉，长约 1mm。蒴果长圆形或卵形，长约 2.8mm，顶端钝或微凹，黄褐色。种子卵状长圆形，长 0.5~0.6mm，黄褐色。花期 4~7 月；果期 6~9 月。

【生境】生于河边、池旁、水沟、稻田旁、草地及沼泽湿处。

【分布】香港、广东、台湾、福建、江西、浙江、江苏、安徽、湖南、湖北、河南、河北、山东、陕西、甘肃、吉林、辽宁、黑龙江、广西、贵州、云南、四川、西藏。全世界温暖地区也有分布。

【采集加工】夏、秋季采收，取出茎髓，理直，扎成小把。

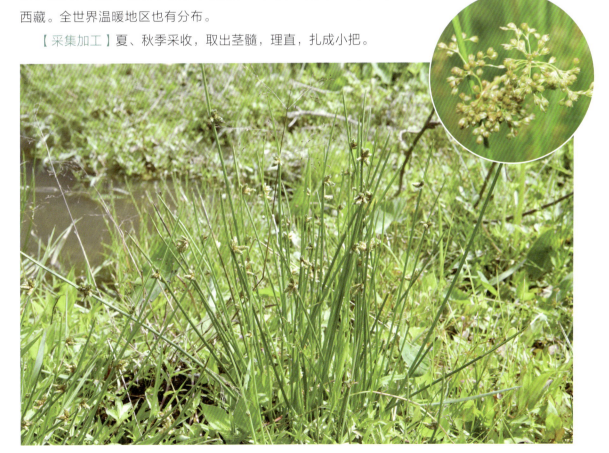

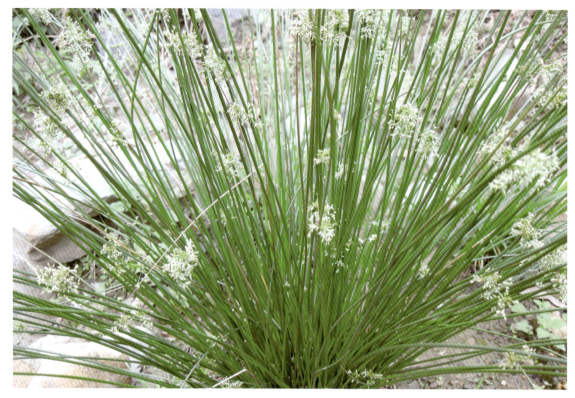

【药材性状】本品呈细圆柱形,长达 90cm,直径 0.1~0.3cm。表面白色或淡黄白色,有细纵纹。体轻,质软如海绵状,略有弹性,易拉断,断面白色。气微,味淡。

【性味归经】味甘、淡,性微寒。归心、肺、小肠经。

【功能主治】清心火,利小便。治心烦口渴,口舌生疮,尿路感染,小便不利,疟疾。

【用法用量】1~3g,水煎服。

【附方】治心烦口渴、失眠:灯心草 3g,竹叶、麦冬各 9g,首乌藤 12g。水煎服。

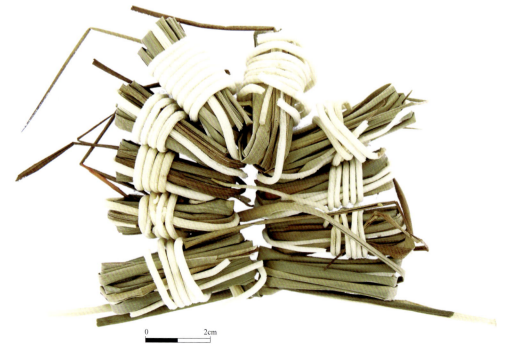

4.178 莎草科

4.178.1 异型莎草

CYPERI DIFFORMIS HERBA

【别名】咸草、王母钗

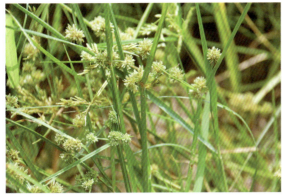
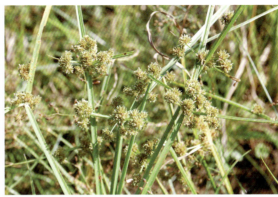

【基原】来源于莎草科 Cyperaceae 莎草属 *Cyperus* 异型莎草 *Cyperus difformis* L. 的全草入药。

【形态特征】一年生草本，根为须根。秆丛生，稍粗或细弱，高 10~65cm，扁三棱形，平滑。叶短于秆，宽 2~6mm，平张或折合；叶鞘稍长，褐色。苞片 2 枚，少 3 枚，叶状，长于花序；长侧枝聚散花序简单，少数为复出，具 3~9 个辐射枝，辐射枝长短不等，最长达 2.5cm，或有时近于无花梗；头状花序球形，具极多数小穗，直径 5~15mm；小穗密聚，披针形或线形，长 2~8mm，宽约 1mm，具 8~28 朵花；小穗轴无翅；鳞片排列稍松，膜质，近于扁圆形，顶端圆，长不及 1mm，中间淡黄色，两侧深红紫色或栗色边缘具白色透明的边，具 3 条不很明显的脉；雄蕊 2 枚，有时 1 枚，花药椭圆形，药隔不突出于花药顶端；花柱极短，柱头 3 枚，短。小坚果倒卵状椭圆形，三棱形，几与鳞片等长，淡黄色。花、果期 7~10 月。

【生境】常生于稻田中或水边潮湿处。

【分布】东北各地、河北、山西、内蒙古、陕西、甘肃、湖北、湖南、安徽、浙江、江苏、福建、广东、海南、香港、广西、四川、云南。俄罗斯、日本、朝鲜、印度、喜马拉雅山区余部、非洲、中美洲也有分布。

【采集加工】夏、秋季采收，将全草晒干。

【性味归经】味咸、微苦，性凉。归心、肝、肺、膀胱经。

【功能主治】利尿通淋，行气活血。治热淋，小便不利，跌打损伤。

【用法用量】9~15g，水煎服。

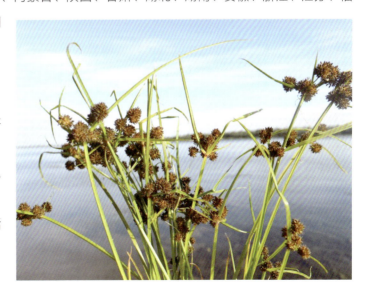

4.178.2 碎米莎草

CYPERI IRIA HERBA

【别名】三方草

【基原】来源于莎草科 Cyperaceae 莎草属 *Cyperus* 碎米莎草 *Cyperus iria* L. 的全草入药。

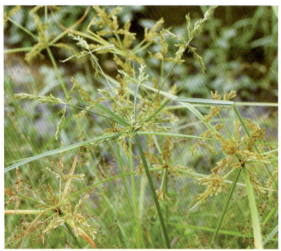

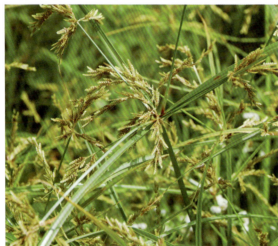

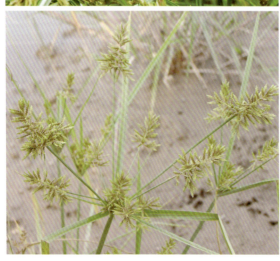

【形态特征】一年生草本，无根状茎，具须根。秆丛生，细弱或稍粗壮，高8~85cm，扁三棱形，基部具少数叶，叶短于秆，宽2~5mm，平张或折合，叶鞘红棕色或棕紫色。叶状苞片3~5枚，下面的2~3枚常较花序长；长侧枝聚散花序复出，很少为简单的，具4~9个辐射枝，辐射枝最长达12cm，每个辐射枝具5~10个穗状花序，或有时更多些；穗状花序卵形或长圆状卵形，长1~4cm，具5~22个小穗；小穗排列松散，斜展开，长圆形、披针形或线状披针形，压扁，长4~10mm，宽约2mm，具6~22花；小穗轴上近于无翅；鳞片排列疏松，膜质，宽倒卵形，顶端微缺，具极短的短尖，不突出于鳞片的顶端，背面具龙骨状突起，有3~5条脉，两侧呈黄色或麦秆黄色，上端具白色透明的边；雄蕊3枚，花丝着生在环形的胼胝体上，花药短，椭圆形，药隔不突出于花药顶端；花柱短，柱头3枚。小坚果倒卵形、椭圆形或三棱形，与鳞片等长，褐色，具密的微突起细点。花、果期6~10月。

【生境】生于田间、山坡、路旁。

【分布】我国东北、河北、华中、华东、华南、西南、西北等地。俄罗斯远东地区、朝鲜、印度、日本、越南、伊朗、澳大利亚、非洲北部以及美洲也有分布。

【采集加工】夏、秋季采收，将全草晒干。

【性味归经】味辛，性微温。

【功能主治】行气，破血，消积，止痛，通经络。治慢性子宫炎，经闭，产后腹痛，消化不良，跌打损伤。

【用法用量】10~30g，水煎服。

4.178.3 茳芏

CYPERI MALACCENSIS HERBA

【别名】咸草

【基原】来源于莎草科 Cyperaceae 莎草属 *Cyperus* 茳芏 *Cyperus malaccensis* Lam. 的全草入药。

【形态特征】多年生草本，匍匐根状茎长，木质。秆高 80~100cm，锐三棱形，平滑，基部具 1~2 片叶。叶片较长，宽 3~8mm，平张；叶鞘很长，包裹着秆的下部，棕色。苞片 3 枚，叶状，常极展开，长于花序；长侧枝聚散花序复出或多次复出，具 6~10 第一次辐射枝，辐射枝最长达 9cm；穗状花序松散，具 5~10 个小穗；穗状花序轴上无毛；小穗极展开，线形，长 5~25（50）mm，宽约 1.5mm，具 10~42 朵花；小穗轴具狭的透明的边；鳞片内卷，厚纸质，椭圆形或长圆形，顶端钝或圆，不具短尖，长 2~2.5mm，背面无龙骨状突起，红棕色，稍带苍白色，边缘黄色或麦秆黄色，脉不明显；雄蕊 3 枚，花药线形，红色药隔突出于花药顶端；花柱短，柱头 3 枚，细长。小坚果狭长圆形，三棱形，几与鳞片等长，成熟时黑褐色。花果期 6~11 月。

【生境】生于沟渠旁或河口污泥浅滩。

【分布】香港、广东、澳门、福建、海南、广西、贵州。地中海地区、印度、缅甸、越南、马来西亚、印度尼西亚、日本及澳大利亚也有分布。

【采集加工】夏、秋季采收，将全草晒干。

【性味归经】味淡，性寒。

【功能主治】清热凉血，止血。治吐血，尿血，衄血，风火牙痛，带下病。

【用法用量】9~15g，水煎服。

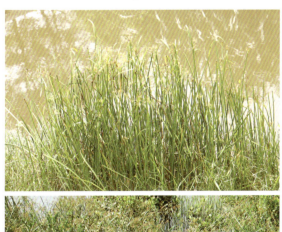
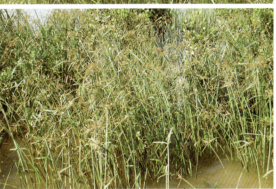
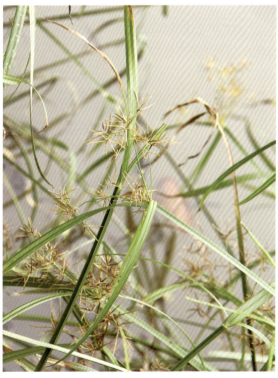

4.178.4 香附

CYPERI RHIZOMA

【别名】雷公头、香附子

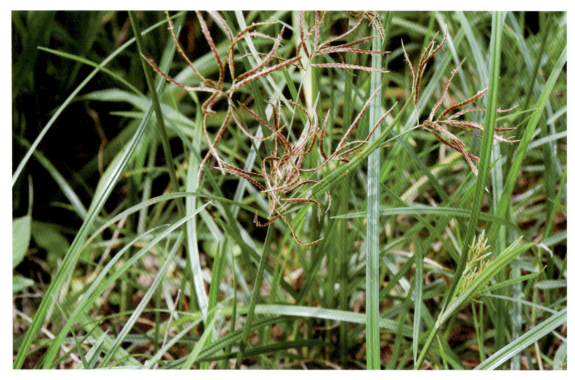

【基原】来源于莎草科 Cyperaceae 莎草属 Cyperus 香附子 Cyperus rotundus L. 的块茎入药。

【形态特征】多年生草本。茎直立，三棱形，高达 40cm；根状茎细长，匍匐，常有 1 至数粒椭圆形或长圆形褐色的块茎。叶近基生，线形，较茎短，长 10~20cm，叶脉平行，中脉明显。聚伞花序简单或复出，有 3~6 个开展的辐射枝，辐射枝最长达 20cm；苞片叶状，与花序等长或较长；小穗线形，长 3~10 个呈聚伞状排列，没小穗的有 10~25 片呈 2 行紧密排列的鳞片，鳞片卵形或长圆状卵形，中部绿色，两侧紫红色，5~7 脉，内有两性花 1 朵。小坚果三棱形，长约为鳞片的 1/3，表面具细点。花、果期 5~11 月。

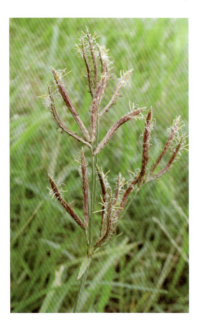

【生境】生于旷野、草地、路旁、溪边。

【分布】陕西、甘肃、河南、山西、河北、山东、安徽、浙江、江苏、江西、福建、台湾、广东、香港、海南、广西、云南、贵州、四川等地。广布于世界温暖地带。

【采集加工】秋季挖取块茎，洗净泥土，燎去毛须，置沸水中或蒸透后，晒干，或燎后直接晒干。

【药材性状】本品呈纺锤形，有的略弯曲，长 2~3.5cm，直径0.5~1cm。表面黑褐色或棕褐色，有不规则的纵皱纹，通常有6~10个略隆起的环节，节上残留棕黄色毛须，近顶端尤多，并有根痕及芽痕。质坚硬，折断面棕黑色或红褐色，皮部色略浅，未蒸煮透的粉白色，中柱色较深，黑色维管束清晰可见，气香，味微苦。以粒大、蒸煮透、无毛须、棕褐色者为佳。

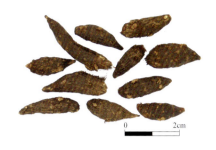

【性味归经】味微苦、微甘、辛，性平。归肝、脾、三焦经。

【功能主治】理气宽中，疏肝解郁，调经止痛。治肝郁气滞，胃腹胀痛，两胁疼痛，乳房胀痛，痛经，月经不调。

【用法用量】6~12g，水煎服。

【附方】① 治胃寒痛：香附30g，高良姜15g，共研细末，每服3g，每日2次，温开水送下。

② 治胁痛腹胀：香附、乌药、延胡索各9g，柴胡6g，莱菔子（炒）9g。水煎服。

③ 治痛经、月经不调：香附、益母草各12g，丹参15g，白芍9g。水煎服。

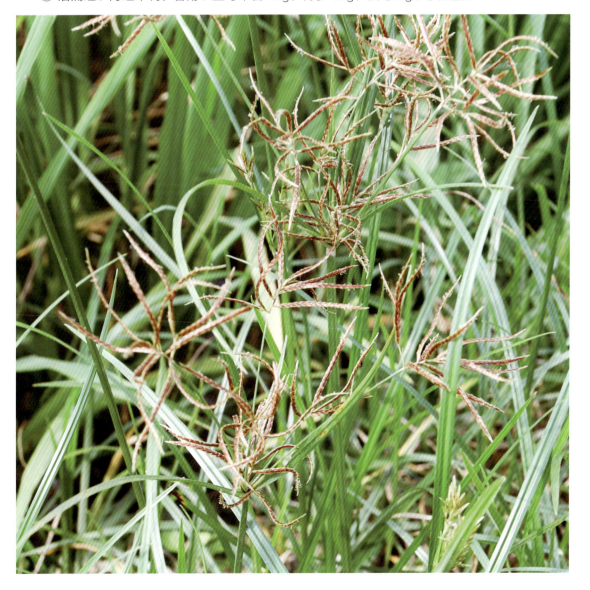

4.178.5 荸荠

ELEOCHARIS DULCIS BULBUS

【别名】马蹄

【基原】来源于莎草科 Cyperaceae 荸荠属 *Eleocharis* 荸荠 *Eleocharis dulcis*（Burm.f.）Trin. ex Henschel 的球茎或地上部分入药。

【形态特征】多年生草本。根状茎匍匐，在匍匐根状茎的顶端生块茎，俗称荸荠。秆多数，丛生，直立，圆柱状，高 15~60cm，直径 1.5~3mm，有多数横隔膜，干后秆表面现有节。叶缺如，只在秆的基部有 2~3 个叶鞘；鞘近膜质，绿黄色、紫红色或褐色，高 2~20cm，鞘口斜，顶端急尖。小穗顶生，圆柱状，长 1.5~4cm，直径 6~7mm，淡绿色，顶端钝或近急尖，有多数花，在小穗基部有两片鳞片中空无花，抱小穗基部一周；其余鳞片全有花，松散地覆瓦状排列，宽长圆形或卵状长圆形，顶端钝圆，长 3~5mm，宽 2.5~3.5mm，背部灰绿色，近革质，边缘为微黄色干膜质，全面有淡棕色细点，具一条中脉；下位刚毛 7 条；较小坚果长 1.5 倍，有倒刺；柱头 3 枚。小坚果宽倒卵形，双凸状，顶端不缢缩，长约 2.4mm，宽 1.8mm，成熟时棕色，表面细胞呈四至六角形。花、果期 5~10 月。

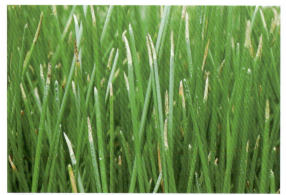

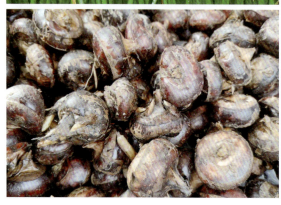

【生境】栽培。

【分布】全国各地均有栽培。朝鲜、日本、越南、印度、马来西亚、马达加斯加、非洲西部、澳大利亚也有分布。

【采集加工】秋、冬采收，球茎鲜用，地上部分晒干。

【性味归经】球茎：味甘，性平。地上全草：味苦，性平。归肺、胃经。

【功能主治】球茎：清热止渴，利湿化痰，降血压。治热病津伤烦渴，咽喉肿痛，口腔炎，湿热黄疸，高血压病，小便不利，麻疹，肺热咳嗽，硅沉着病，痔疮出血。地上全草：清热利尿。治呃逆，小便不利。

【用法用量】球茎 2~4 个，或适量捣汁服，地上全草 15~30g，水煎服。

【附方】① 治高血压病、慢性咳嗽、吐浓痰：荸荠、海蜇头（洗去盐分）各 30~60g，煮汤，一日 2~3 次分服。

② 治痔疮出血：鲜荸荠 500g，洗净，加红糖 90g 及水适量，煮沸 1h，取荸荠汤，一次或分次服。以上为 1 日量，连续服 3 天。或每日生吃鲜荸荠 120g，分 1~2 次吃。

③ 治麻疹透发不快：荸荠 90g，柽柳 15g（鲜枝叶 30g），水煎服。

④ 治全身水肿、小便不利：通天草（荸荠的地上全草）30g（鲜品 60~90g），鲜芦根 30g。水煎服。

4.178.6 短叶水蜈蚣

KYLLINGAE BREVIFOLIAE HERBA

【别名】水蜈蚣、金钮草

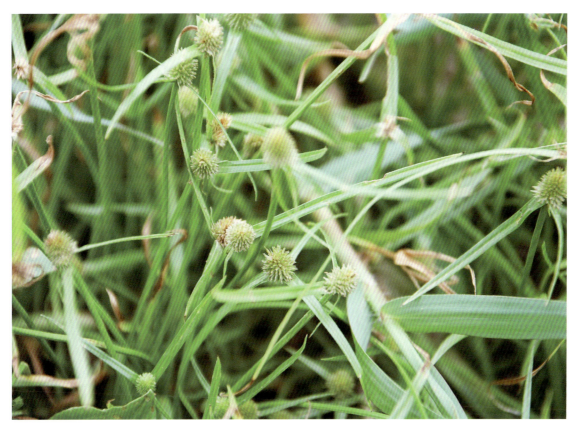

【基原】来源于莎草科 Cyperaceae 水蜈蚣属 *Kyllinga* 短叶水蜈蚣 *Kyllinga brevifolia* Rottb. 的全草入药。

【形态特征】多年生草本，根状茎长而匍匐，外被膜质、褐色的鳞片，具多数节间，节间长约1.5cm，每一节上长一秆。秆成列地散生，细弱，高7~20cm，扁三棱形，平滑，基部不膨大，具4~5个圆筒状叶鞘，最下面2个叶鞘常为干膜质，棕色，鞘口斜截形，顶端渐尖，上面2~3个叶鞘顶端具叶片。叶柔弱，短于或稍长于秆，宽2~4mm，平张，上部边缘和背面中肋上具细刺。叶状苞片3枚，极展开，后期常向下反折；穗状花序单个，极少2或3个，球形或卵球形，长5~11mm，宽4.5~10mm，具极多数密生的小穗。小穗长圆状披针形或披针形，压扁，长约3mm，宽0.8~1mm，具1朵花；鳞

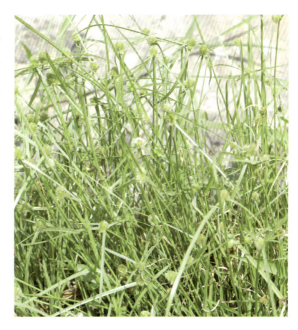

片膜质，长 2.8~3mm，下面鳞片短于上面的鳞片，白色，具锈斑，少为麦秆黄色，背面的龙骨状突起绿色，具刺，顶端延伸成外弯的短尖，脉 5~7 条；雄蕊 1~3 个，花药线形；花柱细长，柱头 2 枚，长不及花柱的 1/2。小坚果倒卵状长圆形，扁双凸状，长约为鳞片的 1/2，表面具密的细点。花、果期 5~9 月。

【生境】生于水边、路旁较肥沃、潮湿的地方。

【分布】我国南北各地均有分布。非洲西部热带地区、喜马拉雅山区余部、印度、缅甸、越南、马来西亚、菲律宾、日本、澳大利亚、美洲也有分布。

【采集加工】夏、秋季采收，将全草晒干。

【性味归经】味辛，性平。归肺、肝经。

【功能主治】疏风解表，清热利湿，止咳化痰，祛瘀消肿。治伤风感冒，支气管炎，百日咳，疟疾，痢疾，肝炎，乳糜尿，跌打损伤，风湿性关节炎。外用治蛇咬伤，皮肤瘙痒，疖肿。

【用法用量】15~30g，水煎服。外用适量，鲜品捣烂敷或干品煎水洗患处。

【附方】① 治百日咳、支气管炎咳嗽：水蜈蚣 60g，用水 2 碗，煎至半碗，1 日量分 3 次冲糖服。

② 预防疟疾：水蜈蚣、倒扣草（土牛膝）各 30g，水煎服。每日 1 剂，连服 2 日。隔半月如前法，再服药 1 次。

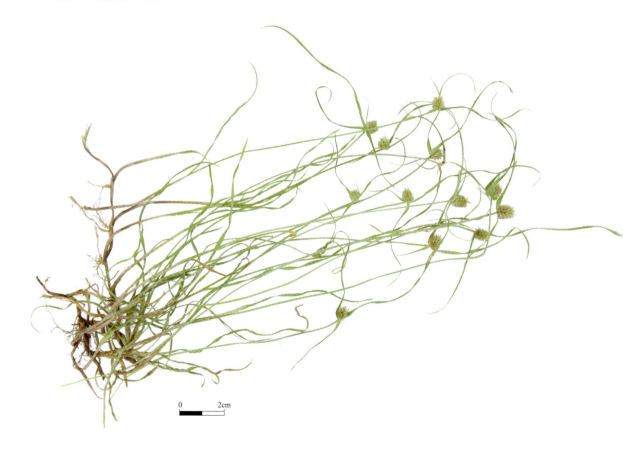

4.179 竹亚科

4.179.1 竹卷心

BAMBUSAE CHUNGII FOLIUM

【别名】竹针、竹心

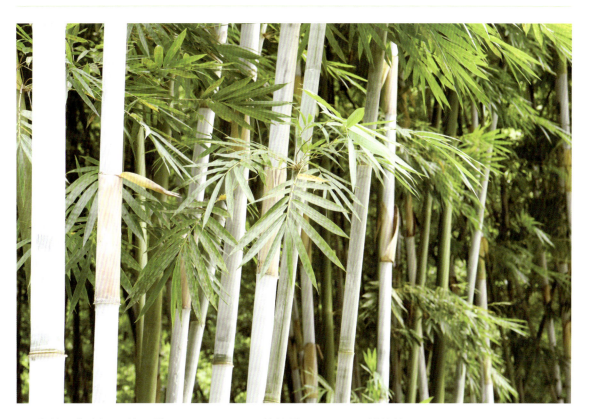

【基原】来源于竹亚科 Bambusaceae 簕竹属 Bambusa 粉单竹 Bambusa chungii McClure [Lingnania chungii（McClure）McClure] 的幼叶入药。

【形态特征】乔木型竹类。地下茎合轴型；秆丛生，高 3~10m，直径约 5cm，竿壁厚 3~5mm；节间长，圆柱形，淡黄绿色，被白粉，节内无毛或幼时被灰白色茸毛，鞘环凸起；秆枝多数，簇生，粗细相若。秆箨脱落性，箨鞘背部常被白粉和黄绿色间以黑色刺毛，顶端宽，常凹入，两肩略高起；箨耳狭长圆形，具缘毛；箨舌较短，长 1~1.5mm，顶端略弯拱，被短缘毛；箨片卵状披针形，外反，边缘内卷，腹面密生短刺毛。叶片线状披针形或披针形，大小变异较大，通常长 7~21cm，宽 1~2.8cm，顶端渐尖，基部楔形，歪斜。花序无叶，由单个或数个假小穗簇生于花枝节上组成，小穗阔卵形，长达 2cm，有小花 2~5 朵；颖 1~2 片；外稃阔卵形，长约 9mm，顶端尖；内稃与外稃近等长，顶端钝或截平；子房顶部被刺毛，花柱 1，柱头 2 或 3。

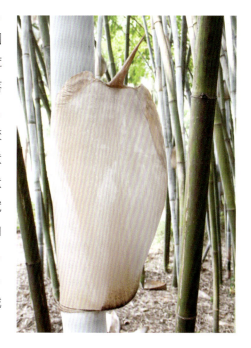

【生境】生于村旁平地或丘陵山谷、河边。

【分布】广东、香港、湖南、福建、海南、广西。

【采集加工】全年可采，多于清晨拨取卷而未展开的嫩叶，阴干，扎成小束。

【药材性状】本品呈长针状，长 7~10cm，直径 0.1~0.3cm，青绿色，日久变淡黄白色，下端略粗而圆，上端尖细，可见丝状平行脉。难展平，不易折断。气微香，味微甘。以细而短，青绿色者为佳。

【性味归经】味甘、苦，性微寒。归心、肝经。

【功能主治】清心除烦，止渴生津，解暑。治热病心烦，伤暑口渴，目赤，心火热盛，口舌生疮，烫伤。

【用法用量】5~10g，水煎服。

【附方】治热病心烦、伤暑口渴：竹卷心 10g。水煎服。

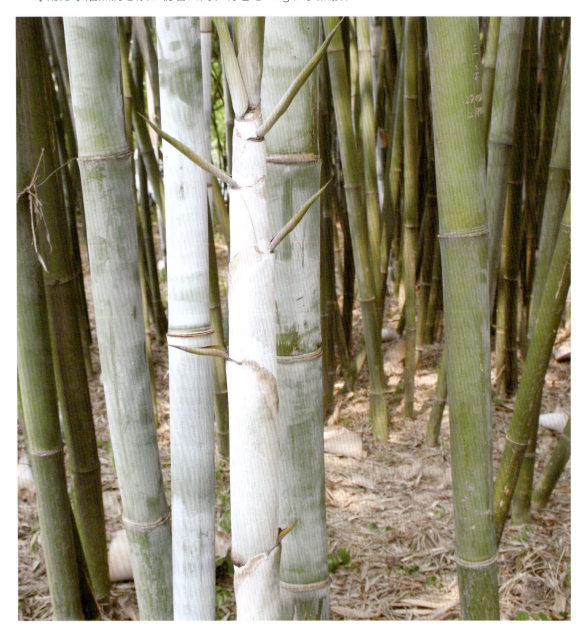

4.179.2 天竺黄

BAMBUSAE CONCRETIO SILICEA

【别名】天竹黄、广竹黄

【基原】来源于竹亚科 Bambusaceae 簕竹属 *Bambusa* 青皮竹 *Bambusa textilis* McClure 的秆内分泌液干燥后的块状物入药。

【形态特征】乔木状。秆直立，丛生，高 10~15m，直径 3~5cm，顶部稍俯垂；节间长 20~40cm，嫩时被灰白色短毛；节上簇生分枝，主枝较纤细而长，其余枝较短，最长达 2m。叶片线状披针形，长 8~15cm，宽 1.5~2cm；竹箨阔三角形至长三角形，顶端长渐尖，鞘厚革质，背面基部被暗褐色毛；箨耳小，长圆形，高约 2mm，近相等，两面被小刚毛，边缘具锯齿且有纤毛，很少开花。

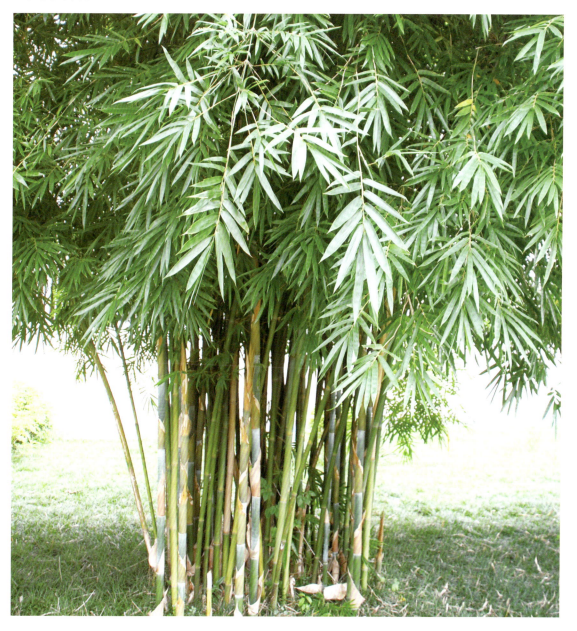

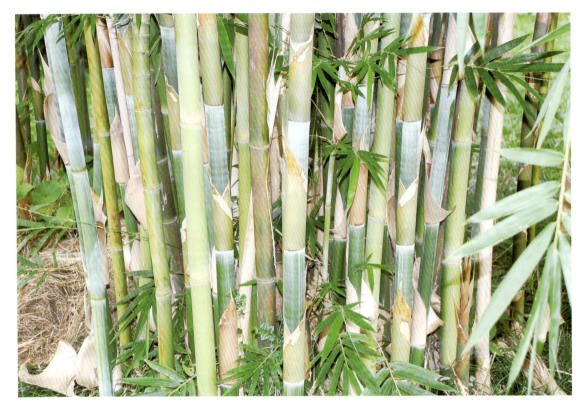

【生境】常栽培于低海拔地区的河边、村落附近。

【分布】西南、华中、华东、华南各地。

【采集加工】全年有产。多于竹器加工开竹时发现后进行收集。收集后晾干。

【药材性状】本品为不规则的片块或颗粒，大小不一。表面灰蓝色、灰黄色或灰白色，有的洁白色，半透明，略带光泽。体轻，质硬而脆，易破碎，吸湿性强。气微，味淡。

【性味归经】味甘，性寒。归心、肝经。

【功能主治】清热豁痰，凉心定惊。治小儿惊风，癫痫，热病神昏，中风痰迷，痰热咳嗽。

【用法用量】3~9g。外用适量研粉敷患处。

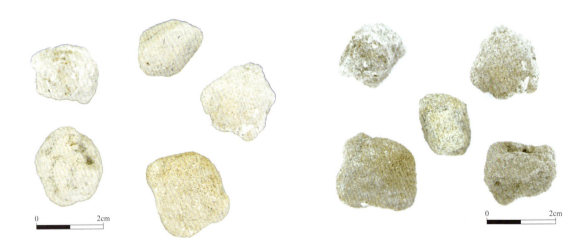

4.179.3 竹茹

BAMBUSAE CAULIS IN TAENIAS

【基原】来源于竹亚科 Bambusaceae 簕竹属 *Bambusa* 青秆竹 *Bambusa tuldoides* Munro、吊丝球竹 *Dendrocalamopsis beecheyana* (Munro) Keng f.、淡竹 *Phyllostachys nigra* (Lodd.) Munro var. *henonis* (Mitf.) Stapf ex Rendle 茎秆的干燥中间层入药。

【形态特征】A. 青秆竹：竿高 6~10m，直径 3~5cm，尾梢略下弯；节间长 30~36cm，幼时薄被白蜡粉，无毛，竿壁厚；节处微隆起，基部第一至二节于箨环之上下方各环生一圈灰白色绢毛。箨鞘早落；背面无毛，干时纵肋稍隆起，常于靠近外侧的一边有 1~3 条黄白色纵条纹，先端向外侧一边稍向下倾斜，呈不对称的宽弧拱形；箨耳不相等，靠外侧的箨耳较大，卵形至卵状椭圆形，长约 2.5cm，宽 1~1.4cm，略有皱褶，边缘具波曲状细弱繸毛，靠内侧的箨耳较小，斜升，卵圆形至椭圆形，约为大耳的一半，边缘具波曲状细弱繸毛；箨舌高 3~4mm，条裂，边缘密生长 2mm 的短流苏状毛；箨片直立，易脱落，呈不对称的卵状三角形至狭三角形，背面疏生脱落性棕色贴生小刺毛，腹面脉间被棕色或淡棕色小刺毛，顶端渐尖具锐利硬尖头，基部稍作圆形收窄后便向两侧外延而与箨耳相连，其相连部分为 5~7mm，箨片基部宽度为箨鞘先端宽的 3/4~2/3，其两侧边缘近基部略有皱褶，并被波曲状繸毛。叶鞘背面无毛，边缘仅一侧被短纤毛；叶耳无或存在，当存在时则为狭卵形至镰刀形，边缘具直或曲的繸毛；叶舌极低矮，近截形，全缘，被极短的纤毛；叶片披针形至狭披针形，长 10~18cm，宽 1.5~2cm，上表面无毛或近基部疏生柔毛，下表面密被短柔毛，顶端渐尖而具粗糙钻状细尖头，基部近圆形或宽楔形。

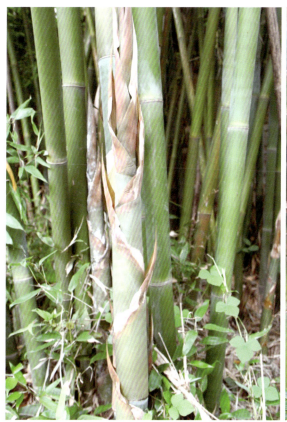
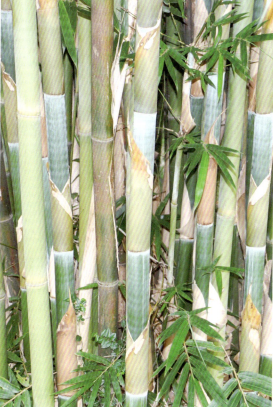

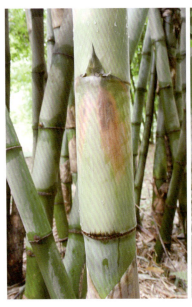
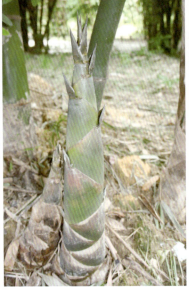
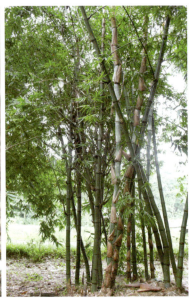

【生境】常栽培于低海拔地区的河边、村落附近。

【分布】华南各地。

【形态特征】B. 吊丝球竹：竿高达 16m，直径 9~10cm，顶梢弯曲成弧形或下垂如钓丝状，节间长 34~40.5cm，幼时被白粉并多少有些具柔毛，后渐变无毛；竿壁厚 1.5~2cm。竿箨大型，箨鞘近革质，两肩稍广圆，向上渐缩为一甚窄而呈截形或微下凹的顶端，惟鞘口中央微隆起，背面贴生分布不均的深棕色刺毛，愈近基部则刺毛愈密；箨耳在上部竿箨上的较大，下部竿箨者则较小，呈窄的长圆形，其一端在鞘顶部几与箨舌相连，无毛或边缘生有较密的纤毛；箨舌显著伸出，微截平，而两侧则较高，边缘具较深的裂齿；箨片卵状披针形，直立或外翻，背面无毛，腹面具纵行生长的短毛。分枝习性高，通常在竿第十节以上始发枝，每节具 1 或 3 枝，主枝甚粗壮，各枝互相展开。末级小枝具 6~12 叶，叶鞘长 4~8cm，具纵肋，背部具锐脊，背

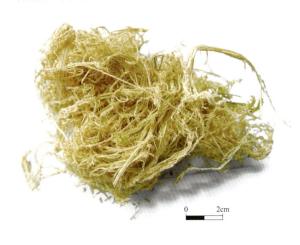

上部生易落的细毛；叶耳无或微小，无毛或有数条穗毛；叶舌截形，高 0.5~1mm，边缘具细齿；叶片长圆状披针形，长 11~28cm，宽 15~35mm，先端渐尖，基部骤然收缩呈圆形，叶缘具小锯齿，上表面无毛，下表面微粗糙，次脉 5~10 对，小横脉明显或为透明微点；叶柄长 2~6mm。

【生境】常栽培于低海拔地区的河边、村落附近。

【分布】华南各地。

【形态特征】C. 淡竹：竿高 4~8m，稀可高达 10m，直径可达 5cm，竿绿色，密被细柔毛及白粉，箨环有毛，一年生以后的竿逐渐先出现紫斑；中部节间长 25~30cm，壁厚约 3mm；竿环与箨环均隆起，且竿环高于箨环或两环等高。箨鞘背面红褐或更带绿色，无斑点或常具极微小不易观察的深褐色斑点，此斑点在箨鞘上端常密集成片，被微量白粉及较密的淡褐色刺毛；箨耳长圆形

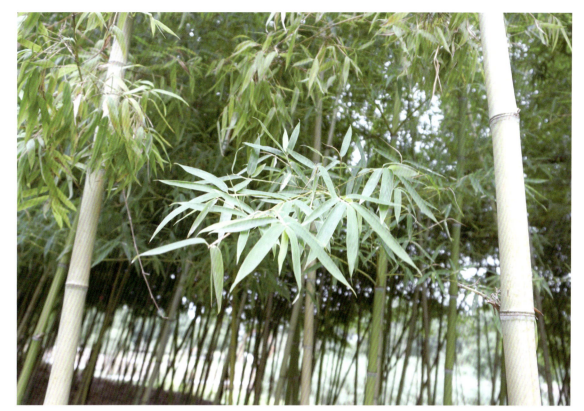

至镰形，紫黑色，边缘生有紫黑色穗毛；箨舌拱形至尖拱形，紫色，边缘生有长纤毛；箨片三角形至三角状披针形，绿色，但脉为紫色，舟状，直立或以后稍开展，微皱曲或波状。末级小枝具 2 或 3 叶；叶耳不明显，有脱落性鞘口穗毛；叶舌稍伸出；叶片质薄，长 7~10cm，宽约 1.2cm。

【生境】生于山地林中。

【分布】黄河以南各地。

【采集加工】全年可采收，取新鲜茎，除去外皮，将稍带绿色的中间层刮成丝状或薄片，捆扎成束，阴干。前者称"散竹菇"，后者称"齐竹菇"。

【药材性状】本品为卷曲成团的不规则丝条或呈长条形薄片状。宽窄厚薄不等，浅绿色、黄绿色或黄白色。纤维性，体轻松，质柔韧，有弹性。气微，味淡。

【性味归经】味甘，性微寒。归肺、胃、心、胆经。

【功能主治】清热化痰，除烦，止呕。治痰热咳嗽，胆火挟痰，惊悸不宁，心烦失眠，中风痰迷，舌强不语，胃热呕吐，妊娠恶阻，胎动不安。

【用法用量】5~10g，水煎服。

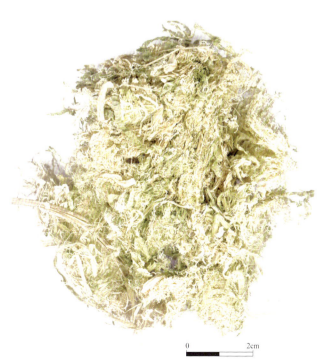

4.180 禾本科

4.180.1 薏苡

COICIS LACRYMA-JOBI RHIZOMA

【别名】薏米、川谷根

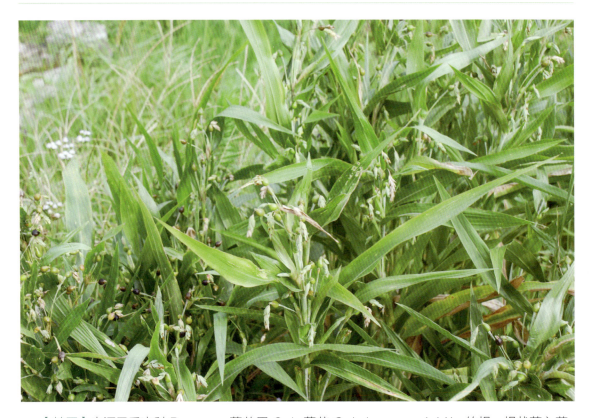

【基原】来源于禾本科 Poaceae 薏苡属 Coix 薏苡 Coix lacryma-jobi L. 的根、根状茎入药。

【形态特征】一年生粗壮草本，须根黄白色，海绵质，直径约 3mm。秆直立丛生，高 1~2m，具 10 多节，节多分枝。叶鞘短于其节间，无毛；叶舌干膜质，长约 1mm；叶片扁平带状，开展，长 10~40cm，宽 1.5~3cm，基部圆形或近心形，中脉粗厚，在下面隆起，边缘粗糙，通常无毛。总状花序腋生成束，长 4~10cm，直立或下垂，具长梗。雌小穗位于花序之下部，外面包以骨质念珠状之总苞，总苞卵圆形，长 7~10mm，直径 6~8mm，珐琅质，坚硬，有光泽；第一颖卵圆形，顶端渐尖呈喙状，具 10 余脉，包围着第二颖及第一外稃；第二外稃短于颖，具 3 脉，第二内稃较小；雄蕊常退化；雌蕊具细长之柱头，从总苞之顶端伸出，颖果小，含淀粉少，常不饱满。雄小穗 2~3 对，着生于总状花序上部，长 1~2cm；无柄雄小穗长 6~7mm，第一颖草质，边缘内折成脊，具有不等宽之翼，顶端钝，具多数脉，第二颖舟形；外稃与内稃膜质；第一及第二小花常具雄蕊 3 枚，花药橘黄色，长 4~5mm；有柄雄小穗与无柄者相似，或较小而呈不同程度的退化。花、果期 6~12 月。

【生境】生于溪边、水边、塘边。

【分布】辽宁、河北、河南、陕西、山西、山东、安徽、江苏、浙江、湖北、湖南、江西、福建、台湾、广东、香港、海南、广西、云南、贵州、四川等。世界的热带、亚热带余部也有分布。

【采集加工】夏、秋采收根及根状茎晒干。

【性味归经】味甘、淡，性微寒。归肺经。

【功能主治】根状茎清热，利湿，杀虫。治尿路感染，尿路结石，水肿，脚气，蛔虫病，白带过多。根：利水，止咳。治麻疹、筋骨拘挛。

【用法用量】15~30g，水煎服。

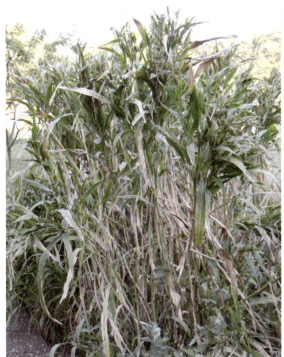
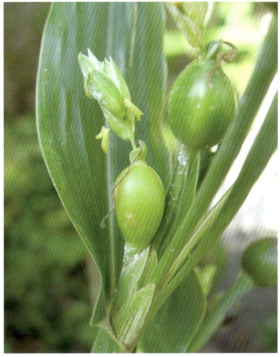
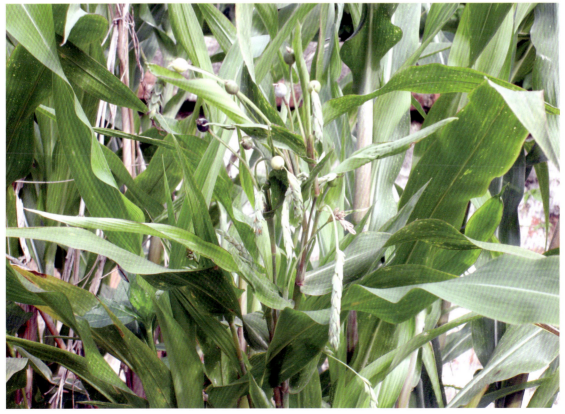

4.180.2 薏苡仁

COICIS SEMEN

【别名】薏仁米、薏米

【基原】来源于禾本科 Poaceae 薏苡属 *Coix* 薏米 *Coix lacryma-jobi* L. var. *mayuen* (Roman.) Stapf 的成熟种仁入药。

【形态特征】一年生草本。秆高 1~1.5m，具 6~10 节，多分枝。叶片带状，开展，长 10~40cm，宽 1.5~3cm，基部圆形或近心形，中脉粗厚，在下面隆起，边缘粗糙，通常无毛。总状花序腋生，雄花序位于雌花序上部，具 5~6 对雄小穗。雌小穗位于花序下部，为甲壳质的总苞所包；总苞椭

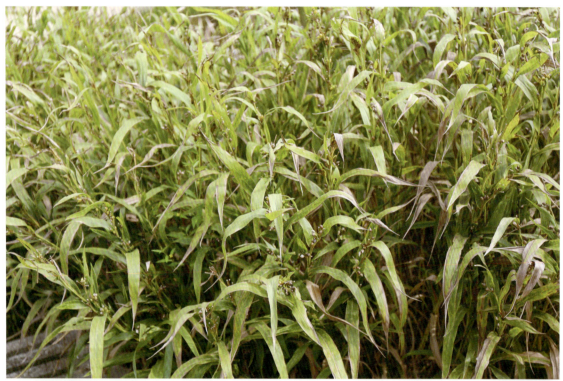

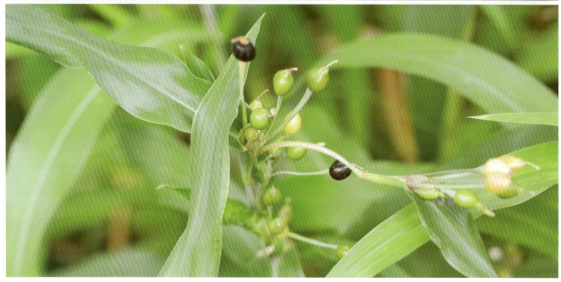

圆形，顶端成颈状之喙，并具一斜口，基部短收缩，长 8~12mm，宽 4~7mm，有纵长直条纹，质地较薄，揉搓和手指按压可破，暗褐色或浅棕色。颖果大，长圆形，长 5~8mm，宽 4~6mm，厚 3~4mm，腹面具宽沟，基部有棕色种脐，质地粉性坚实，白色或黄白色。雄小穗长约 9mm，宽约 5mm；雄蕊 3 枚，花药长 3~4mm。花、果期 7~12 月。

【生境】生于溪边、水边、塘边。

【分布】辽宁、河北、河南、陕西、湖北、安徽、江苏、浙江、江西、福建、台湾、广东、广西、云南、四川等。印度、缅甸、泰国、越南、马来西亚、菲律宾也有分布。

【采集加工】秋季果实成熟时采割植株，晒干，打下果实，再晒干，除去外壳、黄褐色种皮和杂质，收集种子。

【药材性状】本品呈宽卵圆形或长椭圆形，长 4~8mm，宽 3~6mm。表面乳白色，光滑，偶有残存的黄褐色种皮；一端钝圆，基部较宽而微凹，凹入处有一淡棕色点状种脐。背面圆凸，腹面有 1 条较宽而深的纵沟。质坚实，断面白色，粉质。气微，味微甜。以粒大、饱满、色白无破碎者为佳。

【性味归经】味甘、淡，微性凉。归脾、胃、肺经。

【功能主治】利水渗湿，健脾止泻，排脓，除痹，解毒散结。治脾虚腹泻，肌肉酸重，水肿脚气，泄泻，湿痹拘挛，肺痿肠痈，消化不良，淋浊白带。

【用法用量】15~30g，水煎服。

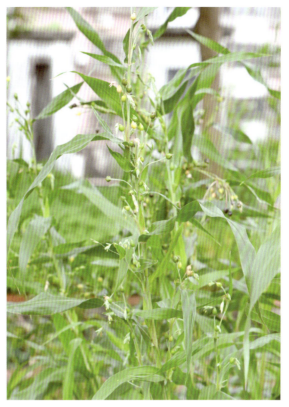

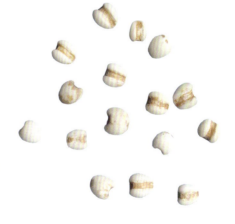

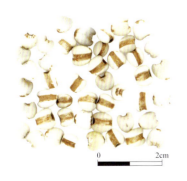

【附方】① 治阑尾炎：薏苡仁 30g，败酱草 15g，制附子 6g，水煎服。

② 治水肿：薏苡仁、赤小豆、冬瓜皮各 30g，黄芪、茯苓皮各 15g，水煎服。

③ 治绒毛膜上皮癌：薏苡仁、鱼腥草、赤小豆各 30g，阿胶珠、甘草各 9g。腹中有块加蒲黄、五灵脂各 9g；阴道出血加贯仲炭 9g；胸痛加郁金、陈皮各 9g；咯血重加白及 15g，水煎服。

4.180.3 青香茅

CYMBOPOGI CAESII HERBA

【别名】橘香草、香花草

【基原】来源于禾本科 Poaceae 香茅属 *Cymbopogon* 青香茅 *Cymbopogon caesius*（Nees）Stapf 全草入药。

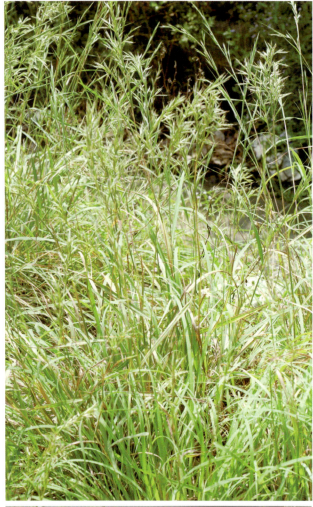

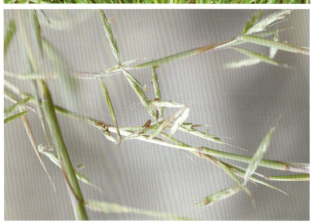

【形态特征】多年生草本。秆直立，丛生，高 30~80cm，具多数节，常被白粉。叶鞘无毛，短于其节间；叶舌长 1~3mm；叶片线形，长 10~25cm，宽 2~6mm，基部窄圆形，边缘粗糙，顶端长渐尖。假圆锥花序狭窄，长 10~20cm，分枝单纯，宽 2~4cm；佛焰苞长 1.4~2cm，黄色或成熟时带红棕色；总状花序长约 1.2cm；总状花序轴节间长约 1.5mm，边缘具白色柔毛；下部总状花序基部与小穗柄稍肿大增厚；无柄小穗长约 3.5mm；第一颖卵状披针形，宽 1~1.2mm，脊上部具稍宽的翼，顶端钝，脊间无脉或有不明显的 2 脉，中部以下具一纵深沟；第二外稃长约 1mm，中下部膝曲，芒针长约 9mm；雄蕊 3 枚，花药长约 2mm；有柄小穗长 3~3.5mm，第一颖具 7 脉。花、果期 7~9 月。

【生境】生于丘陵草坡上。

【分布】云南、广西、广东、香港、海南等沿海地区。印度、阿富汗、巴基斯坦、斯里兰卡、中南半岛余部、东非地区也有分布。

【采集加工】夏、秋采收，将全草晒干。

【性味归经】味辛，性温。

【功能主治】祛风除湿、消肿止痛。治风湿痹痛偏寒者，胃寒疼痛，月经不调，跌打损伤，瘀血肿痛、阳痿。

【用法用量】3~10g，水煎服。

4.180.4 香茅

CYMBOPOGI CITRATI HERBA

【别名】香茅草、柠檬草、风茅

【基原】来源于禾本科 Poaceae 香茅属 *Cymbopogon* 香茅 *Cymbopogon citratus*（D. C.）Stapf 的全草入药。

【形态特征】多年生密丛型具柠檬香味草本；根状茎短。秆粗壮，丛生，高达 2m，节下被白色蜡粉。叶线形，长达 1m，宽 0.5~2cm，顶端长渐尖，基部渐窄，两面粗糙；叶舌长约 1mm；叶鞘无毛，内面浅绿色，基部叶鞘老后不向外反卷。伪圆锥花序具多次复合分枝、分枝细长；佛焰苞披针形，狭窄，红色或淡黄褐色；花序轴节间及小穗柄边缘疏生柔毛。无柄小穗两性，线状披针形；第一颖背部扁平或下凹成槽，宽约 0.7mm，粗糙，2 脊，脊间无脉，顶端具 2 微齿；第二外稃狭小，顶端全缘无芒或 2 微齿，具长约 0.2mm 的短芒尖；有柄小穗长 4~5mm。花、果期夏季。

【生境】栽培在坡地或田野。

【分布】海南、广东、台湾。西印度群岛与非洲东部也有栽培。

【采集加工】夏、秋季采收，将全草切段晒干备用。

【药材性状】带根的长达 1m，根茎粗壮，有节，节间有须根数条，根的皮部薄而颇膨松，易脱落，木质部坚韧。叶片皱缩卷曲，抱茎，展平后呈带状，长 40~80cm，宽 7~15mm，两面粗糙，青绿色或黄绿色，有细纵条纹，无叶脉，全缘，质柔韧。气微香，味微苦。

【性味归经】味辛，性温。归肺、肝、胃、脾经。

【功能主治】祛风除湿，消肿止痛。治风湿疼痛，头痛，胃痛，腹痛，腹泻，月经不调，产后水肿，跌打瘀血肿痛。

【用法用量】9~15g，水煎服或提取香茅油，每服数滴。

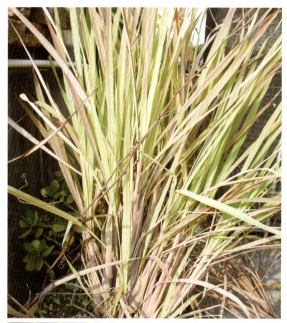
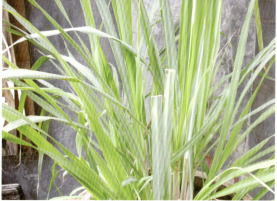
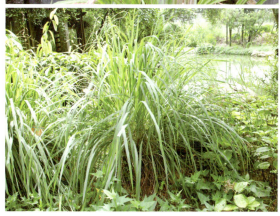

4.180.5 狗牙根

CYNODI DACTYLI HERBA

【别名】铁线草、绊根草

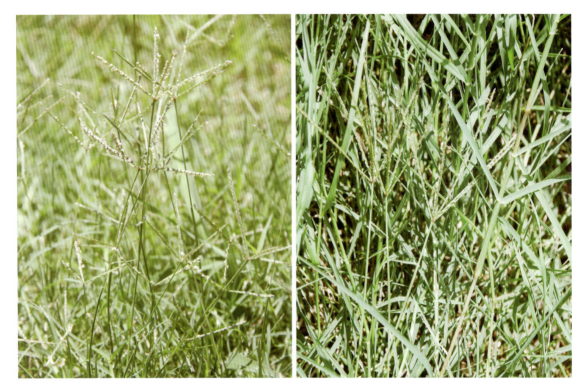

【基原】来源于禾本科 Poaceae 狗牙根属 Cynodon 狗牙根 Cynodon dactylon（L.）Pers. 的全草入药。

【形态特征】匍匐草本，具根茎。秆细而坚韧，下部匍匐地面蔓延甚长，节上常生不定根，直立部分高 10~30cm，直径 1~1.5mm，秆壁厚，光滑无毛，有时略两侧压扁。叶鞘微具脊，无毛或有疏柔毛，鞘口常具柔毛；叶舌仅为一轮纤毛；叶片线形，长 1~12cm，宽 1~3mm，常两面无毛。穗状花序 3~5 枚，长 2~5cm；小穗灰绿色或带紫色，长 2~2.5mm，仅含 1 小花；颖长 1.5~2mm，第二颖稍长，均具 1 脉，背部成脊而边缘膜质；外稃舟形，具 3 脉，背部明显成脊，脊上被柔毛；内稃与外稃近等长，具 2 脉；鳞被上缘近截平；花药淡紫色；子房无毛，柱头紫红色。颖果长圆柱形。花果期 5~10 月。

【生境】生于旷野、路旁及草地上。

【分布】我国黄河流域以南。欧洲也有分布。

【采集加工】夏、秋采收，将全草晒干。

【性味归经】味甘，性平。归肝经。

【功能主治】清热利尿，散瘀止血，舒筋活络。治上呼吸道感染，肝炎，痢疾，泌尿道感染，鼻衄，咯血，呕血，便血，脚气水肿，风湿骨痛，荨麻疹，半身不遂，手脚麻木，跌打损伤。外用治外伤出血，骨折，疮痈，小腿溃疡。

【用法用量】30~60g，水煎或泡酒服。外用适量，鲜嫩叶捣烂敷患处。

4.180.6 白茅根

IMPERATAE RHIZOMA

【别名】茅根

【基原】来源于禾本科 Poaceae 白茅属 Imperata 白茅 Imperata cylindrica（L.）Beauv. [I. cylindrica var. major Nees.] 的根状茎入药。

【形态特征】多年生草本，具粗壮的长根状茎。秆直立，高 30~80cm，具 1~3 节，节无毛。叶鞘聚集于秆基，甚长于其节间，质地较厚，老后破碎呈纤维状；叶舌膜质，长约 2mm，紧贴其背部或鞘口具柔毛，分蘖叶片长约 20cm，宽约 8mm，扁平，质地较薄；秆生叶片长 1~3cm，窄线形，通常内卷，顶端渐尖呈刺状，下部渐窄，或具柄，质硬，被有白粉，基部上面具柔毛。圆锥花序稠密，长 20cm，宽达 3cm，小穗长 4.5~5（6）mm，基盘具长 12~16mm 的丝状柔毛；

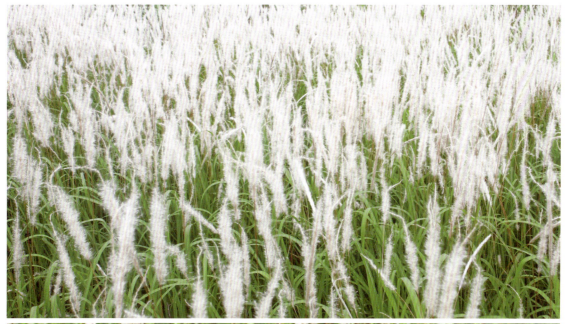

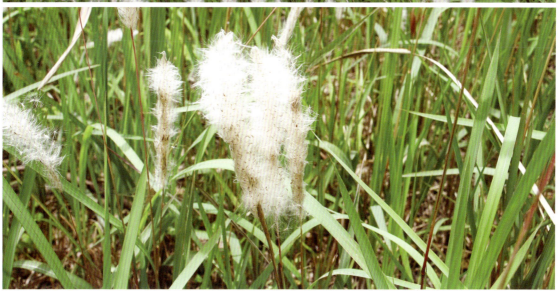

两颖草质及边缘膜质，近相等，具 5~9 脉，顶端渐尖或稍钝，常具纤毛，脉间疏生长丝状毛，第一外稃卵状披针形，长为颖片的 2/3，透明膜质，无脉，顶端尖或齿裂，第二外稃与其内稃近相等，长约为颖之半，卵圆形，顶端具齿裂及纤毛；雄蕊 2 枚，花药长 3~4mm；花柱细长，基部多少联合，柱头 2 枚，紫黑色，羽状，长约 4mm，自小穗顶端伸出。颖果椭圆形，长约 1mm，胚长为颖果之半。花、果期 4~6 月。

【生境】常生于撂荒地及火烧后的林地或旱地上。

【分布】华南、华东、华中、西南和山东、河南、陕西等地。东半球热带和温带余部地区也有分布。

【采集加工】春、秋二季采挖，洗净，晒干，除去须根及膜质叶鞘，捆成小把。

【药材性状】本品呈长圆柱形，长 30~60cm，直径 0.2~0.4cm。表面黄白色或淡黄色，微有光泽，具纵皱纹，节明显，稍突起，节间长短不等，通常长 1.5~3cm。体轻，质略脆，断面皮部白色，多有裂隙，放射状排列，中柱淡黄色，易与皮部剥离。气微，味微甜。以条粗长、肥壮、无须根、节疏长、黄白色、味甜者为佳。

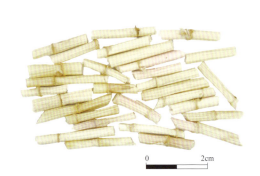

【性味归经】味甘，性寒。归肺、胃、膀胱经。

【功能主治】清热利尿，凉血止血。治急性肾炎水肿，泌尿系感染，衄血，咯血，吐血，尿血，高血压病，热病烦渴，肺热咳嗽。

【用法用量】15~30g，水煎服。

【附方】① 治麻疹口渴：白茅根 30g，煎水频服。

② 治鼻出血：白茅根 30g，水煎，冷后服。亦可加藕节 15g 同煎服。

③ 治胃出血：白茅根、生荷叶各 30g，侧柏叶、藕节各 9g，黑豆少许，水煎服。

④ 治急性肾炎：鲜白茅根 60g，水煎分 2~3 次服，每日 1 剂。

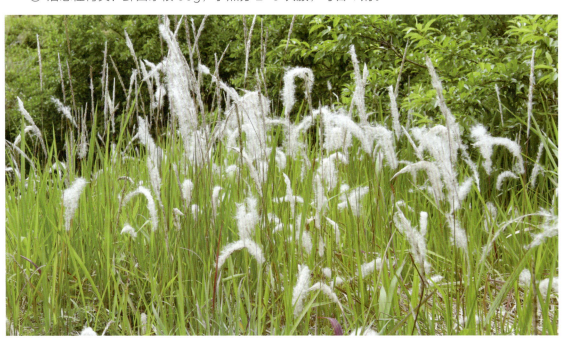

4.180.7 淡竹叶

LOPHATHERI HERBA

【别名】山鸡米、迷身草、竹叶麦冬

【基原】来源于禾本科 Poaceae 淡竹叶属 *Lophatherum* 淡竹叶 *Lophatherum gracile* Brongn. 的茎叶入药。

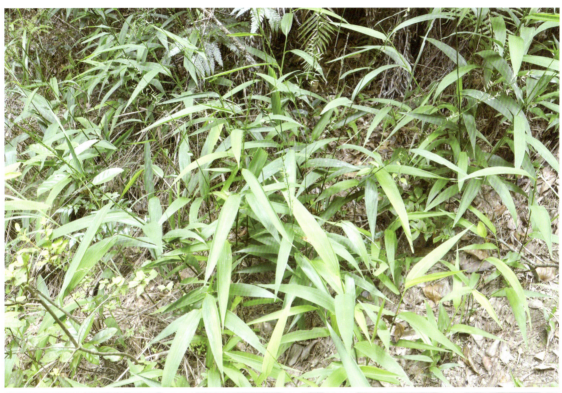

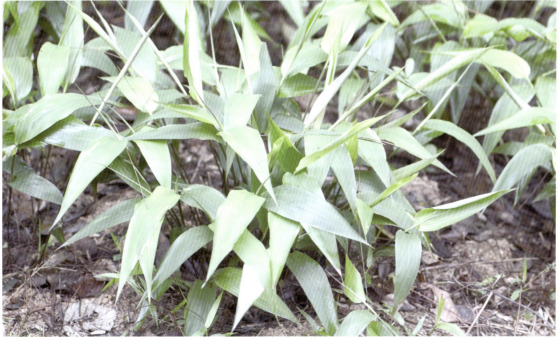

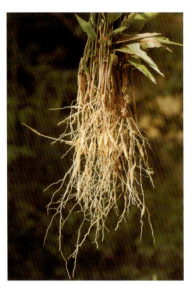

【形态特征】多年生草本。高 50~100cm。具直立宿根。须根淡黄色，中部常膨大，形成纺锤状、肉质块根。叶披针形，酷似竹叶，长 5~22cm，宽 2~3.5cm，有多数细小的平行脉，脉间有明显的小横脉。花夏、秋间开放，排成圆锥状的穗状花序；小穗疏离，狭披针形或近圆柱形，连芒长 7~12mm，宽约 2mm，无柄或具很短的柄，脱节于颖之下，每个小穗有小花数朵，但仅第一小花可孕，其余不孕；颖 2 枚，阔长圆形，顶端钝，边缘膜质，具 5 脉，第一颖较短小；外稃长卵形，长 6~7mm，顶端具短芒；内稃短小；雄蕊 2 枚。颖果小，暗褐色，与内外稃分离。

【生境】生于山坡林下或荫蔽处。

【分布】长江流域和华南、西南各地。新几内亚、印度、马来西亚和日本也有分布。

【采集加工】夏季未抽花穗前采割，晒干。

【药材性状】本品长 25~75cm。茎呈圆柱形，有节，表面淡黄绿色，断面中空。叶鞘开裂。叶片披针形，有的皱缩卷曲，长 5~20cm，宽 1~3.5cm；表面浅绿色或黄绿色。叶脉平行，具横行小脉，形成长方形的网格状，下表面尤为明显。体轻，质柔韧。气微，味淡。以叶片大、质柔软、色青绿、不带根和花穗者为佳。

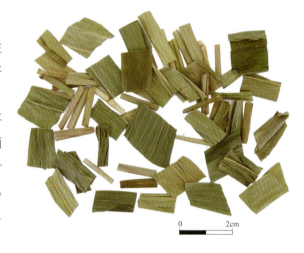

【性味归经】味甘、淡，性寒。归心、胃、小肠经。

【功能主治】利尿通便，清热泻火，除烦止渴。治高热烦渴，小便赤浊，口舌生疮。

【用法用量】6~10g，水煎服。

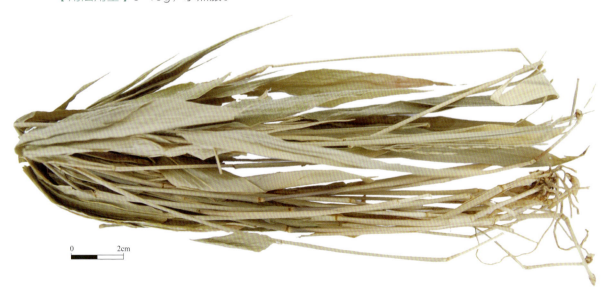

4.180.8 稻芽

ORYZAE FRUCTUS GERMINATUS

【别名】谷芽、水稻

【基原】来源于禾本科 Poaceae 稻属 *Oryza* 稻 *Oryza sativa* L. 的成熟果实经发芽干燥的炮制加工品入药。

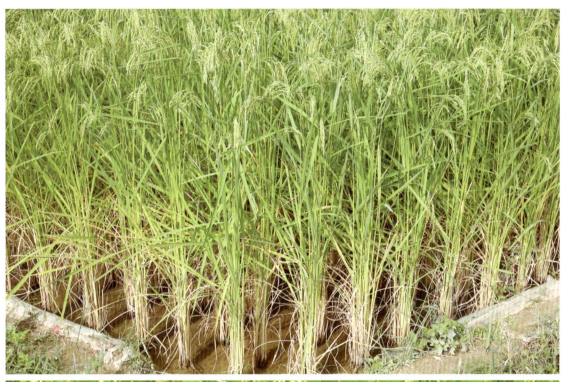

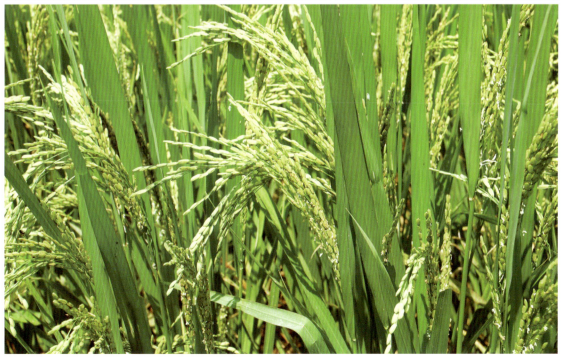

【形态特征】一年生水生草本。秆直立，高 0.5~1.5m，随品种而异。叶鞘松弛，无毛；叶舌披针形，长 10~25cm，两侧基部下延至叶鞘边缘，具 2 枚镰形抱茎的叶耳；叶片线状披针形，长 40cm 左右，宽约 1cm，无毛，粗糙。圆锥花序大型疏展，长约 30cm，分枝多，棱粗糙，成熟期向下弯垂；小穗含 1 成熟花，两侧甚压扁，长圆状卵形至椭圆形，长约 10mm，宽 2~4mm；颖极小，仅在小穗柄顶端留下半月形的痕迹，退化外稃 2 枚，锥刺状，长 2~4mm；两侧孕性花外稃质厚，具 5 脉，中脉成脊，表面有方格状小乳状凸起，厚纸质，被细毛，有芒或无芒；内稃与外稃同质，具 3 脉，顶端尖而无喙；雄蕊 6 枚，花药长 2~3mm。颖果长约 5mm，宽约 2mm，厚 1~1.5mm；胚较小，约为颖果长的 1/4。

【生境】栽培。

【分布】我国华东、华中、华南、西南广泛栽培。世界热带余部地区也有分布。

【采集加工】将采收成熟的稻谷浸水，保持适宜的湿度和温度，待须根长至约 1cm 时，干燥。

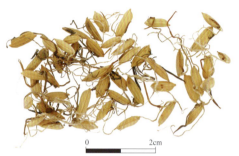

【药材性状】本品呈扁长椭圆形，两端略尖，长 7~9mm，直径约 3mm。外稃黄色，有白色细茸毛，具 5 脉。一端有 2 枚对称的白色条形浆片，长 2~3mm，于一个浆片内侧伸出弯曲的须根 1~3 条，长 5~12mm。质硬，断面白色，粉性。气微，味淡。

【性味归经】味甘，性温。归脾、胃经。

【功能主治】健脾开胃，和中消食。治宿食不化，食欲不振，腹胀口臭，脾胃虚弱，不饥少食。

【用法用量】9~15g，水煎服。

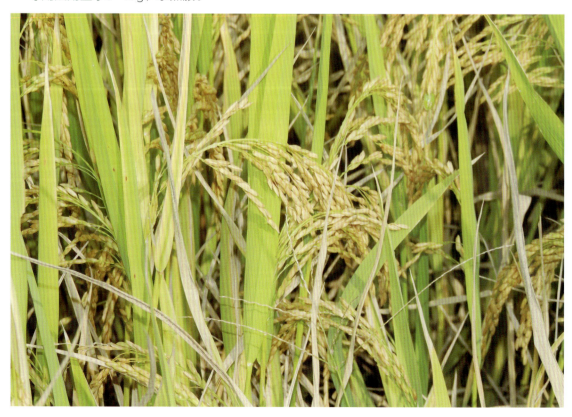

4.180.9 糯稻根

ORYZAE SATIVAE RADIX

【基原】来源于禾本科 Poaceae 稻属 *Oryza* 糯稻 *Oryza sativa* L. var. *glutinosa* Matsum 的根入药。

【形态特征】一年生丛生草本。叶片线形，长 30~60cm，宽 6~15mm，稍粗糙，叶鞘无毛，叶舌长 15~25mm，膜质，幼时有明显的叶耳。夏、秋季抽穗，圆锥花序疏散，长 15~30cm，多分枝；小穗两侧压扁，由一朵两性花及两枚外稃组成，颖极退化，仅在小穗柄的顶端留下半月形的痕迹；结实小花的外稃硬纸质，具细毛，有 5 脉；雄蕊 6 枚。颖果阔椭圆形，淡黄色。

【生境】栽培。

【分布】全国各地均有栽培，全世界热带至温带地区广为栽培。

【采集加工】秋季采收。挖取根，洗净，晒干。

【药材性状】本品常结成疏松的团块，理直后可见上端有多数分离的残茎，残茎圆柱形，中空，长 2.5~6.5cm，外包数层黄白色的叶鞘，下端簇生多数弯曲的须根，须根直，直径约 1mm，黄白色至黄棕色，略具纵皱纹。体轻，质软。气微，味淡。

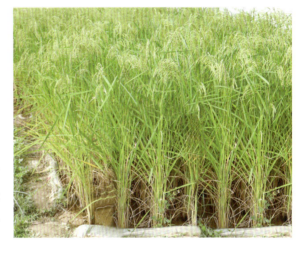

【性味归经】味甘，性平。归肝、肺、肾经。

【功能主治】止汗，生津。治自汗，盗汗，小儿脾虚发热，肝炎，乳糜尿。

【用法用量】30~60g，水煎服。

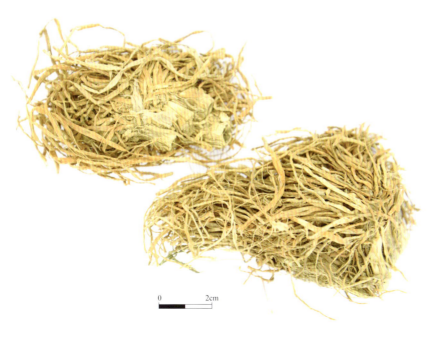

4.180.10 芦根

PHRAGMITIS RHIZOMA

【别名】芦头、苇根

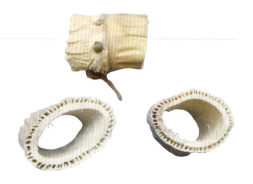

【基原】来源于禾本科 Poaceae 芦苇属 Phragmites 芦苇 Phragmites australis Trin. ex Steud. [Phragmites communis Trin.] 的根状茎入药。

【形态特征】多年生草本。高 2~4m。根状茎匍匐，粗壮；茎具 20 多节，基部和上部的节间较短，最长节间位于下部第 4~6 节，长 20~25（40）cm，节下被蜡粉，平滑，中空，直径 1.5~2cm。单叶互生，线状披针形或狭披针形，长 30~40cm，宽 1~3.5cm；叶脉平行，中脉明显，无毛。圆锥花序顶生，稠密而多分枝，长 10~40cm，分枝常向上倾斜或稍开展；小穗两侧压扁，脱节于第一小花基部，棕紫色或暗紫色，有花 3~7 朵；第一花常雄性；颖膜质，披针形，第一颖较第二颖短一半，第一外稃无毛，长于内稃，与颖同质地，3 脉，结

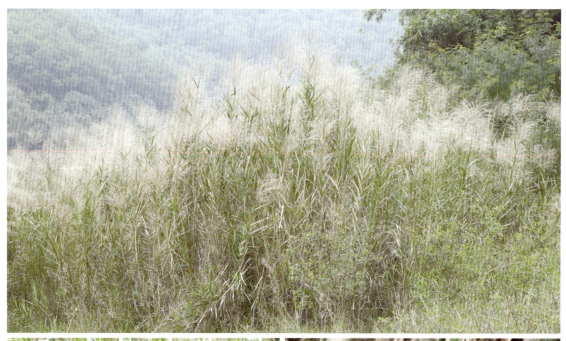

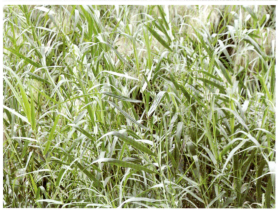

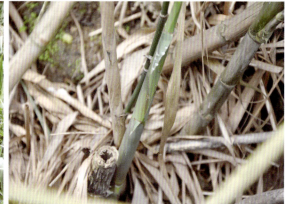

实的外稃膜质，有芒状小尖头，基盘有长 6~12mm 的丝质毛。颖果椭圆形或长圆形。花、果期 8~12 月。

【生境】生于池沼、河旁、湖边，常形成芦苇荡，但干旱沙丘也能生长。

【分布】吉林、辽宁、河北、河南、山东、安徽、浙江、江苏、福建、江西、湖南、宁夏、青海、甘肃、新疆、贵州、云南、四川、广西、广东、香港、海南、台湾等地。日本、墨西哥、美国也有分布。

【采集加工】全年可采，除净须根、芽及膜状叶，洗净，晒干，或趁鲜切成短段，晒干。

【药材性状】鲜芦根，呈略扁的条状圆柱形，长短不一，直径 1~2cm。表面黄白色，微有光泽，外皮疏松可剥离，具纵皱纹和明显突起的环节。节上有残存的须根痕及芽痕；节间相距 4~7cm。质轻而韧，不易折断。切断面中空，壁厚 0.1~0.2cm，沿边缘有一列小孔排成环状，内层较薄，内表面光滑。气无，味微甜。以条粗、质柔韧、黄白色、味甜者为佳。

芦根：呈扁圆柱形。节处较硬，节间有纵皱纹。

【性味归经】味甘，性寒。归肺、胃经。

【功能主治】清热泻火，生津止渴，除烦，止呕，利二便。治肺热咳嗽，肺痈吐脓烦渴，口苦咽干，热淋涩痛，大便干结，热病高热烦渴，牙龈出血，鼻出血，胃热呕吐，肺脓疡，大叶性肺炎，气管炎，尿少色黄。

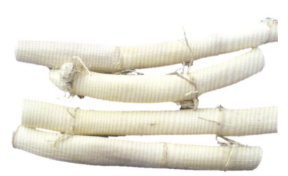

【用法用量】9~30g，水煎服。

【附方】① 预防麻疹：鲜芦根、鲜白茅根各 1000g，红小豆、绿豆、黑大豆各 750g，加水 10L，煎煮至豆烂后取汁。每服 25~30ml，每日 1 次。可供 150 人服用，应连服 7 日。

② 治急性支气管、咳嗽：芦根、白茅根、丝瓜根各 60g，水煎，分 3 次服。

③ 治肺脓疡：芦根、金银花各 30g，冬瓜子 12g，杏仁 9g，薏苡仁 15g，桔梗 9g。水煎服。

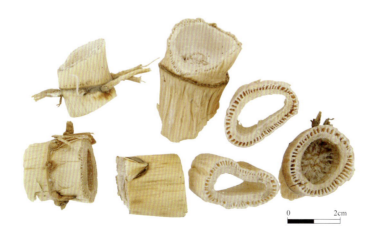

4.180.11 水芦

PHRAGMITEI KARKAE RHIZOMA

【别名】水竹、过江芦荻、水芦荻

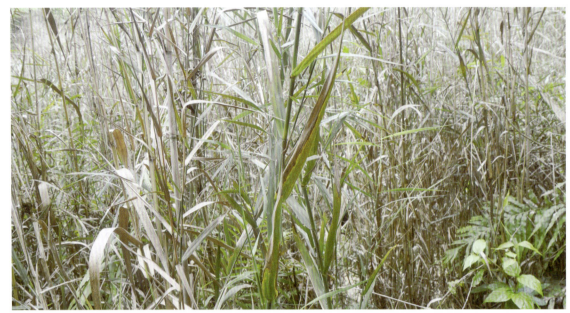

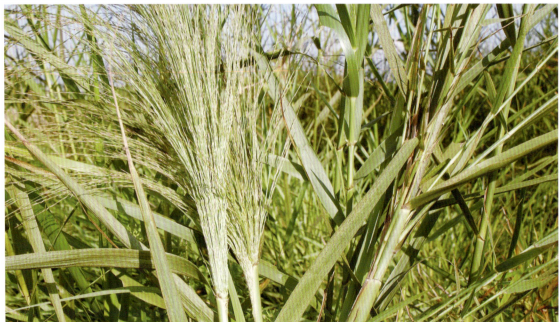

【基原】来源于禾本科 Poaceae 芦苇属 *Phragmites* 水芦 *Phragmites karka*（Retz.）Trin. ex Steud. 的根状茎入药。

【形态特征】多年生苇状草本。根状茎粗而短，节间较短，长 1~2cm，直径 1~1.2cm；节具多数粗约 4mm 之不定根。秆高大直立，粗壮不具分枝，茎高 4~6m，直径 1.5~2.5cm，约具 35 节，中下部节间可长达 35cm。叶鞘通常平滑，具横脉；叶舌长约 1mm；叶片扁平带状，长达 50cm，下面与边缘粗糙，顶端长渐尖成丝形，基部与鞘等宽，不易脱离。圆锥花序大型，具稠密分枝与小穗，长30~50cm，宽10~20cm；主轴直立，长约25cm，分枝多数轮生于主轴各节，基部分枝长10~30cm，斜升或开展，下部裸露；穗颈无毛；小穗柄长5mm，无毛；小穗长8~10（11）mm，含4~6小花；颖窄椭圆形，具1~3脉，顶端渐尖，第一颖长约3mm，第二颖长约5mm，第一外稃长6~9mm，不孕；第二外稃长约8mm，向上渐小，上部渐尖呈芒状；基盘细长，稍弯，疏生长约5mm较短的丝状柔毛，毛长为其稃体的1/2~2/3。花、果期8~12月。

【生境】生于池沼、河旁、湖边。

【分布】台湾、福建、海南、广东、香港、广西、云南、四川、贵州等地。越南、菲律宾、马来西亚等地也有分布。

【采集加工】夏、秋采收，根状茎晒干。

【性味归经】味甘，性寒。归心、大肠经。

【功能主治】清热利尿，清胃火，润肺燥，化痰，平肝明目，止呕。治急性热病烦渴，肺热肠痈，小便黄赤，牙龈出血，鼻衄，消化不良，大便秘结。

【用法用量】9~30g，水煎服。

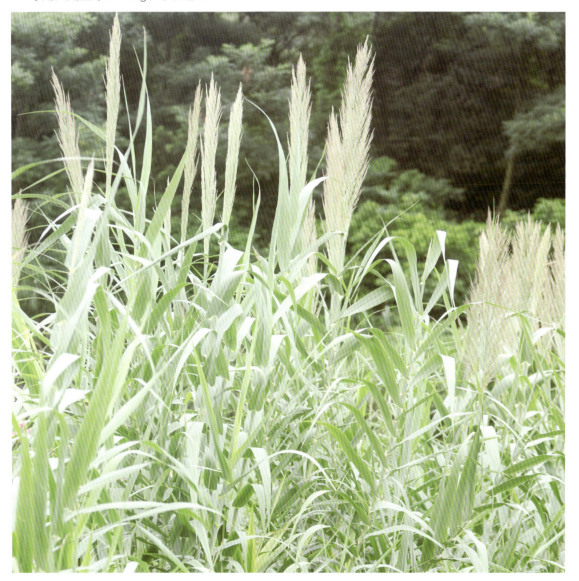

4.180.12　金丝草

POGONATHERI CRINITI HERBA

【别名】黄毛草、猫毛草

【来源】来源于禾本科 Poaceae 金发草属 *Pogonatherum* 金丝草 *Pogonatherum crinitum* (Thunb.) Kunth 的全草入药。

【形态特征】多年生草本，秆丛生，直立或基部稍倾斜，高 10~30cm，直径 0.5~0.8mm，具纵条纹，粗糙，通常 3~7 节，少可在 10 节以上，节上被白色髯毛，少分枝。叶鞘短于或长于节间，向上部渐狭，稍不抱茎，边缘薄纸质，除鞘口或边缘被细毛外，余均无毛，有时下部的叶鞘被短毛；叶舌短，纤毛状；叶片线形，扁平，稀内卷或对折，长 1.5~5cm，宽 1~4mm，顶端渐尖，

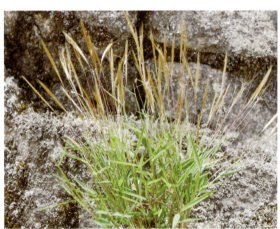
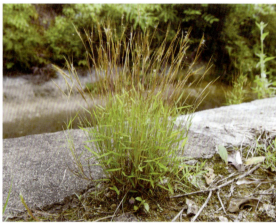
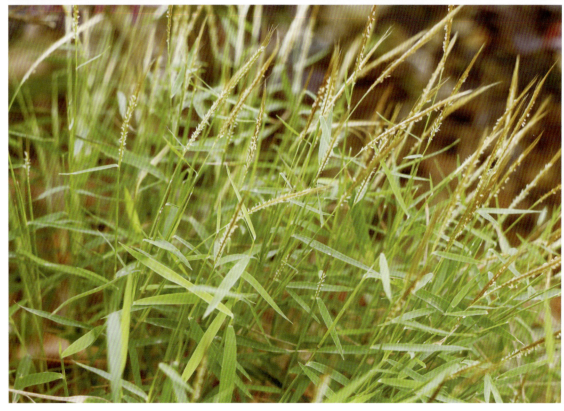

基部为叶鞘顶宽的 1/3，两面均被微毛而粗糙。穗形总状花序单生于秆顶，长 1.5~3cm（芒除外），细弱而微弯曲，乳黄色；总状花序轴节间与小穗柄均压扁，长为无柄小穗的 1/3~2/3，两侧具长短不一的纤毛；无柄小穗长不及 2mm，含 1 两性花，基盘的毛长约与小穗等长或稍长；第一颖背腹扁平，长约 1.5mm，顶端截平，具流苏状纤毛，具不明显或明显的 2 脉，背面稍粗糙；第二颖与小穗等长，稍长于第一颖，舟形，具 1 脉而成脊，沿脊粗糙，顶端 2 裂，裂缘有纤毛，脉延伸成弯曲的芒，芒金黄色，长 15~18mm，粗糙；第一小花完全退化或仅存一外稃；第二小花外稃稍短于第一颖，顶端 2 裂，裂片为稃体长的 1/3，裂齿间伸出细弱而弯曲的芒，芒长 18~24mm，稍糙；内稃宽卵形，短于外稃，具 2 脉；雄蕊 1 枚，花药细小，长约 1mm；花柱自基部分离为 2 枚；柱头帚刷状，长约 1mm。颖果卵状长圆形，长约 0.8mm。有柄小穗与无柄小穗同形同性，但较小。花、果期 5~9 月。

【生境】生于阴湿山坡、河边、石隙中。

【分布】香港、广东、广西、云南、贵州、四川。日本、中南半岛余部、印度也有分布。

【采集加工】夏、秋季采收，将全草晒干。

【性味归经】味甘、淡，性凉。

【功能主治】清热，解暑，利尿。治感冒发热，中暑，尿路感染，肾炎水肿，黄疸性肝炎，糖尿病，小儿久热不退。

【用法用量】15~30g，水煎服。

【附方】治急性肾炎水肿：金丝草、车前草、地锦草、爵床（鲜品）各 30g。水煎服。

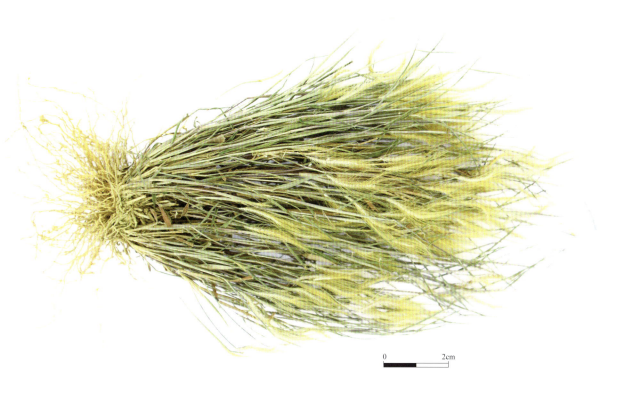

4.180.13 斑茅

SACCHARI ARUNDINACEI RADIX

【别名】大密

【基原】来源于禾本科 Poaceae 甘蔗属 *Saccharum* 斑茅 *Saccharum arundinaceum* Retz. 的根入药。

【形态特征】多年生丛生大草本。秆粗壮，高 2~4（6）m，直径 1~2cm，具多数节，无毛。叶鞘长于其节间，基部或上部边缘和鞘口具柔毛；叶舌膜质，长 1~2mm，顶端截平；叶片宽大，线状披针形，长 1~2m，宽 2~5cm，顶端长渐尖，基部渐变窄，中脉粗壮，无毛，叶面基部生柔毛，边缘锯齿状粗糙。圆锥花序大型，稠密，长 30~80cm，宽 5~10cm，主轴无毛，每节着生 2~4 枚分枝，分枝 2~3 回分出，腋间被微毛；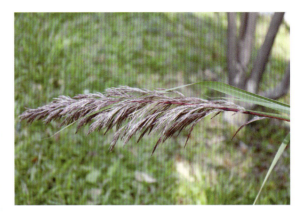总状花序轴节间与小穗柄细线形，长 3~5mm，被长丝状柔毛，顶端稍膨大；无柄与有柄小穗狭披针形，长 3.5~4mm，黄绿色或带紫色，基盘小，具长约 1mm 的短柔毛；两颖近等长，草质或稍厚，顶端渐尖，第一颖沿脊微粗糙，两侧脉不明显，背部具长于其小穗一倍以上之丝状柔毛；第二颖具 3（5）脉，脊粗糙，上部边缘具纤毛，背部无毛，但在有柄小穗中，背部具有长柔毛；第一外稃等长或稍短于颖，具 1~3 脉，顶端尖，上部边缘具小纤毛；第二外稃披针形，稍短或等长于颖；顶端具小尖头，或在有柄小穗中，具长 3mm 之短芒，上部边缘具细纤毛；第二内稃长圆形，长约为其外稃之半，顶端具纤毛；花药长 1.8~2mm；柱头紫黑色，长约 2mm，为其花柱之

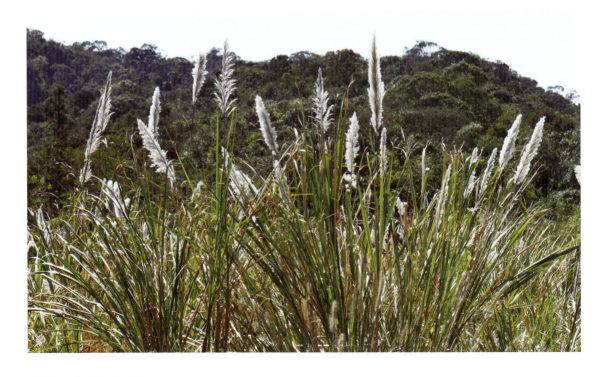

2倍，自小穗中部两侧伸出。颖果长圆形，长约3mm，胚长为颖果之半。花、果期8~12月。

【生境】生于山坡和河岸溪涧草地。

【分布】河南、陕西、浙江、江西、湖北、湖南、福建、台湾、广东、海南、香港、广西、云南、贵州、四川。印度、缅甸、泰国、越南、马来西亚也有分布。

【采集加工】夏、秋季采收，根晒干。

【性味归经】味甘、淡，性平。

【功能主治】活血通经，通窍利水。治跌打损伤，筋骨风痛，经闭，月经不调，水肿，蛊胀。

【用法用量】15~60g，水煎服。

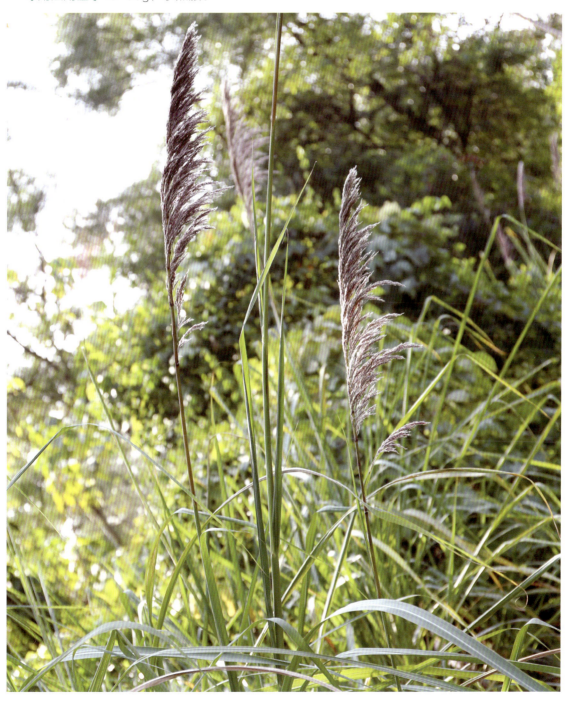

4.180.14　甘蔗

SACCHARI OFFICINARI CAULIS

【别名】秀贵甘蔗、糖蔗

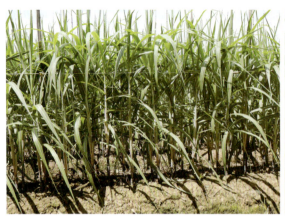
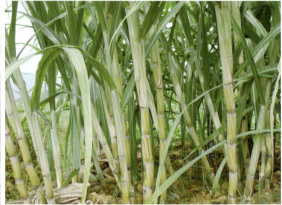

【基原】来源于禾本科 Poaceae 甘蔗属 Saccharum 甘蔗 Saccharum officinarum L. 的茎入药。

【形态特征】多年生高大实心草本。根状茎粗壮发达。秆高 3~5（6）m。直径 2~4（5）cm，具 20~40 节，下部节间较短而粗大，被白粉。叶鞘长于其节间，除鞘口具柔毛外余无毛；叶舌极短，生纤毛，叶片长达 1m，宽 4~6cm，无毛，中脉粗壮，白色，边缘具锯齿状，粗糙。圆锥花序大型，长 50cm 左右，主轴除节具毛外余无毛，在花序以下部分不具丝状柔毛；总状花序多数轮生，稠密；总状花序轴节间与小穗柄无毛；小穗线状长圆形，长 3.5~4mm；基盘具长于小穗 2~3 倍的丝状柔毛；第一颖脊间无脉，不具柔毛，顶端尖，边缘膜质；第二颖具 3 脉，中脉成脊，粗糙，无毛或具纤毛；第一外稃膜质，与颖近等长，无毛；第二外稃微小，无芒或退化；第二内稃披针形；鳞被无毛。

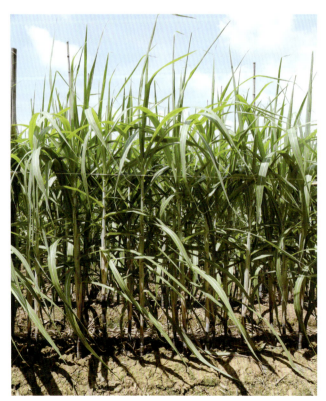

【生境】栽培。

【分布】全世界热带和亚热带地区。原产印度。

【采集加工】茎鲜用。

【性味归经】味甘，性平。归肺、脾、胃经。

【功能主治】除热止渴，和中，宽隔，行水。治发热口干，肺燥咳嗽，咽喉肿痛，心胸烦热，反胃呕吐，妊娠水肿。

【用法用量】鲜秆 200~250g，水煎或榨汁冲服。

4.180.15　甜根子草

SACCHARI SPONTANEI HERBA

【别名】甜茅、割手密

【基原】来源于禾本科 Poaceae 甘蔗属 Saccharum 甜根子草 Saccharum spontaneum L. 的根状茎入药。

【形态特征】多年生草本，具发达横走的长根状茎。秆高 1~2m；中空，具多数节，节具短毛，节下常敷白色蜡粉，紧接花序以下部分被白色柔毛。叶鞘较长或稍短于其节间，鞘口具柔毛，有时鞘节或上部边缘具有柔毛，稀为全体被疣基柔毛；叶片线形，长 30~70cm，宽 4~8mm，基部多少狭窄，无毛，灰白色，边缘呈锯齿状粗糙。圆锥花序长 20~40cm，稠密，主轴密生丝状柔毛；分枝细弱，下部分枝的基部多少裸露，直立或上升；总状花序轴节间长约 5mm，顶端稍膨大，边缘与外侧面疏生长丝状柔毛，小穗柄长 2~3mm；无柄小穗披针形，长 3.5~4mm，基盘具长于小穗 3~4 倍的丝状毛；两颖近相等，无毛，下部厚纸质，上部膜质，渐尖；第一颖上部边缘具纤毛；第二颖中脉成脊，边缘具纤毛；第一外稃卵状披针形，等长于小穗，边缘具纤毛；第二外稃窄线形，长约 3mm，宽约 0.2mm；边缘具纤毛，第二内稃微小；鳞被倒卵形，长约 1mm，顶端具纤毛；雄蕊 3 枚，花药长 1.8~2mm；柱头紫黑色，

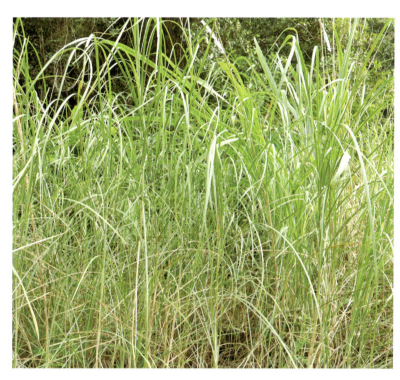

长 1.5~2mm，自小穗中部两侧伸出。有柄小穗与无柄者相似，有时较短或顶端渐尖。花、果期 7~8 月。

【生境】生于河旁、溪边、旷野。

【分布】陕西、江苏、安徽、浙江、江西、湖北、湖南、福建、台湾、海南、香港、广东、广西、云南、贵州、四川。印度、缅甸、泰国、越南、马来西亚、印度尼西亚、澳大利亚、日本以及欧洲南部也有分布。

【采集加工】夏、秋季采收，晒干。

【性味归经】味甜，性凉。归肾、肺、胃经。

【功能主治】清热利水，止渴。治感冒发热口干、小便不畅、肾炎、肝炎等。

【用法用量】9~15g，水煎服。

4.180.16　谷芽

SETARIAE FRUCTUS GERMINATUS

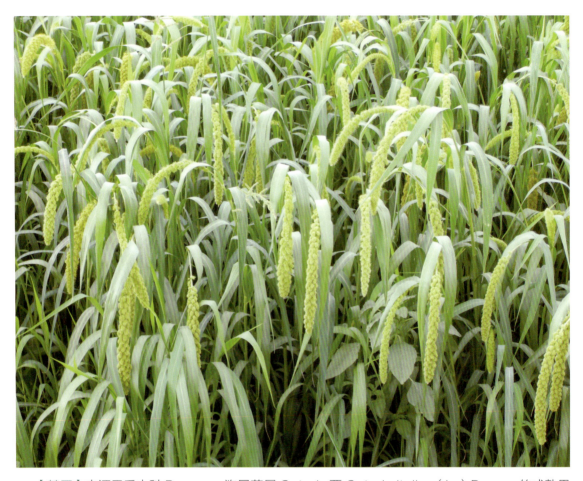

【基原】来源于禾本科 Poaceae 狗尾草属 Setaria 粟 Setaria italica（L.）Beauv. 的成熟果实经发芽干燥的炮制加工品入药。

【形态特征】一年生草本。须根粗大。秆粗壮，直立，高 0.1~1m 或更高。叶鞘松裹茎秆，密具疣毛或无毛，毛以近边缘及与叶片交接处的背面为密，边缘密具纤毛；叶舌为一圈纤毛；叶片长披针形或线状披针形，长 10~45cm，宽 5~33mm，顶端尖，基部钝圆，上面粗糙，下面稍光滑。圆锥花序呈圆柱状或近纺锤状，通常下垂，基部多少有间断，长 10~40cm，宽 1~5cm，常因品种的不同而多变异，主轴密生柔毛，刚毛显著长于或稍长于小穗，黄色、褐色或紫色；小穗椭圆形或近圆球形，长 2~3mm，黄色、橘红色或紫色；第一颖长为小穗的 1/3~1/2，具 3 脉；第二颖稍短于或长为小穗的 3/4，顶端钝，具 5~9 脉；第一外稃与小穗等长，具 5~7 脉，其内稃薄纸质，披针形，长为其 2/3；第二外稃等长于第一外稃，卵圆形或圆球形，质坚硬，平滑或具细点皱纹，成熟后，自第一外稃基部和颖分离脱落；鳞被顶端不平，呈微波状；花柱基部分离。花果期 5~11 月。

【生境】黄河中上游为主要栽培区，其他地区也有少量栽种。

【分布】广泛栽培于欧亚大陆的温带和热带。

【采集加工】将粟谷筛净杂质，用水浸泡，捞出置于排水的容器内，盖好，每日淋水1~2次，保持湿润，使发芽，待须根长6mm时，取出晒干或低温干燥备用。

【药材性状】本品呈类圆球形，直径约有2mm，顶端钝圆，基部略尖。外壳革质，淡黄色，具点状皱纹，下端有初生的细须根，长3~6mm，剥去稃片，内含淡黄色或黄白色颖果（小米）1粒。气微，味微甘。

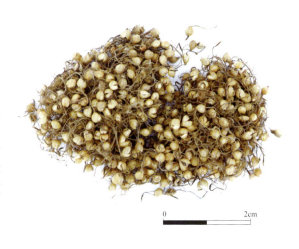

【性味归经】味甘，性温。归脾、胃经。

【功能主治】消食和中，健脾开胃。治食积不化，消化不良，胸闷腹胀，妊娠呕吐。

【用法用量】9~15g，水煎服。

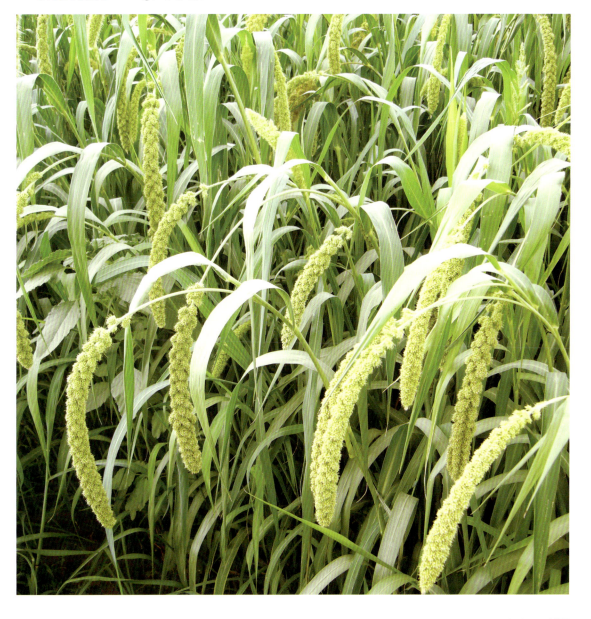

4.180.17 鼠尾粟

SPOROBOLI FERTILIS HERBA

【别名】狗屎草

【基原】来源于禾本科 Poaceae 鼠尾粟属 *Sporobolus* 鼠尾粟 *Sporobolus fertilis*（Steud.）W. D. Claytoon [*S. indicus*（L.）R. Br. var. *purpureo-suffusus*（Ohwi）Koyama] 全草入药。

【形态特征】多年生草本。秆直立，丛生，高 25~120cm，基部径 2~4mm，质较坚硬，平滑无毛。叶鞘疏松裹茎，基部者较宽，平滑无毛或其边缘稀具极短的纤毛，下部者长于节间而上部者短于节间；叶舌极短，长约 0.2mm，纤毛状；叶片质较硬，平滑无毛，或仅上面基部疏生柔毛，常内卷，少数扁平，顶端长渐尖，长 15~65cm，宽 2~5mm。圆锥花序较紧缩呈线形，常间断，或稠密近穗形，长 7~44cm，宽 0.5~1.2cm，分枝稍坚硬，直立，与主轴贴生或倾斜，常长 1~2.5cm，基部者较长，一般不超过 6cm，但小穗密集着生其上；小穗灰绿色且略带紫色，长 1.7~2mm；颖膜质，第一颖小，长约 0.5mm，顶端尖或钝，具 1 脉；外稃等长于小穗，顶端稍尖，具 1 中脉及 2 不明显侧脉；雄蕊 3，花药黄色，长 0.8~1mm。囊果成熟后红褐色，明显短于外稃和内稃，长 1~1.2mm，长圆状倒卵形或倒卵状椭圆形，顶端截平。花果期 3~12 月。

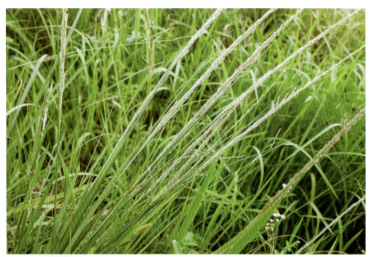

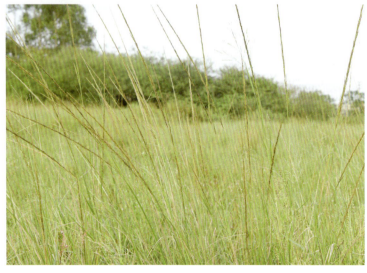

【生境】多生于田野、路旁和山坡草地。

【分布】河南、山东、安徽、湖南、江苏、江西、福建、广东、海南、香港、广西、云南、四川、贵州。

【采集加工】夏、秋采收，将全草晒干。

【性味归经】味甘，性平。归心、肺、肝、大肠、膀胱经。

【功能主治】清热解毒，凉血。治伤暑烦热，燥热便秘，湿热淋浊，小儿烦热，尿血。

【用法用量】60~90g，水煎服。

4.180.18 菅

THEMEDAE VILLOSAE RHIZOMA

【基原】来源于禾本科 Poaceae 菅属 *Themeda* 菅 *Themeda villosa*（Poir.）A. Camus 的根状茎入药。

【形态特征】多年生草本。秆粗壮，多簇生，高 1~2m 或更高，下部直径 1~2cm。两侧压扁或具棱，常黄白色或褐色，平滑无毛而有光泽，实心，髓白色。叶鞘光滑无毛，下部具粗脊；叶舌膜质，短，顶端具短纤毛；叶片线形，长可达 1m，宽 0.7~1.5cm。多回复出的大型假圆锥花序，由具佛焰苞的总状花序组成，长可达 1m；总状花序长 2~3cm，具长 0.5~2cm 的总花梗；总花梗上

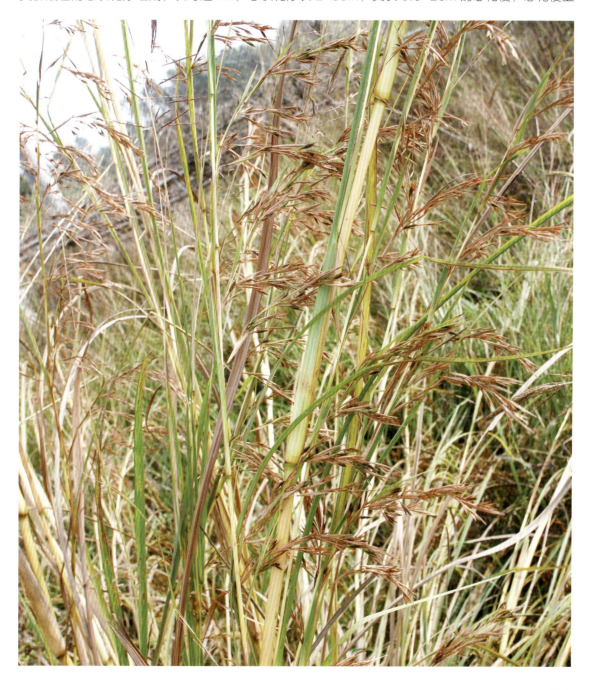

部常被毛，顶端膨大，佛焰苞舟形，长 2~3.5cm，具脊，粗糙，多脉；每总状花序由 9~11 小穗组成；总苞状 2 对小穗披针形；第一颖狭披针形，长 10~15mm，具 13 脉，背面被疏毛，第二颖长约 8mm，具 5 脉，半透明，上部边缘具纤毛。外稃长 7~8mm，透明，边缘具睫毛；内稃较短，透明，卵状；雄蕊 3 枚，花药长 4~5mm；无柄小穗长 7~8mm，基盘密具硬粗毛和褐色短毛；颖硬革质，第一颖长圆状披针形，长 7~8mm，顶端截形，边缘内卷，脊圆，背部及边缘密被褐色短毛，具 7~8 脉。第二颖狭披针形，长约 7mm，具 3 脉，顶端钝，背面密被褐色短毛，第一小花不孕，外稃长约 5.5mm，透明，其内稃小；第二小花两性，外稃狭披针形，主脉延伸成 1 小尖头或至仅具芒柱的短芒，不伸出或略伸出颖外。颖果被毛或脱落，成熟时粟褐色。花果期 8 月至翌年 1 月。

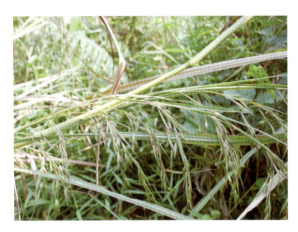

【生境】生于山坡灌丛、草地或林缘向阳处。

【分布】湖北、浙江、福建、江西、广东、香港、广西、云南、贵州、四川、西藏。印度、中南半岛余部、菲律宾也有分布。

【采集加工】夏、秋采收，根状茎晒干。

【性味归经】味甘、辛，性温。

【功能主治】祛风散寒，除湿通络，利尿消肿。治风湿痹痛，风寒感冒，小便淋痛，水肿，骨折。

【用法用量】15~30g，水煎服。外用鲜品捣烂敷患处。

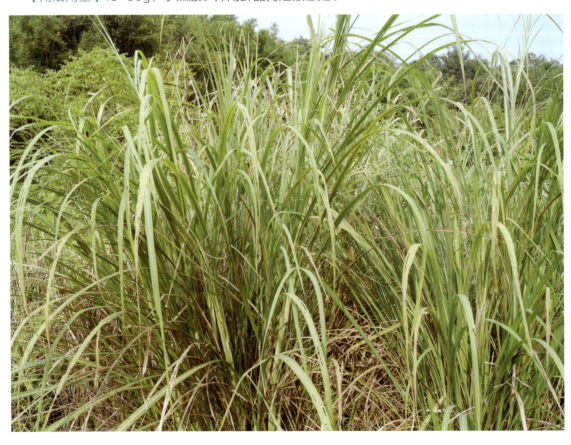

4.180.19 玉米

ZEAE MAYS FOLIUM ET FRUCTUS

【别名】玉米须、玉蜀黍、苞谷

【基原】来源于禾本科 Poaceae 玉蜀黍属 *Zea* 玉米 *Zea mays* L. 的叶、花柱、果序入药。

【形态特征】一年生高大草本。秆直立，通常不分枝，高 1~4m，基部各节具气生支柱根。叶鞘具横脉；叶舌膜质，长约 2mm；叶片扁平宽大，线状披针形，基部圆形呈耳状，无毛或具柔毛，中脉粗壮，边缘微粗糙。顶生雄性圆锥花序大型，主轴与总状花序轴及其腋间均被细柔毛；雄性小穗孪生，长达 1cm，小穗柄一长一短，分别长 1~2mm 及 2~4mm，被细柔毛；两颖近等长，膜质，约具 10 脉，被纤毛；外稃及内稃透明膜质，稍短于颖；花药橙黄色；长约 5mm；雌花序被多数宽大的鞘状苞片所包藏；雌小穗孪生，成 16~30 纵行排列于粗壮之序轴上，两颖等长，宽大，无脉，具纤毛；外稃及内稃透明膜质，雌蕊具极长而细弱的线形花柱。颖果球形或扁球形，成熟后露出颖片和稃片之外，其大小随生长条件不同产生差异，一般长 5~10mm，宽略过于其长，胚长

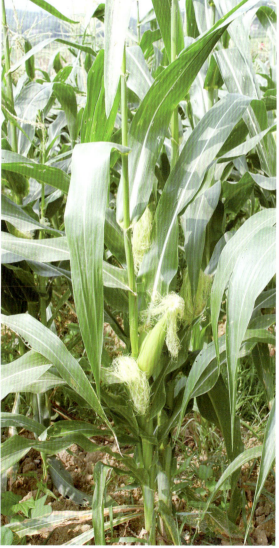

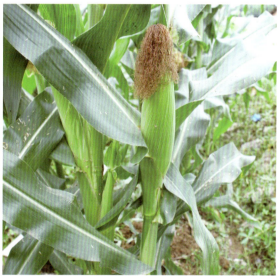

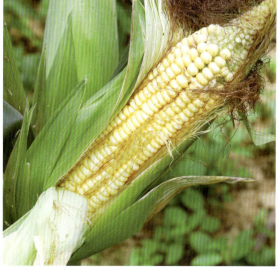

为颖果的 1/2~2/3。花果期秋季。

【生境】栽培。

【分布】现我国广为栽培。原产拉丁美洲。

【采集加工】夏、秋采收，叶、花柱、果序轴晒干。

【性味归经】味甘，性平。归脾、肝、肾经。

【功能主治】利尿消肿，平肝利胆。治急、慢性肾炎，水肿，急、慢性肝炎，高血压病，糖尿病，慢性副鼻窦炎，尿路结石，胆道结石，并可预防习惯性流产。

【用法用量】15~60g，水煎服。

【附方】① 治急、慢性肝炎：玉米须、太子参各 30g，水煎服，每日 1 剂，早晚分服。有黄疸者加茵陈同煮服；慢性者加锦鸡儿根（或虎杖根）30g 同煎服。

② 治急性肾炎：玉米须 60g，西瓜皮 30g，蝼蛄 7 个，生地黄 15g，肉桂 1.5g。水煎服。隔日 1 剂。连服 4~5 剂，症状消退后，服济生肾气丸，每日 2 次，每次 6~9g。

③ 治胆石症（肝胆管及总胆管泥沙状结石，或胆道较小的结石在静止期者）：玉米须、芦根各 30g，茵陈 15g，水煎服，每日 1 剂。

④ 治慢性副鼻窦炎：玉米须晒干，切成短丝与当归尾（焙干研粉）混合，入烟斗点燃吸烟，每日 5~7 次，每次吸 1~2 烟斗，至症状消失为止。

⑤ 预防习惯性流产：在怀孕以后，每天取 1 个玉米的玉米须煎汤代饮，至上次流产的怀孕月份，加倍用量，服到足月时为止。

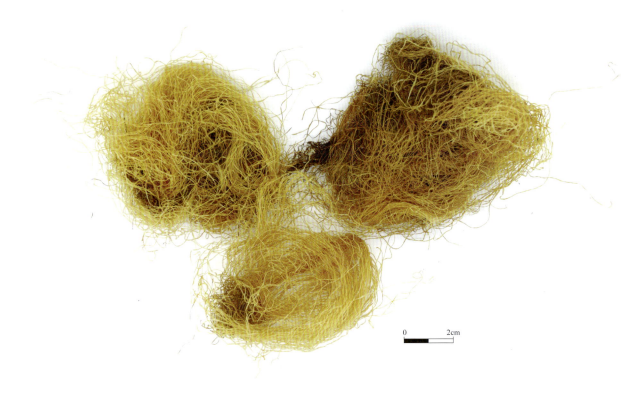

4.180.20　苇根

ZIZANIAE LATIFOLIAE RHIZOMA

【别名】菰、茭白

【基原】来源于禾本科 Poaceae 菰笋属 Zizania 菰笋 Zizania latifolia（Griseb.）Stapf. [Zizania caduciflora（Turcz.）Hand.-Mazz.] 的根状茎入药。

【形态特征】多年生草本。高达 2m；具匍匐根状茎。须根粗壮。秆高大直立，高 1~2m，直径约 1cm，具多数节，基部节上生不定根。叶鞘长于其节间，肥厚，有小横脉；叶舌膜质，长约 1.5cm，顶端尖；叶片扁平宽大，长 50~90cm，宽 15~30mm。圆锥花序长 30~50cm，分枝多数簇生，上升；果期开展；雄小穗长 10~15mm，两侧压扁，着生于花序下部或分枝之上部，带紫色，外稃具 5 脉，顶端渐尖具小尖头，内稃具 3 脉，中脉成脊，具毛，雄蕊 6 枚，花药长 5~10mm；雌小穗圆筒形，长 18~25mm，宽 1.5~2mm，着生于花序上部和分枝下方与主轴贴生处，外稃之 5 脉粗糙，芒长 20~30mm，内稃具 3 脉。颖果圆柱形，长约 12mm，胚小形。花、果期秋、冬季。

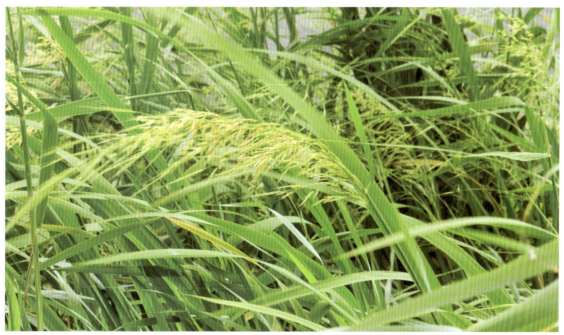

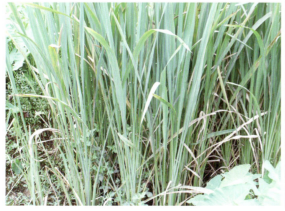

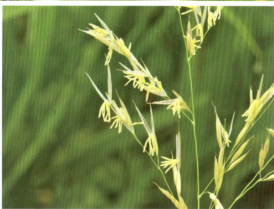

【生境】多为栽培，偶有逸为野生。

【分布】黑龙江、吉林、辽宁、内蒙古、河北、甘肃、陕西、湖北、湖南、江西、广东、福建、台湾等地。日本、俄罗斯及欧洲余部也有分布。

【采集加工】夏、秋季挖取地下根状茎，除净须根，洗净，晒干。

【药材性状】本品呈扁长形，直径 0.8~2cm。表面金黄色或有棕色斑纹，具明显的节。节上常见残留须根痕，节间长 3~6cm，有皱缩纹。体轻质柔软而韧，切断面中空，内表面白色、光滑。气无，味微甜。以条粗、质柔软、金黄色、无须根者为佳。

【性味归经】味甘，性寒。归肺、肝、胃经。

【功能主治】清热化痰，透表，除烦渴。治久热不退，肺热咳嗽，烦渴，小儿隐疹不透，感冒发热咳嗽。

【用法用量】10~15g，水煎服。

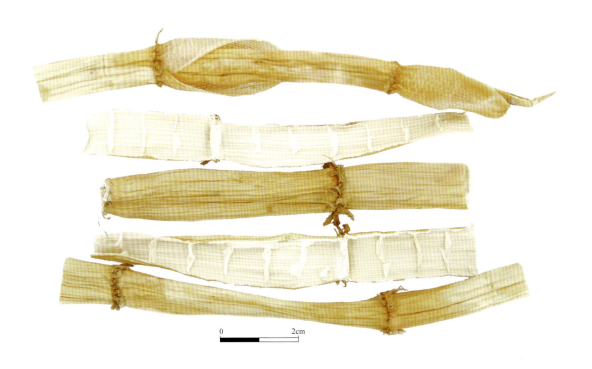

5 树脂类

5.1 金缕梅科

5.1.1 苏合香

STYRAX

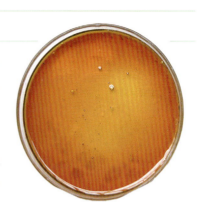

【基原】来源于金缕梅科 Hamamelidaceae 枫香属 *Liquidambar* 苏合香 *Liquidambar orientalis* Mill. 树干渗出的香树脂,经加工精制而成的油状液体入药。

【分布】伊朗、土耳其、索马里、印度等国。

【采集加工】夏季将树皮划伤或割破使树脂渗入树皮部。秋季将树皮剥下,榨取树脂,即成为天然苏合香。进一步加工为精制苏合香。

【药材性状】本品呈半流质的黏稠液体,棕黄色或暗棕色,半透明,挑起呈胶质,可挑高至盈尺黏丝仍连绵不断。体重,能沉于水但不溶于水,只溶于酒精,用火点燃则产生轻微爆裂响声。有特异芳香气,味淡,微辛。以质黏稠、含油足、半透明、气香浓者为佳。

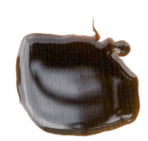

【性味归经】味辛,性温。归心、脾经。

【功能主治】开窍辟秽,豁痰止痛。治中风痰厥,惊痫,胸腹冷痛,心绞痛,疥疮,冻疮。

【用法用量】0.3~1g,多入丸、散服。外用适量。

5.2 橄榄科

5.2.1 没药

MYRRHA

【别名】末药、明没药

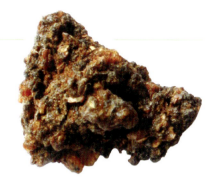

【基原】来源于橄榄科 Burseraceae 没药属 *Commiphora* 没药 *Commiphora myrrha* Engl. 或爱伦堡没药 *Balsamodendron ehrenbergianum* Berg. 的茎干皮部渗出的树脂经干燥而成。

【分布】非洲东北部索马里、埃塞俄比亚及阿拉伯半岛南部。以索马里所产者质优。

【采集加工】夏、秋间采收。树脂初渗出为黄白色液体,与空气接触后逐渐凝成红棕色硬块;采收后拣除树皮及其他杂质。

【药材性状】天然没药:呈不规则颗粒性团块,大小不等,大者直径长达6cm以上。表面黄棕色或红棕色,近半透明部分呈棕黑色,被有黄色粉尘。质坚脆,破碎面不整齐,无光泽。有特异香气,味苦而微辛。

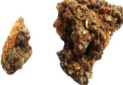

胶质没药:呈不规则块状和颗粒,多黏结成大小不等的团块,大者直径长达6cm以上,表面棕黄色至棕褐色,不透明,质坚实或疏松,有特异香气,味苦而有黏性。以红棕色、香气浓、杂质少者为佳。

【性味归经】味辛、苦,性平。归肝、心、脾经。

【功能主治】散血祛瘀,消肿定痛。治痈疽肿痛,癥瘕,经闭,痔漏,目障。

【用法用量】3~5g,多入丸、散服。外用适量,研末调敷患处。

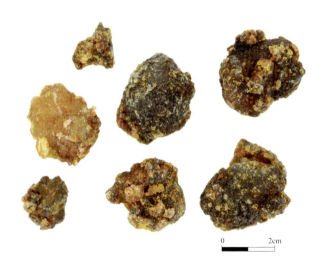

5.2.2 乳香

OLIBANUM

【别名】乳头香、滴乳香

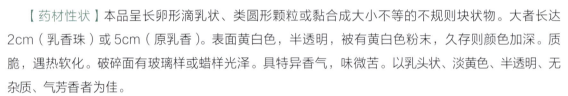

【基原】来源于橄榄科 Burseraceae 乳香属 Boswellia 卡氏乳香 Boswellia carterii Birdw. 的树干切伤后渗出的树脂经干燥而成。

【分布】非洲红海两岸,以索马里、埃塞俄比亚及阿拉伯半岛南部为多;土耳其、利比亚等地亦产。

【采集加工】除 5~8 月外,全年均可采收。树脂从伤口渗出后数天自然干结成固体,即可收集。

【药材性状】本品呈长卵形滴乳状、类圆形颗粒或黏合成大小不等的不规则块状物。大者长达 2cm(乳香珠)或 5cm(原乳香)。表面黄白色,半透明,被有黄白色粉末,久存则颜色加深。质脆,遇热软化。破碎面有玻璃样或蜡样光泽。具特异香气,味微苦。以乳头状、淡黄色、半透明、无杂质、气芳香者为佳。

【性味归经】味辛、苦,性温。归心、肝、脾经。

【功能主治】活血定痛,消肿生肌。治气血凝滞,心腹疼痛,痛经,产后瘀血刺痛,痈疮肿毒,跌打损伤。

【用法用量】3~5g,多入丸、散服。外用适量,研末调敷。

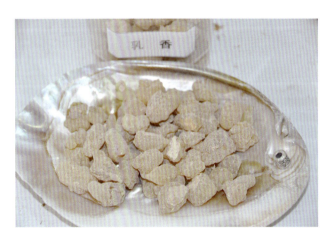

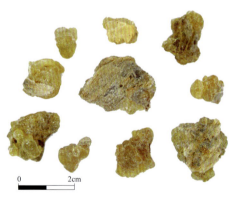

5.3 藤黄科

5.3.1 藤黄

GARCINIAE HANBURYI PIX

【别名】玉黄、月黄

【基原】来源于藤黄科 Clusiaceae 藤黄属 *Garcinia* 藤黄 *Garcinia hanburyi* Hook. f. 树干渗出的树脂，经加工而成。

【分布】主产泰国、越南、印尼、印度、柬埔寨等国。

【采集加工】秋季采收。收集伤口流出的乳状液，置锅中加热，煮至熔融状态，倒入竹筒内凝结成筒状，取出晒干。

【药材性状】本品呈圆柱形或不规则块状，直径 2.5~4cm，长可达 16cm，表面红黄色或橙黄色，有纵条纹，有的被黄绿色粉霜。质硬而脆，易折断，断面平滑，黄色至黄褐色，具蜡样光泽。用水研磨则呈黄色乳状液；投火中，则燃烧。气微，味辛。以圆柱状或片块大、断面似蜡质、呈半透明状、红黄色者为佳。

【性味归经】味酸、涩，性凉；有大毒。归胃、大肠经。

【功能主治】消肿排脓，散瘀解毒，止血，杀虫。治痈疽肿毒，损伤出血，金疮肿痛，顽癣。

【用法用量】0.03~0.06g，多入丸、散服。外用适量研末调敷或磨汁涂患处。

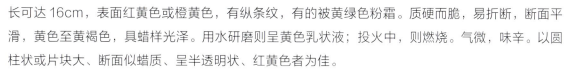

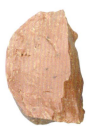
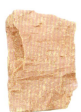
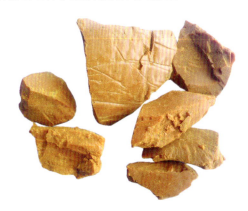

6 动物类

6.1 人科

6.1.1 人中白

HOMINIS SEDIMENTUM URINAE

【别名】千年冰

【基原】来源于人科 Hominidae 人类 *Homo sapiens* 人尿自然沉积所结成的固体物。

【分布】全国各地均产。以江苏较多。

【药材性状】剥取尿器内较厚沉积固体物,放在清水中浸漂 7 天,每天换水 1~2 次,取出置空旷地日晒夜露约七天,至尿臭减弱,晒干。

【采集加工】本品多为不规则片块,厚薄不一,表面凹凸不平,呈大小不均的颗粒状,另一面光滑。质轻易碎,断面有层纹,灰白色或淡黄色,微具尿臭气。味咸。以块片厚大、层纹清晰、色灰白或淡黄、体轻、尿臭气淡者为佳。

【性味归经】味咸,性寒。归肝、肺、膀胱经。

【功能主治】清热降火,除痰,解毒,祛瘀,止血。治吐血,衄血,咽喉肿痛,外治牙疳口疮。

【用法用量】3~5g,水煎服。须经炮制后方可配剂。

【附注】伪品人中白常为水泥制成,但其表面不呈颗粒状,体重,断面无层纹,质坚,故易于鉴别。

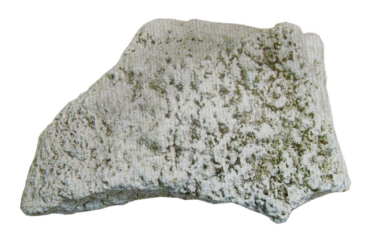

6.1.2 紫河车
HOMINIS PLACENTA

【基原】来源于人科 Hominidae 人类 *Homo sapiens* 健康产妇的干燥胎盘。

【分布】各地均产。

【采集加工】将新鲜胎盘洗净，去掉筋膜，挑破脐带周围的血管，反复洗至血净水清为止。捆扎好，放入沸水中煮至胎盘浮起时取出，置铁丝网上用微火焙至起泡、酥松即可。

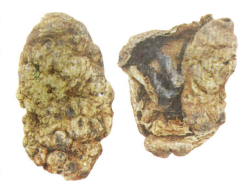

【药材性状】本品为不规则的圆盘状，直径约6cm，厚薄不一，黄棕色或黄白色。一面凹凸不平，有沟皱，另一面较平滑，常附有残余的脐带，其四周可见细血管。质硬、脆、疏松。有腥气，味甘。以完整、黄色、洁净者为佳。

【性味归经】味甘、咸，性温。归心、肺、肾经。

【功能主治】补气养血，温肾补精。治虚劳羸瘦，骨蒸盗汗，咳嗽气喘，阳痿遗精。

【用法用量】3~6g，水煎服。

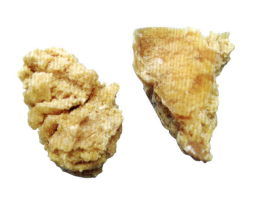 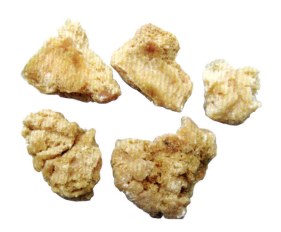

6.1.3 血余炭

CRINIS CARBONISATUS

【基原】来源于人科 Hominidae 人类 Homo sapiens 的头发经煅制而成的炭化物。

【分布】全国各地有生产。

【采集加工】收集健康人的头发,除去杂质,用碱水反复洗去油垢,清水漂净,晒干,然后煅制存性。

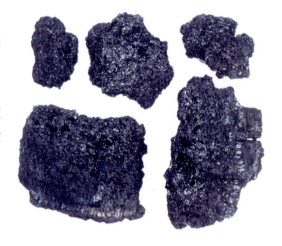

【药材性状】本品呈不规则块状,大小不一,全体乌黑发亮,表面有多数不规则小孔。体轻,质脆易碎,断面呈不平坦的海绵样。用火烧之有焦发气,味苦。以体轻、色乌亮、块状者为佳。

【性味归经】味苦,性平。归肝、胃经。

【功能主治】收敛止血,化瘀,利尿。治吐血,咯血,衄血,尿血,崩漏下血,外伤出血。

【用法用量】4.5~9g,水煎服。

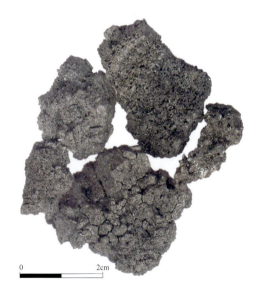

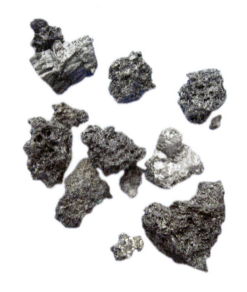

6.2 蝽科

6.2.1 九香虫

ASPONGOPUS

【别名】臭屁虫

【基原】来源于蝽科 Pentatomidae 九香虫属 *Aspongopus* 九香虫 *Aspongopus chinensis* Dallas 的干燥虫体。

【分布】四川、湖北、云南、贵州、安徽、湖南。此外，浙江、广东、广西、江西也产。

【采集加工】11 月至次年 3 月前捕捉成虫，置适宜容器内，烫或加酒将其闷死，用微火烘干或文火微炒至干。

【药材性状】本品呈六角状扁椭圆形，长 1.6~2cm，宽约 1cm；头部小，近三角形，有突出小眼一对，触角一对，五节，多脱落；背部棕褐色或棕黑色，有膜质、半透明的翅两对；胸部有足三对，后足最长，多已脱落；腹面有棕黑色细密皱纹，具五环节，节间近边缘有凸起的小点。质脆，易折断，可见腹内含有油质的粉状物。有特异腥臭气。以虫体完整、具油性、色棕褐、发亮、无霉蛀者为佳。

【性味归经】味咸，性温。归肝、脾、肾经。

【功能主治】理气止痛，温中助阳。治胃寒胀痛，肝胃气痛，肾虚阳痿，腰膝酸痛。

【用法用量】3~9g，水煎服。

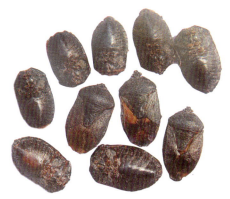

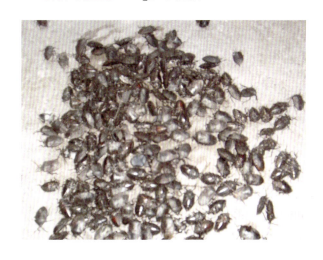

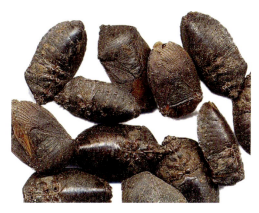

6.3 蟾蜍科

6.3.1 干蟾

BUFONIS SICCATIO

【别名】蟾蜍干、蟾蜍干、蛤蟆干

【基原】来源于蟾蜍科 Bufonidae 蟾蜍属 *Bufo* 黑眶蟾蜍 *Bufo melanostictus* Schneider 的除去内脏、带皮或去外皮的干燥全体。

【分布】广东、广西、浙江、福建、江西、贵州、山东等地。

【采集加工】多在春末至秋季捕捉,剖开腹部,除去内脏,或剥去外皮,置清水泡浸 1h,漂去血污,用薄竹片两块斜角撑开,晒干。

【药材性状】本品为蛙状,干瘪僵直,长 13~17cm,宽 4~6cm,四肢完整;头钝三角形,眼眶大而下陷;体部肌肉较薄处呈透明状,背面骨骼显露,脊椎和六对肋骨清晰可见;四肢对称伸直,指、趾均匀散开,有蹼,骨节处灰白色;去皮者黄白色,带皮者为黑褐色,满布疣点。气微腥,味微甘、微涩。以个大、全形、去皮、色鲜、无臭者为佳。

【性味归经】味辛,性凉;有毒。归肝、脾、肺经。

【功能主治】消瘰破结,解毒除湿,杀虫,止痛。治瘰疬、肿毒、疳积诸症。

【用法用量】0.5~2g,多入丸、散,或煅存性入药。外用适量。

【附注】去皮的蟾蜍干广东称拐干,10 只相叠扎成一小扎,多供出口。

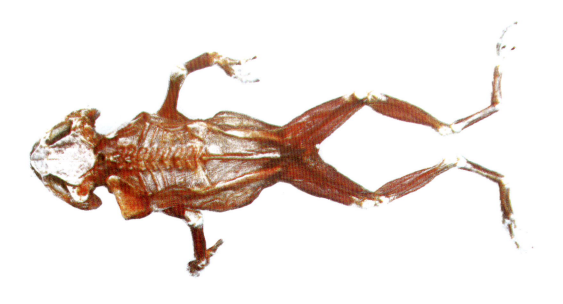

6.3.2 蟾酥

BUFONIS VENENUM

【基原】来源于蟾蜍科 Bufonidae 蟾蜍属 Bufo 黑眶蟾蜍 Bufo melanostictus Schneider 或中华大蟾蜍 Bufo bufo gargarizans Cantor 的干燥分泌物。

【分布】山东、江苏、浙江、福建和广东。

【采集加工】多于夏、秋间捕捉蟾蜍，洗净，刮伤耳后腺及皮肤腺，挤出白色浆液，将浆液晒至七成干，压成圆饼状或棋子状，称为团酥和棋子酥，晒干或烘干。忌用铁皿盛载，防止变黑。

【药材性状】本品为扁圆形团块状或片状，块状的直径 5~9cm，厚约 1cm，棕褐色或红棕色，表面较平滑。质硬，不易折断，断面胶质状，有光泽。气微腥，味麻辣，嗅之作嚏，舌尝有刺灼感和麻痹感。以棕红色、断面角质状、半透明、有光泽者为佳。

【性味归经】味辛，性温；有毒。归心经。

【功能主治】解毒，止痛，开窍醒神。治痈疽疔疮，咽喉肿痛，中暑神昏，痧胀腹痛吐泻。

【用法用量】0.015~0.03g，多入丸、散服；外用适量。

【注意】孕妇慎用。

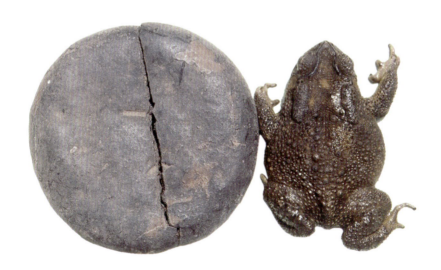

6.4 丽蝇科

6.4.1 五谷虫

CHRYSOMYIAE LARVA

【别名】罗仙子

【基原】来源于丽蝇科 Calliphoridae 金蝇属 Chrysomyia 大头金蝇 Chrysomyia megacephala（Fab.）的幼虫干燥体。

【分布】广东、安徽、浙江、湖北等地；广东博罗和龙门县所产者质优。

【采集加工】夏、秋季捞取肥大蛆虫，冲洗漂净，取糖灰撒覆于蛆虫上，使排出体内污物，烫死晒干后，用河沙置锅中炒至大热，将晒干的虫体倒入，炒至膨胀鼓起，筛去河沙、碎屑。

【药材性状】本品略呈扁圆锥形，中空，两端稍尖，长约1cm，黄白色，略透明；全体由14个环节组成，其中头部1节，胸部3节，腹部10节；头部稍小，自中腹部往下渐细，尾部尖小，无足。体轻质脆，气微臭。以完整、质轻膨胀、色金黄、无臭味和杂质者为佳。

【性味归经】味咸，性寒。归脾、胃经。

【功能主治】清热解毒，消积滞。治神昏谵语、小儿疳积等。

【用法用量】3~6g，水煎服。

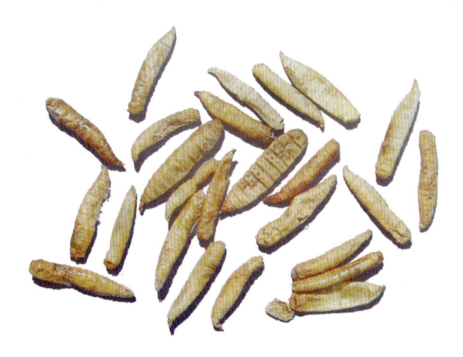

6.5 鼯鼠科
6.5.1 五灵脂
TROGOPTERORI FAECES

【基原】来源于鼯鼠科 Petauristidae 复齿鼯鼠属 *Trogopterus* 复齿鼯鼠 *Trogopterus xanthipes* Milne-Edwards 的干燥粪便。

【分布】华北和西南等地。

【采集加工】全年均可采集，以春、秋季产量高，常在岩洞中或在较平坦的石面上收集，拣去杂质，晒干。

【药材性状】本品为许多粪粒与尿凝结而成的不规则团块，大小不一，凹凸不平，表面黑棕色或红棕色，略显光泽；质较硬，断面不平坦。单粒的干粪呈长椭圆形，长 0.5~1.5cm，直径 3~6mm，表面粗糙，黑棕色或灰棕色，可见淡黄色斑点；体轻质松，易折断，断面有黄褐色的纤维。微臭，味微苦。以外表面色黑棕、有油润光泽者为佳。

【性味归经】味苦、咸，性温。归肝经。

【功能主治】活血，散瘀，止痛。治胸胁、脘腹刺痛，心腹血气诸痛，痛经，经闭，产后血瘀疼痛，跌打肿痛，蛇虫咬伤。

【用法用量】5~10g，水煎服。

【注意】孕妇慎用。

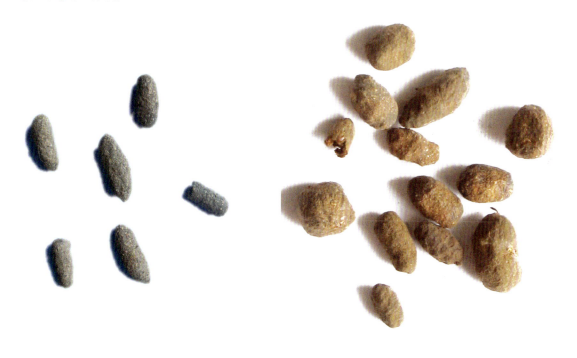

6.6 蚶科

6.6.1 瓦楞子

ARCAE CONCHA

【别名】蚶壳、瓦垄子

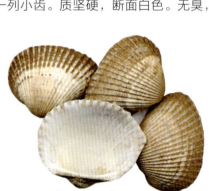

【基原】来源于蚶科 Arcidae 蚶属 Arca 泥蚶 Arca granosa Linnaeus 的贝壳。

【分布】广东、广西、福建、浙江、山东、河北等省沿海地区。

【采集加工】秋、冬至次春捕捞，多趁海潮退时采集。煮熟食肉后取壳洗净晒干。

【药材性状】本品呈三角状近扇形，长 2.5~4cm，高 2~3cm。背面突隆起，顶端突出向内卷，表面有明显的瓦楞状放射肋 18~21 条，肋上具颗粒状突起。内面平滑，白色，壳缘有与壳面放射肋相对应的凹陷，铰合部有一列小齿。质坚硬，断面白色。无臭，味淡。以个大、完整、洁净、色鲜者为佳。

【性味归经】味咸，性平。归肺、胃、肝经。

【功能主治】消痰化瘀，软坚散结，制酸止痛。治顽痰积结，黏稠难咳，瘿瘤，瘰疬，癥瘕痞块，胃痛泛酸。

【用法用量】9~15g，水煎服。入药宜煅。

【附注】据《中华人民共和国药典》记载，毛蚶 Arca subcrenata Lischke 和魁蚶 Arca inflata Reeve 的贝壳均作瓦楞子入药。

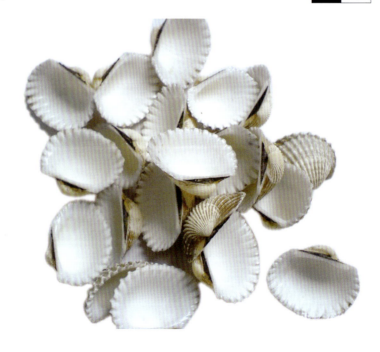

6.7 水蛭科

6.7.1 水蛭

HIRUDO

【基原】来源于水蛭科 Hirudinidae 蚂蟥属 *Whitmania* 宽体金线蛭 *Whitmania pigra* Whitman 的干燥全体。

【分布】华东、华南各地。

【采集加工】夏、秋季捞捕，以沸水烫死，晒干或低温干燥。

【药材性状】本品呈扁平纺锤形，长 4~10cm，宽 0.5~2cm，由多数环节组成；背部稍高，黑褐色或黑棕色，可见 5 行黑色和淡黄斑点，两边各有一条粗的黄褐色纵纹；腹面色稍浅，平坦；后吸盘比前吸盘大。质脆，易断，断面有胶质样光泽。有土腥气。以个大、干洁、黑褐色、无臭味者为佳。

【性味归经】味咸、苦，性平。有小毒。归肝经。

【功能主治】破血通经，逐瘀消癥。治癥瘕痞块、血瘀经闭、跌打损伤等。

【用法用量】1.5~3g，水煎服。

【附注】据《中华人民共和国药典》记载水蛭 *Hirudo nipponica* Whitman 和柳叶蚂蟥 *Whitmania acranulata* Whitman 的干燥体和本种同等入药。

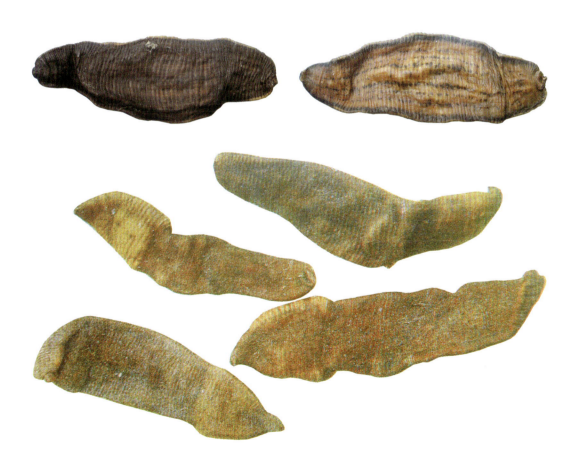

6.8 鼬科

6.8.1 水獭肝

LUTRAE JECUR

【基原】来源于鼬科 Mustelidae 水獭属 *Lutra* 水獭 *Lutra lutra* Linnaeus 的肝脏。

【分布】遍布全国各地，以长江以南各省较多。

【采集加工】全年可捕捉，夏、秋间较多。捕杀后取肝脏，洗净，用沸水稍烫，晒干。

【药材性状】本品为大小不等的片块状或团块状，有时带有肺脏，并有血管与之相连。完整者分为 6 片，每片均为卵圆形，甚扁，长 4~6cm，宽 3~5cm，边缘较薄，上部厚，表面呈紫褐色或黑褐色，具不规则皱纹；左右两叶稍大，近对称，另两叶较小，心血管位于其中，血管上部有一对橘瓣状瘤形物，由 10 多个小疣点密聚组成。质重而硬，难折断，断面黑褐色，呈胶质状。有鱼腥气。以个大、完整、色紫褐、无霉蛀者为佳。

【性味归经】味甘、咸，性温。归肝、肾经。

【功能主治】养阴补肝，除热养肺，宁嗽止血。治肝胃气痛，骨蒸潮热，盗汗，咳嗽，气喘，咯血，夜盲，痔疮下血。

【用法用量】3~6g，水煎服。

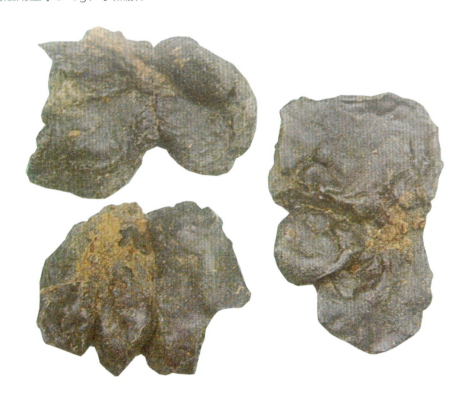

6.9 牛科

6.9.1 牛草结

BOVIS GLOBUS GRAMINIS

【基原】来源于牛科 Bovidae 牛属 Bos 黄牛 Bos taurus domesticus Gmelin 胃内的块状草结。

【分布】华北、西北各地；华南及西南亦产；以畜牧区高龄的牛体中多见。

【采集加工】宰牛时如发现胃内有块状草结，取出，抹净，于通风处晾干即得。

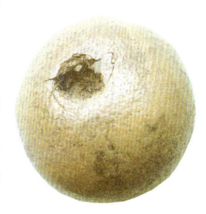

【药材性状】本品完整者呈球状、椭圆形或大小不等的扁球形，直径 3~16cm，表面稍光滑，黄褐色或青褐色，微有光泽；表皮薄而硬。质轻，断面可见棕黑色或黑色、长短不一、粗细不等的纤维状毛茸。气膻臊，味淡。以个大、完整、内部纤维状物细而柔软者为佳。

【性味归经】味淡，性微温。归心、肝经。

【功能主治】除痰降逆，镇静，止呕。治噎膈反胃，晕车晕船，呕吐，吐酸，胃溃疡，心胃气痛。

【用法用量】5~20g，水煎服。

6.9.2 牛黄

BOVIS CALCULUS

【基原】来源于牛科 Bovidae 牛属 *Bos* 牛 *Bos taurus domesticus* Gmelin 的干燥胆结石。

【分布】华北、西北、西南、华东等地。

【采集加工】宰牛时如发现胆囊、胆管和肝管中有硬块，立即滤去胆汁，取出结石，洗去血污，去净附着的肉膜等物。以灯心草、通草或吸湿性强的吸水剂包藏阴干，忌火烘与日晒风吹，以防破裂变质。

【药材性状】本品呈类球状、卵状、不正整的四方形或三角形，少数颗粒状或裂成碎片，直径 0.8~2.5cm；表面黄红色至棕黄色，深浅不一，有的表面覆有一层乌黑色有光泽的薄膜，习称乌金衣，有的粗糙显裂纹，微具光泽。质细腻，体轻松，断面色稍浅，间有灰白色粒点。可见不规则的类同心环状层纹。嚼之不粘牙，可慢慢溶化。气清香，味先苦后甘凉。管黄为大小不一的粗糙管状或片碎状，稍带棕黄色至棕黑色，香气逊而微腥。以完整原个者质优，片状和管状的质次，掺血者不能入药。

【性味归经】味甘，性凉。归心、肝经。

【功能主治】清心，豁痰，开窍，凉肝，息风，解毒。治热病神昏，中风痰迷，惊痫抽搐，癫痫发狂，咽喉肿痛，口舌生疮，痈肿疔疮。

【用法用量】0.15~0.35g，多入丸、散服。外用适量，研末敷患处。

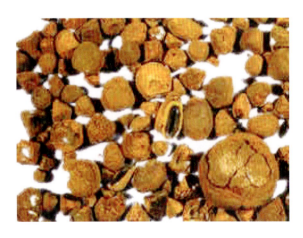
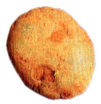
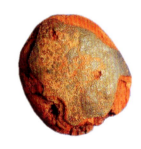

6.9.3 水牛角

BUBALI CORNU

【别名】丑角

【基原】来源于牛科 Bovidae 水牛属 Bubalus 水牛 Bubalus bubalis Linnaeus 的除去角塞的干燥角。

【分布】华南、华东及西南各地。

【采集加工】宰牛时取双角，除去角塞、残肉，处理洁净，干燥。

【药材性状】本品呈弧状弯曲的扁平锥形，角尖部微圆，老角显纵裂纹，基部略呈三角形，中空，长短大小不一；表面棕黑色或灰黑色，一侧有数条横向的沟槽，另一侧有密集的横向凹陷条纹；角内面乌黑色；角尖横切面为梭形，纹理平行排列，并有数个椭圆形浅棕色同心环纹。角质，坚硬。微有腥气。以无裂隙和不老化者为佳。

【性味归经】味苦，性寒。归心、肝经。

【功能主治】清热凉血，解毒，定惊。治温病高热，神昏谵语，发斑发疹，吐血，衄血，惊风，癫狂。

【用法用量】15~30g，水煎服。镑片或浓缩粉入药。

【附注】本品性味功用与犀角类似，但功效远逊于犀角，故其用量常为犀角的 8~10 倍或更多。

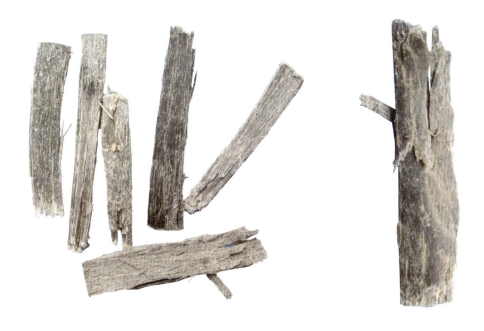

6.9.4 羚羊角
SAIGAE TATARICAE CORNU

【基原】来源于牛科 Bovidae 羚羊属 *Saiga* 赛加羚羊 *Saiga tatarica* Linnaeus 雄兽的双角。

【分布】新疆西北部的边境地区。俄罗斯亦产。

【采集加工】全年可猎捕，以秋季捕得者，角的色泽最好，质量最佳。

【药材性状】本品呈长圆锥形，略呈弓形弯曲，长 15~33cm；类白色或黄白色，基部稍呈青灰色。嫩枝对光透视有"血丝"或紫黑色斑纹，光润如玉，无裂纹，老枝则有细纵裂纹。除尖端部分外，有 10~16 个隆起环脊，间距约 2cm，用手握之，四指正好嵌入凹处。角的基部横截面圆形，直径 3~4cm，内有坚硬质重的角柱，习称"骨塞"，骨塞长约占全角的 1/2 或 1/3，表面有突起的纵棱与其外面角鞘内的凹沟紧密嵌合，从横断面观，其结合部呈锯齿状。除去"骨塞"后，角的下半段成空洞，全角呈半透明，对光透视，上半段中央有一条隐约可辨的细孔道直通角尖，习称"通天眼"。质坚硬。气微，味淡。以质嫩、色白光润、有血丝、无裂纹者为佳。

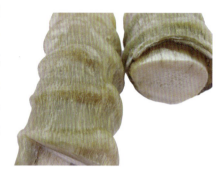

【性味归经】味咸，性寒。归肝、心经。

【功能主治】平肝息风，清肝明目，散血解毒。治热盛神昏，痉厥，谵语发狂，惊痫抽搐，目赤，头痛眩晕，温毒发斑，痈肿疮毒。

【用法用量】1~3g，单味煎服须煎 2h 以上，磨汁或研粉服，每次 0.3~0.6g。

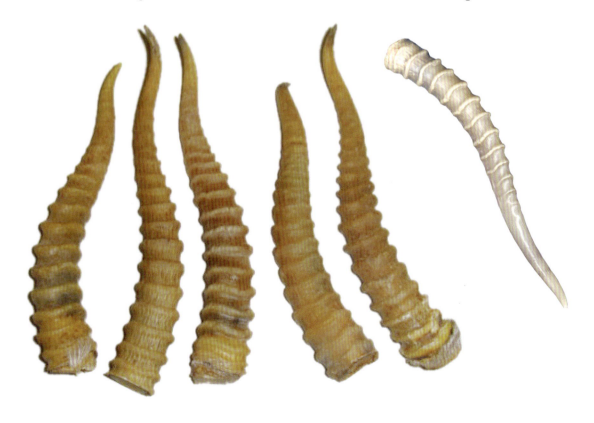

6.10 游蛇科
6.10.1 广西白花蛇
ELAPHEI MOELLENDORFFII

【基原】来源于游蛇科 Colubridae 锦蛇属 *Elaphe* 百花锦蛇 *Elaphe moellendorffi*（Boettger）除去内脏的干燥体。

【分布】广西、广东、贵州、湖南、云南。越南也有分布。

【采集加工】春末至夏、秋间为主要捕捉季节。捕捉后剖腹除去内脏，抹净血污，以头为中心绕卷成圆饼形，用竹签固定，置铁丝架上，用炭火烘干。

【药材性状】本品呈圆饼状。头部居盘中央，稍翘起，头似长梨形，口具细齿，头背前部为赭红色，往后部渐淡；体部灰绿色，背面较深，两侧稍淡，并有3行略似六角形深灰色斑块，中间的一行斑块较大，29~32个，两侧斑块边缘呈蓝黑色或草绿色，尾的背部淡赭红色，有11~13块棕黑色斑纹，腹部灰白色。气微腥，味甘、咸，以大条、全形、色鲜、无霉臭及虫蛀者为佳。

【性味归经】味甘、咸，性温。归肝、肾经。

【功能主治】搜风胜湿，通经络，定抽搐，强腰膝。治中风后遗症，湿痹麻木，骨节疼痛，破伤风，麻风疥癣。

【用法用量】3~15g，水煎服。入药须去头部及鳞片。

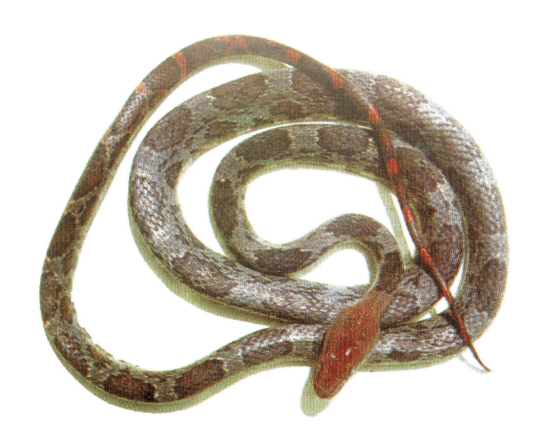

6.10.2 蛇蜕

SERPENTIS PERIOSTRACUM

【基原】来源于游蛇科 Colubridae 锦蛇属 *Elaphe* 黑眉锦蛇 *Elaphe taeniura* Cope、锦蛇 *Elaphe carinata*（Guenther）或乌梢蛇属 *Zaocys* 乌梢蛇 *Zaocys dhumnades*（Cantor）等多种蛇自然蜕下表皮膜的干燥品。

【分布】以浙江、广西产量较多，江苏、四川、广东、福建等地亦产。

【采集加工】春末夏初或冬初收集，除去泥沙，晒干。

【药材性状】本品为圆筒形、半透明薄膜，常压扁而皱缩，长短不一，完整者长 50~100cm，表面具鳞片状的花纹，背部银灰色或淡棕色，有光泽，腹部乳白色或淡黄白色，鳞迹近长方形，呈覆瓦状排列；体轻，质微韧，手捏有润滑感和弹性。气微腥，味淡或微咸。以表皮膜完整、银白色、有光泽、不破碎者为佳。

【性味归经】味咸、甘，性平。归肝经。

【功能主治】祛风，定惊，解毒，退翳。治小儿惊风，抽搐痉挛，角膜出翳，喉痹，疔肿，皮肤瘙痒。

【用法用量】2~3g；研末吞服 0.3~0.6g。

【注意】孕妇忌用。

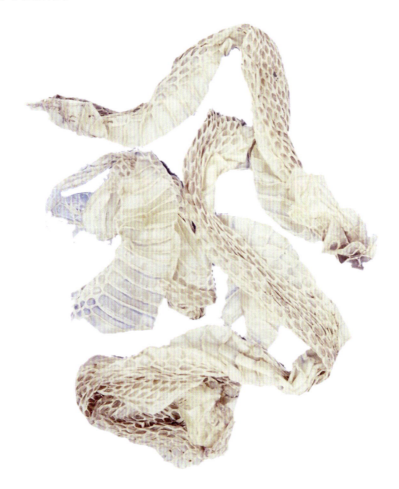

6.10.3 乌梢蛇

ZAOCYS

【基原】来源于游蛇科 Colubridae 乌梢蛇属 *Zaocys* 乌梢蛇 *Zaocys dhumnades*（Cantor）除去内脏的干燥体。

【分布】湖南、湖北、浙江、贵州、江西、广东、广西、四川、江苏、安徽、福建、台湾等地。

【采集加工】春末至秋初捕捉，除去内脏，绕卷成圆盘状，头部居中，用柴草火熏至焦黑，取出，晒干。

【药材性状】本品呈圆盘状，盘径约 16cm。表面黑褐色或绿黑色，密被菱形鳞片；背鳞行数成双，背中央 2~4 行鳞片强烈起棱，形成两条纵贯全体的黑线。头盘在中间，扁圆形，眼大而下凹陷，有光泽。上唇鳞 8 枚，第 4、第 5 枚入眶，颊鳞 1 枚，眼前下鳞 1 枚，较小，眼后鳞 2 枚。脊部高耸成屋脊状。腹部剖开边缘向内卷曲，脊肌肉厚，黄白色或淡棕色，可见排列整齐的肋骨。尾部渐细而长，尾下鳞双行。剥皮者仅留头尾之皮鳞，中段较光滑。气腥，味淡。以全形、大条、带皮、表面黑褐色、肉黄白色、坚实、无霉臭者为佳。

【性味归经】味甘，性平。归肝经。

【功能主治】祛风，通络，止痉。治风湿顽痹，中风后遗症，破伤风及麻风疥癣，瘰疬，恶疮。

【用法用量】6~12g，水煎服。入药须去头及鳞片。

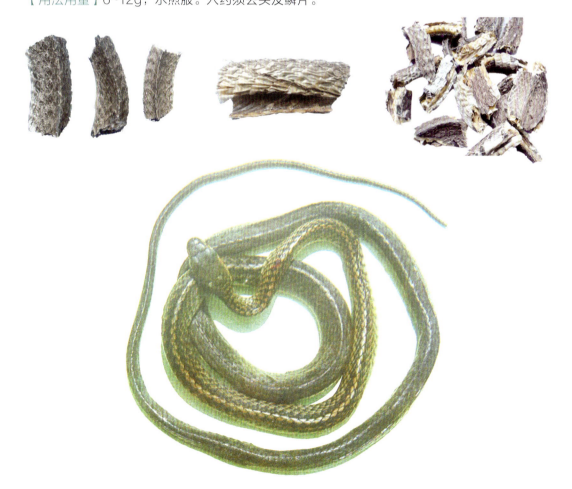

6.11 鲍科

6.11.1 石决明

HALIOTIDIS CONCHA

【别名】鲍鱼壳

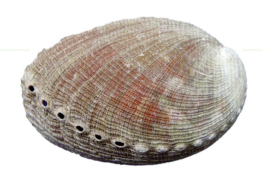

【基原】来源于鲍科 Haliotidae 鲍属 *Haliotis* 杂色鲍 *Haliotis diversicolor* Reeve 的贝壳。

【分布】我国东海和南海；主产于广东、福建及海南等地的沿海地区。

【采集加工】夏、秋间在低潮线至深水潮下带岩礁处铲取或潜水捕取。将鲍肉取出，洗净晒干。

【药材性状】本品呈长卵圆形，大小不一，通常长 7~9cm，宽 5~6cm，高约 2cm；外表面灰棕色而有粉红棕色云斑，有左旋的螺纹理及右旋的细密生长线互相交织；壳顶钝，略凸出，从顶处向右排列有 20 多个疣状突起，末端有 6~9 个小孔，孔口与壳面平；内表面光滑，具珍珠样光泽。壳较厚，质坚硬，不易破碎。气微，味微咸。以个大、完整、洁净、壳内面呈珍珠样光泽者为佳。

【性味归经】味咸，性寒。归肝经。

【功能主治】平肝潜阳，清肝明目。治头痛眩晕，目赤翳障，视物昏花，青盲雀目。

【用法用量】3~15g，水煎服。

【附注】据《中华人民共和国药典》记载，皱纹盘鲍 *Haliotis discus hannai* Ino、羊鲍 *Haliotis ovina* Gmelin、澳洲鲍 *Haliotis ruber*（Leach）、耳鲍 *Haliotis asinina* Linnaeus、白鲍 *Haliotis laevigata*（Donovan）的干燥贝壳均同等入药。

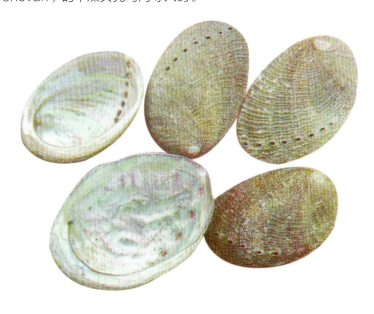

6.12 抹香鲸科

6.12.1 龙涎香

AMBRA GRISEA

【基原】来源于抹香鲸科 Physeteridae 抹香鲸属 *Physeter* 抹香鲸 *Physeter catodon* Linnaeus 的肠内病理分泌物的干燥品。

【分布】分布各大洋。我国东海和南海有产。

【采集加工】捕杀抹香鲸时在肠中取出分泌物。抹香鲸有时把肠内分泌物排出海上，或老鲸死后遗于海洋上，故又可在海洋上捞得。

【药材性状】本品为不透明蜡样团块，大小不等，大者可达 60kg。外表为灰黑色，粗糙，覆有颗粒状物。质轻而脆，断面外表层为黑灰色，内层为黑、灰白与灰黄色相间。嚼之如蜡，有粘牙感，气微腥。以灰黑色、质轻、燃之有香气者为佳。

【性味归经】味甘、酸，性温。归心、肝、肺、肾经。

【功能主治】行气活血，开窍止痛。治咳喘气逆，气结癥积，神昏气闷，心腹疼痛。

【用法用量】0.3~1g，水煎服。

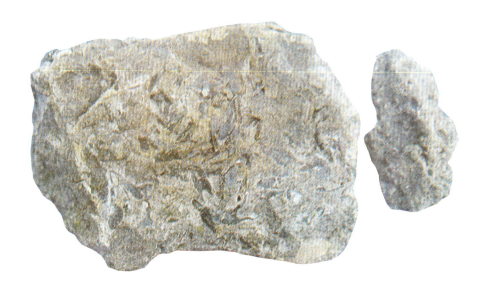

6.13 宝贝科

6.13.1 紫贝齿

MAURITIAE ARABICAE CONCHA

【基原】来源于宝贝科 Cypraeidae 绶贝属 Mauritia 阿拉伯绶贝 Mauritia arabica（Linnaeus）的贝壳。

【分布】我国南海海域。主产于海南、广东、福建及台湾等地的沿海地区。

【采集加工】夏、秋捕捉或拣拾，去肉取壳，洗净，晒干。

【药材性状】本品长卵形，长 3~6cm，宽 1.5~3cm，高约 2cm，背部隆起，浑圆，覆有纵横交错不连续的棕色条纹和白色斑点。两侧缘具褐斑；腹部扁平，壳口张开，有齿 22~26 对，棕褐色，两端各有 1 圆形小口，壳内蓝紫色。无臭，无味。以壳厚、有光泽者为佳。

【性味归经】味咸，性平。归肝经。

【功能主治】清心安神，平肝明目。治惊悸，心烦不眠，目赤眩晕，斑疹。

【用法用量】6~12g，水煎服。

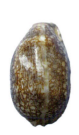
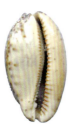
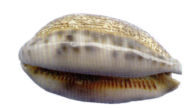
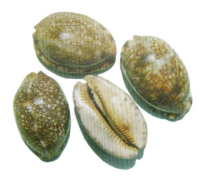

6.13.2 白贝齿

MONETARIIS ANNULI CONCHA

【基原】来源于宝贝科 Cypraeidae 货贝属 *Monetaria* 环纹货贝 *Monetaria annulus* Linnaeus 的贝壳。

【分布】我国南海有分布,主产于海南岛和西沙群岛等地。

【采集加工】全年可捕捉或拾取,收集后将其闷死,使其肉腐烂,然后用水冲洗去残肉,取贝壳晒干。

【药材性状】本品呈卵圆形,壳长 1.2~2.5cm,宽约 2cm,高约 1.5cm,背面中央隆起,周围比较低平,表面瓷质,显黄白色或灰白色,背部有一橙黄色椭圆形圈纹。壳口两边均向内卷,壳口开裂,有齿 10~14 对。无气,无味。以色白、光亮、个小者为佳。

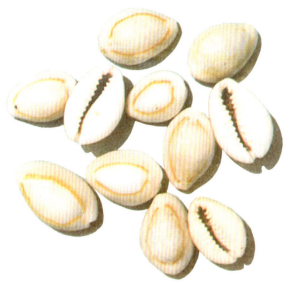

【性味归经】味咸,性平。归肝经。

【功能主治】清心安神,平肝明目。治惊悸,心烦不眠,小儿斑疹,目赤翳膜。

【用法用量】6~12g,水煎服。

6.14 鸠鸽科

6.14.1 白鸽屎

COLUMBAE FAECES

【别名】左盘龙

【基原】来源于鸠鸽科 Columbidae 鸽属 Columba 家鸽 Columba liuia domestica Linnaeus 的干燥原粒粪便。

【分布】全国大部分地区有饲养。

【采集加工】于晴天时拾取鸽舍中成鸽的原粒粪便，拣除杂质晒干。

【药材性状】本品呈圆盘状或粒状，盘径 1.2~2cm。完整者可见粪便呈圆条状向左盘绕，故称左盘龙；表面灰白色与灰绿色相间，常黏附有羽毛或谷粟。质脆易碎。气腥、微臭，味咸。以块粒大、碎块少者为佳。

【性味归经】味咸、甘，性微温。归肝、肾经。

【功能主治】驱风，消肿，生津，杀虫。治腹中痞块，瘰疬疮痈，产后消渴。

【用法用量】10~30g，水煎服。用时必须炒制。

【附注】本品民间常治妇人产后眩晕、口渴、胃纳不佳。取净品置瓦锅中炒至黄香，趁热加入约 150g 水煎煮片刻温服，功效显著。

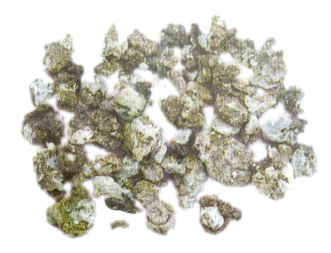

6.15 钜蚓科
6.15.1 地龙

PHERETIMA

【别名】广地龙

【基原】来源于钜蚓科 Megascolecidae 环毛蚓属 Pheretima 参环毛蚓 Pheretima aspergillum（E. Perrier）除去体腔内物的干燥全体。

【分布】广东、广西、福建。

【采集加工】清明至处暑为捕捉旺季。捕捉后，洗净，以锥将蚯蚓固定在木板上，纵向剖开去内物，拉直摊在石地速晒至干。

【药材性状】本品呈长条薄片状，稍弯曲，长15~20cm，宽1~2cm，头部微尖，尾部钝圆，边缘稍向内卷，背面黑褐色或棕褐色，内表面灰棕黄色；全体由100多体环节组成，两端环节较密，一端有1条灰色生殖环带如戒指状；体壁较厚而柔韧，断面黄白色。气腥，味微咸。以大条、色鲜、无臭味者为佳。

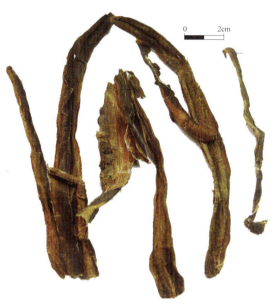

【性味归经】味咸，性寒。归肝、脾、膀胱经。

【功能主治】清热定惊，通络解痉，平喘，利尿。治高热神昏，惊痫抽搐，关节痹痛，肢体麻木，半身不遂，肺热咳喘，尿少水肿。

【用法用量】5~10g，水煎服。

【附注】须用甘草水泡制后入药。缟蚯蚓 Allolobophora caliginosa（Savigny）trapezoides（Ant. Duges）的干燥体同等入药，商品称土地龙。

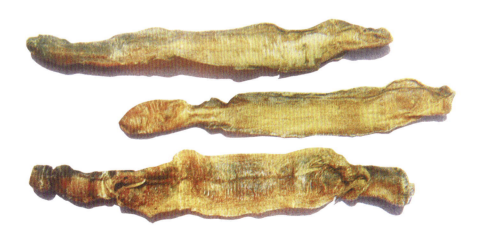

6.16 蜜蜂科

6.16.1 竹蜂

XYLOCOPAE DISSIMILIS INSECTA

【基原】来源于蜜蜂科 Apidae 木蜂属 *Xylocopa* 竹蜂 *Xylocopa dissimilis*（Lep.）的干燥全体。

【分布】广东、广西等地。

【采集加工】常于夏、秋季的早晨及午间，竹蜂外出飞动时，进行诱捕或兜捕。或于冬季俟竹蜂群蛰居竹筒内，砍竹，以火烤死取出干燥。

【药材性状】本品呈钝圆形，肥大，身长 2~3cm，全体密披黑色柔毛；腹胸背面有黄色柔毛；头部呈三角形；翅基部紫蓝色，膜质，具光泽；足 3 对，较短，黑色，有毛。以个体大、全形、乌黑色者为佳。

【性味归经】味甘、酸，性寒。归胃、大肠经。

【功能主治】清热化痰，利咽止痛，祛风定惊。治风痰闭窍，咽喉痛，口疮，小儿惊风。

【用法用量】2~4 只或 2~3g，加盐少许捣烂，以开水泡服、含服，或烘干研末冲服。

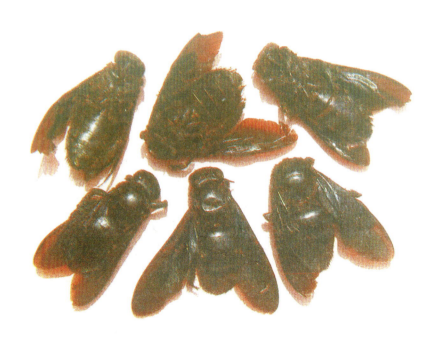

6.17 钳蝎科

6.17.1 全蝎

SCORPIO

【基原】来源于钳蝎科 Buthidae 钳蝎属 *Buthus* 东亚钳蝎 *Buthus martensii* Karsch 的干燥体。

【分布】河南、安徽、山东、河北、湖北、湖南及广东北部。

【采集加工】春末至秋季间用灯光诱捕，置清水中，使蝎虫吐出泥土，捞出，置沸水锅内，加少量食盐，煮至蝎尾竖立、背起抽沟时捞出，漂去盐分，晒干或晾干。

【药材性状】本品头胸部和前腹部呈扁平长椭圆形，后腹部狭长尾状，体长 5~6cm；头胸部呈绿褐色，前面有一对短小的螯肢及 1 对较长大的钳状脚须，形似蟹螯；背面覆有梯形背甲，腹部有足 4 对，均为 7 节，末端各具 2 爪钩。前腹部由 7 节组成，背甲上有 5 条隆脊线，背面绿褐色，后腹部棕黄色，6 节，节上均有纵沟，末节有锐钩状毒刺。质脆易断，折断后可见黑色或棕黄色残余物。气微腥，味咸。以虫体大、全形、色绿褐、盐霜少、体轻、腹中少杂物者为佳。

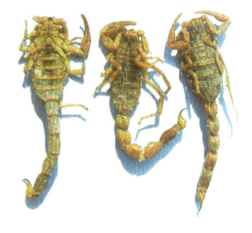

【性味归经】味辛，性平；有毒。归肝经。

【功能主治】息风镇痉，攻毒散结，通络止痛。治小儿惊风，抽搐痉挛，中风口㖞，半身不遂，破伤风，偏正头痛，瘰疬，疮疡肿毒。

【用法用量】3~6g，水煎服。

【注意】孕妇禁用。

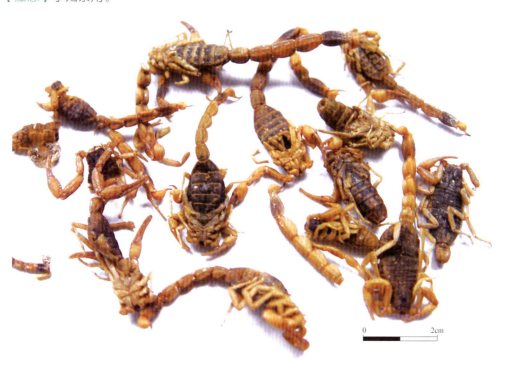

6.18 蝉科

6.18.1 红娘子

HUECHYCIS SANGUINEAE INSECTA

【别名】红娘虫、红女、红姑娘、红蝉

【基原】来源于蝉科 Cicadidae 红娘子属 *Huechys* 黑翅红娘子 *Huechys sanguinea* De Geer 的干燥虫体。

【分布】广东、广西、湖南及华东、西南等地。

【采集加工】夏、秋间于清晨露水未干时捕捉，捕取后，烫死或蒸死，取出晒干。

【药材性状】本品似蝉而小，呈长圆形，头尾稍细，长 1.6~2.5cm，中部宽 0.4~0.7cm；头、颈、胸部黑棕色，复眼大，稍突出，咀部、两肩和腹部为朱红色；腹部有 8 个环节；背部前翅为灰黑色，后翅淡褐色，翅长超过腹部；胸部有 3 对黑色的足，多已脱落。质轻松，易碎。稍有臭气。以个体大、全形、翅黑、腹红、色鲜者为佳。

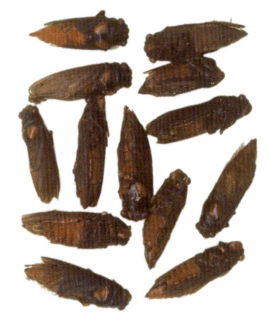

【性味归经】味苦，性平；有大毒。归肝经。

【功能主治】活血行瘀，通经脉，解毒。治瘀血，经闭，癥瘕积聚，狂犬咬伤。外用治疥癣，恶疮，瘰疬。

【用法用量】0.15~0.3g，外用适量。

【附注】本品有大毒，体虚者及孕妇忌用。内服须经炒制，其法取红娘子去头、足及翅，和米同炒至米呈深黄色取出，筛去米，放凉待用。

6.19 牡蛎科

6.19.1 牡蛎

OSTREAE CONCHA

【基原】来源于牡蛎科 Ostreae 牡蛎属 Ostrea 近江牡蛎 Ostrea rivularis Gould 的贝壳。

【分布】我国沿海地区均有分布，主产广东、广西和海南。

【采集加工】全年可捕，以冬、春季产量较多，去肉，洗净，晒干。

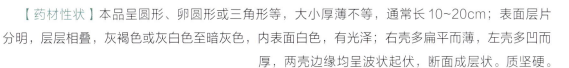

【药材性状】本品呈圆形、卵圆形或三角形等，大小厚薄不等，通常长10~20cm；表面层片分明，层层相叠，灰褐色或灰白色至暗灰色，内表面白色，有光泽；右壳多扁平而薄，左壳多凹而厚，两壳边缘均呈波状起伏，断面成层状。质坚硬。气无，味微咸。以质坚、洁净、无风化者为佳；通常认为左壳优于右壳。

【性味归经】味咸，性微寒。归肝、胆、肾经。

【功能主治】重镇安神，潜阳补阴，收敛固涩，软坚散结。治惊悸失眠，眩晕耳鸣，瘰疬，痰火结核，癥瘕痞块，自汗盗汗，遗精崩带，胃痛泛酸。

【用法用量】9~30g，水煎服。生用或煅用，煅用增强固涩作用。

【附注】据《中华人民共和国药典》记载，长牡蛎 Ostrea gigas Thunberg 和大连湾牡蛎 Ostrea talienwhanensis Crosse 的贝壳可同等入药。

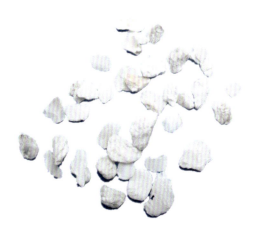
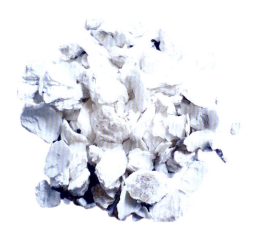

6.20 龟科

6.20.1 龟甲

TESTUDINIS CARAPAX ET PLASTRUM

【别名】玄武甲、龟板

【基原】来源于龟科 Geoemydidae 乌龟属 *Chinemys* 乌龟 *Chinemys reevesii*（Gray）的干燥腹甲和背甲。

【分布】湖北、安徽、湖南、江西、江苏、浙江等地；四川、山东、河南、广西、广东等地亦产。

【采集加工】常年可取，但以秋、冬二季为盛产期，捕得后杀死或用沸水烫死，剥取腹甲与背甲，除净筋肉，晒干。

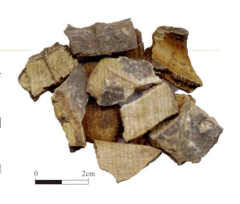

【药材性状】本品背甲及腹甲由甲桥相连，背甲稍长于腹甲，与腹甲常分离。背甲呈长椭圆形拱状，长 7.5~22cm，宽 6~18cm；外表面棕褐色或黑褐色，脊棱 3 条；颈盾 1 块，前窄后宽；椎盾 5 块，第 1 椎盾长大于宽或近相等，第 2~4 椎盾宽大于长；肋盾两侧对称，各 4 块；缘盾每侧 11 块；臀盾 2 块。腹甲呈板片状，近长方椭圆形，长 6.4~21cm，宽 5.5~17cm；外表面淡黄棕色至棕黑色，盾片 12 块，每块常具紫褐色放射状纹理，腹盾、胸盾和股盾中缝均长，喉盾、肛盾次之，肱盾中缝最短；内表面黄白色至灰白色，有的略带血迹或残肉，除净后可见骨板 9 块，呈锯齿状嵌接；前端钝圆或平截，后端具三角形缺刻，两侧残存呈翼状向斜上方弯曲的甲桥。质坚硬。气微腥，味微咸。以板块大、无破碎、洁净、无残肉者为佳。

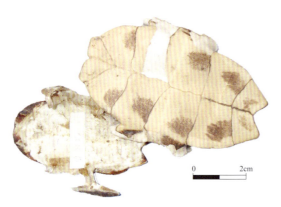

【性味归经】味咸、甘，性微寒。归肝、肾、心经。

【功能主治】滋阴潜阳，益肾健骨，养血补心，固经止崩。治阴虚潮热，骨蒸盗汗，头晕目眩，虚风内动，筋骨痿软，心虚健忘。

【用法用量】9~24g，水煎服。

6.21 雉科

6.21.1 鸡内金

GALLI GIGERII ENDOTHELIUM CORNEUM

【基原】来源于雉科 Phasianidae 原鸡属 *Gallus* 家鸡 *Gallus gallus domesticus* Brisson 的干燥沙囊内壁。

【分布】全国各地。

【采集加工】全年可采收，杀鸡后剖开沙囊，趁热将内壁剥下，洗净，晒干。

【药材性状】本品呈不规则卷片状，长 3.5~5cm，宽 3~5cm，厚约 2mm，表面金黄色、黄褐色或绿黄色，薄而半透明，具多条纵向波状皱条纹。质脆，易碎，断面角质样，有光泽。气微腥，味微苦。以片大、完整、洁净、色鲜者为佳。

【性味归经】味甘，性平。归脾、胃、小肠、膀胱经。

【功能主治】健胃消食，涩精止遗，通淋化石。治食滞，脘胀，小儿疳积，呕吐泻痢，遗尿，遗精，砂淋诸症。

【用法用量】3~10g，水煎服。

【附注】商品中偶有以鸭的沙囊内壁混充鸡内金的。鸭沙囊的内壁较厚，条状皱纹较少，表面紫绿色或紫黑色，多破碎，气腥，与鸡内金不同。

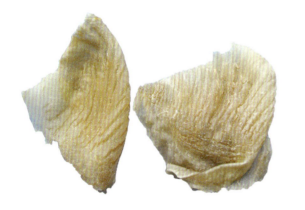
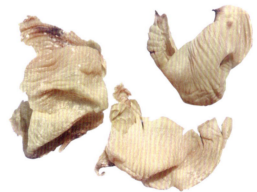

6.22 刺猬科

6.22.1 刺猬皮

ERINACEI EUROPAEI PERIOSTRACUM

【基原】来源于刺猬科 Erinaceidae 刺猬属 *Erinaceus* 刺猬 *Erinaceus europaeus* Linnaeus 的带刺的干燥皮。

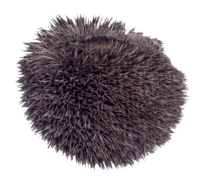

【分布】华北、东北、华中各地，广东北部亦有分布。

【采集加工】秋季及冬初，刺猬入蛰前捕捉，剥取皮，翻转，于内皮上撒上石灰粉，冷风阴干。

【药材性状】本品呈不规则的多角形刺刷状、条状、筒状或块状，长 10~30cm，表面密布黄褐色或灰白色的硬刺，刺基部突起，内面为灰褐色，留有筋肉残痕。具特殊腥臭味。以皮张大、肉脂刮净、刺洁净无臭者为佳。

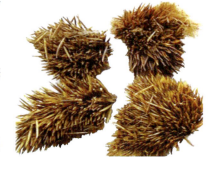

【性味归经】味苦，性平。归胃、大肠、肾经。

【功能主治】收敛，止血，解毒镇痛。治反胃，腹痛，痔疮便血，小便频数。

【用法用量】10~15g，水煎服。炒制后入药。

【附注】短刺猬 *Hemiechnus dauricus* Sundevall 和大耳刺猬 *Hemiechnus auritus* Gmelin 的皮同等入药。

6.23 姬蠊科
6.23.1 金边土鳖
OPISTHOPLATIAE INSECTA

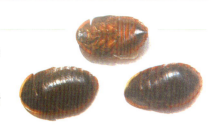

【基原】来源于姬蠊科 Blattellidae 水蠊属 *Opisthoplatia* 金边水蠊 *Opisthoplatia orientalis* Burm. 的雌性干燥体。

【分布】广东、广西、福建、海南等地，尤以广东东部沿海地区为多。

【采集加工】夏、秋间雌虫体丰腴时捕捉。捕获后，用热水将虫烫死，晒干或烘干。

【药材性状】本品为椭圆形，微向内弯，形似鳖，长3~4cm；背面黑棕色，有光泽，呈甲壳状；头部位于前胸背板之下，眼不明显，有线状触角一对，多脱落；全体由10个覆瓦状排列的横节组成，第一节较宽，边缘浅黄绿色，以下9节边缘为红棕色，每节均有锯齿，第二节、第三节的两侧各有一对特异翅状物；足3对，位于胸部，腿节下缘有刺。腹内常有豆荚形卵鞘。体轻。味腥。以大而完整、有黑棕色光泽、体轻、无臭者为佳。

【性味归经】味咸，性寒；有小毒。归肝经。

【功能主治】破瘀血，续筋骨。治瘀血经闭，筋骨折伤。

【用法用量】3~10g，水煎服。

【注意】孕妇及无瘀者忌用。

【附注】本品为广东部分地区的地方性习惯用药，与《中华人民共和国药典》所载的土鳖虫的原动物不同。后者为鳖蠊科的地鳖 *Eupolyphaga sinensis* Walker 或冀地鳖 *Steleophaga plancyi*（Boleny）的雌虫干燥体。金边土鳖与土鳖虫性味功用相同。

6.24 蚁蛉科

6.24.1 金沙牛

MYRMELEONTIS LARVA

【别名】蚁狮

【基原】来源于蚁蛉科 Myrmeleontidae 蚁蛉属 *Myrmeleon* 蚁蛉 *Myrmeleon formicarius* Linnaeus 的幼虫干燥体。

【分布】广东、广西、山东、四川、浙江、湖南、云南、贵州、海南等地。

【采集加工】全年可捕捉，多在夏、秋季蚁蛉栖身处铲沙筛取，捕捉后用文火微炒至虫体膨胀为度。

【药材性状】本品谷粒状，长 7~15mm，全体呈黄褐色，有黑褐色斑点；头部较扁大，口器发达，上颚 1 对，扁长内弯如钳螯状；胸部大，腹部有环节 10 个，胸、腹部膨胀或微胀，两侧有短毛，末端有刺；足 3 对，中足最长，在采收加工炒制时多已脱落。体轻，质松脆。气微腥，味微咸。以体大、全形、黄褐色、体轻膨胀、无沙泥者为佳。

【性味归经】味辛、咸，性温。归肾、膀胱经。

【功能主治】解热，镇痉，散结，利尿通淋，化疗毒。治小儿高热，肾及尿道结石，小便不利，瘰疬，疔疮。

【用法用量】3~9g，煎剂或研末冲服。

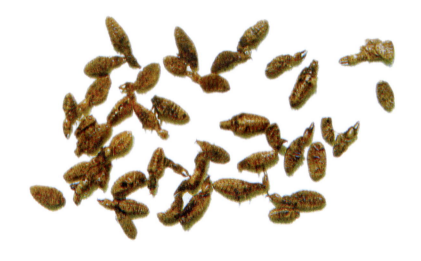

6.25 眼镜蛇科

6.25.1 金钱白花蛇

BUNGARUS PARVUS

【别名】广东白花蛇

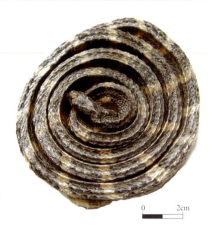

【基原】来源于眼镜蛇科 Elapidae 环蛇属 *Bungarus* 银环蛇 *Bungarus multicinctus* Blyth 的幼蛇除去内脏的干燥体。

【分布】主产广东、广西、福建、湖南、贵州、海南、云南等地；广东汕头和梅县地区产量最大。野生和家养。

【采集加工】夏、秋间捕捉后，拔去毒牙，剖开蛇腹，除去内脏，抹净血污，用 75% 乙醇泡浸处理。以头为中心绕卷成盘状，将蛇尾纳于蛇口，用幼竹签固定，低温烘干或晒干。

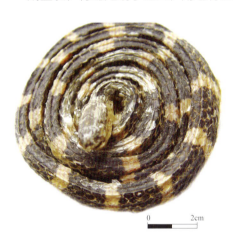

【药材性状】本品呈圆盘状，盘径 3~6cm，蛇体直径 0.2~0.4cm。头盘在中间，尾细，常纳口内，口腔内上颌骨前端有毒沟牙 1 对，鼻间鳞 2 片，无颊鳞，上下唇鳞通常各为 7 片。背部黑色或灰黑色，有白色环纹 45~58 个，黑白相间，白环纹在背部宽 1~2 行鳞片，向腹面渐增宽，黑环纹宽 3~5 行鳞片，背正中明显突起一条脊棱，脊鳞扩大呈六角形，背鳞细密，通身 15 行，尾下鳞单行。气微腥，味微咸。以头尾齐全、色泽明亮、盘圆形如铜钱般大者为佳。

【性味归经】味甘、咸，性温；有毒。归肝经。

【功能主治】祛风，通络，止痉。治风湿顽痹，麻木拘挛，中风口眼㖞斜，半身不遂，抽搐痉挛，破伤风，麻风，疥癣，瘰疬恶疮。

【用法用量】3~6g，水煎服。研粉吞服 1~1.5g。用时去头、鳞。头部有毒。

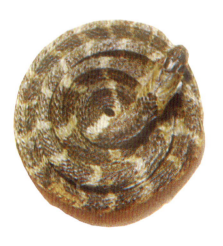
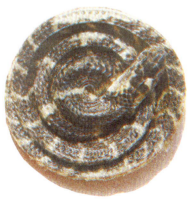

6.26 石首鱼科

6.26.1 鱼脑石

PSEUDOSCIAENAE CROCEAE OS

【基原】来源于石首鱼科 Sciaenidae 黄鱼属 *Pseudosciaena* 大黄鱼 *Pseudosciaena crocea*（Richardson）头骨中的耳石。

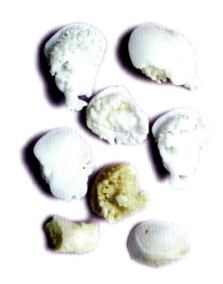

【分布】分布于我国黄海南部至南海沿线。主产于浙江舟山群岛以及山东、广东、海南等地沿海。

【采集加工】夏、秋季鱼汛期捕捞，劈开头部取出耳石，洗净，晒干。为加工鱼鲞时的副产品。

【药材性状】本品近椭圆形，具三棱，全体磁白色，长 1.5~2cm，宽 0.8~1.8cm，前端宽圆，后端狭尖；里缘及外缘成弧形，背面隆起，并有弧状横行嵴痕，腹面较平坦，有一蝌蚪形印迹，尖端稍向上昂仰直达前缘，宽圆处中间有一圆形突起；边缘沟宽短，明显，位于腹面里侧缘。质坚硬。气微，味微涩。以粒大、色瓷白、洁净者为佳。

【性味归经】味咸，性平。归肾经。

【功能主治】化石通淋，消肿。治石淋，小便不利，耳痛流脓，鼻渊，脑漏。

【用法用量】5~12g。生用或煅用。

【附注】小黄鱼 *Pseudosciaena polyactis* Bleeker 的耳石同等入药，且功效相同。

6.27 犬科

6.27.1 狗鞭

CAMIS FAMILIARIS PENIS

【基原】来源于犬科 Canidae 犬属 *Camis* 犬 *Camis familiaris* Linnaeus 的雄性带睾丸的干燥阴茎。

【分布】全国有产，尤以广西、广东居多，均为家养。

【采集加工】宰雄性狗时把阴茎连睾丸割下，去脂肪及残肉，抹净干燥。

【药材性状】本品为长条棒状，长 10~15cm，直径 1.5~2.5cm，全体棕红色，有光泽；顶端稍尖，下连皱缩包皮，下端茎管两边连接扁椭圆形睾丸，有不规则皱褶。阴茎质坚硬不易折断。气微腥。以大条、带睾丸、色鲜明者为佳。

【性味归经】味甘、咸，性温。归肾经。

【功能主治】温补肾阳，益精，壮阳。治肾阳衰弱，阳痿，遗精，腰膝痿弱无力，妇女带下。

【用法用量】3~10g 或整具，水煎服。

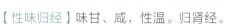

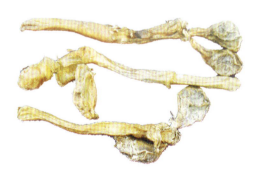

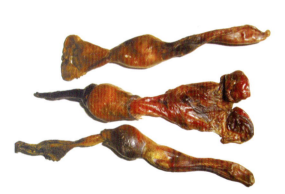

6.28 珍珠贝科

6.28.1 珍珠

MARGARITA

【基原】来源于珍珠贝科 Pteriidae 珍珠贝属 *Pteria* 马氏珍珠贝 *Pteria martensii*（Dunker）、帆蚌属 *Hyriopsis* 三角帆蚌 *Hyriopsis cumingii*（Lea）或冠蚌属 *Cristaria* 褶纹冠蚌 *Cristaria plicata*（Leach）等双壳类动物受刺激后形成的珍珠。

【分布】主产广西、广东、海南沿海及江苏、浙江、安徽等地。

【采集加工】天然珍珠全年可取，以秋、冬季为旺产期；养殖珍珠则常于冬季捞取放养两年以上的蚌取珠。

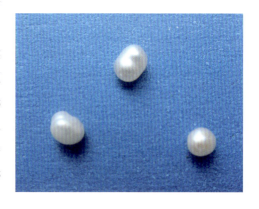

【药材性状】珍珠分为天然和人工养殖两类。天然珍珠呈圆柱形、椭圆形、近圆球形或不规则之球状，直径 0.1~0.5cm；表面玉白色，晶莹，半透明，具美丽光泽。质坚硬，难破碎，断面成层纹状。无气，味淡。以粒大而圆、晶莹、玉白色、有珍珠光彩者为佳。人工养殖珍珠近圆球形、长矩圆形或米粒状，常略扁；表面光泽或有皱纹，显珠光，颜色多样，有银白色、黄白色、粉红色、浅蓝色或淡黄色等，间或有小黑点。易破碎，破碎面可见层纹。气无，味淡。以圆球形、表面玉白色、少杂色、光滑、有珠光色泽者为佳。

【性味归经】味甘、咸，性寒。归心、肝经。

【功能主治】安神定惊，明目消翳，解毒生肌，润肤祛斑。治惊悸失眠，惊风癫痫，疮疡不敛。

【用法用量】0.1~0.3g，多入丸、散用。外用适量，撒敷患处。

【附注】马氏珍珠贝的贝壳亦可入药，又经加工成细粉称珍珠层粉。

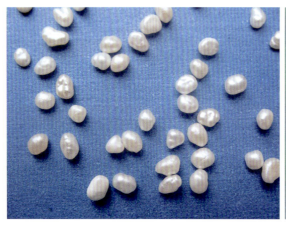

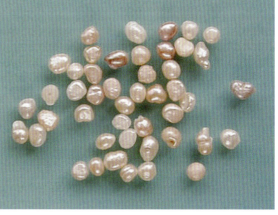

6.29 虻科

6.29.1 虻虫

TABANI SIGNATIPENNIS INSECTA

【基原】来源于虻科 Tabanidae 虻属 *Tabanus* 中华虻 *Tabanus signatipennis* Portsch 雌性成虫的干燥体。

【分布】广东、广西、湖南、江西、云南、贵州、山东等地。

【采集加工】夏、秋季捕捉。捕捉后用沸水烫死，晒干或阴干。注意勿使吸入腹部的牛血流出。

【药材性状】本品形似大苍蝇，长 15~18mm，头宽阔，复眼大，触角粗短，双翅透明，翅长超过尾部；胸部背板灰黑色，被白色长毛，有五条黑灰色纵线直达后盾片后端；腹部圆锥形，具六节，第 1~5 节背部中央具大而明显的三角形白斑，两侧具斜方形白斑，腹面浅灰色，有一条深灰色纵纹，每节后缘具浅黄色窄横带。体轻易碎。气微腥，味微咸。以身干、个大、完整者为佳。

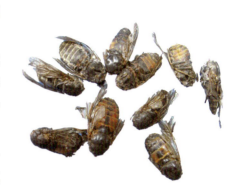

【性味归经】味苦，性凉；有毒。归肝经。

【功能主治】逐瘀，破积，通经。治跌打积瘀，血滞经闭，小腹积血，癥瘕，积聚。

【用法用量】1~1.5g，水煎服。入药需去头、足、翅。

【注意】孕妇禁用。

【附注】黄绿原虻 *Arylotus bivittateinus* Takahasi、指角原虻 *Tabanus yao* Macquart 和三重原虻 *Tabanus trigeminus* Coquillett 的雌虫体均可作虻虫入药。

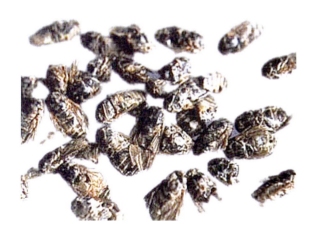
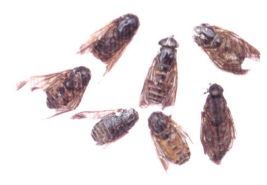

6.30 壁虎科

6.30.1 蛤蚧

GECKO

【基原】来源于壁虎科 Gekkonidae 壁虎属 *Gekko* 蛤蚧 *Gekko gecko* Linnaeus 除去内脏的干燥全体。

【分布】广西、云南、广东、贵州、福建和江西。东南亚地区亦有产。

【采集加工】夏、秋季为最佳捕捉季节。捕捉后击其头部至死,从肛门处至咽部纵剖除去内脏,拭净血污(勿用水洗),使全体扁平顺直,保存尾部和指趾完整。炭火低温烘干。

【药材性状】本品呈扁平片状,全身被圆形或多角形、有光泽的小鳞片,头颈及躯干部长 9~18cm,宽 6~11cm,尾长 6~12cm;头稍扁,三角形,两眼内凹成空洞状,口内有细齿,但无异形大齿,吻鳞与鼻鳞相接;背部灰黑或银灰色,散生黄白色或灰绿色斑点或斑纹,脊椎骨及肋骨突起;四脚均具 5 趾,趾间具蹼迹,脚趾底有吸盘;尾细长结实,微现骨节,颜色与背部相同,有 6~7 个银灰色环带。气腥,味微咸。以个体大、尾完整者为佳。

【性味归经】味咸,性平。归肺、肾经。

【功能主治】温肺补肾,纳气定喘,助阳益精。治虚喘气促,劳伤咯血,阳痿遗精。

【用法用量】3~6g,多入丸、散或酒剂。入药去头及鳞片。

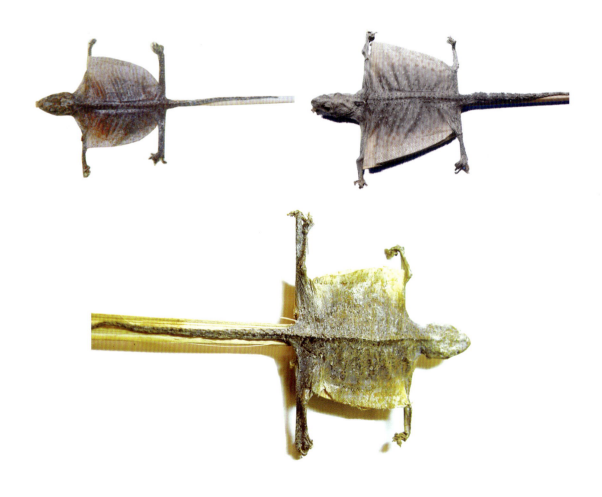

6.30.2 盐蛇干

GEKKO SWINHONIS SEU JAPONICUS

【别名】壁虎、天龙、守宫

【基原】来源于壁虎科 Gekkonidae 壁虎属 Gekko 蹼趾壁虎 Gekko subpalmatus Guenther 及同属多种壁虎的干燥全体。

【分布】我国南方各地均有产，以江苏、浙江、江西较多见。

【采集加工】全年可捕捉，以夏、秋季较多。捕获后用热水烫死或闷死，晒或焙干，也有剖腹除去内脏，以竹片撑开晒干。

【药材性状】本品为干燥虫体，屈曲僵直，略扁平，长 11~13cm；头部近三角形，口大，吻圆，舌肥厚，两颌密生细齿，颅骨、眼眶显露；背部有暗灰色或灰白色相杂的斑纹，密布珠形鳞片，无疣；四肢短，具五趾。除第一趾外，均具钩爪，有蹼，趾下面有吸盘。微腥，味咸。以完整、大条、身干、色洁净、无臭味者为佳。

【性味归经】味咸，性寒；有小毒。归心、肝经。

【功能主治】祛风，解痉，除痰，散结。治中风瘫痪，手足不举，小儿疳积，破伤风，肿瘤和蝎蜇伤。

【用法用量】3~5g，水煎服。

【注意】体虚者及孕妇慎用。

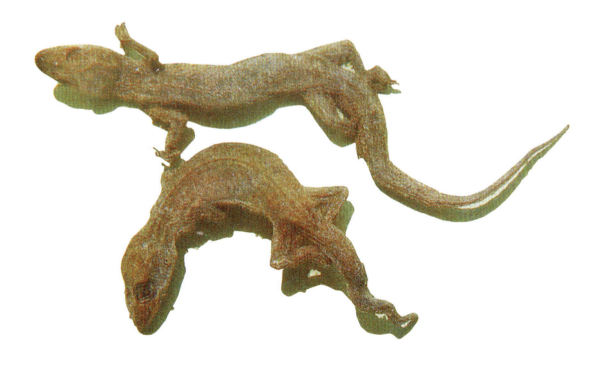

6.31 海龙科

6.31.1 海马

HIPPOCAMPUS

【基原】来源于海龙科 Syngnathidae 海马属 *Hippocampus* 克氏海马 *Hippocampus kelloggi* Jordan et Snyder 的干燥体。

【分布】主产我国东海和南海海域。东南亚各国均产。

【采集加工】全年可捕，以秋汛期较多。捕获后洗净，晒干；或除去皮膜及内脏，将尾部稍卷曲，晒干。

【药材性状】本品呈扁长形而弯曲，长 30cm，表面黄白色；头部酷似马头，有冠状凸起，两眼深陷，前方具 1 管状长吻，口小，无牙；躯干部 7 纵棱，各条纵棱与横棱相交织构成许多瓦楞形方纹并具短棘；尾部四棱形，向腹部弯曲；尾呈方柱形起节，愈近尾端愈细小。体轻，质坚硬。气微腥，味微咸。以条大，头尾齐全，黄白色者为佳。

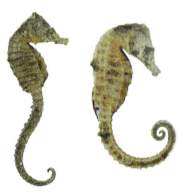

【性味归经】味甘、咸，性温。归肝、肾经。

【功能主治】温肾壮阳，散结消肿。治阳痿遗尿，癥瘕积聚，肾虚作喘，跌打损伤。外治痈肿疔疮。

【用法用量】3~12g，水煎服。

【附注】《中华人民共和国药典》收载的海马有 5 种，除本种外，尚有刺海马 *Hippocampus histrix* Kaup、大海马 *Hippocampus kuda* Bleeker、三斑海马 *Hippocampus trimaculatus* Leach 和日本海马 *Hippocampus japonicus* Kaup。

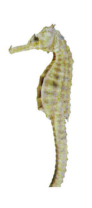 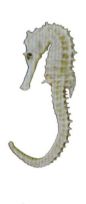 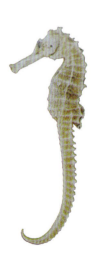 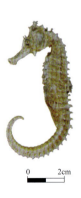

6.31.2 海龙

SYNGNATHUS

【基原】来源于海龙科 Syngnathidae 海龙属 *Solenognathus* 刁海龙 *Solenognathus hardwickii*（Gray）的干燥全体。

【分布】分布我国南海。主产于广东、海南、广西、福建、台湾沿海地区。马来西亚、菲律宾、泰国、印尼、澳大利亚亦产。

【采集加工】夏、秋二季采捕。捕捉后，除去皮膜及内脏，洗净，晒干。

【药材性状】本品体狭长，略扁，长30~50cm。表面黄白色或灰褐色；头部前方具有1管状长吻，口小，无牙，眼圆而深陷，腮盖突出，头与体轴略呈钝角；躯干五棱形，尾部前段六棱形，后段渐细，四棱形，尾端卷曲；全体有稍突的圆形花纹，排列整齐，略呈放射状，背棱两侧各有一列灰黑色斑点状色带；背鳍位于尾背前部，较长，无尾鳍。骨质，坚硬。气微腥，味微咸。以条大、色白、头尾整齐者为佳。

【性味归经】味甘、咸，性温。归肝、肾经。

【功能主治】温肾壮阳，散结消肿。治阳痿遗精，癥瘕积聚，瘰疬痰核，跌打损伤。外治痈肿疔疮。

【用法用量】3~9g，水煎服或泡酒服。外用适量，研末敷患处。

【附注】据《中华人民共和国药典》记载拟海龙 *Syngnathoides biaculeatus*（Bloch）及尖海龙 *Syngnathus acus* Linnaeus 的干燥全体，亦作海龙入药。

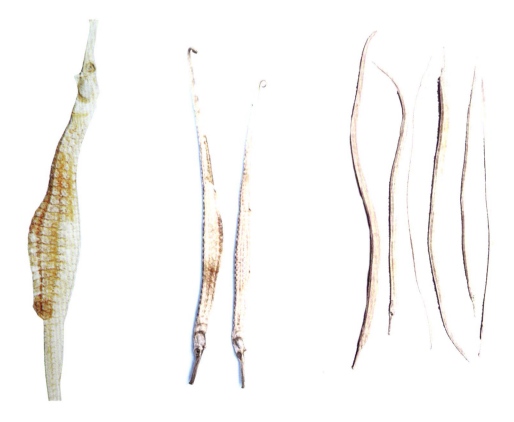

6.32 海底柏科

6.32.1 海底柏

MELITODIS OS

【基原】来源于海底柏科 Melitaeidae 海底柏属 *Melitodes* 鳞海底柏 *Melitodes squamata* Nutting 的石灰质骨骼。

【分布】广东、海南的浅海中。印度尼西亚等地也产。

【采集加工】全年可采，用网捞或潜海采收，以淡水漂洗清净，晒干。

【药材性状】本品柏树状，赭红色，粗糙；主干呈圆柱形，长 25~70cm，直径 1~4cm，多球形结节；分枝互生，多为两歧分布。粗细不等，远端渐小，完整分枝系统状如扇形。质硬易断，折断处多在节部，断面不平坦，两断面一凹一凸，均可见不规则的小孔。气微腥，味微咸。以枝条均匀、色赭红者为佳。

【性味归经】味咸、甘，性平。归肺经。

【功能主治】疗肺，止血，定惊。治肺结核、吐血、小儿惊风。

【用法用量】10~15g，水煎服。

【附注】赭色海底柏 *Melitodes ochracea*（Linnaeus）的石灰质骨骼亦作海底柏入药。

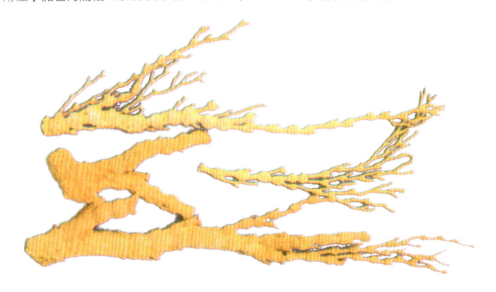

6.33 角海星科

6.33.1 海星

HAIXING (STELLASTER EQUESTRIS)

【基原】来源于角海星科 Goniasteridae 海星属 *Stellaster* 骑士章海星 *Stellaster equestris*（Retzius）的干燥全体。

【分布】分布于广东、海南、福建、浙江、江苏、山东等沿海地区。

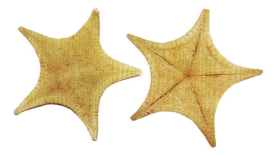

【采集加工】全年可捕捉，多为渔捞的副产品，捞获后以淡水洗净，晒干。

【药材性状】本品呈五角星形，黄白色；盘较大而腕宽，腕尾端上翘或不翘，渐尖，一面较平坦，另一面中心稍下陷，有五条裂缝自中心向腕角末端直伸形成五个不等边三角形，密布细粒样棘突；边缘有众多的横纹。气微腥，味微咸。以五角星完整、色黄白、无盐霜者为佳。

【性味归经】味咸，性平。归心、胃、大肠经。

【功能主治】软坚，消瘿。治甲状腺肿大。

【用法用量】9~12g，水煎服。

6.34 海蛾鱼科

6.34.1 海麻雀

PEGASI LATERNARII AVIS

【基原】来源于海蛾鱼科 Pegasidae 海蛾鱼属 *Pegasus* 海蛾 *Pegasus laternarius* Cuvier 的干燥全体。

【分布】广东沿海均有产，以潮阳、惠来一带产量较多。

【采集加工】夏、秋季渔汛时，常夹杂在鱼群中活动。网捕后，从鱼堆中拣出，洗净，晒干。

【药材性状】本品形状稍似麻雀，褐色或灰黄色，全体长 5~8cm；嘴尖，眼骨突起；躯干宽扁，腹部扁平，背部有四条纵棱，另有 4~5 条弧形横纹与纵棱相交成瓦格形，尾部有纵棱 4 条，呈节状，方柱形，愈近尾端愈小。气腥，味咸。以完整、只大者为佳。

【性味归经】味咸，性温。归肺经。

【功能主治】散结，消肿，解毒。治淋巴结肿大，咽喉肿痛，疮疖肿毒。

【用法用量】10~15g，水煎服。

【附注】飞海蛾 *Pegasus volitans* Cuvier 的干燥全体与海麻雀相似，但体细长，头短，吻特长，亦作海麻雀入药，且功效相同。

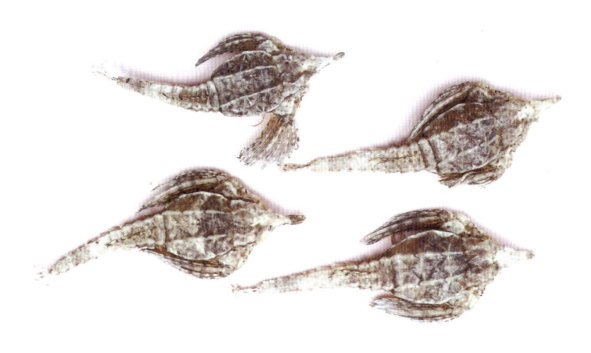

6.35 乌贼科

6.35.1 海螵蛸

SEPIAE ENDOCONCHA

【基原】来源于乌贼科 Sepiidae 乌贼属 Sepiella 曼氏无针乌贼 Sepiella maindroni de Rochebrune 的干燥骨状内壳。

【分布】我国各海域均产。

【采集加工】全年有产，夏、秋间较多。将漂浮在海边或海滩上的乌贼骨拾取，以清水漂洗干净后，晒干。

【药材性状】本品呈扁长椭圆形，中部厚，愈近边缘愈薄，长 9~14cm，宽 2.5~3.5cm；背面有瓷白色脊状隆起，两侧略显微红色，有不甚明显的小疣点，四周有半透明的角质边檐；腹面白色，有横向水波状纹理。体轻，质松脆，折断面具弯曲平行细纹。气微腥，味微咸。以干燥、体大、色白、完整者为佳。

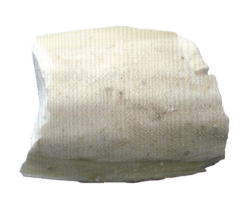

【性味归经】味咸、涩，性温。归脾、肾经。

【功能主治】收敛止血，涩精止带，制酸，敛疮。治溃疡病，胃酸过多，吐血衄血，崩漏便血，遗精滑精，赤白带下。外治损伤出血，溃疡久不收口。

【用法用量】5~10g，水煎服。外用适量，研末敷患处。

【附注】《中华人民共和国药典》收载的海螵蛸原动物有两种，除正文所述者外，金乌贼 Sepia esculenta Hoyle 的干燥骨状内壳亦作海螵蛸入药。

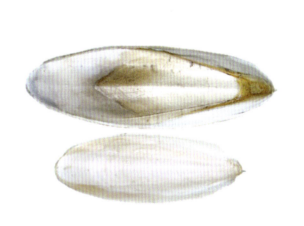

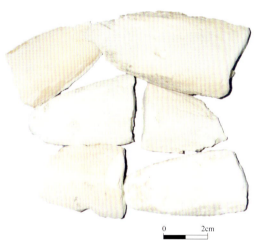

6.36 蝾螺科

6.36.1 海螺厣

TURBONIS OPERCULUM

【基原】来源于蝾螺科 Turbinidae 蝾螺属 *Turbo* 蝾螺 *Turbo cornutus* Linnaeus 的干燥厣石。

【分布】分布于我国东海和南海,主产于浙江、台湾、福建、广东、海南、广西。

【采集加工】全年可采。捕捉蝾螺后剥取掩厣,洗净,晒干。

【药材性状】本品近圆形,中部直径 1~3cm,高 0.2~1cm,一侧厚,另一侧向下倾斜,近顶处中央有一圈下凹的螺纹直透至底部;上表面灰黄白色,间有灰绿色云彩,有密集的粒状突起;下表面棕黄褐色,较平坦,略有光泽,亦具螺纹。体重,质坚硬,不易砸碎,断面不平坦,灰白色。气微,味微咸。以个大、色鲜、坚厚者为佳。

【性味归经】味咸,性凉。归胃、大肠经。

【功能主治】清湿热,解疮毒,止泻痢。治脘腹疼痛,肠风痔疾,疥癣,头疮,小便淋漓涩痛。

【用法用量】5~15g,水煎服。

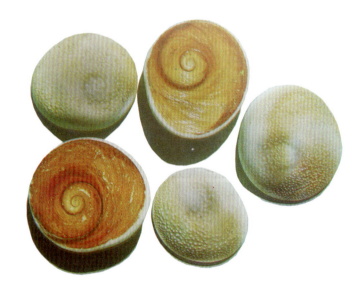

6.37 螳螂科

6.37.1 桑螵蛸

MANTIDIS OÖTHECA

【别名】软桑螵蛸、团螵蛸

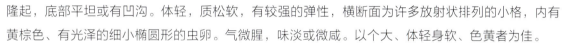

【基原】来源于螳螂科 Mantidae 大刀螂属 Tenodera 大刀螂 *Tenodera sinensis* Saussure 的干燥卵鞘。

【分布】广东、广西、湖北、贵州、云南、江苏等地。

【采集加工】深秋至翌春采收,除去杂质,收集后隔水高温蒸 30min,把虫卵杀死,取出,晒干。

【药材性状】本品略呈圆柱形或半圆柱形,长 2.5~4.5cm,宽 2~3cm,淡黄棕色,由多层膜状薄片重叠组成;上面有不明显带状隆起,底部平坦或有凹沟。体轻,质松软,有较强的弹性,横断面为许多放射状排列的小格,内有黄棕色、有光泽的细小椭圆形的虫卵。气微腥,味淡或微咸。以个大、体轻身软、色黄者为佳。

【性味归经】味甘、咸,性平。归肝、肾经。

【功能主治】益肾固精,补肾助阳。治遗精,滑精,遗尿,尿频,小便白浊。

【用法用量】5~10g,水煎服。

【附注】小刀螂 *Statilia maculata*(Thunberg)和巨斧螳螂 *Hierodula patellifera*(Serville)干燥卵鞘亦作桑螵蛸入药,商品前者称长螵蛸,后者称黑螵蛸。

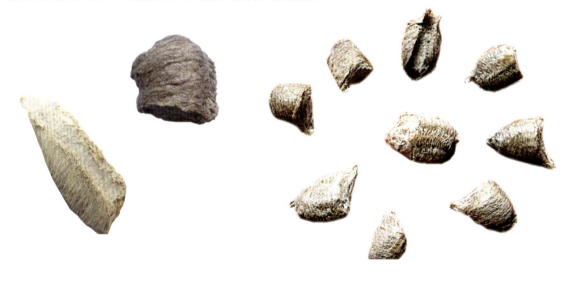

6.38 鹿科

6.38.1 鹿茸

CERVI CORNU PANTOTRICHUM

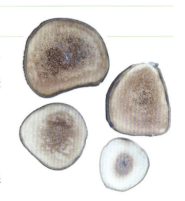

【基原】来源于鹿科 Cervidae 鹿属 Cervus 梅花鹿 Cervus nippon Temminck 或马鹿 Cervus elaphus Linnaeus 的雄鹿未骨化密生茸毛的幼角。前者称花鹿茸,后者称马鹿茸。

【分布】东北山区,现全国各地多有饲养。

【采集加工】每年可采收 2 次。第一次在清明后 40~50 天锯取,称头茬,第二次在立秋前后锯取,称二茬。鹿茸加工复杂,本书限于篇幅,从略。

【药材性状】花鹿茸:呈圆柱状分枝,具一个分枝者习称"二杠",主枝习称"大挺",长 17~20cm,锯口直径 4~5cm,离锯口约 1cm 处分出侧枝,习称"门庄",长 9~15cm,直径较大挺略细。外皮红棕色或棕色,多光润,表面密生红黄色或棕黄色细茸毛,上端较密,下端较疏;分岔间具 1 条灰黑色筋脉,皮茸紧贴。锯口黄白色,外围无骨质,中部密布细孔。具二个分枝者,习称"三岔",大挺长 23~33cm,直径较二杠细,略呈弓形,微扁,枝端略尖,下部多有纵棱筋及突起疙瘩;皮红黄色,茸毛较稀而粗。体轻。气微腥,味微咸。

二茬茸与头茬茸相似,但挺长而不圆或下粗上细,下部有纵棱筋。皮灰黄色,茸毛较粗糙,锯口外围多已骨化。体较重。无腥气。

马鹿茸:较花鹿茸粗大,分枝较多,侧枝一个者习称"单门",二个者习称"莲花",三个者习称"三岔",四个者习称"四岔"或更多。按产地分为"东马鹿茸"和"西马鹿茸"。

东马鹿茸"单门"大挺长 25~27cm,直径约 3cm。外皮灰黑色,茸毛灰褐色或灰黄色,锯口面外皮较厚,灰黑色,中部密布细孔,质嫩;"莲花"大挺长可达 33cm,下部有棱筋,锯口面蜂窝状小孔稍大;"三岔"皮色深,质较老;"四岔"茸毛粗而稀,大挺下部具棱筋及疙瘩,分枝顶端多无毛,习称"捻头"。

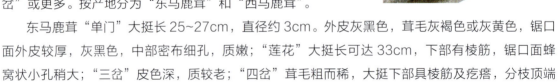

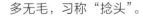

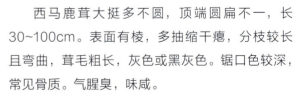

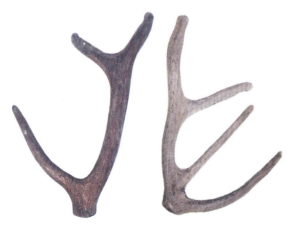

西马鹿茸大挺多不圆,顶端圆扁不一,长 30~100cm。表面有棱,多抽缩干瘪,分枝较长且弯曲,茸毛粗长,灰色或黑灰色。锯口色较深,常见骨质。气腥臭,味咸。

【性味归经】味甘、咸,性温。归肾、肝经。

【功能主治】温肾壮阳,生津养血,补髓健骨。治腰肾虚冷,阳痿精滑,血虚眩晕,虚寒血崩,宫冷不孕,阴疽不敛,腰膝痿软。

【用法用量】1~2g,研末冲服。

【附注】除鹿茸外,鹿尾耙、鹿角胶、鹿角霜、鹿鞭、鹿胎和鹿筋也入药。其性味功用与鹿茸大同小异。

6.38.2 麝香

MOSCHUS

【基原】来源于鹿科 Cervidae 麝属 Moschus 原麝 Moschus moschiferus Linnaeus、林麝 Moschus berezovskii Flerov 或马麝 Moschus sifanicus Przewalskii 成熟雄性腹部香囊中的分泌物。

【分布】四川、云南、贵州、青海、西藏和东北地区；此外新疆、陕西、甘肃、内蒙古、安徽、湖北、湖南、广西、广东北部等地亦产。

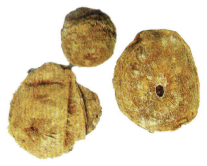

【采集加工】野麝多在冬季至次春猎取，猎获后，割取香囊，阴干，习称"毛壳麝香"；剖开香囊，除去囊壳，习称"麝香仁"。家麝直接从其香囊中取出麝香仁，阴干或用干燥器密闭干燥。

【药材性状】毛壳麝香：为扁圆形或类椭圆形的囊状体，直径 3~7cm，厚 2~4cm。开口面的皮革质，棕褐色，略平，密生白色或灰棕色短毛，从两侧围绕中心排列，中间有1小囊孔。另一面为棕褐色略带紫色的皮膜，微皱缩，偶显肌肉纤维，略有弹性，剖开后可见中层皮膜呈棕褐色或灰褐色，半透明，内层皮膜呈棕色，内含颗粒状、粉末状的麝香仁和少量细毛及脱落的内层皮膜（习称"银皮"）。

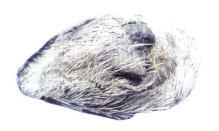

麝香仁：野生者质软，油润，疏松；其中不规则圆球形或颗粒状者习称"当门子"，表面多呈紫黑色，油润光亮，微有麻纹，断面深棕色或黄棕色；粉末状者多呈棕褐色或黄棕色，并有少量脱落的内层皮膜和细毛。养殖者呈颗粒状、短条形或不规则的团块；表面不平，紫黑色或深棕色，显油性，微有光泽，并有少量毛和脱落的内层皮膜。气香浓烈而特异，味微辣、微苦带咸。

【性味归经】味辛，性温。归心、脾经。

【功能主治】开窍通神，活血通经，消肿止痛。治热病神昏，中风痰厥，寒邪腹痛，经闭，癥瘕，难产死胎，心腹暴痛，痈肿瘰疬，咽喉肿痛，跌打伤痛，痹痛麻木。

【用法用量】0.03~0.1g，多入丸、散用；外用适量。

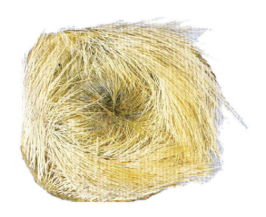
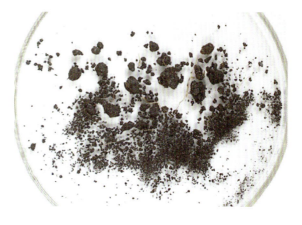

6.39 山兔科

6.39.1 望月砂

LEPIS SINENSIS OLETUM

【基原】来源于山兔科 Leporidae 兔属 *Lepus* 华南兔 *Lepus sinensis* Gray 的干燥粪便。

【分布】安徽、江苏、浙江、福建、台湾、广东、广西、江西、湖南、贵州均产。

【采集加工】全年均可收集,但多在秋、冬季收集,收集后去净杂草、泥沙,晒干。

【药材性状】本品呈圆球形,略扁,长 0.6~1.5cm,高 0.5~1cm,表面粗糙,有草质纤维,内外均呈浅棕色或灰黄色。体轻质松,易破碎,手搓即碎成草渣状。气无,味微苦而辛。以完整不破碎、色黄者为佳。

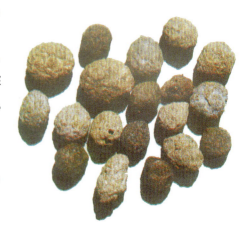

【性味归经】味辛,性平。归肺、肝经。

【功能主治】明目,杀虫解毒。治目障生翳,疳疮,痔瘘。

【用法用量】3~6g,水煎服。

【附注】① 蒙古兔 *Lepus tolai* Pallas 和东北兔 *Lepus mandschuricus* Radde 等野兔的干燥粪便均可作望月砂入药。② 家兔的粪便不能作望月砂入药。

6.40 芫菁科
6.40.1 斑蝥
MYLABRIS

【基原】来源于芫菁科 Meloidae 斑蝥属 *Mylabris* 南方大斑蝥 *Mylabris phalerata* Pallas 或黄黑小斑蝥 *Mylabris cichorii* Linnaeus 的干燥体。

【分布】河南、广西、安徽、江苏、湖南、广东等地。

【采集加工】夏、秋季在田野兜捕，捕得后，闷死或用沸水烫死，晒干。

【药材性状】本品呈长圆形；大斑蝥长 1.5~2.5cm，宽 0.5~1cm，小斑蝥较细小，长度为大斑蝥一半左右。头呈三角形，黑色，复眼大，呈半球状，触角一对，常脱落；背部具革质鞘翅一对，黑色，上有 3 条黄色或棕黄色的横带状纹；鞘翅下面有棕褐色薄膜状透明内翅 2 片；胸腹部乌黑色，胸部有足 3 对。有特殊的臭气。以虫体完整、花纹鲜明者为佳。

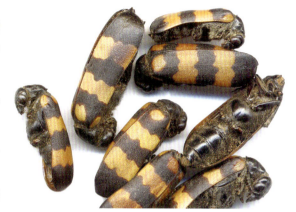

【性味归经】味辛，性热，有大毒。归肝、胃、肾经。

【功能主治】破血逐瘀，散血消癥，攻毒蚀疮。治癥瘕癌肿，顽癣，恶疮。

【用法用量】0.03~0.06g，炮制后煎服，或入丸、散服。外用适量，研末或浸酒醋或制油膏涂敷患处。

【注意】不宜大面积用。

【附注】本品需经炮制，除去头、足和翅，然后与米同炒至米黄色，取出去米备用。

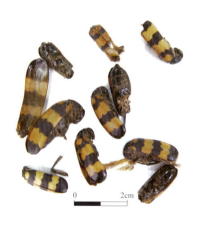
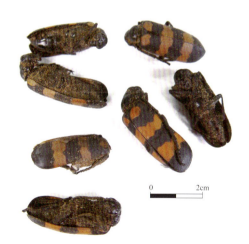

6.41 帘蛤科

6.41.1 蛤壳

MERETRICIS CONCHA CYCLINAE CONCHA

【基原】来源于帘蛤科 Veneridae 文蛤属 *Meretrix* 文蛤 *Meretrix meretrix* Linnaeus 的贝壳。

【分布】我国沿海各地均有分布。主产于山东、江苏、浙江、福建、广东。

【采集加工】夏、秋季捕捞,除去肉,洗净,晒干。

【药材性状】扇形或类圆形,背缘略呈三角形,腹缘呈圆弧形,长 3~10cm,高 2~8cm。壳顶突出,位于背面,稍靠前方。壳外面光滑,黄褐色,同心生长纹清晰,通常在背部有锯齿状或波纹状褐色花纹。壳内面白色,边缘无齿纹,前后壳缘有时略带紫色,铰合部较宽,右壳有主齿 3 个和前侧齿 2 个;左壳有主齿 3 个和前侧齿 1 个。质坚硬,断面有层纹。气微,味淡。以个大、洁净无泥沙者为佳。

【性味归经】味苦、咸,性寒。归肺、肾、胃经。

【功能主治】清热化痰,软坚散结,制酸止痛。治热痰咳嗽,胸胁疼痛,痰中带血,瘰疬瘿瘤,胃痛吞酸。外用治湿疹,烫火伤。

【用法用量】6~15g,先煎。蛤粉包煎。外用适量,研极细粉撒布或油调后敷患处。

【附注】据《中华人民共和国药典》记载,青蛤 *Cyclina sinensis* Gmelin 的贝壳亦作蛤壳入药,功效与文蛤相同。

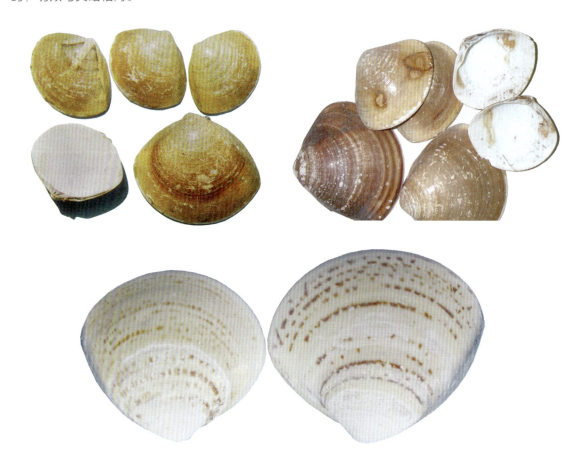

6.42 蛙科

6.42.1 哈蟆油

RANAE OVIDUCTUS

【别名】田鸡油、雪蛤油、哈士蟆油

【基原】来源于蛙科 Ranidae 蛙属 Rana 中国林蛙 Rana temporaria chensinensis David 雌蛙的干燥输卵管，经采制干燥而得。

【分布】黑龙江、吉林、辽宁等地。

【采集加工】秋末冬初捕捉雌性蛙，用温水烫 1~2min，晒干或风干，剖开腹部，取出输卵管，去净卵子，置通风处晾干。

【药材性状】本品呈不规则块状，弯曲而重叠，常一面拱起，长 1.5~2cm，厚 0.15~0.5cm。表面黄白色，半透明，显脂肪样光泽，偶带灰白色薄膜状干皮。手摸有油腻感，用温水浸泡可膨胀 10~15 倍。气味均微腥，嚼之有黏滑感。以黄白色、有油样光泽、片大、肥厚者为佳。

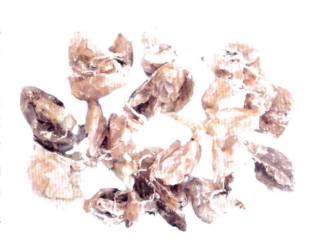

【性味归经】味甘、咸，性平。归肺、肾经。

【功能主治】补肾益精，养阴润肺。治身体虚弱，病后失调，精神不足，心悸失眠，盗汗不止，痨嗽咯血。

【用法用量】5~15g，用水浸泡，炖服，或作丸剂服。

6.43 树珊瑚科

6.43.1 鹅管石

BALANOPHYLLIAE OS

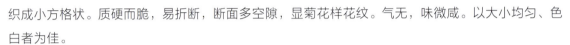

【基原】来源于树珊瑚科 Dendrophylliidae 栎珊瑚属 *Balanophyllia* 栎珊瑚 *Balanophyllia sp.* 的石灰质骨骼。

【分布】海南岛、西沙群岛以及广东和广西沿海一带海域。

【采集加工】全年可采。采后，除去杂质，洗净，晒干。

【药材性状】本品呈圆柱形或圆锥形，稍弯曲，长 3~6cm，直径 0.4~0.7cm，表面粗糙，乳白色或灰白色，有突起的节状环纹及多数纵棱线，并有较纤细的横棱线交织成小方格状。质硬而脆，易折断，断面多空隙，显菊花样花纹。气无，味微咸。以大小均匀、色白者为佳。

【性味归经】味甘，性温。归肺、胃、肾经。

【功能主治】补肺气，壮阳，通乳。治肺痨咳嗽气喘，阳痿，腰膝无力，乳汁不通。

【用法用量】10~15g，水煎服。

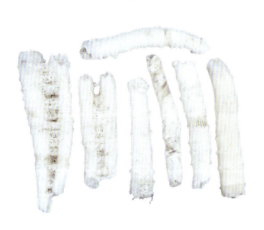
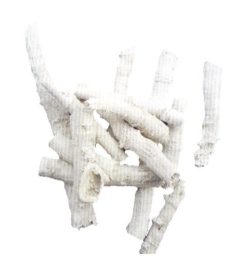

6.44 猴科

6.44.1 猴枣

MACACAE MULATTAE CALCULUS

【别名】申枣、猴子枣

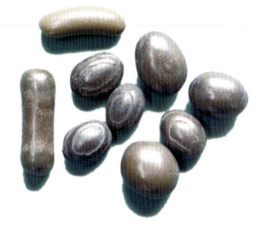

【基原】来源于猴科 Cercopithecidae 猕猴属 Macaca 猕猴 Macaca mulatta Zimmermann 或其他猴的胃、肠、颊囊的结石。

【分布】主产于印度、马来西亚等地。

【采集加工】杀死的猕猴的胃肠中如有结石,取出,除去附着的薄膜,晾干。

【药材性状】本品呈不规则的椭圆形或扁圆形,有小部分呈短棒状,大小不一,表面青铜色或灰绿色,平滑,有光泽。质硬而脆,手摇之常有响声,击之易碎,断面灰绿色或灰黄色,显数层同心环层纹,常见中央有一小核。气微,味微涩,嚼之有砂砾感。以个大、平滑有光泽、无破损、显层纹者为佳。

【性味归经】味苦、咸,性寒。归心、肺、肝、胆经。

【功能主治】清热镇惊,豁痰定喘,解毒消肿。治热痰喘嗽,小儿惊风,痈疽瘰疬。

【用法用量】0.3~0.6g,多研细粉冲服或入丸、散。

6.44.2 猴骨

MACACAE OS

【别名】猴子骨、马骝骨

【基原】来源于猴科 Cercopithecidae 猕猴属 Macaca 猕猴 Macaca mulatta Zimmermann 或红面猴 Macaca speciosa F. Cuvier 的干燥骨骼。

【分布】云南、贵州、广西、四川、广东、海南等地。

【采集加工】将猴去皮、肉，将骨骼晒干或焙干。

【药材性状】本品全架包括头骨、脊椎骨、肋骨、尾骨和四肢骨等，黄白色至淡棕色；头骨与人的头骨相似；脊椎骨较粗大，共28节；肋骨细瘦而弯曲，13对；尾骨15节，从前至后渐细小；四肢骨的掌爪均带皮毛，前肢骨较短，上节骨（肱骨）长10~13cm，下节骨（尺骨与桡骨）长11~14cm，后肢骨稍长，上节骨（肢骨）长15~17cm，微弯曲，下肢骨（胫骨和腓骨）长13~15cm。质坚，断面白色，中空。微有腥气，味微酸。以洁净、不带残肉、有光泽者为佳。

【性味归经】味酸，性平。归心、肝经。

【功能主治】祛风除湿，镇惊。治风寒湿痹，四肢麻木，惊痫。

【用法用量】3~10g，水煎服。用时需炒制入药。

【附注】猴的肌肉干燥后称猴子肉，亦入药。味酸，性平。补肾壮阳，收敛固精，祛风除湿。治肾虚阳痿，遗精，遗尿，神经衰弱及风湿痹痛。用量15~20g。民间有治小儿疳积，食积，腹胀不消。

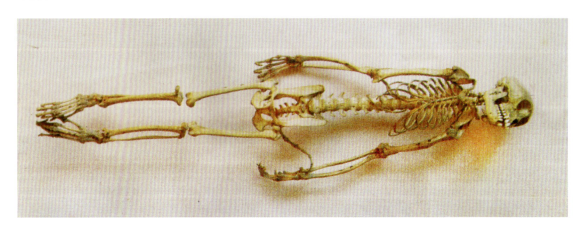

6.45 蜚蠊科

6.45.1 游虫珠

PERIPLANETAE AUSTRALASIAE OLETUM

【别名】蟑螂便

【基原】来源于蜚蠊科 Blattidae 大蠊属 Periplaneta 蜚蠊 Periplaneta australasiae（Fabricius）的干燥粪便。

【形态特征】我国长江以南各地。

【采集加工】全年可收集，尤以夏、秋季较多。收集后，除去杂质。

【药材性状】本品为黑色或灰黑色的小颗粒，长圆柱形，两端稍圆钝或一端稍尖，有数条纵棱，长 2~3mm，直径约 1mm。无光泽，易碎，有蟑螂臭气。以粒大、完整、色黑、无杂质者为佳。

【性味归经】味咸、甘，性寒。

【功能主治】除积消痰。治小儿疳积，热咳痰盛，解蜈蚣及蛇咬伤之毒。

【用法用量】0.5g，水煎服。入药必须炒制。

【附注】广东民间将捕捉的蜚蠊成虫，去头、足、翅及内脏后入药，据云有活血散瘀、解毒消疳、利水消肿的功效。

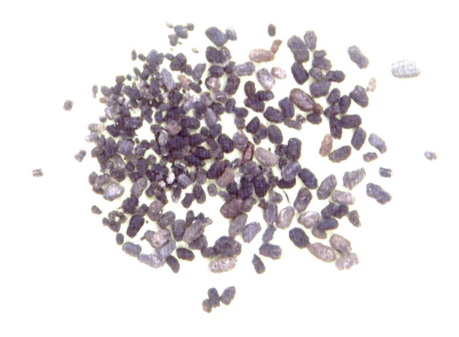

6.46 蜈蚣科

6.46.1 蜈蚣

SCOLOPENDRA

【基原】来源于蜈蚣科 Scolopendridae 蜈蚣属 *Scolopendra* 少棘巨蜈蚣 *Scolopendra subspinipes* mutilans L. Koch 的干燥全体。

【分布】浙江、湖北、江苏、河南、四川、湖南及广东北部,而浙江岱山产的以量多质优而著名。

【采集加工】春末夏初捕捉,以清明前捕捉者质优。捕捉后将虫体拉直,用小竹片贯串头尾,晒干。如遇天雨,用炭火焙干。

【药材性状】本品呈扁平长条形。长 9~15cm,宽 0.5~1cm,由 22 个环节组成,最后一节略细小;头部和第一节背板红褐色,有毒钩和触角各一对,但多已脱落;背面墨绿或棕绿色,具光泽,并有两条棱线;腹面黄棕色,皱缩;步足每体节一对,黄红色,各足有五节,末端有黑色钩爪,最后一对步足最长,呈尾状。质脆,断面有裂隙。气微腥,味辛、微咸,并有特殊刺鼻的臭气。以条大、色鲜、头红足赤、完整者为佳。

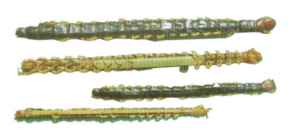

【性味归经】味辛,性温;有毒。归肝经。

【功能主治】息风解痉,攻毒散结,通络止痛。治小儿惊风,抽搐痉挛,中风口㖞,半身不遂,破伤风,风湿顽痹,疮疡,瘰疬,毒蛇咬伤。

【用法用量】2~5g,水煎服。

【注意】孕妇忌用。

【附注】据民间经验,如被蜈蚣咬伤,用黄皮核捣烂或鲜蚯蚓和红糖捣烂敷患处可解毒止痛。

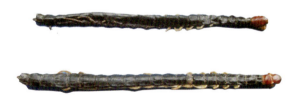
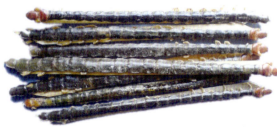

6.47 胡蜂科

6.47.1 蜂房

VESPAE NIDUS

【别名】露蜂房

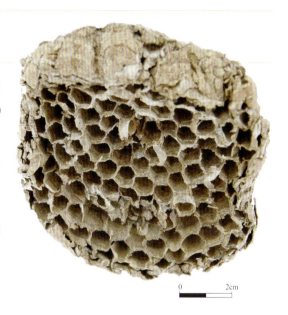

【基原】来源于胡蜂科 Vespidae 长脚黄蜂属 Polistes 果马蜂 Polistes olivaceous（DeGeer）或同属多种胡蜂的巢。

【分布】全国大多数地区有产，尤以南方较多。主产于贵州、湖北、广西、湖南、江西、福建、海南和广东等地。

【采集加工】秋、冬二季采收，晒干或略蒸，除去死蜂死蛹，晒干。

【药材性状】本品呈圆盘状或不规则的扁块状，有的似莲房状，大小不一，表面灰白色或灰褐色，顶部色较深；腹面有多数排列有序的六角形孔洞，孔的直径 3~4mm 或 6~8mm，有的洞口被覆白色护膜，背面有 1 至几个黑色短柄。体轻，质韧，有弹性。气微，味辛淡。以个大、完整、色灰白、体轻、有弹性、无死蜂蛹和卵、无霉变者为佳。

【性味归经】味甘，性平。归胃经。

【功能主治】攻毒杀虫，祛风止痛。治头风，风火牙痛，疮疡，肿毒，乳痈，瘰疬，皮肤顽癣，鹅掌风。

【用法用量】3~5g，水煎服。外用适量，研末油调敷或煎水洗患处。用甘草水浸泡后入药。

【附注】据《中华人民共和国药典》记载，日本长脚胡蜂 Polistes japonicas Saussure 和异腹胡蜂 Parapolybia varia Fabricius 的巢同等入药。

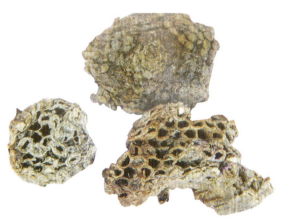

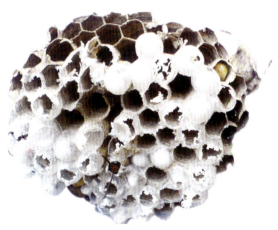

6.48 鲎科

6.48.1 鲎壳

TACHYPLEI TRIDENTATI CARAPAX

【基原】来源于鲎科 Limulidae 亚洲鲎属 *Tachypleus* 中国鲎 *Tachypleus tridentatus* Leach 的干燥腹背甲。

【分布】浙江、福建、广东、海南的沿海地区。

【采集加工】春、夏间为盛产期，生剥取肉后取其腹背甲，洗净，晒干。

【药材性状】本品甲壳呈青褐色，有光泽；胸甲（前部甲壳）呈马蹄形，前缘圆，背部有3条纵脊；腹部背甲（后部甲壳）呈褶扇状，明显具六边，两侧边缘每边有坚硬锐利短刺7个，腹甲中部显脊，有粗刺两条，脊两边稍下陷，有唇状缺刻各6个排成纵列，有3条陷沟，脊部两边有菁荚状硬刺。以个体大而全、色鲜者为佳。

【性味归经】味辛、咸，性平。归肺、肝经。

【功能主治】活血散瘀，解毒。治跌打损伤，创伤出血，烫伤，带状疱疹。

【用法用量】10~15g，水煎服。存性入药。外用烧灰适量调油敷患处。

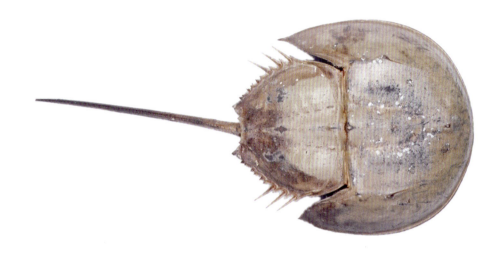

6.49 蝉科

6.49.1 蝉蜕

CICADAE PERIOSTRACUM

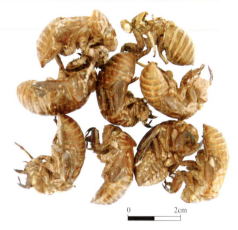

【基原】来源于蝉科 Cicadidae 蚱蝉属 *Cryptotympana* 黑蚱蝉 *Cryptotympana pustulata* Fabricius 的若虫羽化时所蜕落的干燥皮壳。

【分布】山东、河南、河北、湖北、江苏、安徽、广东、福建、台湾等地。

【采集加工】夏、秋间在树上或地上拾取，去净泥土及杂质，晒干。

【药材性状】本品略呈椭圆形而弯曲，长约3.5cm，宽约2cm；表面黄棕色，半透明，有光泽；头部有丝状触角1对，多已脱落，复眼突出。额部顶端突出，口吻发达，上唇宽短，下唇伸长成管状；胸部背面呈十字形裂开，裂口内卷；翅小，足被黄棕色细毛；腹部钝圆，共9节。体轻，中空，易碎。气无，味淡。以全形、黄棕色、半透明、不黏附泥沙者为佳。

【性味归经】味甘，性寒。归肺、肝经。

【功能主治】清热散风，宣肺，透疹，退翳，镇痉。治风热感冒，咽痛音嘶，麻疹不透，翳障，惊风抽搐，破伤风。

【用法用量】3~9g，水煎服。

【附注】广东习惯用山蝉 *Cicada flammata* Distt. 的皮壳作蝉蜕入药，商品称金蝉蜕，不同点是体型稍长，色泽金黄至红棕色，尾端有分叉尖刺。

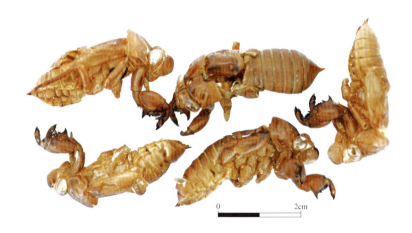

6.50 熊科

6.50.1 熊胆

URSI FEL

【基原】来源于熊科 Ursidae 黑熊属 *Selenactos* 黑熊 *Selenaretos thibetanus* Cuvier 和棕熊属 *Ursus* 棕熊 *Ursus arctos* Linnaeus 的干燥胆汁。

【分布】东北、华北、西南地区，此外湖北、广西亦有少量出产。

【采集加工】全年可捕猎，冬季较多，捕得后及时割取胆囊，扎紧胆囊管口，去净附着油脂，吊于通风处阴干或在通风处晾约 10 天，用竹片木板夹着，边晾边收紧夹板，使之扁平。晒干。

【药材性状】本品原个熊胆为长而扁囊状物，长 12~23cm，厚 0.4~2cm，上细下阔，表面灰褐色或棕黄色，微有皱褶，胆囊皮薄而纤维质；囊内干燥胆汁凝固成不规则的块粒状、粉末状或稠膏状，有光泽，习称熊胆仁。由于采收季节和加工工艺不同，质量常有差异，色泽也不一致，金黄透明者为金胆，质优；黄绿色稍透明者为菜胆，质较好；黑绿色无华者为墨胆，质不如上述者良。气微清香，微腥。入口先苦后甜，有清凉感，不粘牙。以个大、胆仁多、半透明、味先苦后回甘者为佳。

【性味归经】味苦，性寒。归肝、胆、心经。

【功能主治】清热解毒，明目，镇痉。治肝热炽盛，热极生风所致之惊风，癫痫，抽搐，目赤肿痛、翳膜，黄疸性肝炎，跌打外伤。

【用法用量】0.3~1g，多入丸、散服。外用溶化涂搽治疮痈肿痛。

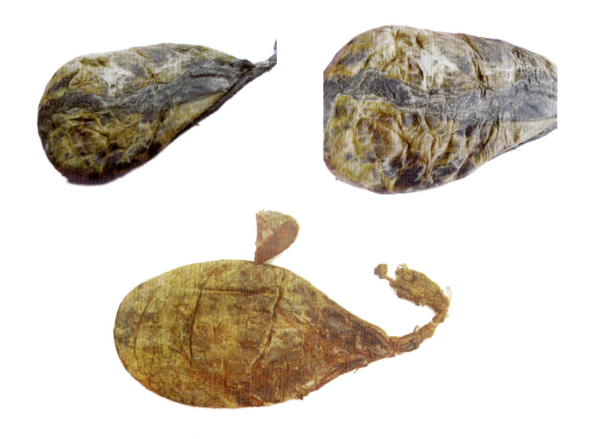

6.51 蝰科

6.51.1 蕲蛇

AGKISTRODON

【基原】本品为蝰科 Viperidae 尖吻蝮属 Agkistrodon 五步蛇 Agkistrodon acutus（Guenther）除去内脏的干燥全体。

【分布】湖北、安徽、江西、浙江、湖南、贵州、福建、广东、广西、台湾等地。越南北部也有分布。

【采集加工】夏、秋季为捕捉期。捕捉后剖腹去内脏，洗净，用竹片将腹部撑开，盘成圆盘形。干后拆除竹片。

【药材性状】本品为圆盘形，盘径17~34cm；头部居盘中央，呈三角形而扁平，吻端上翘；背部两侧各有黑褐色与棕褐色组成的Ｖ形斑纹17~25个，Ｖ形斑纹两上端与背中线上相接，有的左右不相接，呈交错排列；腹部鳞片较大，有黑色近圆形斑点，内壁黄白色；脊椎骨显露突起，两边肋骨明显可见；尾部骤细，末端有三角形深灰色角质鳞片1枚。气腥，味微咸。以身干、头和尾齐全、条大、花斑明显、肉色黄白、无臭气、无虫蛀者为佳。

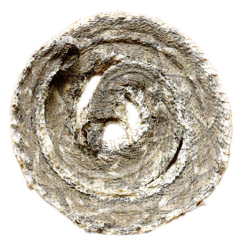

【性味归经】味甘、咸，性温；有毒。归肝经。

【功能主治】祛风，通络，止痉。治风湿顽痹，中风麻木拘挛，口眼㖞斜，半身不遂，抽搐痉挛，破伤风，麻风疥癣。

【用法用量】3~9g，研末吞服，一次1~1.5g，一日2~3次。入药须除去头部及鳞片。

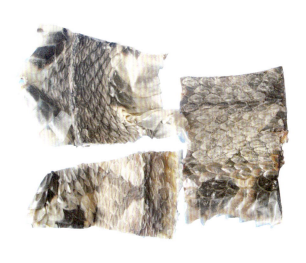
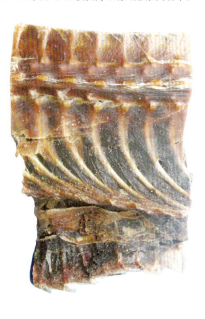

6.52 蚕蛾科

6.52.1 僵蚕

BOMBYX BATRYTICATUS

【基原】来源于蚕蛾科 Bombycidae 蚕蛾属 *Bombyx* 家蚕 *Bombyx mori* Linnaeus 4~5 龄的幼虫感染白僵菌 *Beauveria bassiana*（Bals.）Vuillant 而致死的干燥带菌虫体。

【分布】全国蚕桑区有产，以华东、华南及川陕地区为主产区。

【采集加工】选四龄蚕喷施白僵菌，使其感染病菌，并加温增湿，促进白僵菌繁殖，3~4 天后蚕即僵死，晒干或烘干。亦可拾取自然僵死的蚕晒干。

【药材性状】本品略呈圆柱状，多弯曲皱缩。长 2~5cm，直径 0.5~0.7cm；蚕体外显灰黄色，被覆白色粉霜状的气生菌丝和分生孢子。质硬而脆，易折断，断面较平坦，外层白色，中间有亮棕色或亮黑色的丝腺环 4 个。气微腥，味微咸。以条粗、色黄白、质硬脆、断面内心充实、黑棕色发亮者为佳。

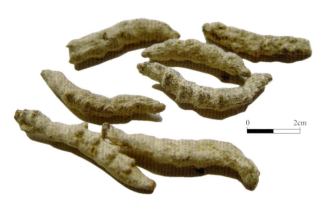

【性味归经】味辛、咸，性平。归肺、肝、胃经。

【功能主治】祛风解痉，化痰散结。治肝风头痛眩晕，惊风抽搐，咽喉肿痛，中风失音，喉痹，齿痛，瘰疬。

【用法用量】5~10g，水煎服。

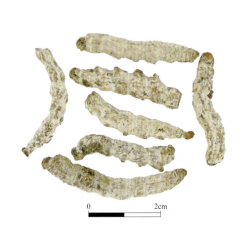
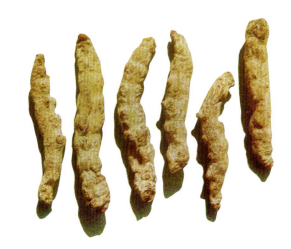

6.53 雨燕科

6.53.1 燕窝

COLLOCALIAE NIDUS

【基原】来源于雨燕科 Apodidae 金丝燕属 Collocalia 金丝燕 Collocalia esculenta Linnaeus 或其同属多种金丝燕用唾液与小量燕羽等胶结而筑成的干燥巢窝。

【分布】泰国、印度尼西亚、砂拉越州等地，我国海南省亦有出产。

【采集加工】3~7月间采收，头茬采收为白燕，二茬采收为毛燕，三茬采收为血燕，采后干燥。

【药材性状】本品为不规则的半月形，上宽下窄，凹陷成兜状，长 6~9cm，中部宽 2.8~4cm，深 3.5~6cm；黏附岩壁一侧较平坦，两边燕根厚实而稍高；外面隆起，附着的黏液呈波状，较整齐成层排列，表面匀滑；窝内则较松散而粗糙，成丝瓜络状，并黏附少许燕绒。质硬而脆，断面呈角质状，明亮，半透明；入水膨胀，变柔软，以手轻压有弹性感。以完整、成盏、明净、色白、绒毛少者为佳。

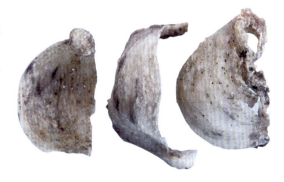

【性味归经】味甘、微咸，性平。归肺、胃经。

【功能主治】养阴，润燥，益气补中，化痰止咳。治虚损咳嗽，痰喘咯血吐血，潮热，噎膈反胃。

【用法用量】5~10g，水煎服。

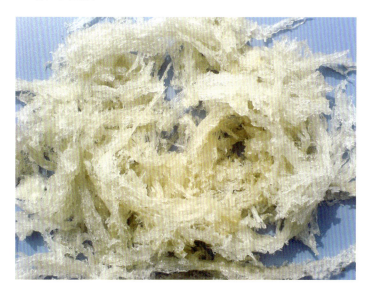

6.54 鳖科

6.54.1 鳖甲

TRIONYCIS CARAPAX

【基原】来源于鳖科 Trionychidae 中华鳖属 *Trionyx* 中华鳖 *Trionyx sinensis* Wiegmann 的背甲。

【分布】湖北、湖南、安徽、浙江、江西等地。我国除新疆外均有产。

【采集加工】全年可捕捉，以秋、冬二季较多。捕捉后杀死，置沸水中烫至背甲上的硬皮能剥取时，取出，剥取背甲，刮除附肉，洗净，晒干。

【药材性状】本品呈椭圆形或卵圆形，背面隆起，长 10～15cm，宽 9～14cm。外表面黑褐色或墨绿色，略有光泽，具细网状皱纹和灰黄色或灰白色斑点，中间有一条纵棱，两侧各有左右对称的横凹纹 8 条，外皮脱落后，可见锯齿状嵌接缝。内表面类白色，中部有突起的脊椎骨，颈骨向内卷曲，两侧各有肋骨 8 条，伸出边缘。质坚硬。气微腥，味淡。以个大、甲厚无残肉、无腥味者为佳。

【性味归经】味咸，性微寒。归肝、肾经。

【功能主治】滋阴潜阳，软坚散结，退热除蒸。治阴虚发热，骨蒸劳热，虚风内动，经闭，癥瘕。

【用法用量】9~24g，水煎服，先煎。

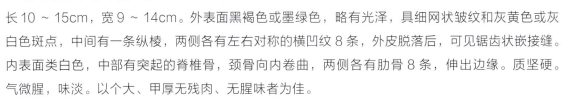

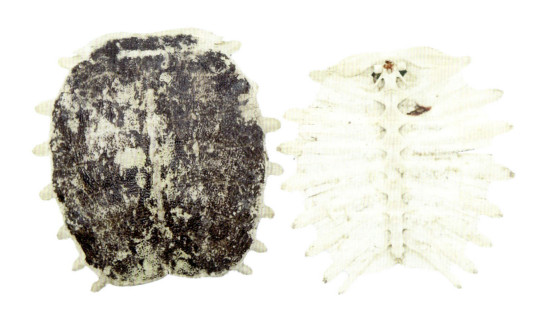

6.55 蝠鲼科

6.55.1 鲾鱼鳃

MABULAE BRANCHIA

【基原】来源于蝠鲼科 Mobulidae 蝠鲼属 Mobula 日本蝠鲼 Mobula japonica（Muller et Henle）和双吻前口蝠鲼 Mobula birostris（Walbaum）的干燥鱼鳃。

【分布】山东、浙江、福建、广东和海南省沿海海域。

【采集加工】全年可捕捉，以夏、秋季为多，捕捉后取出鱼鳃，洗净，晒干。

【药材性状】本品为长椭圆状条形，甚扁，一端大而圆，一端较小，长 25~40cm，宽 4~10cm，外表面棕黑色，内表面浅黄棕色；全体由多数条状横列鳃瓣组成，鳃瓣为长条状。由数十个人字状互不粘连的鳃齿整齐地排列成格子状，鳃齿的上缘具睫状细齿。质韧。微有腥气。以鳃片大、干爽、明净者为佳。

【性味归经】味微咸，性平。归脾、肺经。

【功能主治】解毒，清热，催乳。治麻疹，痘毒，乳汁稀少。

【用法用量】5~10g。

【附注】广东珠江三角洲地区民间习惯用本品煲汤或煮粥给小儿麻疹后服食，据说既可清麻疹病毒，又有补益作用。

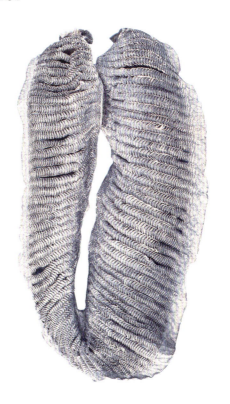

7 矿物和化石类

7.1 无名异

PYROLUSITUM

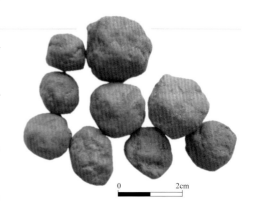

【基原】来源于氧化物类矿物金红石族软锰矿的矿石。主含二氧化锰。

【分布】广东、广西、四川、青海等地。为次生矿物，常见于沉积矿床中。

【采集加工】全年可采挖。挖取后，除去泥沙及杂质，晒干。

【药材性状】本品呈不规则圆球形，直径0.6~1.8cm，多为1cm左右，表面凹凸不平或呈瘤状突起，黄棕色或棕褐色，常被有黄棕色细粉，擦去粉尘则显光泽，易染手。质坚硬，不易砸碎，断面棕色至紫棕色。微具土腥气，味淡。以颗粒均匀、棕褐色、有光泽、无杂质者为佳。

【性味归经】味咸、甘，性平。归肝、肾经。

【功能主治】活血祛瘀，止痛生肌。治跌打损伤，金疮痈肿。

【用法用量】3~5g。外用适量，研末调敷患处。

7.2 云母石

MUSCOVITUM

【别名】云母、白云母

【基原】来源于硅酸盐类矿物白云母的片状矿石，系从花岗岩和伟晶岩中采得。主含含水硅酸铝钾。

【分布】产于内蒙古、辽宁、吉林、河北、山东、云南、浙江、江苏、安徽、江西等地。

【采集加工】全年可采挖，挖取后除净泥土杂石。

【药材性状】本品为不规则的片状，数层至数十层叠合在一起，大小不一，无色透明或白色，具珍珠样或玻璃样光泽。质韧，可层层剥离成薄片，薄片光滑透明，有弹性。气微，无味。以片大、透明、洁净、无色、易剥离者为佳。

【性味归经】味甘，性平。归肺、肝、脾经。

【功能主治】补肾，收敛止血。治劳伤虚损，眩晕，惊悸，癫痫，寒证久疟，疮痈肿痛，刀伤出血。

【用法用量】9~15g，水煎服。外用研末敷患处。

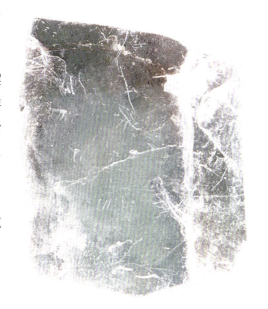

7.3 水银

HYDRARGYRUM

【基原】来源于矿石中自然汞。大多数是由含汞矿物提炼而得。主含汞，但常有微量的银。

【分布】四川、贵州、云南、湖南、湖北、广西等地。

【采集加工】全年皆可采收。天然汞矿不多见。通常将含有朱砂的矿石粉碎，投入特制炉中加热升华提炼而成。

【药材性状】本品在常温下为不透明的重质液体，银白色，有光泽，极易流动，亦易分裂为小球，流过处不留污痕，不沾手，遇热易挥发。以银白色、显光泽、流动性强、在纸面流过无痕迹者为佳。

【性味归经】味辛，性寒；有剧毒，不能口尝。归心、肝、肾经。

【功能主治】杀虫攻毒。治皮肤疥癣，恶疮肿毒。

【用法用量】不得内服，外用涂抹患处。

【注意】本品不宜与砒霜共用。

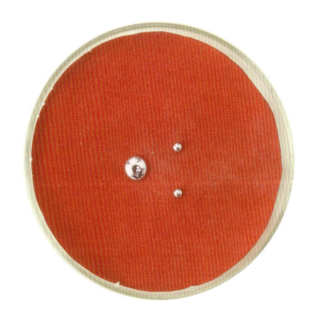

7.4 升丹

OXYDIUM HYDRARGYRI

【别名】升药、红升丹、黄仙丹、三仙丹

【基原】本品是以矿物水银、硝石、白矾为原料炼制而成的粗制氧化汞。

【分布】全国各地均可制造。

【采集加工】将水银、硝石、白矾研成细末，铺在铁锅内，以瓷碗覆盖，赤石脂封口，经过加热升华等炼制而成，碗边的为红色，称红升丹，碗中央的为黄色，称黄升丹，锅底的块状物，称丹底。

【药材性状】红升丹为橙红色块状物或粉末；块状者长、宽均为 0.2~0.6cm，厚 0.1~0.2cm，一面光滑，另一面蜂窝状。体重，质坚脆，易碎。气无。以色红、片状、有光泽者为佳。黄升丹的性状与红升丹基本相同，但为黄色或橙黄色，以色黄、片状、有光泽者为佳。丹底为不规则的板块状，大小不等，厚约 1mm，乳白色至淡黄色。质硬而脆。气微臭。以淡黄色、块状、纯净者为佳。

【性味归经】味辛、涩，性温；有大毒。归脾、肺经。

【功能主治】搜脓拔毒，去腐生肌。外用治痈疽疮毒，溃后脓少，腐肉不脱，新肉难生，流紫黑色恶脓的痈疮脓出不畅。

【用法用量】外用适量，不能内服。

【附注】本品应与煅石膏共研末外用，不宜用纯品。外疡腐肉已去、脓水已净者忌用。

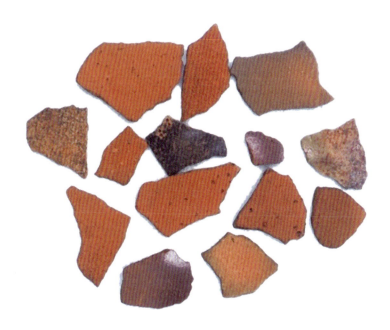

7.5 石膏

GYPSUM FIBROSUM

【基原】来源于硫酸盐类矿物硬石膏族石膏。主含含水硫酸钙。

【分布】湖北应城、安徽凤阳,产量大而质量佳。此外,河南、山东、四川、贵州、云南、西藏、甘肃、宁夏、山西、广东、广西等地亦产。

【采集加工】全年均可采挖,于矿中挖出石膏后,去净泥土、杂石。

【药材性状】本品为纤维状的集合体,呈长块状、板块状或不规则块状,白色、灰白色或淡黄色,有的半透明。易纵向断裂,断面具纤维状纹理,显绢丝样光泽。体重,质软,用指甲可刻划成粉。气微,味淡。以白色、半透明、成块状者为佳。

【性味归经】味甘、辛,性大寒。归肺、胃经。

【功能主治】生用清热降火,除烦止渴。治外感热病,烦渴口干,肺热喘咳,胃火亢盛,头痛,牙痛。煅石膏收湿生肌,敛疮,止血。

【用法用量】内服生石膏15~60g,水煎服。先煎。煅石膏多外用,研末撒敷患处。

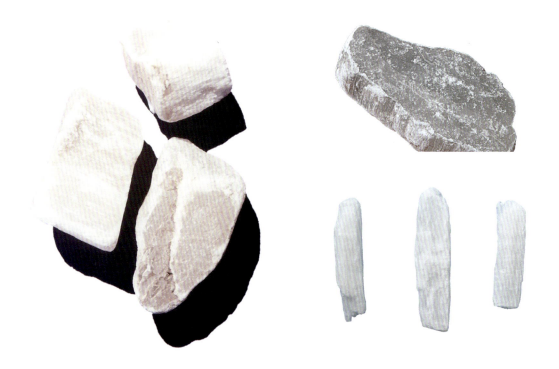

7.6 石燕

SHIYAN (CYRTIOSPIRIFIS SEU CYRTIOPSIS FOSSILLIS)

【基原】来源于古代腕足类石燕子科动物中华弓石燕 *Cyrtiospirifer sinensis* Grabau 与戴维逊弓石燕 *Cyrtiopsis davidsoni* Grabau 及其近缘动物的化石。主含碳酸钙，另含少量磷及二氧化硅。

【分布】湖南。此外，湖北、云南、广东、江西、浙江、江苏、广西、山西等地亦产。

【采集加工】全年可采挖。挖取后洗净泥土，晒干。

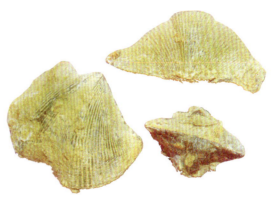

【药材性状】本品形状近似燕，长2.5~3.5cm，宽3~4cm，厚1~1.5cm，青灰色或土黄棕色，两面均具瓦楞状纵横相间的放射状纹理；两侧展开，边缘稍薄，两面中央隆起，其中一面的中部有一纵沟，在较细的一端略下弯如鸟喙状，另一面有一条横沟通向两侧。质地坚硬如石，不易砸碎，断面灰青色，间有部分白色碎石夹杂其间。气无，味淡。以完整、燕形、有纹理、灰青色、质坚重者为佳。

【性味归经】味咸，性凉。归肾、膀胱经。

【功能主治】清热，利尿，明目。治淋病，小便不利，湿热带下，尿血便秘，肠风痔漏，眼目障翳。

【用法用量】1.5~5g，水煎服。外用适量，研末或水磨点眼。

7.7 石蟹

TELPHUSAE FOSSILIS

【基原】来源于古生代节肢类弓蟹科多种石蟹属 *Telphusa* 动物的化石。主含碳酸钙。

【分布】广东、广西、台湾等沿海地区。广东以阳江为主产地。南洋群岛亦产。

【采集加工】全年可采。采出后去掉泥土,晒干。

【药材性状】本品形似蟹,全形者肢爪齐全,形象清晰,但较多的为蟹身或蟹螯部分,或一边显蟹形,另一边则光滑如土色样,土棕色至深棕色;甲壳痕迹明显,略呈钝四棱状,角棱圆而无棘齿或微具棘齿。体重,质坚硬如石,互击有声,砸断面微呈颗粒状,灰青色。气无,味微咸,且微有粘舌感。以形状似蟹、质坚、色青者为佳。

【性味归经】味咸,性寒。归肝、胆经。

【功能主治】清肝明目,消肿解毒。治目赤翳障,小便不利,赤白带下,痈疮肿毒。

【用法用量】5~15g,水煎服。用水磨汁服或入丸、散。外用适量,水飞成细粉点眼或调涂患处。

7.8 龙齿

LONGCHI (DENTIS DRACONIS FOSSILIS)

【基原】来源于古代哺乳动物如三趾马类、象类、犀类、牛类、鹿类等的牙齿化石。

【分布】山西、河南。此外,内蒙古、陕西、甘肃、四川等地亦产。

【采集加工】全年均可采挖,从动物化石中拣出牙齿或敲掉牙床即可。

【药材性状】本品可分犬齿和臼齿,大小不等;犬齿呈圆锥形,顶端略弯而尖;臼齿呈圆柱形或方柱形亦稍弯曲,一端较细,有深浅不同的棱沟。青龙牙为暗棕绿色,上有黄棕色条纹。白龙牙为白色,无花纹,有棕色斑点,有的尚存珐琅质。质坚硬,难砸碎,断面凹凸不平,微具吸湿性。无臭,无味。以不带牙床,具暗青色条纹、吸湿性强者为佳。

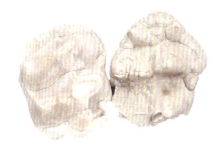

【性味归经】味甘、涩,性平。归心、肝经。

【功能主治】清热除烦,镇心安神。治热狂惊痫,烦热不安,心神不宁,心下气结,失眠多梦。

【用法用量】10~15g,水煎服。先煎。

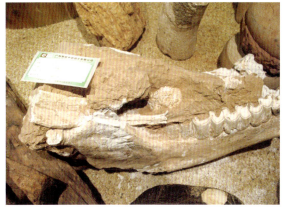
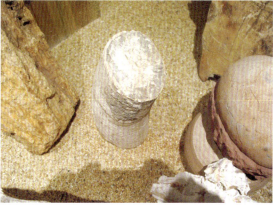

7.9 龙骨

DRACONIS OS

【基原】来源于古代哺乳动物如三趾马类、象类、犀类、牛类、鹿类等的骨骼化石，或象类门齿的化石，前者称龙骨，后者称五花龙骨。

【分布】山西、河南；此外，内蒙古、陕西、甘肃、四川等地亦产。

【采集加工】全年均可采挖，挖出后，选取骨骼化石，除去泥土、杂质。五花龙骨极易破碎，常用毛边纸包裹。

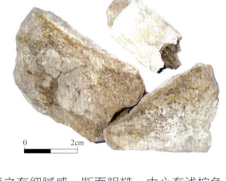

【药材性状】本品呈骨骼状或已破碎为大小不等的不规则块状，黄白色或淡灰白色，有的具浅棕色条纹或裂隙，摸之有细腻感。断面粗糙，中心有浅棕色网状的髓。质坚硬，不易破碎。具较强吸湿力，气微，味淡。以色白、吸湿力强者为佳。五花龙骨为不规则块状或圆柱状，表面黄白色，常夹有蓝灰色或红棕色花纹，略有光泽。质硬而脆，易片状剥落。吸湿性较强，气无，味淡。以体轻、质酥脆、分层、有花纹、吸湿力强者为佳。

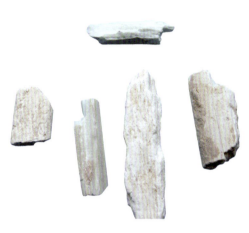

【性味归经】味甘、涩，性平。归心、肝经。

【功能主治】安神，固涩，生肌敛疮。治心悸易惊，失眠多梦，自汗，盗汗，遗精，崩漏带下。

【用法用量】15~30g，水煎服，先煎。外用研粉治溃疡久不收口。

7.10 白石英

QUARTZ ALBUM

【别名】石英

【基原】来源于氧化物类矿物石英族石英,主含二氧化硅。

【分布】江苏、山东、广东、贵州、福建、浙江等地。

【采集加工】全年均可采挖,挖出后除去泥沙及杂石,拣选纯白色的矿石。

【药材性状】本品为六方柱状或粗粒状集合体,全体呈不规则块状,多具锋利棱角,表面不平坦,乳白色至灰白色,微透明或不透明,有玻璃样或脂肪样光泽。体重,质坚硬,砸断面不平,边缘较锋利,可刻划玻璃。气无,味淡。以色白、微透明、具光泽、体重质坚硬者为佳。

【性味归经】味甘,性微温。归心、肺经。

【功能主治】益气,安神利水,止咳降逆。治惊悸不安,虚寒咳喘,小便不利。

【用法用量】10~20g,水煎服。

【注意】久病者忌用。

7.11 白矾

ALUMEN

【基原】来源于天然硫酸盐类矿物明矾石经加工提炼而成的结晶体。主含含水硫酸铝钾。

【分布】浙江、安徽、福建。此外,湖北、山西、河北、甘肃等地亦产。

【采集加工】全年皆可采收,采收后将明矾石打碎,用水溶解,收集溶液,过滤,加热浓缩,放冷后析出的结晶即为本品。

【药材性状】本品为不规则的块状或粒状,大小不一,表面略平滑或凹凸不平,具细密纵棱,无色透明或白色半透明,常附有白色细粉。质硬而脆,易砸碎,断面显玻璃样光泽。气微酸,味涩带甘、酸。以块大、无色透明、无杂质者为佳。

【性味归经】味酸、涩,性寒。归肺、肝、脾、胃、大肠经。

【功能主治】止血止泻,祛除风痰。治久泻不止,便血,崩漏,癫痫,发狂。

【用法用量】0.6~1.5g,外用解毒杀虫,燥湿止痒。治湿疹,疥癣,聤耳流脓。

【附注】本品经煅制后为枯矾。功能收湿敛疮,止血化腐。

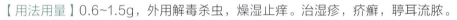
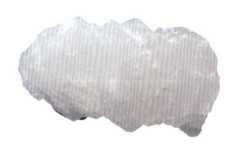
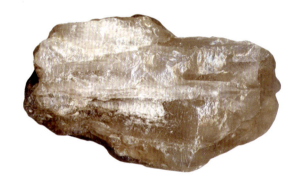

7.12 白降丹

COMPOSITUM HYDRANGYRI CHLORATI

【别名】白粉霜、白灵砂、降丹

【基原】来源于二氧化汞和氯化亚汞的混合结晶物。

【分布】各地均可制造。主产于湖南、湖北、云南、江西、天津。

【采集加工】采用水银、硝石、皂矾、硼砂、食盐、雄黄、朱砂七种药物，经多道工序制炼而成。

【药材性状】本品为针状结晶物，常聚合成块状或为碎粉，表面白色或微黄色；块状者，可见其中与碗壁接触的一面光滑而发亮，有时微带淡紫红色，另一面和断面均呈细针状结晶，微有光泽，不透明。体重，质脆易碎。气无，味辣而具持久的金属气味。以块状、白色、显针状结晶者为佳。

【性味归经】味辛，性温；有大毒。归脾经。

【功能主治】杀虫攻毒，去腐生肌。治恶毒疮疥，疔毒，痈疽发背。

【用法用量】外用涂抹患处。

【注意】剧毒药，切忌内服。

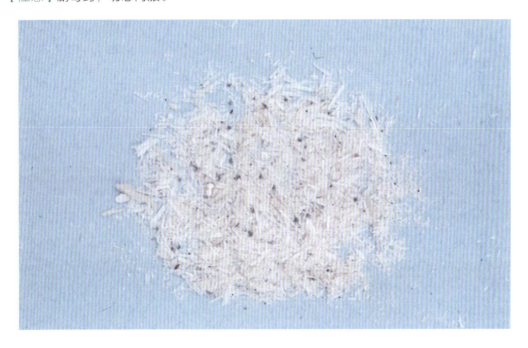

7.13 玄明粉

NATRII SULFAS EXSICCATUS

【基原】来源于芒硝经风化干燥而成。主含硫酸钠。

【分布】全国大部分地区有产。以河南、山东、山西、河北、内蒙古等地产量较大。

【采集加工】秋季或冬季,将精制纯净芒硝经风化失去结晶水而成无水硫酸钠即得。

【药材性状】本品为白色粉末,显光泽,手捻之如细砂。气微,味咸。以幼细而色白、洁净者为佳。

【性味归经】味咸、苦,性寒。归胃、大肠经。

【功能主治】泄热通便,润燥软坚,清火消肿。治实热便秘,积滞腹痛,肠痈肿瘤,咽喉肿痛,口舌生疮,牙龈肿痛,目赤,痈肿。

【用法用量】3~10g;外用适量,水化敷洗,或研末敷患处。

【注意】孕妇禁用。

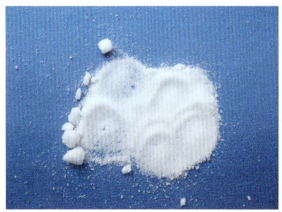
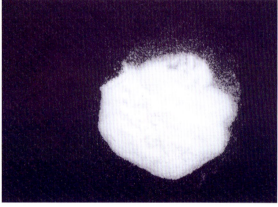

7.14 玄精石

SELENITUM

【别名】太乙玄精石

【基原】来源于硫酸盐类矿物,由盐池地带之卤水经年久所结成的小片块状石膏矿石。主要成分是含水硫酸钙。

【分布】青海、甘肃、陕西、内蒙古等地区。

【采集加工】全年可采挖,挖出后,除去泥土、杂石。

【药材性状】本品为不规则的椭圆形或菱形薄片,中部稍厚,形似龟背状,长0.3~1.5cm,宽0.2~0.8cm,厚0.1~0.3cm,灰白色或略带浅棕灰色,有的中间黑色,半透明。质硬而脆,易砸碎成不规则的长菱状小块片,断面显玻璃样光泽。气微,味微咸。以灰白色、片块均匀而薄者为佳。

【性味归经】味咸,性寒。归胃、脾、肾经。

【功能主治】滋阴,降火,软坚,消痰。治阳盛阴虚,高热烦渴,头风脑痛,目赤障翳。

【用法用量】10~15g,水煎服。

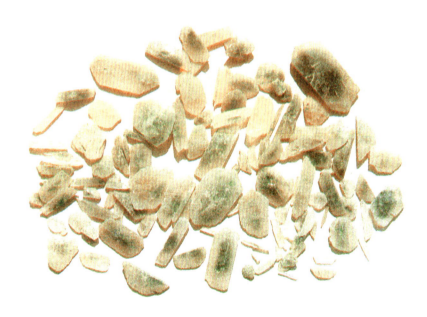

7.15 芒硝

NATRII SULFAS

【别名】朴硝

【基原】来源于硫酸盐类矿物芒硝族芒硝,经加工精制而成的结晶体。主要成分是含水硫酸钠。

【分布】全国各产盐区均产,以河南、山东、山西、河北、内蒙古等地产量较大。

【采集加工】全年可提炼,以秋、冬季为好。未加工前的芒硝呈颗粒状,外附白霜,含杂质较多,经加水煎炼溶解,使杂质沉淀后过滤,滤液浓缩,放冷析出结晶即药用芒硝。

【药材性状】本品为棱柱状或长方形结晶体,大小不一,无色透明,表面有直棱。质脆易折断,断面偏斜或呈方形。置空气中逐渐风化,外层渐变为白色粉末。气微,味咸。以白色、透明、洁净者为佳。

【性味归经】味咸、苦,性寒。归胃、大肠经。

【功能主治】泻下通便,润燥软坚,清火消肿。治实热便秘,大肠燥结,积滞腹痛,肠痈肿痛,痈肿疮毒。

【用法用量】6~12g,一般不入煎剂,待汤剂煎得后,溶入汤液中服用。外用适量。

【注意】孕妇禁用。

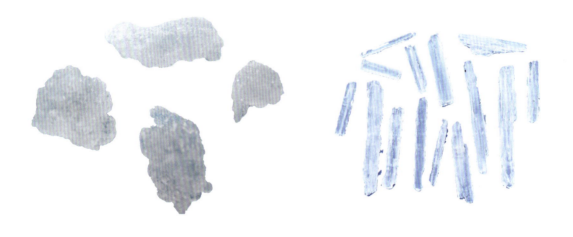

7.16 朱砂

CINNABARIS

【别名】神砂、丹砂。

【基原】来源于硫化物类矿物辰砂的天然矿石。主含硫化汞。

【分布】贵州、四川、湖南。此外，云南、广西等地亦产。

【采集加工】全年可采。采挖后，用水淘去杂质，再用磁铁吸净铁质。

【药材性状】本品呈不规则薄片状的称镜面砂，大小不等块状的称豆瓣砂，细小颗粒状的称朱宝砂，间有呈粉末状；表面均暗红色或鲜红色，具玻璃样光泽。体重，质脆，易碎。气无，味淡，以颗粒大、色鲜红有光泽、质脆、易碎、无沙石杂质者为佳。

【性味归经】味甘，性微寒；有毒。归心经。

【功能主治】清心镇惊，安神解毒。治心悸易惊，失眠多梦，癫痫发狂，小儿惊风，视物昏花，口疮，喉痹，疮疡肿毒。

【用法用量】0.1~0.5g；多入丸、散服，不宜入煎剂。外用适量，常配合其他药物研末干撒患处。

【注意】该品不宜久服、多服，以防慢性汞中毒；肝、肾功能不正常者尤应慎用。

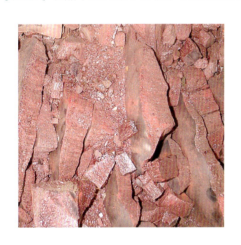
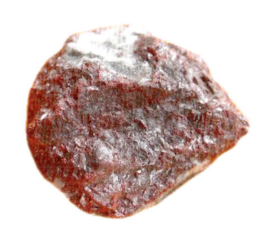

7.17 自然铜

PYRITUM

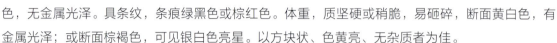

【基原】来源于硫化物类矿物黄铁矿的矿石。主含二硫化铁。

【分布】四川、陕西、云南、辽宁、河北、湖南、广东等地。

【采集加工】全年可采，采挖后选取方块状、黄色光亮者，除去杂石及泥土。

【药材性状】本品晶形多为立方体，集合体呈致密块状。表面亮淡黄色，有金属光泽；有的黄棕色或棕褐色，无金属光泽。具条纹，条痕绿黑色或棕红色。体重，质坚硬或稍脆，易砸碎，断面黄白色，有金属光泽；或断面棕褐色，可见银白色亮星。以方块状、色黄亮、无杂质者为佳。

【性味归经】味辛，性平。归肝经。

【功能主治】散瘀止痛，续筋接骨。治跌打肿痛，筋骨折伤，瘀血作痛。

【用法用量】3~10g。外用适量，与其他药外敷患处。

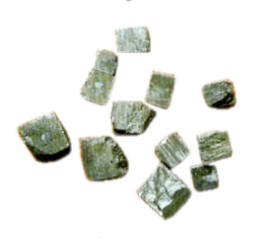
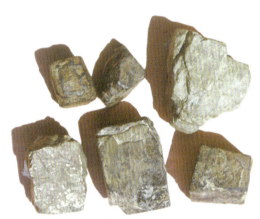

7.18 阳起石

TREMOLITUM

【基原】来源于硅酸盐类矿物角闪石族透闪石或透闪石石棉的矿石。主要成分是含水硅酸钙。

【分布】湖北、河南、山西、河北、四川、广东、山东等地。常与滑石伴生。

【采集加工】全年可采挖。挖采后去净泥土、杂石。

【药材性状】本品呈不规则块状或条形，大小不一，灰白色、青白色或青灰色，常夹有青、灰、白色或与浅黄色夹杂成纵向相间的纹理，具丝绢样光泽。体较重，质稍松软，易剥离，断面不整齐，纵面呈纤维状或细柱状，微具丝样光泽。碎末黏着皮肤则发痒，且不易除去。气无，味淡。以质松软、手捻易碎成毛细纤维样、灰白色、有光泽者为佳。

【性味归经】味咸，性微温。归肾经。

【功能主治】温肾壮阳，强壮腰膝。治肾虚阳痿，妇女子宫寒冷，腰膝酸软，冷痹，崩漏。

【用法用量】5~10g，多入丸、散用。

【注意】阴虚火旺者忌用，不宜久服。

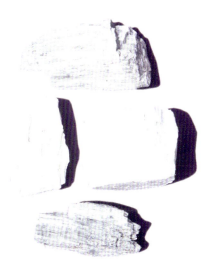
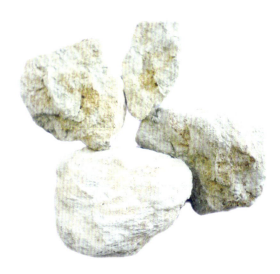

7.19 玛瑙

ACHATUM

【别名】文石

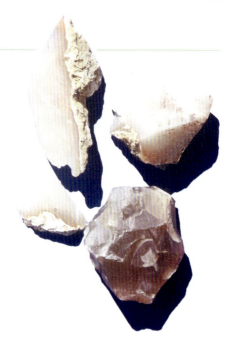

【基原】来源于矿物石英的隐晶质变种之一。系由各种颜色二氧化硅胶体溶液所形成的块状体，常充填于岩石的裂隙或洞穴内。主含二氧化硅。

【分布】辽宁、新疆、甘肃、陕西、河南、湖北、四川、云南、浙江、台湾等地。

【采集加工】全年皆可采挖。采得后除去杂质。药用多收集自雕琢产生的碎块或开采时的碎块。

【药材性状】本品为不规则的块状或柱状，大小不等，以棕红色、橙红色、灰白色较常见，其他颜色亦有，常汇合成云雾状或条带状色彩，平滑或凹凸不平，透明至半透明，具蜡样光泽。质坚硬，体重。气无，味淡。以质坚、色红润、透明者为佳。

【性味归经】味辛，性寒。归肝经。

【功能主治】清热明目。治目生障翳。

【用法用量】多为外用，研细末或水飞外点眼睛。

7.20 赤石脂

HALLOYSITUM RUBRUM

【基原】来源于硅酸盐类矿物多水高岭石族多水高岭石。主要成分是含水硅酸铝。

【分布】山西、陕西、山东、河南、江苏、湖北、福建、广东等地。

【采集加工】全年均可采挖。挖出后选择红色幼滑如脂的土块,除去杂石杂土。

【药材性状】本品呈不规则块状,大小不一,赤红色或红棕色,形成大理石样花纹,光滑细腻。易粉碎,吸水性强,粘舌。气无,具泥土味。以干爽光滑、细腻、赤红色、易碎、无杂质杂土者为佳。

【性味归经】味甘、酸、涩,性温。归胃、大肠经。

【功能主治】涩肠止泻,止血敛疮。治久泻久痢,便血,崩中漏下,溃疡久不收敛。

【用法用量】10~15g,水煎服。外用适量,研末敷患处。

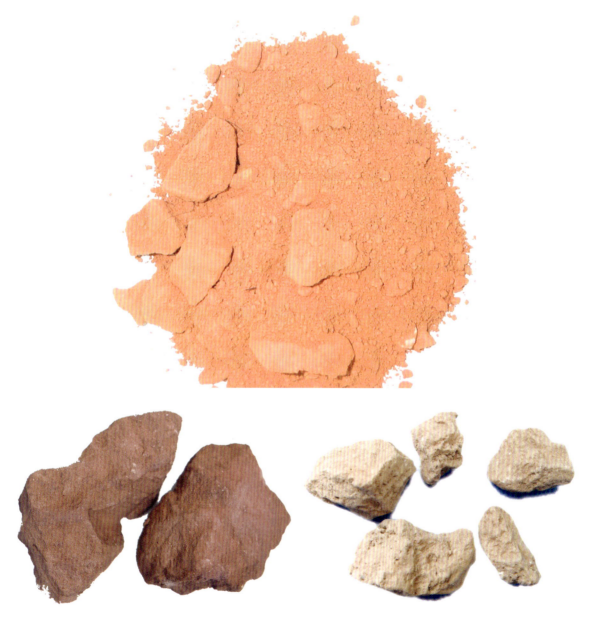

7.21 花蕊石

OPHICALCITUM

【基原】来源于变质岩类蛇纹大理岩。主含碳酸钙岩石。

【分布】山西、陕西、河南、江苏、浙江、四川等地。

【采集加工】全年可采。采挖后,除去杂石和泥土,选取有淡黄色或黄绿色彩纹的小石块。

【药材性状】本品呈不规则的块状,具棱角,但不锋利,表面白色或淡灰白色,其中夹杂有淡黄色或淡绿色的小点或条纹。阳光下有闪烁的星样光泽。体重,质坚硬,断面不整齐。以有黄绿色斑纹者为佳。

【性味归经】味酸、涩,性平。归肝经。

【功能主治】化瘀止血。治吐血,咯血,跌打伤痛,产后恶血,血晕。

【用法用量】5~15g,多研末服。外用适量。

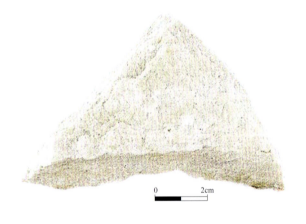

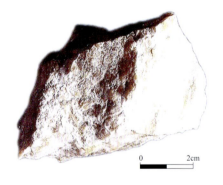

7.22 辰砂

VERMILION (CINNABARITE)

【别名】马牙砂、平口砂、灵砂

【基原】来源于矿物水银和硫黄经加热制炼升华而成。主含硫化汞。

【分布】产于广东、湖南、四川、云南等地。

【采集加工】均为化工厂生产。

【药材性状】本品为大小不等的块状或盆状,两面密实平坦,或仅一面平坦,另一面粗糙,有小孔,厚1~4cm,紫红色,有玻璃样光泽。体重,质脆,易纵向破碎,纵断面呈束针状,习称马牙柱。气无,味淡。以块大、紫红色、纵断面呈针状结晶者为佳。

【性味归经】味甘,性微寒;有毒。归心经。

【功能主治】清心镇惊,安神解毒。治心悸易惊,失眠多梦,癫痫发狂,小儿惊风,视物昏花,口疮,喉痹,疮疡肿痛。

【用法用量】内服0.3~1.5g,多入丸、散。

【注意】本品有大毒,内服量应严格控制,且不宜久服。

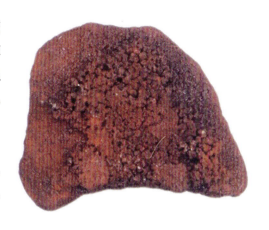

7.23 青矾

MELANTERITUM

【别名】皂矾、绿矾

【基原】来源于矿物单斜晶系硫酸盐类水绿矾的矿石或化学合成品。主含硫酸亚铁。

【分布】山东、湖南、安徽、浙江、新疆、甘肃等地。

【采集加工】天然品全年可采。采得后除去杂质。亦有人工合成品。

【药材性状】本品呈棱柱状或颗粒状至粉末状,棱柱状者长1.5~3cm,直径0.5~0.8cm,青绿色或黄绿色,半透明;在干燥的空气中能迅速风化,表面生成一层白色粉末,在潮湿空气中能迅速氧化,表面生成黄棕色的碱式硫化铁。质坚硬而脆,断面显玻璃样光泽。气微,味涩而微甜。以颗粒大、色青绿、半透明者为佳。

【性味归经】味酸,性凉。归肝、脾经。

【功能主治】燥湿化痰,消积杀虫,解毒敛疮,补血止血。治黄肿胀满,疳积,钩虫病,肠风便血,胃肠出血,湿疮疥癣,水火烫伤。

【用法用量】2~5g,多入丸、散用。外用适量,研末撒敷或以溶液涂洗患处。

【附注】本品致吐力强,胃弱者慎服。

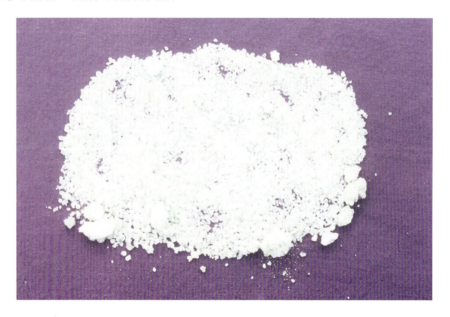

7.24 金礞石

MICAE LAPIS AUREUS

【别名】明石

【基原】来源于变质岩类蛭石片岩或水黑云母片岩的岩石。主含钾、镁、铝、硅酸。

【分布】湖北、河南、山西等地。

【采集加工】全年可采。挖取后除去杂石和泥土。

【药材性状】本品呈不规则块状或碎片，大小不一，棕黄色至金黄色，有闪烁耀眼的金黄色光泽，质脆、易碎，显层状。质佳者手捻之可使之成鳞片状薄碎片，质次者坚硬，砸碎后常有泥土夹杂其中。火煅可使之酥松膨胀，层层分离，且闪耀金光样颜色，松脆，极易碎。气无，味淡。以金黄色、质松脆、无杂土者为佳。

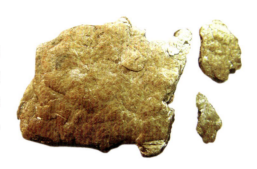

【性味归经】味甘、咸，性平。归肺、心、肝经。

【功能主治】坠痰下气，平肝镇惊。治顽痰壅积，咳逆喘急，癫痫发狂，烦躁胸闷，惊风抽搐。

【用法用量】3~6g，多入丸、散用；煎汤10~15g，布包先煎。

7.25 炉甘石

CALAMINA

【基原】来源于碳酸盐类矿物方解石族菱锌矿。主含碳酸锌。

【分布】产于广西、湖南、四川等地。

【采集加工】全年可挖。挖取后,拣净杂石,除去泥土,洗净,晒干。

【药材性状】本品为不规则的块状,常扁平,亦有多角形或近圆形,大小不一,常有较大的凹陷和大小不等的蜂窝状孔洞,表面白色或淡红棕色,布有隐约可见的棕色花纹,外沾黄白色粉尘。体轻,质松易碎,断面颗粒状,灰白色或淡棕色,有时为白色和棕色混合的花纹。气微,味涩。以块大、白色、体轻质松、吸湿性强者为佳。

【性味归经】味甘,性平。归肝、脾经。

【功能主治】明目退翳,防腐生肌,燥湿止痒。治目赤翳障,目缘赤烂,翳膜胬肉,溃疡不敛,脓水淋漓,湿疮,皮肤瘙痒。

【用法用量】本品只作外用,使用时研成细粉,适量,调敷患处或点眼。

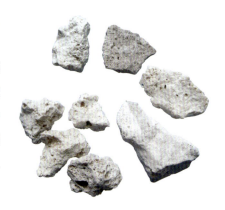

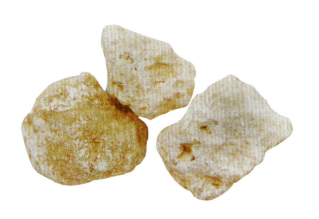

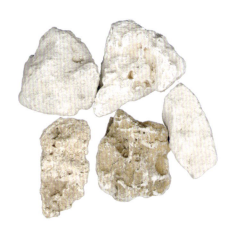

7.26 南寒水石

CALCITUM

【别名】方解石、寒水石

【基原】来源于碳酸盐类矿物方解石族方解石。主含碳酸钙。

【分布】安徽、江苏、浙江、河南、江西、广东、湖北等地。

【采集加工】全年可采。挖出后,除去泥沙杂石。

【药材性状】本品呈斜方块状或长方块状,四角有锐棱,白色或黄白色,半透明,平滑,显玻璃样光泽。质坚硬而脆,砸开多呈小方块或长方块,断面平滑。无臭,无味。以色白透明、有光泽者为佳。

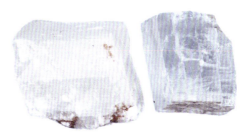

【性味归经】味淡,性大寒。归心、胃、肾经。

【功能主治】清热降火,凉血,降烦止渴。治高热烦渴,口干舌燥,牙痛,小便短赤。

【用法用量】10~30g,水煎服,宜先煎。

【附注】硫酸盐类矿物硬石膏族红石膏亦作寒水石药用,商品称北寒水石。药材性状为扁平块状,粉白色,凹凸不平,具土腥气,无味。性味功用与南寒水石略同。

7.27 砒石

ARSENOPYRITE

【别名】信石、人言、砒霜

【基原】来源于矿物等轴晶系氧化物类砷华的矿石，但多是用单斜晶系硫化物类毒砂（砷黄铁矿）或雄黄加工制造而成，来自天然砷华的较少。主含三氧化二砷。

【分布】湖南、江西、贵州、广东等地。

【采集加工】少数为采挖天然砷华矿石，挖取后除去杂质，而大多数是取砷矿物加工制成。

【药材性状】本品分红砒和白砒；红砒又称红信石，呈不规则的块状或粒状，大小不一，大者长、宽均 5~10cm，厚 3~5cm，表面灰白色带微红，纵断面呈红、黄、白色或带褐色，有横向相间排列的彩色花纹，半透明，并具玻璃样或绢丝样光泽。

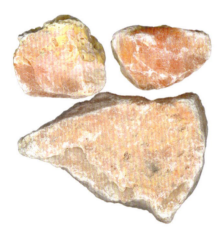

体重，质硬脆，易砸碎，断面稍平整或呈层状。气无。本品有剧毒，绝不可口尝。以块状完整、光洁晶莹、色红润、具光泽、无杂质者为佳。白砒又称白信石，形状与红砒基本相同，惟色白而无彩色花纹。以块状完整、光洁晶莹、色白有光泽、无杂质者为佳。

【性味归经】味辛，性大热；有剧毒。归肺、肝经。

【功能主治】祛痰平喘，蚀疮去腐，截疟。治寒痰哮喘，久疟，走马牙疳，恶疮腐肉不脱，痔疮，恶癣痈疽疔毒。

【用法用量】炮制品 0.015~0.031g，入丸、散内服。外用适量，研细末撒或调敷，或入膏药中贴患处。

【注意】本品有剧毒，须经炮制后方可药用。

【附注】砒霜为砒石的精制品，呈白色粉末状，微溶于热水，其功用与砒石相同而毒性更烈。

7.28 轻粉

CALOMELAS

【别名】汞粉、水银粉

【基原】来源于以水银、胆矾和食盐为原料经烧炼升华制成的汞化合物。主含氯化亚汞。

【分布】湖北、湖南、河北、天津、云南等地。

【采集加工】将胆矾、食盐加水溶解；再加入水银，调拌成糊状，和以红泥，捏成团块。在平底锅上铺放干砂，将上述团块放砂面上用瓷盆覆盖，封严，用木炭烧煅约10小时，可见瓷盆内附有雪花样结晶，即为轻粉。

【药材性状】本品为雪花状结晶或成细末状，色洁白，微有光泽，与日光接触多则颜色变为灰黄色而暗，遇氨水则变为黑色。质稍轻，手捻易碎成粉。气无，味淡。本品毒性剧烈，切勿口尝。以片大、鳞片状或雪花状、色洁白、有光泽、质轻者为佳。

【性味归经】味辛，性寒；有大毒。归大肠、小肠经。

【功能主治】祛痰消积，逐水通便。治痰涎积滞、水肿臌胀，二便不利，疥疮，顽癣，梅毒，下疳，湿疹，皮肤溃疡。

【用法用量】0.1~0.28g。外用适量，研细末撒敷或调涂患处。

【附注】本品宜避光密封保存。

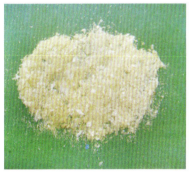 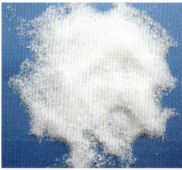 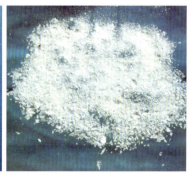

7.29 钟乳石

STALACTITUM

【别名】石钟乳、石笋

【基原】来源于碳酸盐类矿物方解石族方解石。主含碳酸钙。

【分布】广东、广西、湖北、四川、贵州、云南、陕西、甘肃、山西等地。常生于山岩洞穴中。

【采集加工】全年可采，从岩洞中将其敲下，洗净。

【药材性状】本品呈圆锥形或圆柱形，上部略细，下部略粗，顶端钝圆，底部平而有断痕，长5~20cm，直径2~7cm；表面凹凸不平，有瘤状突起，土灰色、灰白色或棕黄色。体重，质坚硬，砸断面略平整，浅橙黄色，放射状结晶排列成多层，环状；结晶常显亮光，中央有一圆孔。气无，味微咸。以质坚重、断面透明、发亮者为佳。

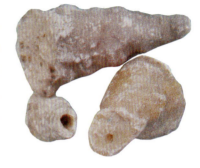

【性味归经】味甘，性温。归肺、胃、肾经。

【功能主治】温肺，壮阳，通乳，制酸。治寒痰咳喘，阴虚冷喘，腰酸冷痛，产后乳汁不通，胃痛泛酸。

【用法用量】10~15g，水煎服。

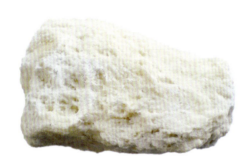
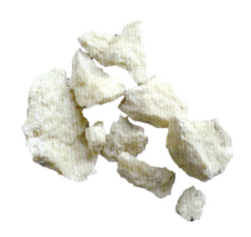

7.30 秋石

SAL PRAEPARATUM

【别名】咸秋石、代盐

【基原】来源于食盐经加工制成的结晶块。主含氯化钠。

【分布】安徽桐城为有名的产地。此外，江苏、浙江亦产。

【采集加工】取清水与食盐共煎，滤去残渣后，加热浓缩干燥成固体粉霜，然后将粉霜放于大小稍异的瓷碗内，两碗合盖紧密，置无烟炉火上煅烧 2 小时至红透，使粉霜熔成一块，冷却后凝固即成。

【药材性状】本品呈小盆状半圆球形结晶块，底部圆滑，上部直径 5~6cm，色洁白，微有光泽。质坚重。在干燥空气中表面风化起粉霜。在潮湿空气中即溶化。气无，味咸。以完整盆块状、色洁白、无潮溶者为佳。

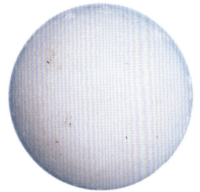

【性味归经】味咸，性寒。归肺、肾经。

【功能主治】滋阴，清热，降火，涩精。治虚劳骨蒸，潮热咳嗽，遗精，带下病，口腔和咽喉疮。

【用法用量】3~5g，水煎服。外用适量，研末撒敷患处。

7.31 禹余粮

LIMONITUM

【别名】余粮石、禹粮石

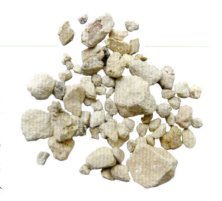

【基原】来源于氢氧化物类矿褐铁矿,主含碱式氧化铁。

【分布】河南、江苏;此外浙江、四川、广东等省区亦产。

【采集加工】全年均可采挖,挖取后去净泥沙、杂质。

【药材性状】本品为块状集合体,呈不规则的斜方块状,表面红棕色、灰棕色或淡棕色,多凹凸不平或附有黄色粉末;断面有深棕色与淡棕色相间的层纹,深色部分坚硬,淡色部分松软。具土气,味淡,嚼之无砂粒感。以黄棕色、齐整无碎、质松、断面有层纹、无碎石者为佳。

【性味归经】味甘、涩,性微寒。归胃、大肠经。

【功能主治】涩肠止泻,收敛止血。治久泻,久痢,崩漏,带下病。

【用法用量】10~15g,水煎服。外用研末撒于患处或调敷。

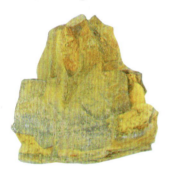
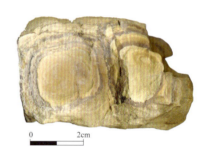

7.32 胆矾

CHALCANTHITUM

【别名】蓝矾

【基原】来源于硫酸盐类矿物硫酸铜的矿石,由含铜硫化物氧化分解而成。主含含水硫酸铜。

【分布】云南、四川、贵州、山西、陕西、甘肃、湖南、江西、广东等地。

【采集加工】全年可采,开采后选取蓝色、有玻璃样光泽者。亦有人工合成品。

【药材性状】本品为不规则的块片状或斜方形棱柱状结晶体,淡黄色或深蓝色,半透明,具玻璃样光泽;置空气中逐渐风化,表面变为黄绿色;加热去结晶水变为白色,遇水又变蓝色。质硬而脆,易破碎,碎断面颜色与表面相同。气无,味涩。以片块大、深蓝色,透明,具玻璃样光泽者为佳。

【性味归经】味酸、辛、涩,性寒;有小毒。归肝、胆经。

【功能主治】涌吐风痰,解毒收湿,蚀疮去腐。治风痰壅塞,癫痫,风眼赤烂,牙疳,口疮,湿疹,疥癣,肿毒不破,胬肉疼痛。

【用法用量】0.3~0.6g,温汤化服;外用适量,研末撒或调敷,或吹喉,或以水溶化外洗患处。

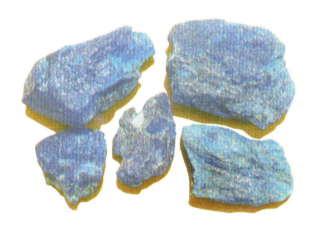
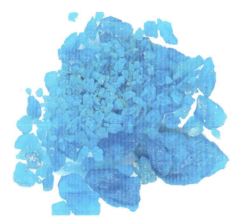

7.33 浮石

PUMEX

【别名】浮海石

【基原】来源于火山喷发出的岩浆凝固形成的多孔状石块。主含二氧化硅。

【分布】广东、福建、山东、辽宁等沿海地区。

【采集加工】全年可采收。通常在台风过后，把漂浮在海面的或被风吹刮至海岸边的浮石捞起，洗净，晒干。

【药材性状】本品近圆球形或不规则的团块状，呈多孔性海绵状结构，直径2~5cm或过之，表面粗糙，灰白色、灰黄色或淡褐色。体轻而硬脆，投于水中浮而不沉，砸碎后断面色较浅，疏松，具很多细孔，常有绢丝或玻璃样光泽。气无，味淡。以块均匀、轻浮、色灰白者为佳。

【性味归经】味咸，性寒。归肺、肾经。

【功能主治】清肺化痰，软坚散结，通淋。治痰热咳嗽，顽痰积块，痰中带血，瘰疬瘿瘤，沙淋，小便涩痛。

【用法用量】10~15g，水煎服。

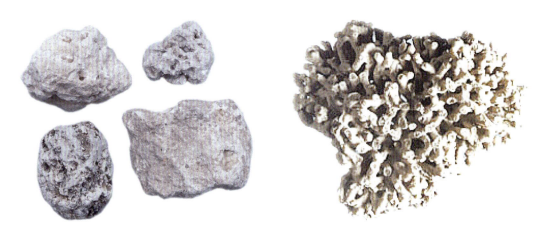

7.34 密陀僧

LITHARGYRUM

【别名】银右、银炉底

【基原】来源于方铅矿提炼银、铝时沉积的炉底。主含氧化铅或夹杂有少量未氧化的铅。

【分布】湖南、湖北、福建等地。

【采集加工】在开采方铅矿提炼银、铅时,取沉积于炉底的副产品即得。

【药材性状】本品呈不规则的块状、扁块状或碎屑状,大小不一,常一面光滑而有光泽,而另一面稍粗糙,黄色或黄褐色。体重、质坚硬,易砸碎,断面颗粒状,层纹明显,灰青色至灰绿色,具银色金属闪光;研为粉末则是黄色带微红色。气无,味淡。以色黄、有光泽、体重、质纯者为佳。

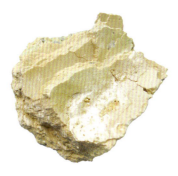

【性味归经】味咸、辛,性平;有毒。归肝、脾经。

【功能主治】杀虫敛疮,燥湿、祛痰镇惊。治痰积惊痫,湿疹,溃疡,痔疮,口疮。

【用法用量】1.5~3g,研末或入丸、散。外用适量,研末调敷或用醋调涂患处。

7.35 琥珀

SUCCINUM

【基原】来源于古代松科松属植物的树脂，埋藏地下，经年久转化而成的化石物质。

【分布】云南、广西、河南、辽宁等地。

【采集加工】全年可采挖。挖出后，挑出琥珀，除去砂石、泥土。

【药材性状】本品为块状或颗粒状，大小不一，表面淡黄色、深黄色、深绿色、红褐色或黑褐色，有光泽，半透明。质硬而脆，断面平坦，手捻之成粉末状，不溶于水，燃之则膨胀而带松脂气。味淡。以色红黄、透明、光亮、酥松者为佳。

【性味归经】味甘，性平。归心、肝、膀胱经。

【功能主治】安神定惊，利水通淋，活血散瘀。治心神不宁、惊悸、多梦、淋病尿血等。

【用法用量】2~3g，水煎服。

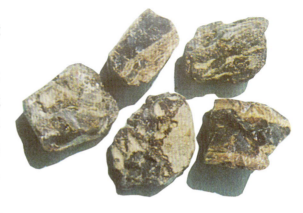
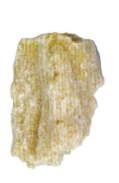
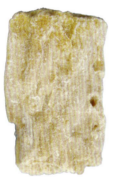
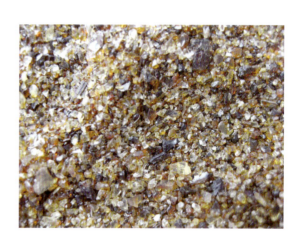
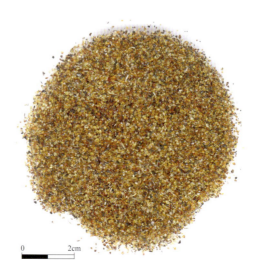

7.36 硫黄

SULFUR

【基原】本品由矿物硫族自然硫经加工制成。

【分布】主产内蒙古、山西、陕西、四川、湖北、河南、江西、湖南、广东、广西、台湾等地。

【采集加工】全年可采挖。将采得的硫黄矿石装入土罐中，加热至熔，除去杂质，冷却后，取出。或用含硫矿物经加工制得。

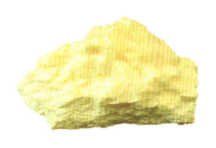

【药材性状】本品呈不规则块状。黄色或略呈黄绿色。体轻，质松脆，易碎，断面常呈针状结晶形。表面不平坦，呈脂肪光泽，常有多数小孔。气味特异，火燃时，冒青色火焰，并发出刺激性二氧化硫臭气。以色黄光亮、质松脆者为佳。

【性味归经】味酸，性温；有毒。归肾、大肠经。

【功能主治】外用解毒杀虫疗疮；内服补火助阳，通便。外治用于疥癣，秃疮。内服治阳痿足冷，虚喘冷哮，虚咳便秘。

【用法用量】1.5~3g，多炮制后入丸散服；外用适量，研末涂敷患处。

【注意】孕妇忌服，不宜与芒硝同用。

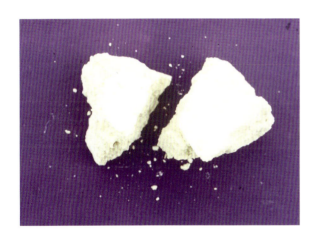
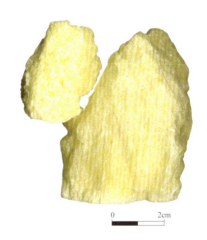

7.37 雄黄

REALGAR

【基原】来源于硫化物类矿物雄黄族雄黄,主含二硫化二砷。

【分布】湖南;贵州、陕西、湖北、四川、甘肃等地亦产。

【采集加工】全年可采挖。采挖后用竹刀剔取其熟透部分(未熟透的生块不剔下)除去杂质。

【药材性状】本品为不规则的块状,大小不等。深红色或橙红色,条痕淡橘红色,晶面有金刚石样光泽。质脆,易碎,断面具树脂样光泽。微有特异的臭气,味淡。精矿粉为粉末状或粉末集合体,质松脆,手捏即成粉,橙黄色,无光泽。以块大、色红、有光泽、质酥松、无杂质者为佳。

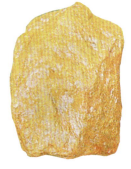
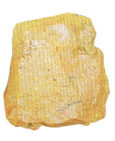

【性味归经】味辛,性温;有毒。归肝、大肠经。

【功能主治】解毒杀虫,燥湿祛痰,截疟。治虫积腹痛,惊痫,疟疾,痈肿,疔疮,疥癣,蛇虫咬伤。

【用法用量】0.05~0.1g,入丸、散用。外用适量,熏涂患处。

【附注】雌黄是本品的共生物,主含三硫化二砷,为柠檬黄色块、片或颗粒,功用与本品略同。

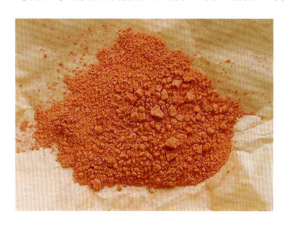
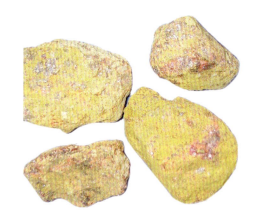

7.38 紫石英

FLUORITUM

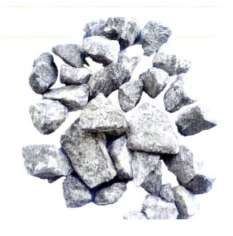

【基原】来源于氟化物类矿物萤石族萤石，主含氟化钙。

【分布】浙江、江苏、广东、辽宁、黑龙江、甘肃、湖北、湖南等地。

【采集加工】全年均可采挖。挖取后，除净杂石，拣选紫色的矿石入药。

【药材性状】本品呈不规则的多角形块状，表面常有裂纹，全体呈紫色、淡紫色或浅绿色。色泽深浅不匀，具玻璃样光泽，半透明。质坚硬而脆，易砸碎，多从棱角处裂破，断面棱角锋利。气微，味淡，不溶于水，可溶于浓硫酸。以色纯紫、透明、无杂石者为佳。

【性味归经】味甘，性温。归心、肺、肾经。

【功能主治】镇心安神，湿肺平喘，温肾暖宫。治虚劳惊悸，宫冷不孕，咳逆气喘。

【用法用量】10~15g，水煎服。

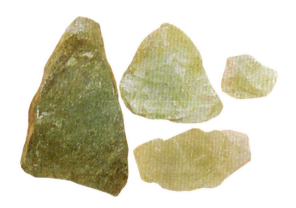

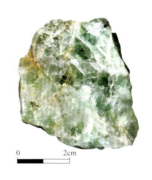

7.39 滑石

TALCUM

【基原】来源于硅酸盐类矿物滑石族滑石,主含含水硅酸镁。

【分布】山东、江西,此外江苏、浙江、陕西、辽宁等地亦产。

【采集加工】全年均可开采。采挖后,去净泥土、沙石等杂质。

【药材性状】本品多为块状集合体,呈不规则的块状。白色、黄白色或淡蓝灰色,具蜡样光泽,手摸有滑腻感。体较重,用指甲刻划可刮下白粉,置水中不崩解。气微、味淡。以色白、润滑、无杂石者为佳。

【性味归经】味甘、淡,性寒。归膀胱、肺、胃经。

【功能主治】利尿通淋,清热解暑;外用祛湿敛疮。治热淋,沙淋,尿热涩痛,暑湿烦渴,湿疹,湿疮,痱子。

【用法用量】10~20g,先煎。外用适量。

【附注】滑石常分为硬滑石和软滑石,正文所述为硬滑石。软滑石为硅酸盐类黏土矿物高岭石,呈不规则块状,白色或灰白色,手摸有滑腻感。质松软,手捻之即碎,置水中崩解。微有泥土气,无味,舐之粘舌。性味功用与硬滑石同。

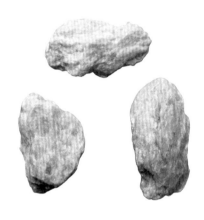

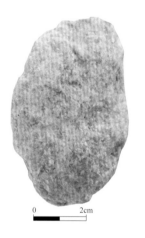

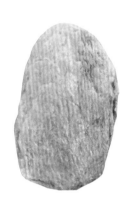

7.40 磁石

MAGNETITUM

【别名】灵磁石

【基原】来源于氧化物类矿物尖晶石族磁铁矿，主含四氧化三铁。

【分布】辽宁、河北、河南、山东、江苏、安徽、福建、四川、云南、广东、广西等地。

【采集加工】全年可采挖。挖出后除去杂石和泥土。

【药材性状】本品为块状集合体，呈不规则块状，或略带方形，多具棱角。表面灰黑色或棕褐色，有金属样光泽，有的附有铁屑状棕色粉末。体重，质坚硬，断面不整齐，色泽与表面相同。具磁性。有土腥气，无味。以铁黑色、有光泽、吸铁能力强者为佳。

【性味归经】味咸，性寒。归肝、心、肾经。

【功能主治】平肝潜阳，聪耳明目，镇惊安神，纳气平喘。治头晕目眩，视物昏花，耳鸣耳聋，惊悸失眠，肾虚气喘。

【用法用量】10~30g，水煎服。

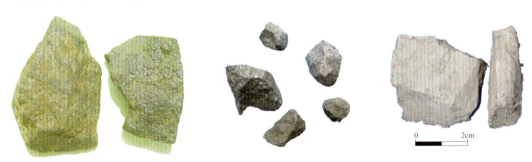

7.41 赭石

HAEMATITUM

【别名】代赭石、钉赭石、铜鼓赭石

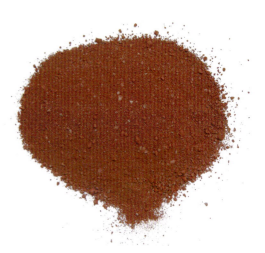

【基原】来源于氧化物类矿物刚玉族赤铁矿，主含三氧化二铁。

【分布】主产山西、河北；河南、山东、四川、湖南、广东亦产。

【采集加工】全年皆可开采。采后，选取有类似钉头的入药。并除去杂石。

【药材性状】本品多呈不规则的扁平块状，常带方形，甚扁，大小不一，暗棕红色或灰黑色，条痕樱红色或红棕色；一面常有圆形突起，习称"钉头"，另一面与突起相对应处有同样大小的凹窝。体重，质坚硬，砸断面层叠状。气微，味淡。以棕红色、断面显层叠状、每面均有钉头者为佳。

【性味归经】味苦，性寒。归肝、心、肺、胃经。

【功能主治】平肝潜阳，重镇降逆，凉血止血。治眩晕，呃逆，喘息，吐血，衄血，崩漏下血。

【用法用量】10~30g，水煎服。

【注意】孕妇慎用。

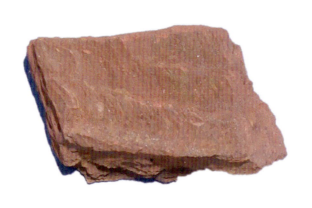

参考文献

[1] 中华人民共和国药典：一部 [S]. 北京：中国医药科技出版社，2020.

[2] 中国药用植物：1～30 册 [M]. 北京：化学工业出版社，2015-2020.

[3] 谢宗万，等. 全国中草药汇编：上册 [M]. 北京：人民卫生出版社，1975.

[4] 谢宗万，等. 全国中草药汇编：下册 [M]. 北京：人民卫生出版社，1975.

[5]《广东中药志》编辑委员会. 广东中药志：第一卷 [M]. 广州：广东科技出版社，1994.

[6]《广东中药志》编辑委员会. 广东中药志：第二卷 [M]. 广州：广东科技出版社，1994.

[7] 叶华谷，等. 华南药用植物 [M]. 武汉：华中科技大学出版社，2013.

[8] 湖南中医药研究所. 湖南药物志：第一辑 [M]. 长沙：湖南人民出版社，1962.

[9] 湖南中医药研究所. 湖南药物志：第二辑 [M]. 长沙：湖南人民出版社，1962.

[10] 湖南中医药研究所. 湖南药物志：第三辑 [M]. 长沙：湖南人民出版社，1962.

[11] 吴征镒，等. 云南中药资源名录 [M]. 北京：科学出版社，1993.

[12] 中国药材公司. 中国中药资源志要 [M]. 北京：科学出版社，1994.

[13] 方鼎，等. 广西药用植物名录 [M]. 南宁：广西人民出版社，1986.

[14] 国家中医药管理局中华本草编委会. 中华本草：蒙药卷 [M]. 上海：上海科学技术出版社，2005.

[15] 国家中医药管理局中华本草编委会. 中华本草：维吾尔药卷 [M]. 上海：上海科学技术出版社，2005.

[16] 易思荣，等. 重庆市药用植物名录 [M]. 重庆：重庆出版社，2009.

[17] 中国药材公司. 中国中药资源 [M]. 北京：科学出版社，1995.

[18] 中国药材公司. 中国中药资源志要 [M]. 北京：科学出版社，1994.

[19] 梁国鲁，易思荣. 金佛山野生药用植物资源 [M]. 北京：中国科学技术出版社，2013.

[20] 陈绍成，谭君，戴传云. 长江三峡天然药用植物志 [M]. 重庆：重庆大学出版社，2016.

[21] 万德光，彭成，赵军宇. 四川道地中药材志 [M]. 成都：四川科技出版社，2005.

[22] 李永和，等. 新疆药用植物野外识别手册 [M]. 乌鲁木齐：新疆人民出版社，2014.

[23] 朱有昌. 东北药用植物 [M]. 哈尔滨：黑龙江科学技术出版社，1989.

[24] 中国科学院中国植物志编辑委员会. 中国植物志 1-80（126 册）卷 [M]. 北京：科学出版社，1959-2004.

中文名索引

A
矮慈姑　134
矮石斛　439

B
芭蕉　163
菝葜　327
白苞筋骨草　017
白贝齿　533
白背牛尾菜　335
白附子　374
白鸽屎　534
白花荆条　006
白花枝子花　031
白及　433
白茅根　479
白苏　092
白药谷精草　160
百部　405
百合　271
斑茅　492
斑蝥　563
半夏　365
半枝莲　115
棒头南星　351
宝铎草　257
宝兴百合　276
荸荠　462
鳖甲　578
槟榔　422
薄荷　068

C
糙苏　094
草豆蔻　170
草果　202
蝉蜕　573

蟾酥　517
菖蒲　338
长柄山姜　174
长梗黄精　295
长梗山麦冬　280
长茎沿阶草　283
长托菝葜　331
长行天南星　353
长药隔重楼　319
长叶香茶菜　057
长叶竹根七　253
橙花开口箭　245
匙苞姜　221
齿叶水蜡烛　036
重楼　316
川百合　275
川贝母　259
川东姜　220
川杜若　153
川射干　402
穿鞘菝葜　336
穿鞘花　139
穿山龙　416
串铃草　093
刺猬皮　542
葱　387

D
大百合　246
大苞水竹叶　148
大苞鸭跖草　145
大盖球子草　289
大花美人蕉　226
大薸　367
大蒜　389
丹参　106
淡竹叶　481

稻芽　483
灯心草　455
滴水珠　361
地蚕　119
地椒　128
地龙　535
点花黄精　299
丁香罗勒　085
东北玉簪　268
东方泽泻　132
豆蔻　191
独一味　059
杜若　152
短梗天门冬　239
短叶水蜈蚣　463
断血流　025

E
莪术　212
鹅管石　566

F
饭包草　140
粉条儿菜　231
蜂房　571
蜂窝草　064
凤眼蓝　321
浮萍　376
浮叶眼子菜　138

G
干蟾　516
干姜　224
甘露子　121
甘青青兰　035
甘蔗　494
高良姜　178
高山韭　391

荸荠 394	红娘子 538	金佛山竹根七 252
蛤蚧 550	猴骨 568	金黄泽石斛 442
蛤壳 564	猴枣 567	金钱白花蛇 545
狗鞭 547	鲎壳 572	金钱蒲 340
狗牙根 478	湖北贝母 262	金沙牛 544
谷精草 158	虎掌 363	金丝草 490
谷芽 496	花叶重楼 315	金线重楼 311
牯岭藜芦 309	花叶山姜 182	金线风 431
鼓槌石斛 440	华南豆蔻 188	筋骨草 015
冠唇花 073	华南谷精草 161	荆芥 110
冠果草 133	华山姜 177	九层塔 083
管花鹿药 302	环钗石斛 445	九翅豆蔻 197
光风轮菜 027	黄草石斛 436	九龙盘 242
光叶闭鞘姜 206	黄独 409	九味一枝蒿 013
光叶山姜 172	黄花菜 265	九香虫 515
广东狼毒 346	黄荆 004	韭菜子 392
广东石豆兰 435	黄精 291	具柄重楼 314
广东万年青 343	黄芩 113	聚花草 147
广防风 020	灰毛牡荆 002	卷叶黄精 290
广藿香 096	藿香 011	
广西白花蛇 527		**K**
龟甲 540	**J**	康定玉竹 298
贵州鼠尾草 102	鸡内金 541	宽叶沿阶草 288
	吉祥草 300	筐条菝葜 329
H	假糙苏 089	
哈蟆油 565	假海芋 344	**L**
海菜花 129	假益智 175	蓝耳草 146
海底柏 554	间型沿阶草 284	蓝花荆芥 081
海龙 553	菅 499	老鸦瓣 305
海螺厣 558	剑叶开口箭 308	蒟蒻薯 359
海麻雀 556	箭叶雨久花 323	犁头尖 372
海马 552	茳芏 459	丽江鹿药 303
海南假砂仁 189	姜花 216	荔枝草 108
海南三七 218	姜商陆 204	连钱草 042
海螵蛸 557	僵蚕 576	镰叶韭 384
海星 555	节鞭山姜 167	凉粉草 071
海州香薷 040	节节草 143	铃兰 248
禾叶山麦冬 279	金边土鳖 543	凌云重楼 310
荷 222	金钗石斛 448	羚羊角 526
黑籽重楼 320	金佛山万寿竹 254	留兰香 070
红豆蔻 168	金佛山异黄精 267	龙涎香 531
		龙眼姜 223

中文名索引 625

芦根　486
芦荟　233
庐山香科科　123
鹿茸　560
露兜根　427
绿苞山姜　166

M

马肠薯蓣　420
麦冬　285
蔓荆子　008
毛过山龙　371
毛水苏　118
毛药花　022
美人蕉　227
虻虫　549
密苞山姜　185
蜜蜂花　067
绵萆薢　413
绵参　041
绵枣儿　243
没药　507
牡荆叶　007
牡蛎　539

N

南川百合　278
南川山姜　176
南丹参　100
内折香茶菜　049
拟草果　200
牛草结　523
牛轭草　150
牛黄　524
牛尾菜　337
扭柄花　304
脓疮草　088
糯稻根　485

P

鳑鱼鳃　579
偏花黄芩　117

平贝母　263
蒲黄　381
蒲葵子　424

Q

蕲蛇　575
千年健　357
青香茅　476
球药隔重楼　312
曲苞芋　356
全唇花　045
全蝎　537

R

人中白　512
日本薯蓣　414
肉叶鞘蕊花　030
乳香　508

S

三角草　247
三棱　379
桑螵蛸　559
砂仁　194
山菅兰　249
山姜　173
山麦冬　281
山柰　217
山香　046
山药　418
蛇蜕　528
射干　399
麝香　561
麝香百合　277
参薯　408
肾茶　023
狮子尾　370
石菖蒲　341
石柑子　369
石见穿　104
石决明　530
石荠苎　079

瘦风轮菜　028
疏花粉条儿菜　229
鼠尾粟　498
薯莨　411
水棘针　019
水芦　488
水牛角　525
水獭肝　522
水珍珠菜　095
水蛭　521
水竹草　157
水竹叶　151
四川山姜　183
四棱筋骨草　112
四枝春　014
苏合香　506
碎米莎草　458
穗花粉条儿菜　230

T

太白韭　388
藤黄　509
天冬　236
天麻　453
天南星　348
天竺黄　467
甜根子草　495
条叶百合　274
铁皮石斛　449
铁轴草　124
莛花水竹叶　149
筒花开口箭　307
土茯苓　332
土田七　219
土茵陈　086

W

瓦楞子　520
弯梗菝葜　326
万年青　301
万寿竹　255
望月砂　562

苇根　503
文殊兰　395
文竹　240
乌梢蛇　529
蜈蚣　570
五谷虫　518
五灵脂　519
舞花姜　215

小鱼仙草　077
薤白　385
心叶荆芥　082
熊胆　574
萱草　266
血见愁　126
血竭　421
血余炭　514

玉米　501
玉竹　296
芋　355
郁金　207
缘毛南星　352
云南草蔻　164

X

西红花　397
西南沿阶草　287
西南鸢尾　401
溪黄草　055
细花百部　404
细叶石斛　444
细叶鸢尾　403
夏枯草　098
夏至草　058
仙茅　429
纤花香茶菜　052
显脉香茶菜　053
线纹香茶菜　050
香茶菜　048
香附　460
香茅　477
香青兰　033
香薷　038
香蕉　075
小花莕芭　074
小香蒲　383
小叶菝葜　334

Y

鸭舌草　325
鸭跖草　141
盐蛇干　551
眼子菜　137
艳山姜　186
燕窝　577
羊齿天门冬　238
野百合　269
野慈姑　135
野芋　354
野芝麻　061
伊犁郁金香　306
异型莎草　457
益母草　062
益智　180
薏苡　472
薏苡仁　474
疣果豆蔻　198
游虫珠　569
有爪石斛　451
鱼脑石　546
雨久花　324

Z

泽兰　065
泽泻　130
珍珠　548
知母　234
蜘蛛抱蛋　241
中华锥花　044
柊叶　228
竹蜂　536
竹根七　251
竹卷心　465
竹茹　469
竹叶子　155
紫贝齿　532
紫背金盘　018
紫河车　513
紫花香薷　037
紫萍　378
紫苏叶　090
紫万年青　156
紫鸭跖草　154
棕榈　426
菹草　136

拉丁名索引

A

Acorus calamus L. 338
Acorus gramineus Soland. 340
Acorus tatarinowii Schott 341
Agastache rugosa (Fisch. et Mey.) O. Kuntze 011
Agkistrodon acutus (Guenther) 575
Aglaonema modestum Schott ex Engl. 343
Ajuga bracteosa Wall. ex Benth. 013
Ajuga ciliata Bunge 014
Ajuga decumbens Thunb. 015
Ajuga lupulina Maxim. 017
Ajuga nipponensis Makino 018
Aletris laxiflora Bur. et Franch. 229
Aletris pauciflora (Klotz.) Franch. var. khasiana (Hook. f.) Wang et Tang 230
Aletris spicata (Thunb.) Franch. 231
Alisma orientale (Sam.) Juzep. 130
Alisma plantago-aquatica L. 132
Allium carolinianum DC. 384
Allium chinense G. Don 385
Allium fistulosum L. 387
Allium macrostemon Bunge 385
Allium prattii C. H. Wright 388
Allium sativum L. 389
Allium sikkimense Baker 391
Allium tuberosum Rottl. 392
Allium victorialis L. 394
Alocasia cucullata (Lour.) Schott 344
Alocasia macrorrhiza (L.) Schott 346
Aloe vera L. var. chinensis (Haw.) Berger 233
Alpinia blepharocalyx K. Schum. 164
Alpinia bracteata Roxb. 166
Alpinia conchigera Griff. 167
Alpinia galanga (L.) Willd. 168
Alpinia hainanensis K. Schum. 170
Alpinia intermedia Gagnep. 172
Alpinia japonica (Thunb.) Miq. 173
Alpinia kwangsiensis T. L. Wu & S. J. Senjen 174
Alpinia maclurei Merr. 175
Alpinia nanchuanensis Z. Y. Zhu 176
Alpinia oblongifolia Hayata 177
Alpinia officinarum Hance 178
Alpinia oxyphylla Miq. 180
Alpinia pumila Hook. f. 182
Alpinia sichuanensis Z. Y. Zhu 183
Alpinia stachyoides Hance 185
Alpinia zerumbet (Pers.) Burtt. et Smith 186
Amethystea caerulea L. 019
Amischotolype hispida (Less. et A. Rich.) Hong 139
Amomum austrosinense D. Fang 188
Amomum chinense Chun ex T. L. Wu 189
Amomum compactum Soland. ex Maton 191
Amomum kravanh Pierre ex Gagnep. 191
Amomum longiligulare T. L. Wu 194
Amomum maximum Roxb. 197
Amomum muricarpum Elmer 198
Amomum paratsaoko S. Q. Tong et Y. M. Xia 200
Amomum tsao-ko Crevost et Lemaire 202
Amomum villosum Lour. 194
Amomum villosum Lour. var. xanthioides (Wall. ex Bak.) T. L. Wu & Senjen 194
Anemarrhena asphodeloides Bunge 234
Anisomeles indica (L.) Kuntze 020
Anoectochilus roxburghii (Wall.) Lindl. 431
Arca granosa Linnaeus 520
Areca catechu L. 422
Arisaema amurense Maxim. 348
Arisaema ciliatum H. Li 352
Arisaema clavatum Buchet 351
Arisaema consanguineum Schott 353
Arisaema erubescens (Wall.) Schott 348
Arisaema heterophyllum Bl. 348
Asparagus cochinchinensis (Lour.) Merr. 236

Asparagus filicinus Ham. ex D. Don 238
Asparagus lycopodineus Wall. ex Bak. 239
Asparagus setaceus (Kunth) Jessop 240
Aspidistra elatior Bl. 241
Aspidistra lurida Ker-Gawl. 242
Aspongopus chinensis Dallas 515

B

Balanophyllia sp. 566
Balsamodendron ehrenbergianum Berg. 507
Bambusa chungii McClure 465
Bambusa textilis McClure 467
Bambusa tuldoides Munro 469
Barnardia japonica (Thunb.) Schult. & Schult. f. 243
Belamcanda chinensis (L.) DC. 399
Bletilla striata (Thunb.) Reichb. f. 433
Bombyx mori Linnaeus 576
Bos taurus domesticus Gmelin 523
Bos taurus domesticus Gmelin 524
Bostrychanthera deflexa Benth. 022
Boswellia carterii Birdw. 508
Bubalus bubalis Linnaeus 525
Bufo bufo gargarizans Cantor 517
Bufo melanostictus Schneider 516
Bulbophyllum kwangtungense Schltr. 435
Bungarus multicinctus Blyth 545
Buthus martensii Karsch 537

C

Camis familiaris Linnaeus 547
Campylandra aurantiaca Baker 245
Canna generalis Bailey 226
Canna indica L. 227
Cardiocrinum giganteum (Wall.) Makino 246
Cervus elaphus Linnaeus 560
Cervus nippon Temminck 560
Chinemys reevesii (Gray) 540
Chlorophytum laxum R. Br. 247
Chrysomyia megacephala (Fab.) 518
Clerodendranthus spicatus (Thunb.) C. Y. Wu ex H. W. Li 023
Clinopodium chinense (Benth.) O. Kuntze 025

Clinopodium confine (Hance) O. Kuntze 027
Clinopodium gracile (Benth.) Matsum. 028
Clinopodium polycephalum (Vaniot) C. Y. Wu et Hsuan 025
Coix lacryma-jobi L. 472
Coix lacryma-jobi L. var. *mayuen* (Roman.) Stapf 474
Coleus carnosifolius (Hemsl.) Dunn 030
Collocalia esculenta Linnaeus 577
Colocasia antiquorum Schott 354
Colocasia esculenta (L.) Schott 355
Columba liuia domestica Linnaeus 534
Commelina bengalensis L. 140
Commelina communis L. 141
Commelina diffusa N. L. Burm. 143
Commelina paludosa Blume 145
Commiphora myrrha Engl. 507
Convallaria majalis L. 248
Costus speciosus (Koen.) Smith 204
Costus tonkinensis Gagnep. 206
Crinum asiaticum L. var. *sinicum* (Roxb. ex Herb.) Baker 395
Cristaria plicata (Leach) 548
Crocus sativus L. 397
Cryptotympana pustulata Fabricius 573
Curculigo orchioides Gaertn. 429
Curcuma aromatica Salisb. 207
Curcuma kwangsiensis S. G. Lee et C. F. Liang 207
Curcuma kwangsiensis S. G. Lee et C. F. Liang 212
Curcuma longa L. 207
Curcuma phaeocaulis Val. 207
Curcuma phaeocaulis Val. 212
Curcuma wenyujin Y. H. Chen et C. Ling 207
Curcuma wenyujin Y. H. Chen et C. Ling 212
Cyanotis vaga (Lour.) Schult. et J. H. Schultes 146
Cymbopogon caesius (Nees) Stapf 476
Cymbopogon citratus (D. C.) Stapf 477
Cynodon dactylon (L.) Pers. 478
Cyperus difformis L. 457

拉丁名索引

Cyperus iria L. 458
Cyperus malaccensis Lam. 459
Cyperus rotundus L. 460

D

Dendrobium aduncum Wall. ex Lindl. 436
Dendrobium bellatulum Rolfe. 439
Dendrobium chrysanthum Wall. ex Lindl. 436
Dendrobium chrysotoxum Lindl. 440
Dendrobium densiflorum Lindl. 442
Dendrobium hancockii Rolfe 444
Dendrobium hercoglossum Reichb. f. 436
Dendrobium lindleyi Stendel 442
Dendrobium loddigesii Rolfe 445
Dendrobium moniliforme（L.）Sw. 445
Dendrobium nobile Lindl. 448
Dendrobium officinale Kimura et Migo 449
Dendrobium wilsonii Rolfe 445
Dendrocalamopsis beecheyana（Munro）Keng f. 469
Dianella ensifolia（L.）DC. 249
Dioscorea alata L. 408
Dioscorea bulbifera L. 409
Dioscorea cirrhosa Lour. 411
Dioscorea futschauensis Uline ex R. Knuth 413
Dioscorea japonica Thunb. 414
Dioscorea nipponica Makino 416
Dioscorea opposita Thunb. 418
Disporopsis fuscopicta Hance 251
Disporopsis jinfushanensis Z. Y. Liu 252
Disporopsis longifolia Craib 253
Disporum cantoniense（Lour.）Merr. 255
Disporum jinfoshanense X. Z. Li, D. M. Zhang, D. Y. Hong 254
Disporum nantouense S. S. Ying 257
Dracaena cambodiana Pierre ex Gagnep. 421
Dracocephalum heterophyllum Benth. 031
Dracocephalum moldavica L. 033
Dracocephalum tanguticum Maxim. 035
Dysophylla sampsonii Hance 036

E

Eriophyton wallichii Benth. 041

Eichhornia crassipes（Mart.）Solme 321
Elaphe moellendorffi（Boettger）527
Eleocharis dulcis（Burm.f.）Trin. ex Henschel 462
Elsholtzia argyi Lévl. 037
Elsholtzia ciliata（Thunb.）Hyland. 038
Elsholtzia splendens Nakai ex F. Maekawa 040
Erinaceus europaeus Linnaeus 542
Eriocaulon buergerianum Koern. 158
Eriocaulon cinereum R. Br. 160
Eriocaulon sexangulare L. 161

F

Flickingeria fimbriata（Blume）Hawkes 451
Floscopa scandens Lour. 147
Fritillaria cirrhosa D. Don 259
Fritillaria delavayi Franch. 259
Fritillaria hupehensis Hsiao et K. C. Hsia 262
Fritillaria unibracteata Hsiao et K. C. Hsia 259
Fritillaria ussuriensis Maxim. 263

G

Gallus gallus domesticus Brisson 541
Garcinia hanburyi Hook. f. 509
Gastrodia elata Blume 453
Gekko gecko Linnaeus 550
Gekko subpalmatus Guenther 551
Glechoma longituba（Nakai）Kupr. 042
Globba racemosa Smith 215
Gomphostemma chinense Oliv. 044
Gonatanthus pumilus（D. Don）Engl. 356

H

Haliotis diversicolor Reeve 530
Hedychium coronarium Koenig 216
Hemerocallis citrina Baroni 265
Hemerocallis fulva（L.）L. 266
Heteropolygonatum ginfushanicum（F. T. Wang et T. Tang）M. N. Tamura, S. C. Chen et Turland 267
Hippocampus kelloggi Jordan et Snyder 552
Holocheila longipedunculata S. Chow 045
Homalomena occulta（Lour.）Schott 357
Hosta ensata F. Maekawa 268

Huechys sanguinea De Geer 538
Hyptis suaveolens (L.) Poit. 046

I

Imperata cylindrica (L.) Beauv. 479
Iris bulleyana Dykes 401
Iris tectorum Maxim. 402
Iris tenuifolia Pall. 403
Isodon amethystoides (Benth.) H. Hara 048
Isodon inflexus (Thunb.) Kudo 049
Isodon lophanthoides (Buch.-Ham. ex D. Don) H. Hara 050
Isodon lophanthoides (Buch.-Ham. ex D. Don) H. Hara var. *graciliflora* (Benth.) H. Hara 052
Isodon nervosus (Hemsl.) Kudo 053
Isodon serra Kudo 055
Isodon walkeri (Arnott) H. Hara 057

J

Juncus effusus L. 455

K

Kaempferia galanga L. 217
Kaempferia rotunda L. 218
Kyllinga brevifolia Rottb. 463

L

Lagopsis supina (Steph.) Ikonn.-Gal. ex Knorr. 058
Lamiophlomis rotata (Benth. ex Hook. f.) Kudo 059
Lamium barbatum Sieb. et Zucc. 061
Lasia spinosa (L.) Thwait. 359
Lemna minor L. 376
Leonurus japonicus Houttuyn 062
Lepus sinensis Gray 562
Leucas zeylanica (L.) R. Br. 064
Lilium brownii F. E. Brown ex Miellez 269
Lilium brownii F. E. Brown var. *viridulum* Baker 271
Lilium callosum Sieb. et Zucc. 274
Lilium davidii Duchartre 275
Lilium duchartrei Franch. 276
Lilium longiflorum Thunb. 277
Lilium pumilum DC. 271
Lilium rosthornii Diels 278
Lilium tigrinum Ker Gawler 271
Liquidambar orientalis Mill. 506
Liriope graminifolia (L.) Baker 279
Liriope longipedicellata Wang et Tang 280
Liriope muscari (Decaisne) L. H. Bailey 281
Liriope spicata Lour. 281
Livistona chinensis (Jacq.) R. Br. 424
Lophatherum gracile Brongn. 481
Lutra lutra Linnaeus 522
Lycopus lucidus Turcz. var. *hirtus* Regel 065

M

Macaca mulatta Zimmermann 567
Macaca mulatta Zimmermann 568
Macaca speciosa F. Cuvier 568
Mauritia arabica (Linnaeus) 532
Melissa axillaris (Benth.) Bakh. f. 067
Melitodes squamata Nutting 554
Mentha canadensis L. 068
Mentha spicata L. 070
Meretrix meretrix Linnaeus 564
Mesona chinensis Benth. 071
Microtoena insuavis (Hance) Prain ex Briq. Dunn 073
Mobula birostris (Walbaum) 579
Mobula japonica (Muller et Henle) 579
Monetaria annulus Linnaeus 533
Monochoria hastata (L.) Solms 323
Monochoria korsakowii Regel et Maack 324
Monochoria vaginalis (Burm. f.) Presl ex Kunth 325
Moschus berezovskii Flerov 561
Moschus moschiferus Linnaeus 561
Moschus sifanicus Przewalskii 561
Mosla cavaleriei Lévl. 074
Mosla chinensis Maxim. 075
Mosla dianthera (Buch.-Ham.) Maxim. 077
Mosla scabra (Thunb.) C. Y. Wu et H. W. Li 079
Murdannia bracteata (C. B. Clarke) J. K. Morton ex D. Y. Hong 148

Murdannia edulis（Stokes）Faden 149
Murdannia loriformis（Hassk.）R. S. Rao et Kammathy 150
Murdannia triquetra（Wall.）Brückn 151
Musa basjoo Sieb. 163
Mylabris cichorii Linnaeus 563
Mylabris phalerata Pallas 563
Myrmeleon formicarius Linnaeus 544

N

Nepeta coerulescens Maxim. 081
Nepeta fordii Hemsl. 082

O

Ocimum basilicum L. 083
Ocimum gratissimum L. var. *suave*（Willd.）Hook. f. 085
Ophiopogon chingii F. T. Wang & Tang 283
Ophiopogon intermedius D. Don 284
Ophiopogon japonicus（L. f.）Ker-Gawl. 285
Ophiopogon mairei Lévl. 287
Ophiopogon platyphyllus Merr. et Chun 288
Opisthoplatia orientalis Burm. 543
Origanum vulgare L. 086
Oryza sativa L. 483
Oryza sativa L. var. *glutinosa* Matsum 485
Ostrea rivularis Gould 539
Ottelia acuminata（Gagnep.）Dandy 129

P

Pandanus tectorius Sol. 427
Panzeria alaschanica Kupr. 088
Paraphlomis javanica（Blume）Prain 089
Paris cronquistii（Takht.）H. Li 310
Paris delavayi Franch. 311
Paris fargesii Franch. 312
Paris fargesii var. *petiolata*（Baker ex C. H. Wright）Wang et Tang 314
Paris marmorata Stearn 315
Paris polyphylla Sm. var. *chinensis*（Franch.）Hara 316
Paris polyphylla Sm. var. *pseudothibetica* H. Li 319
Paris polyphylla Sm. var. *yunnanensis*（Franch.）Hand.-Mazz. 316
Paris thibetica Franch. 320
Pegasus laternarius Cuvier 556
Peliosanthes macrostegia Hance 289
Perilla frutescens（L.）Britt. 090
Perilla frutescens（L.）Britt. var. *purpurascens*（Hayata）H. W. Li 092
Periplaneta australasiae（Fabricius）569
Pheretima aspergillum（E. Perrier）535
Phlomis mongolica Turcz. 093
Phlomis umbrosa Turcz. 094
Phragmites australis Trin. ex Steud. 486
Phragmites karka（Retz.）Trin. ex Steud. 488
Phrynium rheedei Suresh & Nicolson 228
Phyllostachys nigra（Lodd.）Munro var. *henonis*（Mitf.）Stapf ex Rendle 469
Physeter catodon Linnaeus 531
Pinellia cordata N. E. Brown 361
Pinellia pedatisecta Schott 363
Pinellia ternata（Thunb.）Breit. 365
Pistia stratiotes L. 367
Pogostemon auricularius（L.）Hassk. 095
Pogostemon cablin（Blanco）Benth. 096
Polistes olivaceous（DeGeer）571
Pollia japonica Thunb. 152
Pollia miranda（Lévl.）Hara 153
Polygonatum cirrhifolium（Wall.）Royle 290
Polygonatum cyrtonema Hua 291
Polygonatum filipes Merr. 295
Polygonatum kingianum Coll. et Hemsl. 291
Polygonatum odoratum（Mill.）Druce 296
Polygonatum prattii Baker 298
Polygonatum punctatum Royle ex Kunth 299
Polygonatum sibiricum Red. 291
Potamogeton crispus L. 136
Potamogeton distinctus A. Benn. 137
Potamogeton natans L. 138
Pothos chinensis（Raf.）Merr. 369
Prunella vulgaris L. 098
Pseudosciaena crocea（Richardson）546

R

Rana temporaria chensinensis David　565
Reineckea carnea（Andr.）Kunth　300
Rhaphidophora hongkongensis Schott　370
Rhaphidophora hookeri Schott　371
Rohdea japonica（Thunb.）Roth　301

S

Saccharum arundinaceum Retz.　492
Saccharum officinarum L.　494
Saccharum spontaneum L.　495
Sagittaria guyanensis H. B. K. subsp. *lappula*（D. Don）Bojin　133
Sagittaria pygmaea Miq.　134
Sagittaria trifolia L.　135
Saiga tatarica Linnaeus　526
Salvia bowleyana Dunn　100
Salvia cavaleriei Lévl.　102
Salvia chinensis Benth.　104
Salvia miltiorrhiza Bunge　106
Salvia plebeia R. Br.　108
Schizonepeta tenuifolia（Benth.）Briq.　110
Schnabelia oligophylla Hand.-Mazz.　112
Scolopendra subspinipes mutilans L. Koch　570
Scutellaria baicalensis Georgi　113
Scutellaria barbata D. Don　115
Scutellaria tayloriana Dunn　117
Sepiella maindroni de Rochebrune　557
Setaria italica（L.）Beauv.　496
Setcreasea purpurea B. K. Boom　154
Smilacina henryi（Baker）Wang et Tang　302
Smilacina lichiangensis（W. W. Smith）W. W. Smith　303
Smilax aberrans Gagnep.　326
Smilax china L.　327
Smilax corbularia Kunth　329
Smilax ferox Wall. ex Kunth　331
Smilax glabra Roxb.　332
Smilax microphylla C. H. Wright　334
Smilax nipponica Miq.　335
Smilax perfoliata Lour.　336
Smilax riparia A. DC.　337

Solenognathus hardwickii（Gray）553
Sparganium stoloniferum Buch.-Ham.　379
Spirodela polyrrhiza（L.）Schleid.　378
Sporobolus fertilis（Steud.）W. D. Claytoon　498
Stachys baicalensis Fisch. ex Benth.　118
Stachys geobombycis C. Y. Wu　119
Stachys siebolidii Miq.　121
Stahlianthus involucratus（King ex Bak.）Craib　219
Stellaster equestris（Retzius）555
Stemona japonica（Bl.）Miq.　405
Stemona parviflora C. H. Wright　404
Stemona sessilifolia（Miq.）Miq.　405
Stemona tuberosa Lour.　405
Streptolirion volubile Edgew.　155
Streptopus obtusatus Fassett　304

T

Tabanus signatipennis Portsch　549
Tachypleus tridentatus Leach　572
Tenodera sinensis Saussure　559
Teucrium pernyi Franch.　123
Teucrium quadrifarium Buch.-Ham. ex D. Don　124
Teucrium viscidum Blume　126
Themeda villosa（Poir.）A. Camus　499
Thymus quinquecostatus Celak.　128
Trachycarpus fortunei（Hook. f.）H. Wendl.　426
Tradescantia spathacea Sw.　156
Tradescantia zebrina Bosse　157
Trionyx sinensis Wiegmann　578
Trogopterus xanthipes Milne-Edwards　519
Tulipa edulis（Miq.）Baker　305
Tulipa iliensis Regel　306
Tupistra delavayi Franch.　307
Tupistra ensifolia Wang et Tang　308
Turbo cornutus Linnaeus　558
Typha angustifolia L.　381
Typha minima Funk　383
Typha orientalis Presl.　381
Typhonium blumei Nicols. & Sivadasan　372
Typhonium giganteum Engl.　374

U

Ursus arctos Linnaeus　574

V

Veratrum schindleri Loes. f.　309
Vitex canescens Kurz　002
Vitex negundo L.　004
Vitex negundo L. f. *alba* Z. S. Qin　006
Vitex negundo L. var. *cannabifolia*（Sieb. et Zucc.）Hand.-Mazz.　007
Vitex trifolia L.　008
Vitex trifolia L. var. *simplicifolia* Cham.　008

W

Whitmania pigra Whitman　521

X

Xylocopa dissimilis（Lep.）536

Z

Zaocys dhumnades（Cantor）529
Zaocys dhumnades（Cantor）528
Zea mays L.　501
Zingiber atrorubens Gagnep.　220
Zingiber cochleariforme D. Fang　221
Zingiber longyanjiang Z. Y. Zhu　223
Zingiber mioga（Thunb.）Rosc.　222
Zingiber officinale Rosc.　224
Zizania latifolia（Griseb.）Stapf.　503